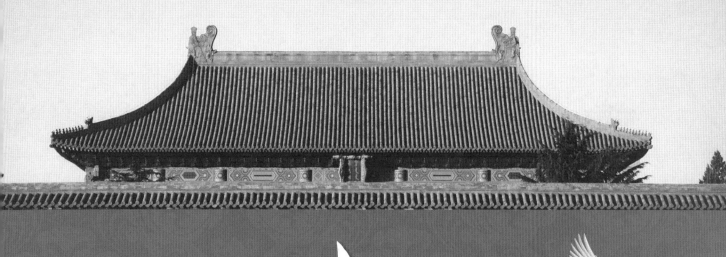

劉太醫談養生

太醫學

不生病的活法

傳承自明朝太醫劉純的養生觀，
教你古代帝王不生病的祕訣！

張克咸 編著

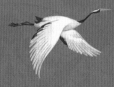

結合66年人體實驗 × 400年驗證，
人類醫學史寶藏，
引你走向不生病、樂活人生的目標！

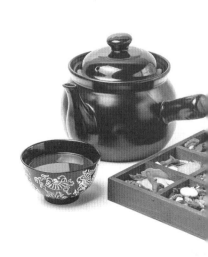

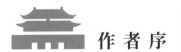

緣起

2005年，我在上海胶州路一家舊書店裡，看到這本「劉太醫全集」。當時只是一時的好奇，因為我認爲中國人大多都聽說過「黃帝內經」或是「本草綱目」，但是對於太醫的認識，大多是從電視劇中得知，而太醫到底與民間的中醫有何不同？或者，他們到底有沒有什麼特別的醫術被流傳下來？對我而言一直是個疑問。

當我回家打開書一看之後，幾乎停不下來。我心裏非常地清楚，我找到了眞正的中醫學。因爲，中醫沒有腦科、脊椎神經科、外科。眞正的中醫領域有兩個：一個是「內科」，是研究慢性疾病的治療；另外一個是「經絡學」。

西醫在檢查、急救、外科，及防疫這四大領域有著突飛猛進的成就。但是，在慢性疾病的治療上，幾乎沒有好的建樹。由於，西醫醫院給人的一大感覺就是高大上，一副非常科學的樣子，造成絕大多數人，只要產生了疾病，都是先往西醫的大醫院，或者找西醫的診所看門診去。當西醫治了感覺無效，或者覺得藥愈吃愈多種之後，才會想找個中醫看看。

其實大多數人都不知道，**傳統中醫分爲兩派：「民間學派」與「太醫學派」。其中關於治療的邏輯與思路是完全不同的。「劉太醫全集」就是太醫學派的精典！**書裡面大部分的論述主要是藥物學，及對各種慢性病的治療方法，而且通俗易懂。

從那天起，我每天都在如飢似渴的研讀這本「劉太醫全集」，並且開始在生活中不停地實驗，因爲，裡面除了**告訴我們眞正的養生方法**以外，其中所提及與**使用的都是「無毒」的中藥材**。

早期我最早接觸的是**「美國脊椎矯正醫學」**，於2003年在台灣**成立了「台灣脊椎健康推廣協會」**，並擔任了**第一任的理事長**。2004年，我邀請了美國ＡＭＣＴ脊椎大師Dr・Fuhr來台灣教學。活動辦的相當成功，提升了台灣相當多整脊業者的整脊水準，進而推動了整個整脊業者的矯正水準。

由於對醫學產生了極大的興趣，我不僅研究了脊椎矯正醫學，還研究了「礒谷式」股關節醫學、睡眠醫學、及中醫經絡學。我運用上述這幾種醫學，融會貫通後，再去治療各種關節疼痛，發現效果非常好，但是，一直不知道中醫是怎麼樣去治病的？而且感覺好像非常困難，雖然已經讀了「黃帝內經」及「本草綱目」，仍然不知道該如何下手？

但是，當我研讀了「劉太醫全集」後，心裏的石頭 (疑問) 就放下了，有一種豁然開朗的感覺，實在是太興奮了。我總是可以從一大早研讀到天黑，從來不覺得疲倦，也不覺得枯燥。就這樣，我反覆看了十幾遍。而且，我當時發現「劉太醫全集」有三種版本，其中有小部分的差異。

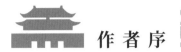

「劉太醫全集」中治療慢性病的概念，非常簡單明瞭：**因為我們不懂得養生，才會生病。而養生必須執行三件事：第一是「喝開胃湯」，保持／升提胃氣（飢餓感）；第二是「補充營養（蛋白質與維生素）」；第三是改掉您不健康的生活習慣。**

更奧妙的是，**得了慢性疾病，不是急著「治療」，而是先「養生」**：提升胃氣和補充營養，當胃氣提升之後，才能作治療。本書提出明確的「**針對性的養生**」—從『升提胃氣、補充某些營養物質、糾正錯誤的生活方式』，以上這三方面，乃是養生最關鍵，也是**最重要的議題**。換句話說，**治病只是佔了三分，而養生則佔了七分，故稱為三分治、七分養。**

此外，劉太醫規定不可以用有毒的藥材，所以「劉太醫全集」中很清楚地告訴我們，無毒又有效的中藥材大約有150種。所有的加味開胃湯，使用的都是無毒又有效的藥材，絕對可以放心去熬喝。而且我**在指導病人實踐的過程中發現，很多時候病人只靠著七分養，疾病就已經差不多痊癒了。因此，更驗證且相信「七分養」的重要性！**

書中把中藥材幾乎都清楚的分門別類，讓想學習「劉太醫全集」的人很容易上手，可根據自己的狀況去調配適合自己的加味開胃湯。當然，現代醫學的「檢查」，主要得靠西醫。但是只要確定是什麼疾病後，不就都可以依據劉太醫們留下來的養生方法自己去抓藥了嗎？

此次因緣際會，圖書集團董事長問我，誰是最好的中醫？我說是太

醫。他問我爲什麼？

我說：

第一、以前是「帝王專制」的統治時代，最好的醫生肯定被召進皇宮爲皇家服務；

第二、由於服務於皇家，他們不敢用有毒的藥物，否則出差錯時會招致不測！不像民間醫生，強調以毒攻毒，這是大錯！

第三、也是最重要的一點，是太醫有特權，可以拿犯人來做人體實驗。雖然不人道，但這是眞正的人體實驗，實用性非常強。

現代醫藥上市前，除了進行動物實驗外，最後不也是需要經過「人體臨床實驗」，評估其安全性及療效的結果之後才能上市？實驗數據不足就匆匆上市，或者上市沒有多久，就由於危害性 (副作用) 太強，而急忙下架、回收的例子太多了！這不也是人體實驗嗎？

因此他問我，太醫有任何的著作留下來嗎？

我說有，就把我過去數年仔細研讀過的三本著作拿出來給他看。他立刻問我，是否能把這套「劉太醫全集」改編後用繁體字出版，請我再寫上導讀與註釋 [重點提示及經驗分享]，可以嗎？

我當場就答應了，因爲我很早就想把「劉太醫全集」再版推廣。因爲我一直認爲，**沒有學過「劉太醫全集」的人，無法稱爲眞正的中醫。**

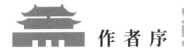

「劉太醫全集」不僅是所有中西醫，以及從事醫療相關之人的必讀之書，也是我們每個家庭都應該儲備之書。因爲，其中提及的養生之道，及治療慢性病原理與方法，是能讓我們眞正「擁有健康與長壽」的秘訣！我們隨時都可以透過本書，來檢討自己的生活方式，並透過實踐並改正之，來獲得健康。

本書針對十六種疾病癥候群，應當如何『三分治、七分養』的方法，寫得很詳細，幾乎將大部分的慢性疾病都已包含在內，只可惜劉家改良後的保密獨門藥方，現今還不知道能否能順利取得。

「劉太醫全集」所提倡的七分養，是非常正確的健康之道。就好比不管你開的是什麼樣的車子，都必須定期做保養，這車子才能保持良好狀態，並且延長其使用壽命。

我上次聽到一個年輕人說，爲什麼需要養生？等有病了再找醫生治療就好了。否則醫生讀那麼多書、學那麼多是幹嘛用的？

我當時覺得非常的驚訝！因爲，不論是醫生還是患者，都把醫學當成科學。這是最大的錯誤！這會誤導我們犯下大錯！而做下重大的錯誤決定，最後只能後悔、遺憾一輩子！

就像我曾經碰到一個父親，他12歲的女兒因爲脊椎側彎，聽信了西醫的建議動了手術，使用鋼絲把她的脊椎強行拉直。我聽到之後，直接告訴

他，你的決定毀了你女兒的一生。我為什麼會如此說呢？

我以前公司的一位女同事，小時候因為脊椎側彎，被父母送去做了手術，強行矯正，結果，手術之後幾乎每天生活在痛苦之中。不是頭痛，就是肩頸背痛，連睡覺都無法舒服的躺著。後來痛到無法工作，只能離職。

所謂的科學是經過反覆驗證，依據實驗與邏輯推理，求得統一、確實的客觀規律和真理，不怕任何質疑的！而現代醫學存在太多無法解釋的問題，包括：其主張幾乎超過80％的疾病病因不明。這不是很可笑嗎？不但病因不明，連癥候群也搞不清楚，怎麼還能一本正經地治療？還說是科學？

醫學如果是科學，我們為什麼總是要找專家，找老醫生治療呢？應該找隨便任何一個醫生都是一樣的，不是嗎？

連諾貝爾委員會都沒有承認醫學是科學！反而現在有很多大學醫科畢業的年輕人，學了一點醫學，就自以為很了不起。要知道，治人與殺人往往就只在一線之隔。

疾病的可怕：不是誤診，而是胡治。比如「癌症」與「良性腫瘤」的屬性，就是性質完全相反的問題，如果沒有先釐清病人的情況，就胡亂診治，於治療時用藥錯誤，癌症病人可能會加速死亡，而良性腫瘤則會快速增長。

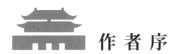

又如：西醫把糖尿病分成第一型與第二型。問題是他們把糖尿病歸類在終身疾病類別，只能一輩子予以控制，無法治癒，那麼確定罹患的是第一型，還是第二型糖尿病，又有什麼意義呢？

西醫又說，糖尿病是人體的胰臟分泌胰島素不足所導致。所以發明了人工胰島素。問題是為什麼打了人工胰島素的病人，最終腳照樣會爛掉？眼睛也會瞎掉？這只有一個解釋：人造的胰島素決不等同於我們胰臟所分泌的胰島素。

過去，以色列與比利時都曾發生過醫生大罷工，令人不解與諷刺的是**當醫生罷工時，人們的「死亡率」反而大幅「下降」**。因此，把醫學相信成科學對於我們沒有任何的好處！不管是對自己，還是對他人。

「劉太醫全集」的作者劉弘章老師，年輕時受到專家的誤導，懷疑自己祖傳的中醫不科學。因此，他讀的大學是北京醫科大學，學的是西醫。

這個誤打誤撞的結果，反而使他後來更明白、更確定，他祖先留下來的方法，是真正能治療慢性病的方法！尤其是對於癌症，效果非常明顯！劉家有八百年的太醫學傳承，就是八百年的太醫學經驗。這不是任何人或家族可以做得到的。

做為一個醫生，「醫德」永遠比「醫術」更重要！

當醫生，開醫院絕不可以「以賺錢爲目的」！但是，現在太多的醫生、醫院都講求業績與績效，這是多麼的荒謬！

結果，不需要吃藥的，要你吃藥；不用動手術的，想方設法勸你動手術；能賣你貴的藥，決不賣你便宜的。可怕吧？這也造成健保費再怎麼漲，也不夠用的原因。

劉弘章老師雖然脾氣不太好，但是從本書中可以看到，他的醫德令人印象深刻！劉弘章老師的醫術幾乎是全面性的，他寫的「劉太醫全集」裡面的醫療知識是巨量的！我無法想像一個人的**「醫學專業知識」**與**「實踐經驗」**是如此豐富！幾乎達到不可思議的地步。

有幸能接觸，並學習「劉太醫全集」是我們的福氣。不管是自己養生，或是幫助別人都太實用了。如果蘋果的創辦人賈伯斯能碰到劉弘章老師，他的癌症可能就有救了。如果鄧麗君能碰到劉老師，氣喘就不會是致命的疾病了。

我曾經爲了想見劉老師一面，特地去過天津，可惜已經人去樓空。整個家都荒廢了，令我十分傷感。這麼好的醫生被如此殘酷對待，天理何在？我在附近坐到天都黑了才離開。

古代的中藥房，門口貼著一副對聯：左邊是「但願世間人無病」；右邊是「何愁架上藥生塵」。這就是中醫一貫強調的「醫德」！而且中藥的販銷規定，最多只能賺取毛利三成。

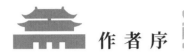

現代的藥廠與醫院聯手，制定了一堆的所謂健康標準，一旦超過標準 (出現紅字)，就讓你大量的吃藥 (開處方籤)。如此，他們才有利潤可賺，而且貪得無厭！

看了「劉太醫全集」，您就會明白：民間中醫派的治療方法，基本上完全沒有瘾候群的概念，或著也是比照西醫的思路 (治標不治本)，結果造成連中國人自己都不太相信中醫了。

此外，由於大多數的醫生，為了迎合病人的心理，只講求見效快，結果往往只是疾病的症狀暫時緩解、消失，而病人的健康與生命卻也沒有了。**事實上，中藥開對了藥方，效果是非常快速的。實驗證明，「劉太醫全集」中的「加味開胃湯」，如果用對了，效果奇佳。**

記得數年前，昆山的一位徐女士打電話給我，說她十八歲的兒子得了「氣胸」，問我怎麼醫？

由於我沒有聽過「氣胸」這個疾病，就從百度上查，查詢後我得到的資訊是「病因不明」。既然這樣，我就告訴她說：我不知道，讓她帶兒子去醫院看醫生。

第二天她又打電話給我，在電話中哭了，說醫生要替她兒子動手術，由於一來是費用昂貴；二來是開刀的風險太大，她很擔心。

我告訴她不要哭，要問清楚：為什麼需要動手術？其目的是什麼？

第三天她又打來說，醫生告訴她，因為用藥無效，所以要動手術，打開來看看。

我當時聽了就很生氣，這豈不是把病人當成了實驗品（小白鼠）？！我就詳細地詢問她：她兒子小時候曾經得過什麼病？身體的狀況如何？等聽完她的說明之後，我明白了。馬上讓她去中藥材行買四味中藥：生山楂、廣木香、沙參，及瓜蔞。

這是「劉太醫全集」中「加味開胃湯」的配方。我把熬煮的方法與喝法，都詳細的告訴她，而且告訴她只需要買三帖，連續喝三天就可以了。

當時晚上八點多，藥房還未關門。她聽了之後，就立刻去買，立即熬了，連夜給她兒子喝。

事實上，**真正「對症下藥」的中藥方，起效果是非常快速的！**遠遠超乎我們的想像。

第二天早上七點鐘，她打電話給我，非常興奮地告訴我，她兒子的咳嗽停止了。我當天還特別趕去昆山，幫她兒子做了檢查，並矯正了脊椎。再告訴她應該注意的事項。

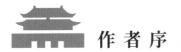

　　兩天以後，她兒子徹底痊癒了。她還聽到了，醫院的主治醫師們都在竊竊私語：「怎麼什麼治療都沒有進行，這病人怎麼就好了呢？」不過，醫院不讓她兒子出院，又連續做了三天的檢查，確認完全痊癒了，才讓她兒子出院回家。她兒子至今都沒有再復發。

　　之後，徐女士在網上寫道：我兒子在醫院，經過醫生檢查後，說是得了「氣胸」，在昆山醫院住院九天，什麼治療都沒有做，還要我支付人民幣￥2,500元。張老師告訴了我一個中藥配方，喝了三帖，病就好了！只花了人民幣￥48元。

　　有太多太多類似的案例，可以說明中草藥非常有效！而且，**沒有抗藥性！更沒有後遺症、副作用！**這也說明了：**太醫與民間中醫的「完全不同」！**

　　現在是我們必須要「修正觀念」的時候了！中國人有一句俗語說：「十個醫生九個庸」！這是非常有道理的經驗之談。它告訴我們，90%的醫生是庸醫，包括西醫。

　　我們的健康必須靠自己去掌握。我一直告訴學生與病人，任何時候都**必須掌握兩大原則：**
一、先注重「安全」，再講「療效」。
二、不管「養生」還是「治療」，我們首先要「認真考量」的是，醫生給的方法是在**「激活／活化、或者是提升」**我們的身體機能呢？還是在**「取代，甚至是破壞」**我們的身體機能呢？

我想**推廣「劉太醫全集」真正的用意，是想要導正現代人對於養生、保健的觀念！就像劉太醫所講的：『病是自家生』。我們是因為不懂得養生，所以才生病的。**也希望現在已經在從事醫療工作者，不管您是中醫、還是西醫，甚至其他相關的醫療從業人員，都應該仔細閱讀本書。相信在您的醫療生涯中，可以提供無可限量的幫助，進而服務、救助更多人。

最後，我很佩服也很感恩劉弘章老師的胸懷，對於分享他的實務醫療經驗，是知無不言，及言無不盡！劉老師雖然是出身於太醫世家，但是，他同時也是西醫的醫學院畢業，服務於醫院的醫生，透過他累積超過三十年的行醫臨床經驗，讓他更確認其祖先，傳承下來的太醫治療方式，是多麼的「安全」又「有效」！

他在「劉太醫全集」中明確的指出了大量西醫，與民間中醫的荒謬之處。讓我們能更了解，何謂真正的中醫、真正的醫術、及真正的養生。本書的內容非常豐富，其中論述到的疾病種類，幾乎與目前長期困擾我們的文明病，如出一轍、息息相關！

現今人們過著緊湊又忙碌的生活，每個人每天都在與時間賽跑。長久以來，我們都已經習慣：只要身體一有狀況，就使用家中常備藥物，或者去西藥行購買成藥，嚴重點的就去診所、或大醫院找醫生、拿藥、吃藥！結果就是：**雖然目前的平均壽命延長了，但是隨著「高齡化」社會的來臨，伴隨而來的卻是「退化性疾病」，與「長期失能」的快速增加，包括癌症、心腦血管疾病、失智……等慢性疾病。**

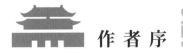

　　考量到以上種種問題，這也就是為什麼我想要**推廣此書，並寫出導讀與註釋 [重點提示及經驗分享]** 的最大原因。藉由將每個章節的重點摘錄出來以外，並將我反覆研讀，與這十幾年來，落實執行之後的實際經驗與大家分享！

　　使用本書的方法：您可以先從「目錄」找到想要了解的章節，然後先閱讀該章節的「導讀 [重點提示]」，想更進一步徹底學習、或應用時，再「仔細閱讀」原著作的章節。如此一來，應該能節省您的寶貴時間，也避免了過去我們經常買一本書，每次都從頭開始看，讀沒幾頁以後不是累了、就是太忙了，從此將之束之高閣，擺在書架上惹灰塵的結局！

　　希望此書能夠成為**每個家庭必備的「養生保健工具書」**！在此強烈地建議大家：把本書放在家裏觸手可及之處，除了平時在家有空時，可以經常翻開來學習—**「自我保健與養生的方法」**之外。當發現自己及家人的身體有不舒服的時候，更要馬上打開來查詢、對照，找出自己身體的哪裡、或者生活上是否出現了問題？現在應該要如何因應？

　　如此一來，就不會再像以前一樣，成為「醫盲」，被庸醫所誤導，因而失去寶貴的健康或生命。在此，也歡迎大家在研讀此書後，有任何不清楚，或有任何的疑問，都能隨時與我聯繫！讓我們一起實踐邁向「健康」、「長壽」、與「無疾而終」！！

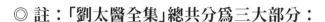

◎ 註：「劉太醫全集」總共分爲三大部分：

一、劉太醫談養生

二、病是自家生

三、是藥三分毒

讓我們就先從「劉太醫談養生」開始吧！

張 克 成

2023年12月19日於 台北

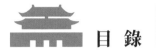

劉家太祖劉完素像

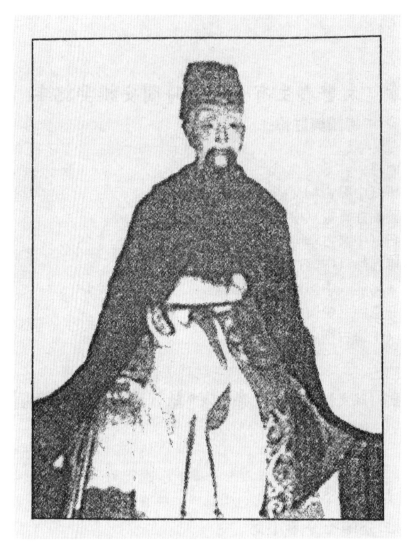

劉家太祖劉完素，字守眞，號通玄處士；河北省河間人，生於公元1110年，卒於公元1194年，享年84歲。他是中國金元四大醫學家之首。他提出的觀點：「人乃純陽之體，而油脂細糧乃生熱之物。故健者食之病也，病者食之甚也。」也就是說，人類不要吃高脂肪、高澱粉的食物。這個觀點為後世的養生之道奠定了基礎。他發明的使用鯊魚膽治療乳岩 (註：在中醫學上，乳癌古稱為『乳岩』)、軍功散治療外傷、鐵布衫止痛等方法，使得後世受益無窮。他的遺訓：「但做好事，莫問前程。」是劉家的座右銘。

劉家高祖劉純像

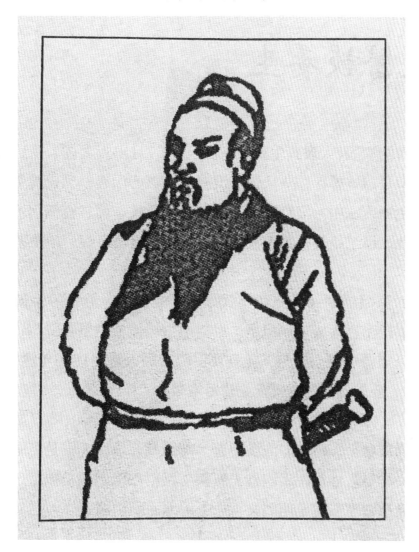

　　劉家高祖劉純，字景厚，號養正老人；湖北省咸寧人。生於公元1363年，卒於公元1489年，享年126歲。他是劉完素的九世孫，被明清兩朝太醫院尊爲太醫保護神。他奉旨以囚試醫，帶領醫官經過66年的努力，總結出一套預防疾病的養生十條，和治療疾病的生飢、食療、慎用藥的三分治、七分養方法，使得後世受益無窮。他的遺訓：「人無胃氣不治，藥不親嘗不發」，以及「寧可餓死，切勿毒死；寧可傻死，切勿氣死；寧可累死，切勿閒死。」也是劉家的座右銘。

劉太醫談養生

這本書的原版《太醫養生寶典》在2004年7月出版之後，受到廣大讀者的歡迎。但是這本書存在些缺憾，沒有介紹核心內容—劉氏養生十條；在每種病的治療方法中，沒有強調七分養的重要性；而且有個別地方出現了字誤。因此，為了不誤導讀者，我們重新修改之後再版。請讀者諒解。

話說西醫發展到20世紀70年代，已經在防疫、診斷、手術、搶救等四個方面取得了巨大成功。但是，世界衛生組織突然發表聲明，說西醫有不足之處，需要中醫去補充；並且敦促聯合國大會在1980年通過了《阿拉木圖宣言》，要求各國政府研究並使用中醫。

在這種形勢下，中國的許多中醫，認為補充療法，就是克服西醫治療的副作用。於是，他們跑到國外去賣藥；不料，他們不是被禁止賣藥，就是賣藥之後被罰款；於是他們又百思不解地回到中國。

那麼西醫究竟需要補充什麼呢？世界衛生組織的要求是，西醫補充中醫的預防疾病的方法，以及治療慢性病的方法；而不是讓中醫去配合西醫的療法，也不是克服西醫治療的副作用，更不是濫用藥物。因為，西醫的早期診斷，是發現疾病的方法，而不是預防疾病的方法；而且，西醫治療慢性病的方法，製造出的醫源性疾病，已經上升到人類全部疾病的30%以上。讓中醫去補充，是因為中醫在預防疾病，和治療慢性病的方面，具有「安全」和「有效」的歷史經驗。

應當指出，中國封建社會的太醫，是真正的中醫。

在中國封建社會裡，中醫分爲兩個階層，一個是爲少數貴族服務的太醫和醫官；另一個階層是爲老百姓服務的民間醫生和走方郎中。

太醫害怕貴族有病，因爲只要在治療中，出現醫源性疾病，那麼太醫就要被革職、打板子、流放、殺頭，甚至被滅三族。因此，太醫強調預防爲主；並且在治療中，盡量多地使用生飢、食療的方法，而少量使用藥物；當然更不能使用有毒的藥物。

老百姓沒有專人去指導如何預防疾病，所以他們不懂得養生之道；有病之後，只能接受民間醫生的治療。而民間醫生往往使用速效的方法，去迎合老百姓希望迅速痊癒的焦急心理；由於許多藥物是有毒的，因此老百姓不能保障自己的生存質量和自然壽命。

可見，兩個階層的病人，由於文化素質、治療目的、經濟條件的不同，造就了兩個學派的中醫，而且長期並存。遺憾的是，太醫學派的人數很少，而民間學派的人數很多；於是根據少數服從多數的社會法則，中醫的民間學派，就被奉爲主流。更糟糕的是，許多外行的翻譯家，把民間學派的治療方法翻譯成外國語言，這就使得外國人錯誤地認爲中醫就是賣藥的醫生。

早在1947年，劉氏養生和三分治、七分養，就被美國駐華大使司徒雷登先生稱作生飢療法，而介紹給了美國公衆；不僅受到了一些美國公衆的喜愛，被認定是保護自己、消滅病痛的首選療法；也得到了一些美國首腦人物的高度評價，被認定爲人性療法；其中的一些美國同行，還認眞地研究了這種方法的機理。本書引用的許多資料，都是美國同行提供的。在此謹致敬意。

有病是痛苦的，誰也不會因為有病而快樂；因此，人們只要身體不舒服就去找醫生。而醫生就會故意說一些難懂的名詞，弄得他們很害怕。是藥三分毒，這是人人皆知的道理。但是，他們在無知之中，就會乖乖地掏出血汗錢來，買了毒害自己的藥，被那些民間學派玩弄於股掌之中。而他們的氣憤和無可奈何，僅僅因為他們是醫盲。醫盲是一層窗戶紙，捅開這層窗戶紙，他們就會發現醫學並不是什麼大道理。也就是說，西醫需要中醫的太醫學派去補充。

　　那麼怎樣區分這兩派中醫呢？很簡單。你看病去了，如果這個中醫說不要緊，他仔細詢問你的生活習慣，然後指出你的錯誤；可能開一點兒很廉價的小藥，也可能不開藥，那麼你就碰到了太醫學派。反過來，如果這個中醫說你的病很危險，這叫肝腎兩虛，還有脾腎不足；幸虧你碰見他，不然再晚點兒就沒命了；然後問你帶了多少錢來，並且提筆開出一大堆貴重的藥物，還可能十分熱心地幫助你交錢取藥；那麼你倒楣了，碰到了民間學派。這是民間學派的一嚇、二唬、三要錢的慣用伎倆。如果醫生太熱情，我們就要躲著點兒。

　　應當指出，太醫的高明是被逼出來的。

　　一個民間醫生賣藥治病，出了醫療事故，可以私下了結；或者被官府罰點兒銀子；甚至可以逃跑了事。而太醫不行。封建社會選拔太醫有嚴格的程序。一個民間醫生要被地方官推薦，才能當醫官；當了醫官就要填表，寫上父族、母族、妻族的姓名、地址；地方官就是保人。一個醫官要被貴族推薦，才能當太醫，當了太醫還要填寫以上的表格。為什麼又填表，又找保人？因為一個太醫只要防治不力，就會遭到革職、責打、流放、殺頭、滅三族的處罰。貴族是不聽太醫辯解的，什麼先天疾病，什麼不治之症，什麼藥物反應，你治不好，就犯下欺君之罪。不但殺你，還要把你的三族滅了，甚至把保人責打一頓。這就叫伴君如伴虎。

　　從歷史來看，明朝以前有許多太醫都受到了極其嚴厲的懲罰。我的高祖劉純，就是因為治死了永樂皇后，而受到了革職處分。

　　但是，劉純沒有辭職回老家。而是通過以囚試醫，摸索到預防為主的辦法，讓貴族不得病，這就免去了太醫的許多麻煩事；同時在治療疾病的過程中，盡量多地使用生飢、食療的方法，而少量使用藥物，這樣就避免了醫源性疾病。

　　劉純在《誤治餘論》中說：「人染疾病，先用開胃湯服之，喝肉湯以補之，或曰七分養也。待其臟腑調和，形體漸安，再以猛藥治之。則病根漸去，或曰三分治也。如此應可癒之，若不待臟腑調和，醫者投以猛藥攻補，病家欲求全生乎。然則九死一生矣。」

　　同時指出：「治者，以無情之草石，矯治有情之身。養者，以自然之物，還養自然之身。痼疾，內虛致邪。宜三分治、七分養。是治、養不可偏廢之。然則，業醫不知者眾矣，庸醫殺人也。病家不知者眾矣，求死之道也。

　　三分治就是治療，七分養就是升提胃氣與食療。然而三分治、七分養，不是隨便治療，也不是隨便升提胃氣與食療。治療必須在升提胃氣和食療的基礎上，才能把疾病根除。而且，每一種疾病，都有該病相應使用的藥物。由於治療依賴於升提胃氣與食療，因此，治療只是佔了三分。而升提胃氣與食療，必須有針對性，每一種疾病，都有應當喝的開胃湯，每一種疾病都有應當喝的肉湯。這種針對性地升提胃氣與食療，必須保住病人的性命，必須控制疾病的發展，必須為治療打基礎。這是最關鍵的問題，因此，升提胃氣與食療佔七分。

　　七分養是三分治的基礎。就像蓋房子打地基一樣，建築的一半材料是用於地基；又像磨刀不誤砍柴工一樣，砍柴的一半功夫是用於磨刀；還像

家常便飯一樣，做飯的一半時間，是用於買菜。七分養就是打地基，七分養就是磨刀，七分養就是買菜。所以，治病不打好基礎，就會徒勞無益。所以三分治、七分養，是十分謹慎的方法，絕對不是輕率的口號！也正是因爲謹慎，因此這個方法反覆研究了漫長的66年。

要知道，明朝的吏部，每兩年就用十條標準去考核官員；達到八條就升官，達到七條就留任，達到六條就降職。因此，七分養的含義，就是在治療的過程中，如果病人認眞做到了養生，那麼就可以在人間繼續生存。

事實證明，劉純以後的太醫，採取這種養生之道去預防疾病，以及三分治、七分養的方法去治療疾病，不僅沒有把皇宮變成大病房，而且確實保護了太醫自己的身家性命；當然也能升官發財。因此，明朝、清朝的太醫院，都供奉劉純的畫像，把他當成了太醫的保護神。

遺憾的是，劉純的養生之道，和三分治、七分養學說，長期以來被民間醫生諱而不談。甚至在我們中國人清除封建主義的時候，也把劉純的學說扔到了垃圾堆裡。今天，我把它收集並整理出來，讓我們中國人的寶貴遺產爲人類服務。

病人是相信醫生的；但是如果庸醫殺人，那麼病人就會人財兩空。世界上沒有一個病人，認爲自己使用的治療方法是錯誤的。任何一個病人，都是勝券在握，才去進行治療的。但是，爲什麼有些時候，事與願違呢？比如，高血壓的病人，認爲吃降壓藥是勝券在握，可是血壓正常了，爲什麼會出現心肌梗塞呢？又如，糖尿病的病人，認爲吃降糖藥是勝券在握，可是血糖正常了，爲什麼會出現腦血栓呢？再如，癌症病人，認爲手術、放療、化療是勝券在握，可是腫塊消失了，爲什麼會死亡呢？如何治療自己的疾病，是每一個病人必須冷靜思考的問題。

應當指出，在歷史上，民間學派長期受到政府的打擊。在封建社會，在民國時代，在新中國剛成立的時候，都受到了不同的打擊。只是在「文化大革命」的時候，一根針、一把草的口號，才把民間學派捧上了天，然而民間學派幾乎毀滅了中醫。現在，一些濫用藥物的民間學派，依然被許多外國政府宣佈為不受歡迎的人。但是，民間學派至今仍佔據中醫的主導地位，他們至今仍是毀壞中醫名聲的人。

中醫歷來強調預防疾病─養生之道；「養生」是太醫的核心問題。在世界醫學史上，只有中醫有一套悠久而完善的預防疾病的方法─養生之道。這種養生經驗，強調生活方式要樸素，飲食結構要簡單；它不僅讓無病的人使用之後，能夠保障生存質量和自然壽命，而且讓不遵守養生之道，而有病的人使用之後，也能夠保障生存質量和自然壽命。強調養生，是中醫至今不衰敗的原因，也是中醫與西醫的根本區別。

在公元前3世紀，中醫經典著作《內經》就把中醫分為兩種：「上醫治未病，下醫治已病」。也就是說，有一種高明的醫生，強調養生，還有一種庸俗的醫生賣藥治病。

在公元12世紀，我的太祖劉完素提出了一個重要醫學觀點：「人類的許多疾病，都是攝入過多熱量造成的，因此要注意清熱問題。」這個觀點至今被醫學界奉為真理。

到了公元15世紀，我的高祖劉純奉旨從1409~1475年以囚試醫。他率領三百多個醫官，歷經66年，通過幾千名死囚犯的人體試驗，提出了三分治、七分養的學說。就是在治療的過程中，強調養生。

這本書向你說明，中醫的養生方法很多，但是太醫養生方法，從明朝以來最受推崇。這是因為太醫養生十條簡單、易行，而且安全、有效。它

是根據中醫經典著作《內經》的三條基本原理創造出來的：（一）上醫治未病，下醫治已病。（二）有胃氣則生，無胃氣則死。（三）正氣存內，邪不可干。

這個方法告訴你，從早晨起床開始，每天的生活步驟，這些步驟公眾非常容易學習掌握，也非常接近現代的保健理論。實際上，許多疾病是吃出來的，是氣出來的，是閒出來的，而太醫養生正是讓公眾避免了這些問題。這就是養生方法，至今運用不衰，讓許多中外人士，對此津津樂道的奧秘。

實踐證明，世界上有千百萬人使用太醫養生，他們的身體健康無病，他們的精神和體力是充沛的；他們節約了醫藥費，他們避免了生病的痛苦，他們沒有給家庭帶來麻煩。他們的健康狀態，說明一個人是可以不生傳染病的，說明一個人是可以不生癌症、糖尿病、高血壓病的，說明一個人到了老年也可以繼續當官員、企業家和科學家的。太醫養生方法，被一傳十，十傳百地傳播到世界各地；又被世界各地的華人，傳播給外國人。

隔行如隔山，但是隔行不隔理。水災是可怕的，誰也不希望大水淹沒了家鄉，而再建家園。火災是可怕的，誰也不希望烈火燒毀了財產，而重新致富。同樣的道理，疾病是可怕的，誰也不希望自己得了疾病，而花錢去找醫生治療。因此，預防為主，是許多行業的宗旨。

我們強調升提胃氣，強調排泄毒素，強調負重鍛鍊身體；強調三高一低的飲食：高蛋白、高維生素、高纖維、低熱量。雖然劉氏養生不能使人永生，但是學習劉氏養生，就能有效的預防疾病。我們人類太迷信醫生的治療作用了。其實，醫生的天職是防病，其次才是治療方法的高明；而且治療方法不是萬能的。

養生不僅是健康人預防疾病的方法，也是沒有使用養生，而生病之人

的基礎治療方法。

這本書向你說明，有病就去治病的道理，似乎是正確的，其實是片面的。因為醫生是給活人治病的，而活人的特點是有胃氣則生，無胃氣則死。所以，醫生必須在升提病人胃氣的前提下，再考慮治病。否則，醫生的努力是徒勞的。例如：癌病人已經不能喝水、吃飯了，如果醫生還給他做放療、化療，那麼就會加速他的死亡。因此每一個病人，都有其應當喝的開胃湯。

這本書又向你說明，醫生不僅要求病人有胃氣，還要考慮許多疾病，是缺乏某種營養物質造成的，而不是服用藥物能夠完全糾正的。如果病人認為只有藥物才能治病，那麼就是太無知了。例如：癌病人缺乏硬蛋白，因此應當補充牛蹄筋；高血壓病人缺乏角蛋白，因此應當補充肉皮；貧血病人缺乏鐵蛋白，因此應當補充牛肝。每一個病人，都應該及時補充相應缺乏的營養物質。

這本書還向你說明，醫生不僅要求病人有胃氣，要求病人補充某種缺乏的營養物質；還告訴病人，錯誤的生活方式，能夠製造疾病、破壞療效、復發疾病。一個人的各種生活方式，都有藥理作用，而不僅僅是藥物具有藥理作用。那些嚴重違反生活方式的病人，是極難救治的。因此，每一個病人，都應當糾正錯誤的生活方式。

臨床實踐證明，對於慢性病來說，首先進行七分養，不會延誤病情；因為七分養就是促使病情穩定的基礎治療，只有把活動的病情控制了，再進行專科治療，才是安全有效的。尤其是在癌症的治療上，只有使用七分養，把癌塊緊緊地包裹住，再使用控岩散才能發揮「關門打狗」的療效。

應當指出，許多輕症病人使用七分養，就能夠治癒疾病，而不必用藥。

即便是癌病人使用七分養之後，把腫塊控制不生長、不轉移了；如果願意帶瘤生存，也可以不使用藥物。

可見，針對性的養生—升提胃氣、補充某些營養物質、糾正錯誤的生活方式，是最關鍵的問題。治病只是佔了三分，而養生佔了七分。

治病與養生的關係，就像戰場殺敵一樣，裝備的一半投入，是用於防護；正像前面所說，像蓋房子打地基一樣，像磨刀不誤砍柴工一樣，如果反其道行之，那麼打仗就要失敗，建築就要倒塌，砍柴就要費力。養生就是防護，就是地基，就是磨刀。治病就是消滅敵人，養生就是保護自己；如果不保護自己，那麼如何消滅敵人？因此，基礎是十分重要的。

應當指出，只有使用養生，保住病人的性命，控制疾病的發展，才能考慮治病。然而目前許多臨床的失敗，恰恰是忽略了養生。當然，在治療急性病和慢性病的時候，三分治和七分養，有不同的配合使用方法。在治療急性病的過程中，三分治和七分養，要同時配合進行。而治療慢性病，首先需要七分養，然後再配合三分治；並且七分養要貫徹在以後的治療過程之中。

縱觀臨床歷史，一些疾病的難於治療，正是因為醫、患雙方忽視了養生問題，所以製造了大量的臨床失敗，也因此製造了不治之症的恐懼。如果我們現在依然忽視養生問題，那麼大量的臨床失敗，還要繼續到永遠。因此，這本書讓你自己動手七分養，自己開處方去買開胃湯，自己去買食療用品，自己去糾正錯誤的生活方式。首先，把自己的性命保住，然後再去治病。也正是因為讓病人自己動手，使得截斷了許多民間醫生的財源，所以，三分治、七分養，遭到了民間醫生的抵制。

應當指出，三分治、七分養是一個嚴謹的中醫臨床觀念；也正是因為

嚴謹，所以劉純使用人體，反覆研究了66年。從歷史來看，推廣使用三分治、七分養的難點，是三分治的藥物難尋。這本書把劉純的試驗過程告訴公衆，那麼細心的公衆，就能根據試驗過程，找到三分治的思路；就能自己尋找當地市場適用的中成藥，去消除病灶。那麼三分治、七分養就能普及了。三分治只是畫龍點睛；然而不點睛的龍，不過是一條小毛蟲。

在強調七分養是基礎治療的同時，不能忽視消除病灶的三分治的重要性。但是三分治必須具有安全、有效性。

醫生把能夠吃飯的人變成厭食的人，把瞎子變成聾子，把活人變成死人，這就叫醫源性疾病。但是它不是醫療差錯，也不是醫療意外，更不是醫療事故，而是在治療的過程中，醫生合法製造的新疾病。醫源性疾病大約佔人類所有疾病的30%，其中大約有75%的病人發生死亡。治療方法的濫用，或者過度使用，損害了許多人；真的不如不用，反而會好一些。許多人，尤其是糊塗人，特別喜歡藥物，認爲藥物能夠帶來迅速的療效。

許多民間學派的藥物確實有效，但是療效與壽命是兩碼事。爲了取得迅速的療效，而縮短壽命，這是非常悲慘的。比如：鴉片確實有迅速止痛的效果，但是使用鴉片，就會危害人的壽命。又如：砒霜確實能夠殺死癌細胞，但是能夠造成癌病人的死亡。再如：木通確實能利尿，但是能夠造成病人的尿毒症。所以我們要重視養生而謹慎用藥。

是的，三分治、七分養的方法很簡單，甚至簡單得令人懷疑。其實，中醫奉爲寶典的書籍《內經》指出，人類的癥候群只有病機19條，我的太祖劉完素又增加一條；我的高祖劉純，使之簡化爲16條，這說明古人的研究態度是非常嚴謹的。然而這些極其簡單的方法，經過了幾百年的臨床考驗。但是現代中國的中醫，把癥候群分爲千萬條。這些繁多的條款，不僅讓中國學生極難記憶，也讓外國學生望之生畏。多少年來，我們劉家就是

使用16個類型的三分治、七分養，去給人看病。這就是我們劉家的公開秘密。因此，中醫教科書不必故弄玄虛。我們每個人看了這一套書，都可以無師自通。

一個人有病了，與我沒有什麼關係。因為每個人都有權利，自己選擇防治疾病的方式。每個人都會死亡的，人的自然壽命大約是120歲，但是絕大多數人因病夭折了，而且是我們自己把自己折騰死的。生命就在你心中，希望你善待自己的人生。這就是我的呼籲。

這本書的撰寫，採取了漫談的形式。但是，我無意指責某些醫生的收費熱情；因為某些醫院已經從公益事業變成了收費站；我也無意指責有些病人的醫盲；因為病人不必精通醫學；宣傳三分治、七分養，不會砸了西醫的飯碗，因為防疫、診斷、手術、搶救，還要依靠西醫；宣傳三分治、七分養，也不會砸了民間學派的飯碗，因為大多數病人，還是迷信仙丹妙藥的宣傳廣告。

不過，治療方法再好，還是不生病最好，因為醫生不是萬能的。

劉純在《短命條辨》裡說：「病家乃自誤之人。」又說：「其深誤而病入膏肓者。醫工辭不治矣。」也就是說，病人就是犯了錯誤的人，由於中醫接診的病人大多是病入膏肓的人，或者是拒絕改正生活方式錯誤的人，以及是同時接受其他療法的人；對於那些七分養一個月之後，不能控制病情的人，我們醫生應當辭謝不治。

不過，三分治、七分養不是萬能的，它只是一種治療慢性病的方法。我們劉氏家族從事中醫已經800多年了，歷代有許多人當太醫，又被稱作瘤科世醫；但是從來不敢驕傲自滿。因為面對許多症狀，諸如癌症的疼痛，失眠、胸水、腹水、心包積液、腦水腫、精神失常、癲癇、上腔靜脈壓迫

綜合症、截癱等問題，我是無能爲力的。實際上，許多垂危病人已經沒有起死回生的可能，也只能使用七分養的方法，去延長生命罷了。況且目前的空氣、水源、營養物質、自然藥物的嚴重污染，也降低了這種療法的預期療效。

本書通過劉純一個個的人體試驗，告訴你，應當怎樣三分治？應當怎樣七分養？這是保障生存質量，和自然壽命的重要手段。醫學是人類生活的歷史經驗，現代人不能拋棄歷史經驗，而相信道聽塗說。讓你重溫古人的經驗，去思考一些貌似勝券在握，而實際是事與願違的事情，可能是必要的。讓你自己動手七分養，自己開處方買藥，自己去熬升提胃氣的中藥，自己去買食療用品，自己去救自己。讓你首先把自己的性命保住，然後再去治病。這就是作者的希望。

本書的最終目的，是爲了讓你正確認識許多真假難辨的現象，從而走出許多似是而非的誤區和陷阱。在當前各種疾病的死亡率居高不下，各種各樣的宣傳、廣告滿天飛，醫療費是天價的時候，本書告訴你，疾病本來是不可怕的，之所以可怕，是因爲病人放棄了自救能力，而聽任醫生的擺佈。在此被醫生嚇死了、被醫生毒死了、被醫生餓死了。在此提醒你，別讓醫生殺了你！這就是我們的呼籲。

每個人出生之後，都會死亡；但是死於疾病，尤其死於藥物中毒，是無謂的犧牲，一個人爲什麼要選擇死亡之路呢？面對許多被醫生殘害，而奄奄一息的病人，我只能安慰並勸告他，使用七分養延長生命，這是一個醫生無奈的痛苦選擇。

本書的原稿是我爺爺寫的。

應當指出，三分治、七分養是我們中國人，乃至全世界華人的口頭語；

這說明中醫養生的觀念已經深入人心。這本「劉太醫談養生」的原稿，是我爺爺—中華民國總統府侍從醫官劉鳳池，在1931年給當時的北平國醫學院撰寫的國醫入門講義。據說很受師生們的歡迎，其手抄本，至今仍在世界各地流傳。2001年9月，我隨中國衛生部專家代表團，去泰國考察愛滋病。聽說曼谷中醫院有個很有名的老中醫，我便前去拜訪。多少年來，他就是秉承三分治、七分養的方法，給病人使用各種加味開胃湯去治病，很受病人們的歡迎。聽說我是劉鳳池的孫子，他就拿出了手抄本，令我十分感動。

這本書告訴你，醫學的最高技術是使人不病，而不是治病方法的高明。一個人能夠一輩子不得大病嗎？答案是肯定的，正確使用養生之道就能；一個人能夠一輩子頭腦靈活嗎？正確使用養生之道就能；一個人能夠一輩子精力充沛嗎？正確使用養生之道就能。認為人老珠黃，必定生病，只是不懂養生之道。但是，學習養生之道，不是一件容易的事情；而且養生之道，不能使人永生，只能使人無疾而終。一個人必須居安思危，平常主動預防疾病，才能避免無妄之災。倘若你使用三分治、七分養的方法，能夠健康、平安地生活到一百歲。就是作者的宣傳成功。

本書的撰寫，採取了漫談的形式。既然是漫談，就要從明朝、清朝、民國，談到新中國。既然是漫談，就要從中國，談到美國。既然是漫談，就要嬉笑怒罵皆文章，就要揭露時病。既然是漫談，就要敘說許多病人的錯誤經歷；就要敘說許多病人的不幸死亡；就要敘說許多病人的九死一生。倘若敘說的一些事情，引起有關人士的不快，純屬偶然。在此，謹致歉意。

本書通俗易懂地講解了劉氏養生，和三分治、七分養的詳細操作方法，雖然增添了許多現代內容，但是仍然以「劉太醫談養生」命名；就是為了紀念曾經被中國通—原美國駐華大使司徒雷登先生，稱作中國治癌第一人的我爺爺—劉鳳池。

守真之後 劉弘章 謹識

導讀與註釋

前言重點提示及張老師的經驗分享　　張克咸老師

一、太祖劉完素註釋

早在800多年前，古名太醫劉完素就已經指出：高脂肪、與高澱粉的食物乃是「萬病之源」，也就是說中國人長期吃的「主食」竟然有問題？！這該如何解釋？

其中最主要的原因，是因為中國人在據今四十年以前，大多數的人從來沒有真正吃飽過。回想我們小時候（在祖父母、與父母年輕的那個年代），幾乎很少看到大胖子。從西方發明了照相機與攝影機後，若我們看過去中國社會所留存下來的照片及影片，就可以得到證明。

因為，如果要大量的養豬、養雞、養鴨，就必須提供大量的糧食給牲畜食用，而當時農業及經濟的落後，使得人們自己本身都很難能吃得飽了，哪來的餘糧去飼養牲畜？

此外，也無法大量的種植蔬菜，因為，可供耕種的土地有限，而且，蔬菜不容易吃得飽。因此，五穀類的食物成為華人的主食。長久以來，吃飯、吃麵食變成華人填飽肚子的習慣，故稱為「主食」。

中國人又有大量生育的傳統，家中的人口眾多，也就更難有吃飽的時候了，所以幾乎什麼都吃，只要能吃的，不管是天上飛的、還是地上爬的，全都能吃。

但是，能夠提供最大飽食感的還是屬米飯、麵食等澱粉類食物。既直接又比較容易能吃飽。

過去的人因爲吃不飽，做農活又必須耗費大量的體力，就養成了大量吃「主食」的習慣。但是，現在時代不同了。現在是攝入食物過剩的時代，人們日常的勞動變得相對愈來愈少，造成現今肥胖的人口，愈來愈多，才會讓醫生及營養專家大聲疾呼，只要吃七分飽。

　　然而，七分飽很難實施，因爲到底吃多少，才算是七分飽？而且，吃錯了食物，實施七分飽也沒有用。

　　因此，**劉完素太醫是最早提出「熱是萬病之源」警語的！因爲，「高脂肪」、與「高澱粉」的食物乃生熱之物，所有的慢性疾病，都是由於吃錯食物所造成的。**歷代的太醫，經過800多年的實踐證明：此觀點仍是至今不變的眞理！

　　劉完素太醫的遺訓：「但做好事，莫問前程」，雖是劉家的座右銘，但我眞心認爲應該將此遺訓，掛在所有中醫院的顯眼之處，時刻提醒著我們大家。

二、劉純背景註釋

　　劉純是劉完素太醫的九世孫，他侍候過明朝四個皇帝。遵奉永樂皇帝的旨意，**花了66年的時間，做了大量的人體實驗（以囚試醫），找到以「預防」爲主的辦法**，讓皇族不得病，這就免去了太醫的許多麻煩事；同時，在治療疾病的過程中，盡量多地使用生飢、食療的方法，而**少量使用（愼用）藥物**，這樣就**避免了「醫源性疾病」**（因進行治療而衍生出其他的疾病），**奠定了「養生」重於「治療」的理論基礎與方法。**

　　其總結出一套「預防疾病」的『**養生十條**』理論，與「愼用藥物」的『**三分治、七分養**』方法，此乃是完全不同於「民間醫生」的療法。除了劉純本

人依據此養生之道，**享年126歲**以外，事實也證明，劉純以後的太醫，依循此種養生之道去預防疾病，以及三分治、七分養的方法去治療疾病，不僅沒有把皇宮變成大病房，確實保護了太醫自己及家族的身家性命，當然也就能升官發財了。

因此，這也是為什麼**明朝與清朝的太醫院，都供奉劉純的畫像，把他當成了『太醫的保護神』**的最主要原因。

三、什麼才是真正的中醫？

中國封建社會的太醫，是真正的中醫。在過去中國封建社會裡，中醫分為兩個階層，一個是為少數（皇宮）貴族服務的太醫、和醫官；另一個階層則是為老百姓服務的民間醫生、和走方郎中。

一般老百姓只能接受民間醫生的治療。而**民間醫生往往使用「速效」的方法，來迎合老百姓希望「迅速痊癒」的焦急心理；由於許多藥物是「有毒」的**，因此，老百姓無法保障自己的生存質量，和自然壽命。

一個民間醫生賣藥、治病，出了醫療事故時，可以與病人或其家屬私下了結；或者只被官府罰點兒銀子；甚至，可以逃跑了事。而太醫如果在醫療皇宮貴族的過程或結果，出現了任何的差錯，就有被革職、打板子、流放、殺頭，甚至被滅三族的風險！這是民間中醫學派不會有的風險。

因此，為了保住自己還有家人的腦袋，太醫或醫官能不更加用心、謹慎嗎？這就說明了：**太醫的高明是「被逼出來」的**。

兩個階層的病人，由於**「文化素質、治療目的、經濟條件」**的不同，造就了兩個學派的中醫長期並存。遺憾的是，太醫學派的人數很少，而民間

學派的人數很多；於是根據少數服從多數的社會法則，中醫的民間學派，至今仍被奉為主流。更糟糕的是，**許多外行的翻譯家，把民間學派的治療方法，翻譯成外國語言，這還使得外國人錯誤地認為：「中醫就是賣藥的醫生」**。

四、到底什麼是「養生」？太醫的養生方法是什麼？中醫與西醫的根本區別是什麼？

本書是劉弘章老師**依據其歷代祖先傳承下來，尤其是太醫劉純藉由數千名的死囚犯所進行人體實驗，探討出慢性病的「起源」，及「治療方法」的論述**，其歷經四百來年的考驗，證明劉氏養生法，與三分治、七分養，是正確「預防疾病」的方法！因此，其不僅能讓當今世人明瞭，相當有助益的養生觀念！也**提供了所有慢性疾病的「根本治療與解決方案」**。

西醫對慢性疾病可以說：根本沒有找到解決之道，甚至可以說：是在執行完全「錯誤的方法」！而傳統民間中醫的慢性疾病治療方法，也與西醫如出一轍。使得**現今所有慢性疾病的患者，不但要忍受長期使用藥物的痛苦，還對個人及社會造成極大的經濟負擔**。

首先，我們一定要弄懂**到底什麼是「養生」**？如果聽現代的養生專家們說的，人們幾乎是已經「無所適從」！早睡早起，是養生嗎？168間歇性斷食，是養生嗎？日行萬步，是養生嗎？少油、少鹽、少糖的飲食方式，是養生嗎？吃素是養生嗎？吃一堆維他命丸是養生嗎？……

眾所皆知，中醫歷來強調**預防疾病的重要性**，這可從《黃帝內經》中：『上醫治未病』得知。因此，「養生」一直是太醫著重的核心問題。在世界醫學史上，只有中醫有一套悠久而完善的「預防疾病」的方法—也就是「養生之道」。

但是我直到今天都沒聽過或看到，哪一個人可以完整無缺地講出何謂真正的「養生」。從劉弘章老師所寫的這本書中，是我第一次看到了**透過飲食文化，達到真正的「養生之道」**。而且，**所謂的「上醫」就是真正懂得養生的人**！這很有可能就是一您自己。

這本書讓我們明白，中醫的養生方法很多。但是，太醫提倡的養生方法，從明朝以來最受推崇。它**強調了，醫生不僅要求病人「要有胃氣」，要求病人「補充」某種缺乏的「營養」物質，還告訴病人：錯誤的生活方式，能夠製造疾病、破壞療效、復發疾病。**

不正確的習慣，必須改掉！女人從小裹小腳，要不要改掉？抽大麻煙，要不要改掉？……**一個人的各種生活方式，都有「藥理作用」，而不僅僅是藥物才具有藥理作用。那些「嚴重違反生活方式」的病人，是「極難救治」的。因此，每一個病人，都應當糾正錯誤的生活方式。**

劉太醫明確指出：**慢性疾病的產生乃是因為人們「不懂得養生」，因此提出了：「病是自家生」的概念。劉太醫所提出的養生經驗，強調的是：『生活方式要樸素，飲食結構要簡單』；它不僅能讓無病的人實施之後，能夠保障「生存質量」和「自然壽命」（達到無疾而終）；而且，讓不遵守養生之道，而已經產生病痛的人實施之後，也能夠保障其生存質量和自然壽命。**

總而言之，也就是說：強調「養生」與「預防重於治療」，是中醫至今不衰敗的主要原因，也是中醫與西醫的根本區別。

五、什麼是「七分養」？「七分養」為什麼那麼重要？

以劉純為代表的太醫，很明確的告訴我們，「七分養」必須注重兩件事：

第一、是提升胃氣；

第二、是補充正確的營養。

所謂「提升胃氣」，就是維持強烈的「飢餓感」！因為，有了飢餓感代表人體內的吞噬細胞，是具有高度活性，去吞噬體內的壞死細胞，使其轉換成有機物。此過程在中醫叫做「氣化」；西醫則稱為「吸收」。

這整個過程通常在兩小時左右完成，所以，**我們不但「不能時間到了就吃」，甚至，連「覺得餓了」，也「不能馬上就吃」**·這才能讓身體有足夠的時間去「氣化」！去「吸收」體內的壞死細胞。

當我們失去了胃氣，或是胃氣減弱時，我們必須用生山楂和廣木香去提升我們的胃氣。

什麼是「正確的營養」？從太醫劉純實驗的結果證明：是各種肉湯、淡水魚湯，及蔬果汁。因為，我們人體真正需要的是「蛋白質」與「維生素」，而不是澱粉及脂肪。

急性病要補充魚湯；慢性病要補充肉湯，因為，細胞的運作最需要蛋白質，而肉湯、魚湯中的蛋白質 （小分子的水解氨基酸）是最容易被人體吸收的！細胞有了營養，活力就強！免疫力就提升！抗病能力就增強！這就是良性循環。

另外一個主要營養就是蔬果汁。飲用「去渣」之後的蔬果汁，可以大量補充細胞所需的「維生素」。平時，你吃了兩個蘋果就飽了，但是，兩個蘋果榨成去渣的蘋果汁，你三兩下就可以喝完，而且，很快就被人體消化、吸收了。只要我們喝大量的各式、各樣蔬果汁，怎麼會缺乏維生素呢？

更有意思的是，劉太醫們從實踐中發現，**生病了不應該急著去治病！而是必須先提升胃氣，及喝肉湯、魚湯、及去渣蔬果汁補充營養。等胃氣恢復之後，再進行一些治療，患者很快就痊癒了。**這就好比古代打仗時，三軍未動，糧草先行的概念。**先要把身體的細胞、器官養好，才能與侵犯身體的細菌、病毒及壞（癌）細胞作戰啊！**

因此，**七分養乃是「三分治的基礎」。**就像蓋房子必須先打地基一樣；又像砍柴的一半功夫是用於磨刀；還像做飯的一半時間，是用於買菜。七分養就是打地基，七分養就是磨刀，七分養就是買菜。

因為，**七分養就是「促使病情穩定」的基礎治療，只有把活動的「病情控制」了，再「進行」專科「治療」，才是安全又有效的。**

六、什麼是「三分治」？什麼是「醫源性疾病」？如何避免過度醫療與醫療資源浪費？

在強調七分養是「基礎治療」的同時，我們不能忽視「消除病灶」的三分治的重要性。但是三分治必須兼顧「安全」與「有效性」。從歷史來看，推廣使用三分治、七分養的難點，是「三分治」的藥物難尋。

醫生把原本能夠吃飯的人，變成厭食的人，把瞎子變成聾子，把活人變成死人，這就叫作「醫源性疾病」。但是，它並不是醫療差錯，也不是醫療意外，更不是醫療事故，而是在治療的過程中，醫生合法製造出來的「新疾病」。用現代通俗易懂的表達方式，就是病人接受醫生治療之後，所產生的「副作用」。

根據統計：**醫源性疾病大約佔人類所有疾病的30%**，其中，大約有75%的病人，會發生死亡。大家仔細想想，我們身邊是否存在著，因為

治療行為及方法的濫用，例如：過度使用檢查儀器、藥物、手術、……，究竟危害了多少人？是否真的不如不用，反而會好一些呢？

　　眾所皆知，**歐美的醫療費用高達國內的數十倍。** 2013年10月20日工商時報報導了二個案例，有一個人到歐洲旅遊，因為肚子痛去醫院掛急診，後來發現是盲腸炎緊急開刀，醫療費用約合台幣高達70~80萬元；另一個案例則是因在海外旅遊時，身體不適突然昏迷，後來住院治療一星期，居然要價將近200萬元台幣，由此可得知海外的醫療費用讓人咋舌！

　　或許正是**因為現在台灣的健保制度太過於完善、方便、又便宜，導致現在真的有許多人，特別喜歡看醫生、逛醫院，**一有不舒服就立刻跑到醫院、診所去看醫生、領藥物，誤以為藥物能夠帶來迅速的療效。

　　若是台灣與其他歐美國家一樣，隨便生個病，就有可能會破產！大家應該就會開始思考該如何好好養生，重視「預防重於治療」，也就能大大地避免現在健保因為「過度醫療」與「醫療資源浪費」，所造成財政窘迫的問題了。

　　此外，大家經常都忽略了：**藥物雖然確實能「立即見效　（立即緩解不適症狀）」，但是「療效」與「壽命」是兩碼子事。**藥物只能暫時控制住病情，而無法根治，尤其是之後衍生出來的「醫源性疾病」，往往造成了人們年老之後生活品質的下降。因此，為了取得「迅速」的療效，而「縮短」壽命、甚至最終淪落「洗腎、癱瘓、臥床」，無法自理生活的人間煉獄，這是非常悲慘的下場。所以，我們更需要「重視養生，而謹慎用藥」。

七、張老師的經驗分享及總結：

　　「劉太醫談養生」中，明確的提出了「針對性的養生方法」—也就是從

『升提胃氣、補充某些營養物質、糾正錯誤的生活方式』，這三方面去做，此乃是養生最關鍵，也是最重要的議題。換句話說，治病只是佔了三分，而養生則佔了七分。

經實驗證明，許多輕症的病人使用了七分養，幾乎就能夠治癒疾病，而無須再用藥。卽便是癌病人使用七分養之後，只要能把腫瘤控制住，不再繼續生長，也不再轉移了，如果病人願意「帶瘤生存（與腫瘤和平共處）」，也可以不使用藥物。

這就是『三分治、七分養』的太醫邏輯。也是有別於「西醫」，以及「民間中醫學派」最大的不同。

所以，治病不打好基礎，就會徒勞無益。所以『三分治、七分養』，是十分「謹慎的方法」，絕對不是輕率的口號！也正是因爲「謹慎」，因此，這個方法反覆研究了漫長的66年。

看懂了「劉太醫談養生」中治療慢性病的邏輯與方法後，只要我們願意「落實去執行」，絕大多數的慢性病都可以得到治癒。這就是劉太醫們對中醫的貢獻！也是其對全人類的貢獻！

在此，我刻意的在導讀中把『三分治、七分養』更改成『七分養、三分治』，這是因爲我反覆研讀後，看到整本書中的重點不斷的再重複，都是「先以養生爲第一優先」。而且，許多時候只通過了落實執行「七分養」，根本不需要「三分治」的狀況下，病人就已經痊癒了。

爲什麼現代的中醫院都不教「七分養，三分治」呢？我想應該可能是因爲「民間學派」的中醫，大多是沒聽說過、或者是不懂「太醫學派」；也有可能是因爲：依照太醫學派的治療方式，無利可圖？！因此，我經常宣揚一

個觀點：沒有學過「劉太醫全集」的中醫，根本稱不上眞正的中醫。

「劉太醫談養生」讓我們明白：醫學的最高技術與境界，是「使人不病」，而不是治病方法的高明。養生之道，不能使人永生，只能使人「無疾而終」。

本書的「最終目的」，是爲了讓讀者能「正確」的認識許多「眞假難辨」的現象，從而走出許多「似是而非」的『誤區』和『陷阱』。在當前各種疾病的「死亡率」居高不下，各種各樣的宣傳、廣告滿天飛，醫療費用高如天價的時候，本書想告訴您，疾病（包括癌症）本來是不可怕的，其之所以可怕，是因爲病人放棄了「自救能力」，而聽任醫生的擺佈、任其宰割。

另外，站在病人、或是一個希望自己能「長期健康活著」的人之立場，我給的忠告是：「生命」是您自己的，「健康」也是您自己的。您所做的任何決策，造就您現在的狀態及結果！如果您想要更健康，您就更需要了解，並學習這本書所提及的重要觀念。它是可以讓您眞正擁有「健康」與「長壽」的秘訣。

劉純本身就是一個最好的案例：他用自己的養生方式活了126歲。在當時那個年代，幾乎是不可能的任務。而且，他一直在工作，代表他的身體健康狀況是非常之好。

最後，想提醒大家的是：別再被醫生「恐嚇」、「嚇死」、「毒死」、及「餓死」了。千萬不要把自己的「健康」，甚至您寶貴的「生命」交託給庸醫，讓醫生奪去您的「自主權」，或者將自己的下半生，毀在沒有醫德的醫生之手！

第一章 【序幕】
永樂皇后死於癌，引出以囚試醫來

　　話說1407年，明朝永樂皇后徐儀華駕崩了！時值夏天，天氣十分炎熱。舉國悲哀，輟朝三日，禁屠宰七日；南京城裡一片素白。永樂皇帝朱棣素服御駕西角門，發誓不再設立新皇后；南京的文武百官和四品以上誥命夫人，都在思善門哭祭。可是徐儀華的主治太醫—安亭侯、正二品官員、太醫院院使劉純卻待罪家中，不敢多說一句話，內心揣測皇帝將要給予的各種處分。

　　1399年，鎮守北平的燕王朱棣，受到侄子—建文皇帝朱允炆的懷疑，面臨被捕的危險。燕王妃徐儀華的二弟徐增壽，讓劉純到北平給朱棣送一份重要的情報。劉純是江南名醫，又是徐儀華的表弟；他們的外祖父都是謝再興將軍。而謝再興將軍被開國皇帝朱元璋殺了。開國元老—中山王徐達的女兒徐儀華，是朱棣一生中唯一信賴的人。劉純到了北平，向表姐夫朱棣密報，朱允炆在朱棣周圍安插了大量的刺客。朱棣大吃一驚！怎麼辦？劉純給朱棣出主意，裝瘋賣傻，用來蒙蔽朱允炆。

　　後來，燕王朱棣發動了奪取侄子建文皇帝朱允炆皇位的奉天靖難戰爭。劉純日夜督造軍功散，給受傷的將士使用。軍功散是劉純的祖先—金元時期醫學家劉完素、字守真、號通玄處士，人稱劉河間的秘方。這是一種白色的藥粉，敷在刀傷、箭傷、燒傷的創面上，能夠使傷口迅速癒合。在這場戰爭中，朱棣曾經身負重傷，就是內服、外用軍功散迅速痊癒的。當時，朱棣特別高興，就把佩劍送給劉純，給予他先斬臣民，後奏燕王朱棣的特權。

在戰爭中，燕王妃徐儀華的策反工作，起了很大作用。但是在戰事最吃緊的1400年，徐儀華得了乳岩（現代稱之乳腺癌）。於是，劉純就使用鯊魚膽給她治療。這也是他的祖先劉完素向東海漁民學習，用來治療乳腺癌的方法，儘管口服鯊魚膽的副作用很大，徐儀華出現了嚴重的胃腸道反應，但是她的病情還是得到了長期的緩解。因此，朱棣和徐儀華很感謝劉純，並且和劉純結成了兒女親家。但是7年之後的1407年，儘管燕王妃徐儀華已經當了永樂皇后，最終還是死於乳岩流注，也就是現在說的乳腺癌全身轉移，享年只有46歲。

儘管劉純知道永樂皇后徐儀華必死無疑，但是親眼看著她咽了氣，看著永樂皇帝朱棣悲痛欲絕的樣子，劉純十分惶恐；因為他知道按照皇家的規矩，皇帝盛怒之下，主治太醫是要被追究責任的，輕者要被趕出太醫院，或者被流放遼東；重者要被錦衣衛逮捕拿問。

當個醫生不容易，當個太醫更不容易，因為官法歷來偏袒病人；只要把病人治壞了，主治太醫不是挨板子、就是流放、甚至被殺頭；有的還要被抄家、滅三族。

劉純作為太醫院的最高長官院使，曾經處理過許多太醫和醫官；看著他們一肚子委屈，看著他們淚流滿面，看著他們家破人亡；劉純也是十分同情的。然而官法無情，他只能揮淚執行。要知道，許多疾病是不容易治療的，例如：乳岩、癆病、血鼓等，能夠讓病人多活幾年就不錯了。為什麼病人死了，官法要處罰醫生呢？結果許多醫生面對疑難病人，都是辭謝不治。劉純曾經與刑部尚書談論過此事，能不能網開一面，不要如此處罰醫生，因為醫生已經盡力了。刑部尚書說：「老侯爺，您說將官打了敗仗怎麼處罰？」是的，戰敗者斬！想不到皇后真的死了，現在官法要輪到自己身上，劉純能不膽戰心驚嗎？

細想起來，許多太醫是糊里糊塗地被革職、責打、流放、殺頭、滅三族的。例如：

(1) 皇后不孕，太醫使用補腎養血的方法。結果呢，過了3年，皇后還是不孕；於是皇帝震怒，讓院使把這個太醫殺了；院使只能傳達皇帝的口諭，讓錦衣衛動手殺人。

(2) 皇子感冒了，太醫使用清熱解表的方法。結果呢，過了半個月，皇子還是咳嗽、流鼻涕；於是皇帝震怒，讓院使把這個太醫打40脊杖；院使只能傳達皇帝的口諭，讓錦衣衛動手打人。

(3) 皇妃拉稀了，太醫使用清熱溫裡的方法。結果呢，過了10天，皇妃還是拉稀，而且越來越瘦；於是皇帝震怒，讓院使把這個太醫革職；院使只能傳達皇帝的口諭，讓這個太醫回老家抱孫子。

(4) 老太妃得了子宮脫垂，太醫使用補氣的方法。結果呢，過了幾天，老太妃突然駕崩了；於是皇帝震怒，讓院使把這個太醫殺了，並且抄家、滅三族；院使只能傳達皇帝的口諭，讓錦衣衛動手去幹。

(5) 藩王得了肝病，太醫使用清熱利濕的方法。結果呢，過了半年，藩王死了；於是皇帝震怒，讓院使把這個太醫殺了；院使只能傳達皇帝的口諭，讓錦衣衛動手殺人。

(6) 皇帝的肚子脹，太醫使用疏肝理氣的方法。結果呢，過了3天，皇帝的肚子還是脹；於是皇帝震怒，讓院使把這個太醫殺了；院使只能傳達皇帝的口諭，讓錦衣衛動手殺人。

(7) 皇帝的頭疼，太醫使用散風止痛的方法。結果呢，第二天，皇帝的頭還是疼；於是皇帝震怒，讓院使把這個太醫革職；院使只能傳達皇帝的口諭，讓這個太醫回老家。

(8) 皇帝要減肥，太醫使用發汗、拉稀的方法。結果呢，過了幾天，皇帝疲憊不堪；於是皇帝震怒，讓院使把這個太醫殺了；院使只能傳達皇帝的口諭，讓錦衣衛動手殺人。

(9) 最尷尬的是，皇宮出現了傳染病，太醫使用各種方法去撲滅。結果呢，過了幾天，傳染病依然流行；於是皇帝震怒，讓院使把許多太

醫革職；院使只能傳達皇帝的口諭，讓許多太醫回老家。

（10）最可怕的是，皇帝病危了，太醫使用各種方法搶救。結果呢，過了幾天，皇帝還是駕崩了；於是小皇帝一上台，就讓院使把許多太醫殺了，並且抄家、滅三族；院使只能傳達皇帝的口諭，讓錦衣衛動手去幹。

當個太醫是非常榮耀的，許多醫生把當個太醫，做為一生的奮鬥目標。然而，當個太醫又是十分危險的，就是稍微出現差錯，甚至只是因為皇帝不滿意，那麼太醫就會遭到嚴厲的處罰。大醫的危險就是治療中出的差錯，但是倘若皇族不得病，那麼太醫就安全了。

劉純暗想：如果我有來生，那麼我一定要琢磨出不讓人得病的方法，而且要琢磨出一套非常安全的治病方法。否則這個太醫的職業太危險了，因為皇帝動不動就讓錦衣衛殺太醫。錦衣衛太可惡了。

什麼是錦衣衛呢？

錦衣衛就是1382年，由朱元璋設置的武裝特務組織。錦衣衛由皇帝親自指揮，編制應當是5600個官兵。但是錦衣衛官兵最多的時候達到十幾萬人。錦衣衛只對皇帝負責。職位分為九級：指揮使（師長），指揮同知（副師長），指揮僉事（參謀），千戶（團長），百戶（連長），總旗（排長），小旗（班長），校尉（上等兵），番子（列兵）。錦衣衛除了擔任皇帝的帶刀侍衛之外，還從事偵察、緝捕、審訊、監押、廷杖、殺頭等活動。錦衣衛的官服十分華麗，腰裡帶著腰牌，武器也是多樣化的。有些番子可以穿著便衣秘密行動；可以到官員家中當僕人；可以當官員的下屬；可以在公共場所，發洩對於皇帝的不滿；當然這一切都是為了蒐集情報。

錦衣衛關押政治犯的地方叫詔獄。

詔獄是個人間地獄。被關押者是什麼罪名呢？只是被皇帝懷疑不忠！南京的詔獄可以關押5000多個政治犯。在永樂皇帝朱棣遷都北京之前，南京詔獄關押的是不忠的官員和他們的家屬。1421年遷都北京之後，北京的詔獄就成為關押不忠的官員和家屬的主要地方。而留都南京的詔獄，就變成了農民起義軍的戰俘集中營。這些政治犯屬於終身監禁，即便是皇帝大赦天下，也不會被釋放。也就是說，政治犯要在狹窄的冬冷夏熱的小屋中，吃著豬狗的食物，坐以待斃。政治犯進了詔獄，就意味著死亡。

　　乳岩不是容易治療的疾病，劉純能夠讓永樂皇后徐儀華生存7年，已經是十分困難了。尤其是徐儀華臨終前的最後一年，增添了陰道出血的症狀，不吃不喝，十分憔悴。他整日擔驚受怕，曾經召集太醫院的許多太醫想辦法，甚至貼出皇榜懸賞民間偏方，還是不能讓徐儀華的胃口大開，甚至連鯊魚膽也不能吃了；他曾經告訴永樂皇帝朱棣，已經無藥可救了，可是朱棣還是讓他想辦法。徐儀華也經常說：「你放開膽子治，別怕大家說三道四的！」

　　然而永樂皇后徐儀華死了。劉純彷彿看見了徐儀華失望的眼睛，彷彿看見了永樂皇帝朱棣翻臉無情的樣子，彷彿看見了自己離開太醫院的尷尬場面，彷彿看見了自己在詔獄中被番子們毒打。難道堂堂正正的劉完素的九世孫，就如此了結一生嗎？要知道，徐儀華是自己的表姐，是兒子的岳母，是孫子的外祖母，自己能不盡力嗎？真是欺人太甚！他不由自主地站起來，猛然抓住了腰中的佩劍；但是他下意識地看了看周圍的僕人，這些僕人貌似忠厚，但是誰也不知道，其中誰是錦衣衛的番子，他只好又頹然坐下。44歲的壯年人，一下子變得很蒼老。

　　過了十幾天，聖旨終於到了。聽了太監的宣讀，跪聽的劉純驚呆了，直至兒子們提醒他，他才接旨謝恩。

真是皇恩浩蕩，永樂皇帝朱棣不但不怪罪他，反而根據永樂皇后徐儀華的遺願，下旨命令劉純，在南京的詔獄中，使用犯罪官員和家屬，以及其他犯人進行試驗；主要目的：就是研究乳岩的防治問題。

阿彌陀佛！沒有挨板子，沒有被流放，沒有被殺頭，真是意料之外！讓劉純感動的是，朱棣還說所需費用和醫官，均由太醫院配給；朱棣還說要他兼任錦衣衛指揮同知。更讓劉純感動的是：朱棣說這個試驗的開始和結束日期，讓他自己決定。劉純一下子感覺朱棣好像還是當初的燕王，能夠跟他稱兄道弟。多少年來，雖說表姐夫朱棣當了皇帝之後，以贊襄軍功封他為世襲安亭侯，兩家又成了親家；可是他見了朱棣，總有一種伴君如伴虎的感覺。

不過興奮之餘，他也隱約覺察出，這道聖旨是含糊不清的。這個太醫院的院使還當不當呢？看來永樂皇帝朱棣是讓他自己提出辭職！因為讓他去搞試驗，就意味著革職離開了太醫院；離開了太醫院，怎麼能夠領導太醫呢？看來這是一種體面的處分。因為任何一個太醫把皇族治死了，都要被處分，這是朝廷的規矩。劉純就是太醫院的院使，自然要接受皇帝的處分。轉念一想，離開太醫院不是一件壞事，因為許多病不好治；而且太醫們勾心鬥角，把人治好了都去爭功，治不好就互相看熱鬧。現在不是嗎？有的太醫總是打聽皇帝的意圖，巴不得讓自己的長官劉純受到處分。可是這個乳岩到底應當怎麼治，太醫們誰也不敢插嘴。看來搞點試驗還是應該的。想到這裡，他又覺得朱棣很英明。不是嗎，自己也懷疑鯊魚膽治療乳岩的療效，而且為什麼會發生乳岩呢？乳岩為什麼要發生流注呢？乳岩為什麼要死人呢？還有其他一些問題也是相當糊塗的。所以搞試驗是非常必要的。

劉純寫了謝恩折子，就把太醫們找來商量。怎樣搞這些試驗呢？當然，大家都說皇帝的決定是聖明的，可是從哪裡入手呢？太醫們當場寫了

幾百個問題，看來熱情很高，但是誰來參加這個試驗呢？太醫們個個搖腦袋。劉純很生氣，不過他理解太醫們的心情，拿犯人做試驗，畢竟不是一件光彩的事，還是要有一個正大光明的名義！於是他又給永樂皇帝朱棣寫折子，要求成立一個對外號稱編修大明醫典的機構。折子很快就批下來了，朱棣照准，並且免去了他的太醫院院使，改任大明醫典編修使，還是正二品官員。這就叫革職降任！因為編修使的職權要比院使小多了。

儘管劉純在感謝之餘，又覺得很委屈，但是他要振奮精神，當好編修使。可是太醫院還是不調派醫官。怎麼辦呢？他決定找好朋友道衍和尚想想辦法。道衍和尚也是永樂皇帝朱棣的好朋友，已經被朱棣賜名姚廣孝了，而且當了正三品的太子少師。開國皇帝朱元璋信佛，他給每個兒子配備了一個和尚，初衷是教育兒子信佛；可是道衍和尚卻幫助四兒子朱棣發動了政變，這是朱元璋始料不及的。

劉純見了姚廣孝，剛說幾句話，姚廣孝就說：「你看，我把你的官印都準備好了。」說著就拿出一個碩大的印鑑來。這方28×15×15厘米的大印，原來是元朝皇帝賜給西藏花教，象徵權力的官印。元朝滅亡之後，西藏黃教取代了花教，就把舊官印繳還給明朝政府。前幾天，朱棣把這顆方印賜給了姚廣孝；姚廣孝看了看，說不如給劉純當官印，因為劉純信仰小乘教。朱棣笑了，說：「聽卿的！聽卿的！」

劉純謝了姚廣孝，剛要張嘴說話，姚廣孝又說：「我是你肚子裡的蛔蟲，我知道你想說什麼。你現在沒有衙門，沒有囉囉兵，對不對？」劉純急著說：「對啊！」姚廣孝笑著說：「我告訴你，周王那裡編完了《普濟方》，留下一幫子醫官沒有地方打發，也急得團團轉，你接過來就是了。」於是兩個人一塊兒去了河南，找皇帝的弟弟周王朱橚。朱橚也因為《普濟方》受到許多名醫的指責而莫名其妙，巴不得把指責弄清楚。聽說劉純要深入研究，朱橚非常支持，於是一談即成。編寫《普濟方》的醫官全部交給了劉

純。於是劉純在南京太醫院的大門口，掛上了「欽命大明醫典編修使」的牌子，開始辦公了。

以囚試醫奇怪嗎？不奇怪。因為明朝的死囚犯及其家屬沒有人權。比如，為了整肅吏治，明朝開國皇帝朱元璋，在1371年規定，無論官大、官小，只要貪污60兩銀子，一律判處死刑。這種死囚犯不僅要砍頭，而且還要被剝皮。當時各個府、州、縣的土地廟就是剝皮場；而且在官府大堂的公座旁邊，就擺著人皮囊。死囚犯被剝了皮，其家屬是無權抗議的。

又如，為了研究武器，明朝景泰皇帝朱祁鈺，曾經下旨讓神機營使用死囚犯做試驗，研究先進的火炮、火銃，許多死囚犯被炸死炸傷，這使得火炮、火銃的威力得到不斷的提高。因此在1449年，兵部尚書于謙在指揮北京保衛戰的時候，明軍神機營的火炮、火銃發揮了巨大威力，把蒙古軍隊打得潰不成軍，甚至蒙古軍隊的鐵元帥孛羅卯那孩，也被火炮擊斃。死囚犯被炸死、炸傷，其家屬是無權抗議的。

再如，為了刑偵取證，明朝的大明律規定，可以使用死囚犯做試驗。明朝成化年間，江西省鉛山縣有一個砍柴人愛吃黃鱔。有一天，他吃完妻子做的黃鱔之後，突然肚子疼，掙扎了一會兒就死了。鄰居懷疑是砍柴人妻子投毒，就把她扭送縣衙。砍柴人妻子不承認，而且驗屍也沒有投毒的證據。這怎麼斷案呢？縣官張昺懷疑是黃鱔中毒。然而誰也沒聽說黃鱔有毒。怎麼辦呢？根據砍柴人妻子描述的黃鱔的產地和形狀，縣官張昺讓漁民捕來同樣的黃鱔，讓砍柴人妻子當場烹調。然後提出一名死囚犯；當場把黃鱔吃掉。結果，死囚犯吃完黃鱔之後，突然肚子疼，掙扎了一會兒就死了。於是縣官張昺判決砍柴人妻子無罪。死囚犯提前死亡，其家屬是無權抗議的。

古代的死囚犯，尤其是明朝的死囚犯，其處境是十分悲慘的。且不說

爲什麼被定罪，這個人一旦被判處死刑，即便是宣布秋後處決，也可能被隨時處死，或者當了試驗品，或者病死獄中。這是非常不人道的，然而歷史就是如此。

況且中醫的許多經驗，都是拿人試出來的。比如，上古的炎帝神農氏，曾經嘗百毒，記錄了許多食物和藥物的性能。

又如，明朝的李時珍根據病人的吃藥反應，編寫了《本草綱目》。李時珍，字東璧，號瀕湖老人。生於1518年，卒於1593年，享年75歲。湖北蘄州人。1556年擔任明朝嘉靖太醫院院判，一年後辭職回鄉。《本草綱目》是他花費27年功夫編寫而成。書中記載了藥用植物1195種，藥用動物340種，藥用礦物357種，處方11096個，插圖1110幅。1596年，其子李建元，給明朝萬曆皇帝朱翊鈞寫折子：「湖廣黃州府儒學增廣生員李建元謹奏。臣故父遺書刊行。伏望聖鑒。大明萬曆二十四年十一月十八日進呈。」御批：「即奉聖旨欽此」。於是《本草綱目》在留都南京，由官方出版發行。1606年首先傳入日本，以後又流傳世界各地。

再如，古今的許多中醫爲了給人治病，經常拿自己當試驗品。另外，說句打嘴的話。漢朝名醫張機，字仲景，被後人尊稱醫聖。他怎麼成爲醫聖呢？是誰教給他如此高明的醫術呢？別忘了，他是東漢時期的長沙太守！作爲太守，他手裡是有許多死囚犯的。這就不能不讓人推測，他有以囚試醫之嫌。他不可能是夢中得到良方，也不可能是拿自己做試驗，更不可能是拿病人一個一個去試，因爲他的醫術涉及面太廣。

有人說，用人體做試驗是不人道的。是的，是不人道的。但是醫學問題，必須拿人體做試驗。因爲細胞試驗是極不準確的，而動物試驗的結果又誤導了醫生。比如：我們如果在癌細胞的培養液裡加入白糖，那麼癌細胞就會死亡；但是我們不能認爲白糖是抗癌藥，因爲任何改變培養

液成分的東西，都會造成癌細胞死亡。又如：長期以來，我們認為一個人的自然壽命＝青春期年齡×7，許多人信以為真，然而這只是大白鼠的試驗數據，並不是人類的自然壽命。

做現代醫學的研究，從細胞開始，經過動物試驗，最後進入人體試驗階段。不過現代醫學的受試人體，叫做自願受試者，而不是強迫。醫生要與受試者簽訂法律合同，醫生要支付受試者報酬，醫生要保證受試者的生命安全，醫生要賠償受試者的副作用。因此現代醫學的研究費用是極其高昂的。也正因為如此，這種人體試驗只能在發達國家進行。多少年來，許多自願受試者變成了癡呆、截癱、喪失勞動能力。在此，我們致以崇高的敬佩。

不過即便通過人體試驗的成功，也不能保證試驗數據是安全的，還要經過長期的臨床考驗。而長期的臨床考驗，又發現許多花費巨資研究的藥物，竟然製造出醫源性疾病，這就迫使我們醫生忍痛淘汰了許多藥物。幾乎隔上幾年，世界衛生組織就宣布一些藥物作廢，而禁止使用，這就使得一些醫生很茫然，也激起了許多病人的憤慨。

因此，我們人類應當珍惜中醫經過人體試驗，又經過幾百年，臨床考驗的預防疾病和治療慢性病的方法。不過，中醫公開的方劑書，只是記載了許多古代醫生教學用的方劑或者醫生經常使用的經驗方劑，以及太醫院給醫官所的指導方劑。而中醫的秘方是知識產權，是不可能公開的。所以我們不能認為市場藥物，就是中醫的傳統藥物；更不能認為市場藥物，製造了醫源性疾病，就認為中藥不過如此。因為真正的秘方，無論是選料還是製造都是獨特的，不可能大量銷售，也不可能公開。

長期的臨床實踐證明，中醫幾百年預防疾病，和治療慢性病的經驗，是十分安全可靠的；這不僅是中國人的財富，也是全世界人類的財富。可

能正是出於這種考慮，世界衛生組織才愼重提出了重視中醫的號召；而且聯合國大會通過了《阿拉木圖宣言》。

以因試醫，應當從哪裡入手呢？劉純認爲應當從辨癥施治入手！因爲辨癥施治是中醫的最基本的指導思想。如果指導思想不清楚，那麼就會一步錯百步歪，整個試驗過程就是混亂的。辨癥的癥是癥候群；癥候群是疾病的病理，是疾病的本質問題。那麼人類的疾病到底有多少個癥候群呢？《內經》的病機是19條，劉完素又新增了一條，也就是說癥候群只有20個。

但是，有些醫生把辨癥施治，理解爲對症治療了。因此把癥候群隨便劃分爲幾百個，甚至無數個，這顯然是胡編亂造了。編寫《普濟方》的醫官都是當代名醫，但是從1402年~1406年，花費4年功夫編寫的《普濟方》，卻把癥候群分爲778個。這些醫官顯然是受命於周王朱橚貪大求全的要求，不能埋怨那些名醫敷衍了事。

到底應當有多少個癥候群呢？劉純和醫官們經過兩年多的激烈討論，終於參照《內經》的19條病機，把兩千多年來發現的2175個疾病，根據症狀歸納爲16個癥候群。周王朱橚是個外行，他主持編寫的《普濟方》，收集了1960個論點，2175個疾病，778個癥候群，61739個處方。好像是面面俱到的醫學鉅作，其實只是問題的羅列，這讓初學者無所適從，也無法指導臨床工作。

劉純花費了兩年多的時間，組織醫官討論並確定了16個癥候群。這是非常必要的，這就明確了研究的方向。

但是怎樣去治療這16個癥候群呢？在《普濟方》的61739個處方中，是應當篩選出一些處方，還是應當改進，甚至是應當創立新處方？劉純要求醫官們，必須採取製造疾病模型，然後再去找治癒的方法，去考慮這些問

題。千萬不能抱有門戶之見：只有能夠製造疾病，才能明確疾病的病因；只有能夠治癒疾病，才能眞正掌握疾病的治療方法。

由於許多人得病之後，都是不想吃飯，結果是自己把自己餓死；這就要研究如何讓病人想吃飯以及吃什麼飯的問題。因此，除了16個癥候群之外，還要加入升提胃氣和食療兩個問題。這兩個問題也是十分重要的，病人不想吃飯，餓也把人餓死了，還談得上怎麼治病嗎？病人吃什麼飯才能迅速強壯呢？不能越治越虛弱啊！這樣算起來，應當是研究18個問題。

也就是說，劉純和醫官們花費了兩年多的時間，把繁文縟節的醫學條文，變成了提綱挈領的18個問題。

現代的中國的中醫教科書，把癥候群分爲千萬條，眞是天下奇聞。害得中國學生整天背書，害得外國學生暈頭轉向，害得病人莫名其妙。其實，這種極其繁瑣的分類，不是眞正的中醫。這是民間學派故弄玄虛，是毀壞中醫的伎倆。

以簡馭繁，是內行研究問題的例行辦法。現在皇帝下旨以囚試醫，這就意味著許多臨床疑問，可以通過試驗去解決。醫官們的興趣高了起來，於是擬定了各種試驗方案。劉純知道試驗可能要死人，但是盡量不要採取過激的方法，以免傷天害理。劉純嚴格審查醫官們的試驗方案，經過他的批准才能實施。

據此，還把醫官們分爲18隊。每隊設立醫官隊長一名，請旨給予六品官階。典獄長是個從四品的指揮僉事，負責指揮番子配合醫官隊長行動。另外，劉純把南京詔獄中的犯人也分爲18隊。詔獄中的犯人是願意接受試驗的；因爲劉純曾經請旨，對於配合試驗的犯人，可以減刑改判流放遼東。犯人流放遼東就意味著免去死刑。

是的，癥候群是疾病的本質。疾病的名稱很多，但是許多疾病的本質是類似的，抓住了疾病的本質，就能將問題迎刃而解。

治療疾病的本質，是非常重要的原則，不能頭疼醫頭，腳疼醫腳。例如，癌症的本質問題是小血管增生。只要破壞癌塊內部的血管形成因子，癌細胞就可以失去營養供應而不殺死亡。但是如果見到腫塊就對症治療，就使用手術、放療、化療去消除腫塊，而沒有徹底解決血管增生問題；只要存在一個癌細胞，就會繼續分泌血管形成因子，於是癌塊又出現了。這就是辨癥施治與對症治療的不同之處。

西醫是講究對症治療的，西醫不去研究疾病本質問題；而是一個病一個病地提出治療方案，這就把同一類疾病搞得很複雜。拿非典型肺炎來說，今年流行的是A病毒性，於是提出一個治療方案，大家會治了；可是，明年流行的是B病毒性，大家就不會治了；如果後年流行的是C病毒性，大家就更糊塗了。這叫沒有抓住疾病的本質。但是西醫高舉解除病人痛苦的大旗，確實迷惑了很多人：你發熱嗎，給你退熱；你疼痛嗎，給你止痛；你失眠嗎，給你鎮靜。但是疾病本質是什麼呢？對不起，搞不清楚！

隨著時代的進步，人類將發現越來越多的新疾病；如果不能抓住疾病的16個本質，而是一個病一個病地研究，那麼人類就會為了治療幾萬種疾病，而羅列出幾萬個治療方法。一個醫學生即便一天學習一種疾病，也至少需要幾十年才能畢業，那麼畢業之後也就該退休了。

為了縮短學習年限，如果醫學院分別按照內科、外科、婦科、兒科、骨科、眼科、五官科、口腔科等分科教授學生，那麼由於分科過細，畢業生就會出現隔行如隔山的現象，其知識面就會非常狹窄。例如，內科畢業生不會處理瘡癤，外科畢業生不會處理感冒。這是醫生嗎？不！是一群廢物。醫生必須知識全面，才能專深一門。但是不採取執簡馭繁的研究方法，

是絕對不行的。

1409年，試驗開始了。這18個隊同時開展了工作。

◆ 請注意！劉純製造疾病模型的試驗都貫穿著一個思想，這就是：**病因＝主觀原因＋客觀原因＋誘發條件**；其中，**主觀原因＝胃氣下降＋營養不良，客觀原因＝有害因素，誘發條件＝促進因素**。

什麼叫誘發條件呢？

例如，感冒的主觀原因是胃氣下降和營養不良，客觀原因是空氣中的瘴氣（病毒、立克次體、衣原體、支原體、細菌、螺旋體、真菌）；然而在一年四季當中，只有在「忽冷忽熱」的春、秋季節容易發生感冒；那麼這個「忽冷忽熱」，就是誘發條件。誘發條件是重要的，沒有一定的誘發條件，即便存在著主觀原因和客觀原因，也很難發生疾病。

◆ 另外，請注意！劉純治療疾病的試驗，也貫穿一個思想，這就是：**痊癒＝三分治＋七分養。其中，七分養＝升提胃氣＋食療**，是首先的措施，是重要的措施，是貫徹始終的措施；**三分治＝辨癥施治**，是後面的措施，是次要的措施，是見效而止的措施。

下面我們按照每隊醫官研究結果的時間順序，依次介紹研究的過程。

劉氏箴言

世人或說西醫好，偽劣科學是多少；
郎中經驗真奇妙，知否教訓千萬條。

本章重點提示及張老師的經驗分享 　　張克咸老師

　　幾千年來，中醫沒有手術，也就沒有外科。只是在傳說中有華佗曾爲關公以類似手術的方式「刮骨療毒」。後來由於建議曹操「開顱」治療其頭風病，而被曹操所殺。這是非常可惜的事情！否則華佗可能開創了中醫的外科。

　　「劉太醫全集」中主要的內容是「內科」，也就是論述「慢性疾病的起因、治療」，還有紀錄了各種慢性疾病的人體實驗過程與結果(長達66年的以囚試醫)。因爲在古代，死囚犯人及其家屬，是沒有不同意的權利的，雖然此舉並不人道，但是，書中所提及以數千名囚犯所進行的人體試驗，**之後又歷經幾百年，臨床驗證的「預防疾病」，和「治療慢性病」的方法，**其實驗的結果，對人類是極具參考價值，及具有極大貢獻的。

　　對比現代的醫藥學，從實驗室研究，到微生物和動物的臨床前研究試驗，到啟動進行人體臨床實驗，確定安全與療效之後，最終才能讓藥物上市。只是現代的人體臨床實驗，不僅必須得到參與實驗者的同意，還需要支付相對的費用。

　　就像過去我曾在嘉義中正大學的睡眠實驗室，做過睡眠醫學實驗，當時也需要邀請很多志願者，甚至有各種不同睡眠障礙的人來參與，也都是要支付給接受試驗者一定的費用，再加上使用實驗室、相關所需儀器……等費用，總成本是相當驚人的。

　　儘管現今的藥物在上市前，已經進行過非常大規模的臨床人體試驗，但是，有些藥物的副作用發生的狀況，是需要歷經一段長時間，甚至用於成千上萬病人的身上，才可能被發現。因此，當藥物核准上市後，各國的

藥物管理單位，就會要求藥廠必須定期通報藥物相關的不良反應事件，並進行長期性的追蹤。

同時也會評估是否需要採取一些必要措施，來降低用藥的風險，例如：**在藥品使用說明書中加註「警語」，甚至在日後發生問題時，強制藥物「回收下市」**等。我們通常會把這個階段的工作稱作「上市後臨床試驗監視期」，也有人把它稱作第四期的臨床試驗。

多年來其實就有不少藥物，因爲在上市後發現有嚴重的「副作用」，最後遭到下架回收的命運，其中最著名的案例就是，由默克藥廠所生產製造的藥物偉克適（Vioxx®）。這個用來治療「關節炎」的藥物，當年雖然能夠爲默克藥廠帶來每年25億美元的銷售額，不過，後來發現這個**藥物有導致「嚴重心血管疾病」的風險，因而被迫撤離市場。**

又如：數年前某**「減肥藥品」因爲會造成「心肌瓣膜損傷」**而下市，不得販售。再如2023年初發生兩款精神疾患用藥(主要用於抑鬱症、社交焦慮症、恐慌症、強迫症之治療用藥)，一款藥品還在有效期限內，**出現異常黑色斑點**；另一款則是出現**「不純物質含量」達規定上限**，雖然尚未超標，但是，評估未來超標的可能性很大，因而啟動預防性回收。

我經常說：西醫在**「人體的檢查/診斷、急救、外科，及防疫」**這四大領域獲得成就。然而，**西醫的檢查/診斷能力是有限的**。而現今，許多醫院與藥廠爲了營運，講求績效，濫用藥物，鼓勵非必要的檢查及手術，甚至疫苗造假，幾乎完全沒有醫德可言。

我有一個病人，25歲時就因爲髖關節疼痛，聽信西醫的建議，要他進行「更換人工關節」，並說手術之後，他馬上就能恢復成正常人，而且更換之後，可以使用20年。但是，沒有想到他更換之後沒多久，就發現不對勁。

結果，在術後六年半左右，又更換了第二次，至今已經更換了九次。術後這四十幾年來，不僅長期遭受疼痛之苦，只能拄著枴杖走路。現在甚至連拄著枴杖走路，都有困難，未來恐怕只能坐輪椅度過餘生了。由此可見，**一次重大的決策錯誤，將遺害終生。**

病毒的種類可以分爲「**DNA病毒**」，及「**RNA病毒**」兩種。DNA病毒的基因構造，比RNA病毒複雜，DNA病毒在複製的時候，**需要複製「雙股的基因」**，還要經過「轉譯」的作用；因此，**複製的速度比較慢、也比較不容易突變、進化，相對來說就是：DNA病毒，是比較好控制的病毒。**

但是，**RNA病毒只有單股，複製速度快、又容易突變，相對來說比較難控制**，像是愛滋病病毒就是RNA病毒，它也是世界上最難治療的疾病之一。**RNA病毒是會快速變異的**，因此，是很難製造出疫苗的。因爲，當我們還沒有完成第一代疫苗的臨床實驗，病毒就已經產生變異、發展至第二代、甚至第三代了。**2020年流行的新冠病毒，就是屬於RNA病毒。**

依據維基百科中，**疫苗的定義**：是一種生物製品，**可提供對特定傳染病的「有效」獲得性「免疫」**。疫苗可用細菌、病毒、腫瘤細胞，及代謝產物等製成的，**可使機體產生「特異性免疫」**。而疫苗接種「**可使接受方獲得免疫力**」。

此外，疫苗的開發在通過動物實驗階段後，依據世界衛生組織、歐洲藥品管理局，與美國食品藥品監督管理局(FDA)等單位的規定，要開發兼顧「**安全**」、「**有免疫反應**」、與「**保護人類**」功用的新型臨床疫苗，會有四個階段，也就是**有I至IV期的臨床試驗。**

根據統計，一般而言，一個疫苗大約至少需要10年的時間開發，過去史上開發最快的疫苗至少也花了4年。然而，這次面對席捲全球的

Covid-19，最先開發出救命疫苗的輝瑞(Pfizer)和莫德納(Moderna)，卻雙雙只花了8個月時間，就完成最終臨床試驗，讓多個國家，自2020年底就開始施打疫苗。

藉由透過上述的說明，可以得知，**真正的「疫苗」，是必須能使得「疫苗接受方」獲得「免疫力」**。並且疫苗的開發過程，必須非常「嚴謹」，也就是說：得兼顧**「安全」、「有免疫反應」、與「保護人類」**功用，**且需歷經四個階段(I至IV期)的臨床試驗**。

而此次要求人們接受注射Covid-19的疫苗，從頭到尾都只在強調接受方能：**「預防重症」、「預防死亡」**，而**「不是預防被感染」**！事實上，事後發現：施打疫苗者，不僅會被感染，一樣會得重症？！一樣會死亡？！從開發、臨床試驗、到上市時間的不到一年！居然，也將其稱為是「疫苗」，這些難道符合疫苗的定義及邏輯嗎？！

任何醫學，如果不存在醫德，就不是治病、救人！而是「害人」！西醫對慢性疾病幾乎束手無策。將之稱為「終身疾病」，必須終身服藥。這不僅耽誤了病人的健康，還浪費了龐大的「醫療資源」。只有一個好處，就是大藥廠賺大錢。

由於宣傳的誤導，大家普遍地認為，西醫是治病的專家及首選，而中醫只是保養。其實這是「大錯特錯」！

古代把「癌」稱作「岩」，所以，劉太醫使用的抗癌藥物稱為「抗岩散」。永樂皇后死於乳癌，由於永樂皇后的遺願，太醫劉純沒有挨板子、沒有被流放、沒有被殺頭，而是被革職降任，且遵奉永樂皇帝之命得到「以囚試醫」的機會。因而開啟了66年大規模的人體實驗。

由於**長久以來，當太醫的風險很大，動輒得咎**。而永樂皇后死後，也讓劉純不得不認眞地思考：**如何能找出一套「不讓人得病」的方法，以及甚至在「得病之後」，也有一套「非常安全的治病方法」**。

　　如果指導思想、邏輯不夠清楚，那麼就會「一步錯、百步歪」，導致整個試驗過程就是混亂的。劉純認爲應當**從「辨癥施治」入手！因爲辨癥施治是中醫的「最基本的指導思想」**。劉純與醫官們經過了兩年多激烈的討論：最後從「內經」的19條病機，及「普濟方」的778個癥候群，根據症狀，最終歸納爲**「16個癥候群」**，終於確立了研究的方向。

　　「辨癥施治」的「癥」，指的就是「癥候群」。癥候群是「疾病的本質」，也稱爲疾病的「**病理**」。疾病的名稱很多，但是，許多疾病的本質是類似的，抓住了疾病的本質，就能將「問題迎刃而解」。**治療疾病的本質，是「非常重要的原則」，絕對不能「頭疼醫頭、腳疼醫腳」**。

　　此處太醫所強調的「辨癥施治」與西醫的「對症治療」，是完全不同的，**這就是這個實驗成功的基礎！這也跟我們做事的「邏輯」一樣，方向不對，再努力也無用**。

　　劉純要求醫官們，必須採取**「製造疾病模型」，「明確疾病的病因」**，然後再去**「找出治癒的方法」**。因爲只有能夠製造疾病，才能明確疾病的病因；只有能夠治癒疾病，才能眞正掌握疾病的治療方法。

　　劉純「製造疾病模型」的試驗，都貫穿著一個思想，就是：
病因＝主觀原因＋客觀原因＋誘發條件
主觀原因＝胃氣下降＋營養不良
客觀原因＝有害因素
誘發條件＝促進因素

◆ 請注意：「誘發條件」是非常重要的，沒有一定的誘發條件，即便存在著主觀原因，和客觀原因，也很難發生疾病。

什麼叫「誘發條件」呢？

例如：感冒的主觀原因是胃氣下降和營養不良，客觀原因是空氣中的瘴氣(病毒、立克次體、衣原體、支原體、細菌、螺旋體、真菌)；然而在一年四季當中，只有在「忽冷忽熱」的春、秋季節容易發生感冒；那麼這個「忽冷忽熱」，就是「誘發條件」。

劉純「**治療疾病**」的試驗，也貫穿一個思想，就是：

痊癒＝三分治＋七分養

七分養＝升提胃氣＋食療，是「首先」的措施，是「重要」的措施，是「貫徹始終」的措施。

三分治＝辨癥施治，是「後面」的措施，是「次要」的措施，是「見效而止」的措施。

我常說，一個中醫開的處方，如果一次超過八種藥材，基本上就是庸醫。因為，一種藥材針對一種症狀。一個病人很少會同時產生八種症狀。我曾經看過很多醫生開的藥方有十幾種，甚至五十種，我真的不知道他的邏輯在哪裏？

只有一個解釋：他要嘛是為了賣藥，或者就是根本不知道應該怎麼醫，只好多放幾種藥，賭一把(亂槍打鳥)。這種狀況就算是被他醫好了，他也搞不懂其中的原委，因為是不小心矇對的。

我查了查西醫的疾病種類，依據世界衛生組織編寫的「**國際疾病分類第十版**」中記載的病名高達到一萬多種，而**許多的疾病產生的原因，如果您詢問醫生，得到的答案幾乎都是「病因不明」？！疾病的可怕：不是誤**

診，而是胡治。

真的無法明白西醫進行治療的「原理」、與「邏輯」到底在哪裡？只會要求病患不停地做各項檢查，再依據檢查的結果，把出現紅字的項目，到資料庫裡依疾病種類連連看，開立處方讓病患回去試試看，沒有控制住病情時，就再次更換處方，或者要求病人開膛剖肚，讓他瞧瞧看裡面是啥狀況？！您如果相信他們，怎麼可能會有好的結果呢？

怪不得美國曾經做過一次調查，訪問了一千多位90歲以上的老人，問他們為什麼會健康、長壽的原因？結果其中有一條原因就是：**幾乎所有長壽又健康的老人，都「很少去看醫生及吃藥」**。

然而，早在400年前，太醫劉純與醫官們，就已經發現，**「升提胃氣」是「養生」及「治療疾病」的重中之重！**而我們今天，所謂的現代中醫卻渾然不知道、甚至沒聽說過這個如此重要的圭臬！怪不得**中醫越來越不被人相信、及看重**。

我們經常發現，身旁很多的病人，沒有胃口，吃不下東西，身邊的親友成天勸他要多吃點東西，不過那是沒有用的。**所謂的「胃氣」指的是：病人自己會有想要吃東西的慾望(有飢餓感)**。就好像很多小孩生病了，原本的胃口很差，但是，如果突然跟媽媽講：「我好餓，想吃東西了！」。媽媽就會喜出望外，因為她知道，這代表孩子的病要好了。

以專業太醫(中醫)的角度，任何的疾病都必須懂得將其歸類於哪一種癥候群。本書中強調，癥候群是疾病的「本質」！疾病的名稱再多，只要抓住了問題的本質，問題即可迎刃而解。下一步則是：先想辦法升提病人的胃氣，讓病人產生飢餓感，及讓病人明白應該如何正確的飲食，補充營養，而不是一味地開藥方。

　　這本書讓我們能「學會自己動手七分養」，「自己開處方」去買開胃湯，「自己去買食療用品」，「自己去糾正錯誤的生活方式」。首先，要把自己的性命保住，然後再去治病。其實，一般人只要懂了劉太醫的加味開胃湯，及自己應該補充什麼營養，自己也就成了半個醫生。也正是因為讓病人自己動手養生，使得許多民間醫生的財源被截斷了，因此，「七分養、三分治」遭到了民間醫生的抵制。

　　在本書中，劉弘章老師有提到世界衛生組織，提出來要重視中醫的號召，聯合國也通過了《阿拉木圖宣言》。但是幾十年來，我從來沒有看到過西醫有尊重中醫的行為。

　　其中有兩個主要原因，第一、當然是因為現今的中醫還停留在「民間學派」，**不明白養生的重要性，長久以來為了迎合老百姓，希望「迅速痊癒」的焦急心理，仍停留在「以賣藥」為主軸。**

　　就好比「劉太醫全集」中所提到的治病邏輯、真實的人體實驗數據，有多少的民間中醫曾經聽說過？或者搞得明白的？中醫學院更不可能教？於是遇到疾病時，不懂其屬於什麼癥候群，應該怎麼治？治療找不到方法，便胡亂開藥。甚至，還在中藥中摻和西藥的成分，弄虛作假，這樣怎麼會得到別人的尊重？不但會讓西醫看不起，也讓中國人開始懷疑中醫存在的價值。

　　另一個原因就是：**西醫自以為掌握了醫學真理，代表了科學。**最出名的就是美國總統首席醫療顧問─安東尼‧福奇，他曾在大庭廣眾下，大言不慚地說：他自己就代表科學。

　　幾十年來，我看不到中醫的進步。而且，大陸還在拚命地抹黑劉太醫，把正版的書全部銷毀。由於我買到的都是盜版書，其中錯別字一堆。

以劉弘章老師的個性，這是絕對不可能發生的！劉弘章老師因爲在大陸免費替人治病，侵犯了現代醫療的利益，被判「非法行醫」等罪名，我也不太清楚劉弘章老師究竟被關了幾年？也不知道他現在到底在哪裏？是否還活著？！

我當時在上海找到了盜版的「劉太醫全集」，不僅自己不斷地反覆閱讀，還不停地買來送人。當時我公司的主管，幾乎人人都有。這是因爲我太喜愛這本書了，發現它不僅可以幫助自己，更能夠幫助他人，因此，很想分享、推廣給周遭的有緣人。

劉純通過66年的「以囚試醫」反覆實驗，歸納出來的16種疾病「癥候群」，及「七分養、三分治」的方法，遺留給我們巨大的財富！是我們想要得到健康的所有人，必須了解的知識。

我堅信，藉由「劉太醫全集」的推廣，必然會引發醫學界的大震動。也必然會影響今後人類對於追求「健康與長壽」方法的高度重視。

第二章
求生必須有胃氣，胃氣涉及兩道理

話說許多人知道，如果機器有毛病了，那麼有什麼毛病，就修理什麼毛病。但是許多病人不知道，許多醫生也不知道，人不是機器，不能有什麼疾病，就只治療什麼疾病。因爲機器是沒有生命的，而病人是有生命的。這是病人與機器的不同之處，也是醫生與修理工的區別。因此，醫生必須首先保障病人的生命，然後再去治療病人的疾病。

◆ **什麼是生命呢？生命就是吐故納新。就是吃、喝、拉、撒、睡。**

如何讓病人的吃、喝、拉、撒、睡的過程正常地運行呢？要知道，許多病人不是因病致死，而是不想吃飯，結果是自己把自己餓死了，讓病人想吃飯，是病人痊癒的先決條件。中醫強調有胃氣則生，無胃氣則死。這是中醫許多治療原則中的最基本的一條原則。中醫認爲胃氣就是人體的元氣；損害了胃氣就是死路一條。

世界上，沒有一個母親，因爲嬰兒不想吃奶而欣喜若狂；也沒有一個家長，因爲孩子不想吃飯而手舞足蹈；更沒有一個家屬，因爲病人不想吃飯而千恩萬謝。如果有這種人，那麼不是精神病患者，就是別有用心。然而確實有些現代病人，可能是精神出了毛病，認爲自己是鐵打的機器，不把吃飯當成大事。不過，大多數人是重視吃飯問題的。可是很多人又不知道吃飯要靠胃氣。沒有胃氣，吃飯等於沒吃！那麼什麼是胃氣呢？劉純說：「胃氣者，知飢也。」就是說，一個人有了飢餓感，吃飯才能被消化吸收；否則，吃飯就是酒肉穿腸過。

◆ **每個人都有飢餓感的體驗。**

嬰兒餓了，就哇哇地哭；這就是飢餓感。小孩子餓了，就鬧著要吃飯；這就是飢餓感。成年人早晨起床了，就感覺餓得難受，一定要吃早點；這就是飢餓感。老婆婆的飯量很好，到鐘點兒不開飯就催促兒媳婦做飯；這就是飢餓感。昏睡的病人醒了，要吃東西，守護的人高興地說，謝天謝地，他要東西吃了；這就是飢餓感。傷員的傷勢很沉重，但是吃飯如狼似虎，醫生就不擔心他死掉；這就是飢餓感。因此有飢餓感的人，就活下來了；而沒有飢餓感的人，就不能夠很好生存。劉純研究胃氣的目的，就是要搞明白，採取什麼辦法能夠迅速升提病人的胃氣，使病人能夠迅速產生飢餓感而能夠活下來。

升提胃氣試驗是這樣進行的：強迫200個老年犯人，每天早、中、晚三次，口服石灰水，造成胃氣損傷；同時讓每個人喝稀飯，造成營養不良。直至一個月以後，每個犯人都不想吃飯為止。然後把這些犯人分為20組，每組10人，分別給予如下處理，從中篩選升提胃氣的方法：

第1組：喝補腎藥枸杞湯。

第2組：喝止喘藥麻黃湯。

第3組：喝溫胃藥小茴香湯。

第4組：喝補氣藥人參湯。

第5組：喝清熱藥金銀花湯。

第6組：喝行氣藥枳實湯。

第7組：喝安神藥磁石湯。

第8組：喝滋陰藥沙參湯。

第9組：喝酸澀藥烏梅湯。

第10組：喝涼血藥地榆湯。

第11組：喝補血藥當歸湯。

第12組：喝利尿藥豬苓湯。

第13組：喝解表藥荊芥湯。

第14組：喝發表去濕藥羌活湯。

第15組：喝化痰藥川貝母湯。

第16組：喝軟堅化痰藥牡蠣湯。

第17組：喝瀉下藥草決明湯。

第18組：喝活血藥川芎湯。

第19組：喝消食藥山楂湯。

第20組：吃驅蟲藥使君子。

以上20組在吃藥一個月之後，只有每天喝行氣藥枳實湯的第6組，和喝消食藥山楂湯的第19組，胃氣升提得較快。那麼哪一種行氣藥和消食藥最好呢？於是讓犯人中止目前的試驗，改吃新的配方。從中篩選升提胃氣的方法：

第1組：喝行氣藥廣木香湯。

第2組：喝行氣藥雲木香湯。

第3組：喝行氣藥川木香湯。

第4組：喝行氣藥靑木香湯。

第5組：喝行氣藥香附湯。

第6組：喝行氣藥烏藥湯。

第7組：喝行氣藥沉香湯。

第8組：喝行氣藥枳實湯。

第9組：喝行氣藥厚朴湯。

第10組：喝行氣藥佛手湯。

第11組：喝消食藥生山楂果湯。

第12組：喝消食藥生山楂片湯。

第13組：喝消食藥炒山楂片湯。

第14組：喝消食藥生南山楂果湯。

第15組：喝消食藥麥芽湯。

第16組：喝消食藥穀芽湯。

第17組：喝消食藥神麴湯。

第18組：喝消食藥雞內金湯。

第19組：喝消食藥鴨內金湯。

第20組：喝消食藥萊菔子湯。

　　以上20組在吃藥一個月之後，只有每天喝行氣藥廣木香湯的第1組和喝消食藥生山楂果湯的第11組，胃氣升提得較快。那麼這兩味藥的劑量配比，應當是多少呢？於是又讓犯人中止目前的試驗，改吃新的配方。從中篩選升提胃氣的方法：

第1組：喝生山楂果一兩，廣木香一兩湯。

第2組：喝生山楂果二兩，廣木香一兩湯。

第3組：喝生山楂果三兩，廣木香一兩湯。

第4組：喝生山楂果四兩，廣木香一兩湯。

第5組：喝生山楂果五兩，廣木香一兩湯。

第6組：喝生山楂果一兩，廣木香二兩湯。

第7組：喝生山楂果二兩，廣木香二兩湯。

第8組：喝生山楂果三兩，廣木香二兩湯。

第9組：喝生山楂果四兩，廣木香二兩湯。

第10組：喝生山楂果五兩，廣木香二兩湯。

第11組：喝生山楂果一兩，廣木香三兩湯。

第12組：喝生山楂果二兩，廣木香三兩湯。

第13組：喝生山楂果三兩，廣木香三兩湯。

第14組：喝生山楂果四兩，廣木香三兩湯。

第15組：喝生山楂果五兩，廣木香三兩湯。

第16組：喝生山楂果一兩，廣木香四兩湯。

第17組：喝生山楂果二兩，廣木香四兩湯。

第18組：喝生山楂果三兩，廣木香四兩湯。

第19組：喝生山楂果四兩，廣木香四兩湯。

第20組：喝生山楂果五兩，廣木香四兩湯。

以上20組在吃藥一個月之後，只有每天喝生山楂果四兩，和廣木香二兩的第9組，胃氣升提得最快。

◆ 於是劉純命名生山楂果四兩、廣木香二兩熬的湯叫開胃湯。

　　請注意！明朝的一兩，相當於現代的31.25克。

　　通過如此篩選，劉純得出結論：升提胃氣的最好方法就是喝開胃湯。

　　劉純流淚了。他想，當初表姐徐儀華皇后，如果喝開胃湯可能是不會死的！徐儀華就是不想吃飯，結果自己把自己餓死了。不想吃飯的滋味是多麼難受，自己也知道不吃飯會餓死；可是飯菜到了嘴裡就像是一塊蠟燭，怎麼咽也是咽不下去。這麼簡單的兩味藥，自己卻不知道！就是因為不知道，所以皇帝能幹的妻子死了，自己寬厚的表姐死了，兒子敬愛的岳母死了，孫子慈祥的姥姥死了。自己不僅在太醫院丟盡了臉面，就是在兒孫面前也無法解釋。怪不得大兒子—駙馬都尉不願意學醫，甚至不願意找父親看病。看來，皇帝讓他以囚試醫是對的。

　　既然喝石灰水，造成人為的胃氣損傷，是十分可怕的，都可以使用這種方法升提；那麼自然形成的疾病，能否使用這種方法呢？在以後的治療疾病的試驗中，劉純證明也是可以的，但是應當在開胃湯裡加上其他的藥物。

　　參加提升胃氣試驗的200名老年犯人，被劉純遵旨減刑，改判到了遼東。而這隊醫官們則繼續深入進行新的試驗，研究每種疾病應當使用什麼樣的開胃湯。

◆ 有些人認為癌症、尿毒症、愛滋病等疾病是最可怕的。錯了！最可怕的疾病是頑固性厭食症。中醫強調有胃氣則生，無胃氣則死。認為胃氣就是人體的元氣、原氣、正氣、真氣、宗氣；損害了胃氣就是死路

一條，就叫胃氣已絕，也叫病入膏肓。那麼究竟什麼叫胃氣呢？劉純說：「胃氣者。知飢也。」說白了，胃氣就是飢餓感！

在《短命條辨》一書中，劉純指出，人體的最大弱點，就是消化、吸收能力很差，這也是人體最容易被傷害的功能，因此保持旺盛的飢餓感是求生的先決條件。一個人沒有飢餓感就要生病了，一個病人沒有飢餓感就要死了。但是許多人不相信這個道理，甚至在病情危重的時候，依然選擇損害胃氣的治療方法。治療之後，迅速導致頑固性厭食症而死亡，這是非常可惜的。

◆ 那麼，現代醫學如何解釋胃氣問題呢？

動物試驗發現，切除了動物的胃，不能使動物喪失飢餓感；但是破壞了動物的下丘腦，動物就出現了頑固性厭食症，不吃不喝，結果自己把自己餓死。相反，如果電刺激動物的下丘腦，那麼動物就出現食慾亢進現象。這說明飢餓感不是發自胃，而是發自下丘腦。可是這種電刺激下丘腦的方法，不能用在人的身上。如何使用安全可靠的方法，去刺激下丘腦呢？在狗的下丘腦部位，安上兩根電極測量生物電流；在胃部製造瘻口，在腦部測量腦電圖，就可以發現：

（1）給狗吃一些幫助消化的稀鹽酸、胃蛋白酶、多酶片、酵母片等藥物。狗的下丘腦生物電流沒有變化；胃排出少量的消化液，腦電圖沒有變化。可見，幫助消化的稀鹽酸、胃蛋白酶、多酶片、酵母片等，只是作用於消化道，而不能作用於下丘腦。

（2）給狗吃一些調節新陳代謝的西藥，諸如皮質激素、性激素、胰高血糖素、甲狀腺素等。狗的下丘腦生物電流沒有變化，胃沒有排出消化液，腦電圖沒有變化。狗願意吃飯，可是過幾天就不願意吃飯了，因為狗出現了嚴重的毒性。可見，一些西藥通過調節新陳代謝，也

會促進食慾，但是有嚴重的毒性而不宜使用。

（3）給狗吃一些大腦興奮劑，比如：人參、咖啡、茶葉等。狗的下丘腦生物電流沒有變化，胃沒有排出消化液，腦電圖卻出現了興奮相。狗表現出煩躁不安，反而拒絕吃飯。這是因為一些興奮劑，只是興奮了大腦皮層。可見，一些大腦興奮劑不宜濫用。

（4）但是給狗灌服開胃湯，情況就不同了；狗的下丘腦生物電流變大了，胃排出了大量的消化液，腦電圖卻沒有變化。狗願意吃飯，而且表現出吃不飽的樣子。

（5）如果只給狗灌服生山楂湯，情況又不同了；狗的下丘腦生物電流沒有變化，胃排出了少量的消化液，腦電圖也沒有變化。狗願意吃飯，但是吃幾口，就不願意吃了。

（6）如果只給狗灌服廣木香湯，情況又有所不同；狗的下丘腦生物電流變大了，胃排出了少量的消化液，腦電圖卻沒有變化。狗願意吃飯，但是願意吃熟爛的肉塊，而不願意咀嚼排骨等硬食。

這些動物試驗說明，劉純創用的開胃湯裡的廣木香，是刺激下丘腦興奮的主要成分，這是任何藥物都不能代替的。

◆ 刺激下丘腦興奮的藥物很多，但是只有廣木香表現出平穩而持久的作用。而且廣木香必須和生山楂配合，才能誘發強烈的飢餓感。劉純用人體試驗發現了這個問題，現代醫學也用動物試驗證實了這個問題，但是究竟是什麼化學成分起作用？誰也說不清楚！因此不能紙上談兵，而必須尊重實踐經驗。

◆ **開胃湯的主藥廣木香是一種行氣開胃的草藥。**

　　木香有靑木香、廣木香、雲木香、川木香之分；其中靑木香使人腹瀉和憋氣，不能用於刺激下丘腦；雲木香、川木香的氣味濃郁，味道不好；只有廣木香氣味淡薄比較好。但是廣木香容易發霉，發霉的廣木香熬湯之後，口味很苦，而苦寒傷胃，因此在購買的時候應當注意是不是發霉。如果使用其他的行氣藥物代替廣木香是不行的：比如，靑皮和枳實，是破氣藥物，在刺激下丘腦的同時，會造成支氣管痙攣；又如，陳皮是行氣化痰藥物，在刺激下丘腦的同時，會造成癌塊的破潰、膿腫的多膿，潰瘍的擴大；再如，香附是行氣活血藥物，在刺激下丘腦的同時，會造成癌塊的轉移、膿腫的疼痛、潰瘍的出血。廣木香屬於行氣藥物，但是許多行氣藥物都會造成支氣管痙攣，而唯獨廣木香沒有這個毒副作用，可見古人使用廣木香開胃是正確的。

　　有人說，廣木香多用，久用會傷陰上火，可能此君臨症不多。許多窮人買不起各種各樣的開胃湯，怎麼辦呢？我讓他們熬廣木香水喝，雖然升提胃氣的時間很慢，但是沒有出現傷陰上火的症狀。因此，不要臆斷藥性，而要以《本草綱目》爲準。實際上，動物試驗發現，廣木香用量很小，只有促進腸蠕動的作用；而增大劑量之後，才會刺激下丘腦產生飢餓感；劑量太大也不好，那就會產生胃強、脾弱的現象，就是總想吃東西，不吃餓得慌，可是吃了不舒服。適宜的劑量還是古人的二兩，也就是62.5克。我爲了省事，就改爲50克了。開胃湯要頻飲，就是少量、多次地喝，這是爲了避免一次頓服而出現胃強、脾弱的現象。不過，即便是頻飲，有些人也會出現輕微的胃強、脾弱，屆時一定要吃容易消化的半流食，才能克服。

◆ **開胃湯的另一種草藥是消食開胃的生山楂果。**

　　藥舖裡賣的是乾燥的生山楂片，其大部分消化酶已經被乾燥破壞，最好到水果店去買新鮮的山楂果。但是有些地區和季節，買不到新鮮的山楂果，那麼只好去買乾燥的山楂片。由於乾燥的山楂片的大部分消化酶已經

被加溫破壞，因此乾燥的山楂片和新鮮的山楂果，兩者的用量應當是相同的。如果使用其他的消食藥物，代替生的山楂是不行的，比如，炒山楂和焦山楂，是止瀉藥物。又如，南山楂，去了果皮就是果核，非常酸，很刺激胃，它只能製作炒山楂和焦山楂的原料，是不能煮湯喝的。再如，雞內金、麥芽、神麴的消食作用是可疑的，因此古方很少使用。有人說，山楂有這個妙用，山楂有那個妙用，其實山楂只是幫助消化。而且不能拿鐵鍋熬山楂，因為它的酸性太強，容易生成鐵離子而使人發生鐵中毒。

開胃湯除了能夠誘發飢餓感之外，還有另外一個重要作用，這就是促進了壞死組織的吸收。中醫叫做氣化，西醫叫做吸收。

實際上，許多人都有這樣的體驗，這就是餓了以後，如果不及時吃飯，那麼過一會兒就不感覺餓了。這是怎麼回事呢？這種現象，中醫叫氣化，就是人體開始自己吃自己了。胖人因此而變瘦；腫物因此而變小；積液因此而變少。氣化要的就是這種感覺。

由於氣化是在飢餓的情況下進行，要想氣化，就必須自己餓著自己，而不能隨便吃東西。人類一般在白天吃2~3次飯，而在夜間睡眠的時候不吃飯，就是因為夜間睡眠的時候要氣化。這就是美國人稱三分治、七分養是生飢療法的含義。國外有人提倡，每七天當中，要絕食一天，有益體內壞死產物的吸收，也是這個道理。不過一天完全不吃飯，容易發生膽汁滯留，有誘發膽結石之嫌。

然而許多人餓了就吃，甚至夜裡餓了也吃，這是非常壞的毛病，因為如此就不會產生氣化。嬰兒一天要吃六次奶，此外，餓了要喝果汁，就不會產生食火。小孩子一天要吃三次飯，此外餓了要喝果汁，就很少鬧病。成年人一天要吃一次午飯，早、晚要少吃飯，此外餓了要喝果汁，就不會發生離奇古怪的疾病。人過70歲，要一天喝6次肉湯做的半流食，此外餓

了要喝果汁，就不會發生猝死。然而許多人不聽這一套，餓了就吃，這就叫為嘴傷身。

我們發現，早晨醒來，自己的身體發生了變化；這就是夜間睡眠的時候，身體內部發生了氣化。比如，骨折之後，醫生沒有把血腫清除，為什麼血腫自動消失呢？因為血腫被氣化了。又如，手讓馬蜂螫一下，腫脹得很厲害，醫生沒有消除局部的腫脹，為什麼腫脹自動消失呢？因為腫脹氣化了。再如，扁桃腺發炎了，頜下淋巴結也腫脹了，醫生給予消炎藥之後，為什麼腫脹的淋巴結會自動消失呢？因為，腫脹被氣化了。同樣的道理，癌病人吃了控岩散之後，癌細胞壞死了，但是腫物還是存在的；只有清除這些壞死細胞，腫物才能消失。而清除這些壞死細胞，必須依靠氣化。有些人腫物消失得很快，而有些人很慢，這是因為氣化速度與飢餓感成正比。

◆ 那麼西醫怎麼解釋氣化或者吸收呢？

西醫認為人體的血液裡有一種免疫細胞，叫做吞噬細胞。這種細胞是人體的清道夫，專門吃掉壞死細胞，這就叫人體的非特異性免疫力。人體的免疫力分為兩種：一種是非特異性免疫力，就是吞噬細胞；另外一種叫做特異性免疫力，就是血液裡的特殊蛋白質—抗體。抗體是一個人得了一次傳染病之後，獲得的免疫力。西醫根據這個原理給人接種疫苗。但是傳染病有幾千種，一個人不可能注射幾千種疫苗，而且有些抗體是不能永恆存在的。因此，人體的免疫力，主要是依靠非特異性免疫力—吞噬細胞。

非特異性免疫力的強弱，取決於吞噬細胞的數量多少，以及活性的高低。其中，數量的多少，取決於人的營養狀況；而活性的高低，則取決於人的飢餓感。

吞噬細胞以阿米巴運動，靠近並且吃掉這些壞死東西，然後在細胞內消化，這叫胞飲作用。吞噬細胞的胞飲作用，是單細胞動物的吃飯方法。例如，單細胞動物：草履蟲，阿米巴，瘧原蟲等，至今仍保持這種吃飯方法。動物進化以後，已經使用口腔，食道，胃腸道吃飯了；但是血液中的吞噬細胞依然保留胞飲作用。高等動物的這種自我清理功能非常重要。如果沒有這種功能，那麼內部的壞死組織就會堆積如山。

　　一個成年人，每天大約有幾兆億細胞脫落，其體積大約有核桃大，幾乎全靠吞噬細胞吃掉，在細胞內消化成為有機物；然後吞噬細胞發生自溶，也變成有機物，再被其他的細胞利用。因此，幾十兆億個吞噬細胞，一天要吃掉核桃大的壞死組織。那麼癌症的腫塊有多少個核桃大呢？沒有多大，對於吞噬細胞來說，只是小菜一碟。不過，吞噬細胞只能吃掉壞死細胞，而不能吃掉正常細胞，因此必須讓癌細胞壞死，才能被吞噬細胞吃掉。有趣的是，使用微觀攝影可以發現，當人的飢餓感很強烈的時候，血液中的幾個吞噬細胞像餓狼一樣，把一個壞死細胞撕碎吃掉。可是，當人的飢餓感不強烈的時候，吞噬細胞和壞死細胞擦肩而過，誰也不理誰。為什麼和飢餓感有關呢？因為這種胞飲作用，是單細胞動物的吃飯方法，也受下丘腦控制。

　　說到這裡，你應當明白了：治療癌症，為什麼特別強調胃氣。沒有強烈的飢餓感，人不吃東西，吞噬細胞也不吃東西；就會出現人亡、瘤存的慘劇。相反，人像餓狼一樣吃飯，吞噬細胞也像餓狼一樣吃掉壞死細胞，就會出現人胖、岩瘦的勝局。其他的疾病也是如此。骨折的血腫，胃氣好的人，消失得快；胃氣差的人，消失得慢。馬蜂螫的腫脹，胃氣好的人，消失得快；胃氣差的人，消失得慢。發炎的淋巴結腫大，給予同樣的消炎藥，胃氣好的人，消失得快；胃氣差的人，消失得慢。這些情況，大家可能都有生活體驗。同樣的道理，癌症腫塊的消失，也是胃氣好的人，消失得快；胃氣差的人，消失得慢。

說到這裡，你也應該明白了：接受放療、化療，吃有毒的中藥，雖然把癌組織殺死了，但是病人的胃氣也損壞了，病人不吃飯了，吞噬細胞也中毒了，被殺死了，不去吃壞死細胞了；一大堆壞死組織放在那裡，誰也不去管，就像垃圾那樣腐爛了，病人還能活嗎？何況好的組織也壞死了，也像垃圾那樣腐爛了，器官變成了爛肉，怎樣去正常工作呢？如此，病人豈能不死！

◆ 那麼，怎樣檢查吞噬細胞的數量是多少呢？

很簡單，檢查你的白血球數量就行了。一個人發生了炎症，白血球的數量就增多了；這是因為骨髓生成白血球的數量，並且排放入血的數量都增多了。那麼骨髓靠什麼生成白血球呢？靠蛋白質！營養不良的炎症病人，由於白血球數量不多，不能吞噬病原體，其炎症過程十分危重，極易發生敗血症而死亡。因此白血球數量很少不是好事，這說明一個人的非特異性免疫力很低了，不能吞噬病原體。如果給人吃素食，或者給病人吃有毒的中藥，以及給病人放療、化療，那麼人體的很多白血球的數量會減少，其免疫力就會很低（別人打個噴嚏，他就會感冒），也不會把腫塊吃掉。

但是白血球的數量極多，也不是一件好事，血癌病人的白血球數量是極多的。這是因為骨髓生成變質白血球的數量，並且排放入血的數量都增多了。這種變質的白血球沒有吞噬能力，只是大量地消耗蛋白質；因此血癌病人就會出現嚴重的低蛋白血症。

有些人的營養狀態良好，檢查白血球數量也是正常的；可是血腫，或者膿包以及癌塊的吸收速度很慢。這是為什麼呢？這是因為吞噬細胞的活性很低！

◆ 那麼，如何檢查吞噬細胞的活性高低呢？

最可靠的是飢餓感。飢餓感與視覺、聽覺、味覺、痛覺、位置覺、搔癢感覺一樣，是一種自我感覺；因此誰也不會問醫生：「大夫，你說我有沒有飢餓感？」一個人的飢餓感，應當在早晨起床之後最強烈。如果不如此，那麼就要鬧病了。

自己如何根據客觀指徵，去判斷自己有無胃氣呢？對著鏡子看舌頭。如果舌質淡紅，舌頭上有一層薄薄的白苔，那麼這就是有胃氣。反過來，如果舌質很蒼白，而且沒有任何舌苔，那麼就是很危險了。

另外，家屬怎樣判斷病人有無飢餓感呢？如果你看見他像餓狼一樣吃飯，這就叫有飢餓感，那麼他就死不了。妻子怎樣判斷丈夫有無飢餓感呢？如果你看見他皮膚長了一個毛囊炎，在7天之內化出黃膿了，就說明吞噬細胞的活性很高；這就叫有飢餓感，那麼他就死不了。

西醫怎樣判斷病人有無飢餓感呢？可以檢查血液，要抽血做E-玫瑰花環形成細胞試驗（E-RFC），如果正常值在40%~70%之間，這就叫有飢餓感，那麼病人就死不了。飢餓感不僅是一種自我感覺，也有客觀指徵。

有人說，既然西醫知道吞噬細胞的活性是重要的，那麼為什麼不去提高它呢？其實，西醫一直在想辦法，去刺激吞噬細胞興奮。例如使用免疫增強劑：干擾素，白細胞介素，拉可細胞，硝酸士的寧等。可惜，這些藥物的使用，只能觀察吞噬細胞與壞死細胞在試管裡的戰鬥，拿到病人身上就不行了。同時，這些所謂的免疫增強劑，在刺激吞噬細胞的時候，也刺激了癌細胞的興奮；吞噬細胞怎麼能夠吃掉活生生的癌細胞呢？因此癌細胞的生長速度反而增快了。這就是有很多癌病人，使用免疫增強劑之後，出現死亡的原因。不過，西醫一直在研究，能夠快速產生飢餓感的辦法，其意義就在於，單純刺激吞噬細胞興奮。但是至今尚未成功。

　　可見，不能把人看成是機器，隨便裝卸，也不能把人看成是動物，隨便宰割，更不能把人看成是草木，隨便噴灑毒藥。人是有自我調節功能的血肉之軀。那種靜止地、機械地看待人體現象的眼光，是錯誤的；持這種觀點的人，認爲骨折的血腫，讓病人自己吸收了，是個奇蹟；認爲馬蜂蜇的腫脹，讓病人自己吸收了，是個奇蹟；認爲發炎的淋巴結腫大，讓病人自己吸收了，是個奇蹟。更是認爲癌症的腫塊，讓病人自己吸收了，是個奇蹟。其實他只是無知而已。如果他知道了吞噬細胞的胞飲作用，那麼他就會驚嘆：「哦！我眞不知道，我有這麼大本事。」

　　臨床還發現，下丘腦的攝食本能，與各種各樣的疾病沒有必然的聯繫；除了下丘腦部位發生病變之外，人的身體各部位的病變，並不能破壞下丘腦的攝食本能。一個沒有發生疾病的人，或者已經發生疾病的人，其飢餓感的下降，完全是因爲心理障礙、飲食不恰當、物理化學的損害等因素造成的；因此直截了當地使用開胃湯去刺激下丘腦，是迅速扭轉不利局面的捷徑。當然如果下丘腦部位發生了病變，那就沒有辦法了。值得慶幸的是，人類的下丘腦病變是極其罕見的。

　　但是確實有很多濫用藥物的人，出現了頑固性厭食症，使用開胃湯不能誘發飢餓感，這是因爲下丘腦被藥物毒害了；因此中醫把降低飢餓感的藥物，統統列爲有毒性的藥物，這就是中藥有毒、無毒的傳統分類方法。也確實有些病人，當疾病發展到嚴重地步的時候，使用開胃湯不能誘發飢餓感，這是因爲機體發生了不可逆轉的自體中毒，下丘腦已經中毒變性了。

　　誘發飢餓感的方法，並不是萬能的。更有一些百歲老人沒有發現嚴重疾病，卻出現了頑固性厭食症，使用開胃湯不能誘發飢餓感，這是因爲下丘腦已經老化了。因此誘發飢餓感的方法，並不能使人永生。而且如果喝開胃湯超過三個月，仍然不出現飢餓感，那麼這個人叫胃氣已絕，或者叫

病入膏肓，就沒有救了，只能拖延時間等待死亡。

◆ 可見，中醫使用開胃湯有兩個目的，一個是增強胃腸的消化、吸收功
能，另一個是增強自己吃自己的氣化功能。

　　然而升提病人的胃氣，並非都是容易的。在所有的慢性病人當中，癌
病人的胃氣下降得最厲害。這是因為經過漫長的癌前病變階段，胃氣的下
降是不易被察覺的，反而習慣成自然。有些病人，一旦發現癌塊，不是急
於升提胃氣；而是急於使用放療、化療，或者吃有毒的中藥，去損害胃氣。
如此，不僅人不能吃飯了，而且吞噬細胞也中毒了；腫塊怎能消失呢？這
叫治病嗎？這叫不要命！

　　中醫強調有胃氣則生，無胃氣則死。是意味深長的，應當深刻理解。
為什麼有些奄奄一息的病人，升提胃氣之後，又健康生存呢？為什麼有些
巨大腫塊，升提胃氣之後，會慢慢消失呢？為什麼有些廣泛轉移的癌病
人，升提胃氣之後，又上街玩去呢？這就叫有胃氣則生。

　　這是因為，動物的生存必須依靠新陳代謝，而飢餓感就是新陳代謝的
開關。

　　沒有飢餓感，新陳代謝就不能啟動，就無法投入原料，去維持生命活
動；就無法發揮自我調節功能。如果飢餓感強烈，那麼新陳代謝就會旺盛，
自我調節功能就會很大；如果飢餓感微弱，那麼新陳代謝就會衰退，自我
調節功能就會很小。

　　這就像汽車、火車、飛機一樣，雖然裝滿了燃料；但是不點火，只是
靜止的一堆鋼鐵。但是點火之後，你就要刮目相看了，這是一群叱吒風雲
的飛禽走獸。

人也是如此。飢餓感是生命的開關，沒有飢餓感的人，是垂頭喪氣的；有了飢餓感的人，就會生機勃勃。

然而，各種動物誘發飢餓感的方法是不同的。龜鱉在水溫25~35攝氏度的時候，就能夠產生強烈的飢餓感；鯊魚聞見血腥味，就能夠產生強烈的飢餓感；狗在建立條件反射的情況，就能夠產生強烈的飢餓感。而人就必須刺激下丘腦，才能產生強烈的飢餓感。

有些癌病人總是問我，開胃湯喝到什麼時候為止？告訴你，如果真是像餓狼一樣吃肉，那麼腫塊吸收的速度是很快的。腫塊壓迫內臟的情況，就會迅速好轉。你說什麼時候停止使用？應當說，在癌症的三分治、七分養裡，三分是控岩散、三分是牛筋湯、四分是開胃湯。這就是，為什麼美國駐華大使司徒雷登先生把三分治、七分養，簡稱叫做生飢療法的原因。

還有些人總說，我們家的病人能夠吃飯；言外之意，就是不想喝開胃湯。有病了，還想偷工減料！這叫三分治、七分養嗎？我實在不敢苟同。

◆ 購買開胃湯需要注意的問題：

（1）必須根據具體病情，在開胃湯裡加入其他的藥物，叫做加味開胃湯，才能具有針對性。

（2）開胃湯是自己寫好處方，在當地中藥舖購買。

（3）山楂果的市場具有季節性。如果買不到新鮮的山楂果，可以買山楂片。但是山楂片是曬乾的果實，其大部分消化酶已經被破壞。因此買山楂片與山楂果的劑量，應當是一樣的。

（4）如果買不到廣木香，只好使用雲木香、川木香。但是雲木香、川木香比較澀，因此要加大棗10個。

（5）買加味開胃湯的其他藥物，也要注意質量。枸杞要買寧夏產的，不要買安國出的大枸杞；川芎要買淡黃色的；麻黃要買甘肅、內蒙產的；

甘草要買粗一些的；生薑不要買藥水泡過的；豬苓是黑邊的白片，不要買黑邊的棕色片；黨參要買三年生的實心，不要買空心；厚朴要買厚皮，不要買薄皮；沙參分南滋陰化痰，北滋陰，其實無所謂，只要色淡卽可；草決明，也叫決明子，不要買炒熟的；磁石要買煅磁石粉；菊花要買壓成片而非常乾燥的；當歸要買全當歸，有香氣的；桂清核要買粗的；白芍的問題最大，淨是假的，不妨嚐一嚐，不是白薯就行；防風不要買色黑的。

(6) 開胃湯既然是開胃的，就不能苦寒傷胃，也不能氣味很大。如果病人嫌有藥味，可以加入小紅棗10個矯味。要把紅棗切開，和其他的藥材一起泡一起煮。

(7) 開胃湯要自己動手熬水喝。不要請藥房代煎；因為藥房煎出的藥湯很少，不符合藥引子的要求。

(8) 注意，第一次只購買一副；喝著好再多買。要注意中藥的質量。一些藥舖，使用噴水槍噴濕材，增加藥材的重量是缺德的；使用硫磺煙熏發霉的藥材，更是害人的；發霉的藥材含有致癌物質黃麴毒素，硫磺又是壯陽物質；誰買了這種藥材，不治病還要添病。因此第一次購買開胃湯的時候，每種藥只買10克；回家試著熬一次，喝著應當是酸味，有一點兒苦。嚐一嚐不很苦，再正式去買。如果味道很苦，就是藥材的質量不好，可能是藥材發霉了；反而會苦寒傷胃。要換一家藥舖再買。

(9) 開胃湯的價格都很便宜；如果很貴，那麼就是不對了。

(10) 同仁堂的藥材質量好。國外有華人街的地方就有中藥舖，藥材質量都很好。

◆ **煎熬開胃湯的方法：**

(1) 要把藥物放在乾淨的玻璃鍋裡，鍋不能有怪味。不能使用含有大量銅離子的銅鍋，不能使用含有大量鎳鉻離子的不銹鋼鍋，不能使用

含有塑料的不沾鍋，不能使用含有大量釉質的陶瓷鍋，不能使用含有大量鐵離子的鐵鍋。

也不要使用現代的砂鍋，因為現代製造砂鍋的砂子，已經不講究選料了，含有許多有害的雜質；因此，在山楂的果酸作用下，這些有害雜質就會變成溶於水的離子而產生毒性。

當然鋁鍋也不理想，因為含有鋁離子，有促使動脈硬化之嫌，但是不致癌。當然最好是玻璃鍋，可是有些國家的市場，沒有大的玻璃鍋。因此，大量生產大的玻璃鍋，是非常必要的。

（2）放一升涼水，泡上半個小時，把藥物浸透，把乾藥變成濕藥，再把泡藥水倒去不用。注意，乾藥不能直接煮，因為乾藥吸水會糊鍋，也熬不透。因此，泡藥工序歷來是熬中藥的規矩。

（3）然後放一升涼水，蓋上蓋兒；大火熱開，再變小火熬半小時，把藥汁倒出來。

（4）再放一升涼水熬。

（5）把煎熬兩次的藥湯，放在保溫壺裡保溫，渴了就喝，不限次數。注意！不能喝冰冷的藥湯。

（6）熬成的藥湯大約有1500毫升，每次喝100毫升左右，要一小口一小口，慢慢地喝。這樣才能讓胃舒服，一點點去增強胃氣。

（7）藥湯千萬不要加糖，吃糖會降低飢餓感，也不要加蜂蜜。

（8）熬藥的水量可以自己調節，能喝多少熬多少。但是要在當天喝完，不要喝隔夜的藥湯。

（9）注意！年齡小於14，或者大於70歲，以及體重不足50公斤者，開胃湯的劑量要減半，熬藥的水量也要減半。

（10）請注意！每種疾病有各自的開胃湯，在下面的文章中會一一敘述。這種小湯藥，中醫叫藥引子，是為後面的治療打基礎的。基礎打不好，治療就會不順利。

◆ **喝開胃湯的時候。可能會出現一些現象，也需要注意：**

(1) 有些病人喝水都吐，怎麼辦？要給予胃腸道封閉。去西藥房買2%的普魯卡因注射液；取兩支打開放在杯子裡，加入10毫升的涼開水；喝下去。過10分鐘再喝開胃湯。如果還吐，再喝普魯卡因。直至不吐，再停用普魯卡因。

(2) 有些病人喝了開胃湯以後，胃酸，怎麼辦？可以把生山楂劑量減半。

(3) 有些病人喝了開胃湯以後，肚子餓；但是吃了東西，肚子脹。這叫胃強、脾弱，不要吃普食。要每天喝六次肉湯，然後逐漸改爲半流食，再逐漸改爲普食。

(4) 開胃湯的副作用是什麼呢？喝了放臭屁！因此大總統、大明星、外交官，包括談戀愛的年輕人，千萬要注意。另外，結腸造瘻以後，使用糞袋的病人也要注意。怎樣克服這個副作用？只能少出門。病人喝了開胃湯以後，放屁很多很臭，拉屎也很臭，甚至撒尿的臊氣味很大，出汗也有臭味，這是爲什麼呢？這是因爲食物被充分消化吸收之後，產生了許多代謝廢物。這些廢物包括吲哚、硫化氫、氨氣等臭東西。這是好事，這叫下氣通。如果消化不好，酒肉穿腸過，那麼拉屎放屁就沒有臭味。如果拉屎放屁不但不臭，反而還有檀香味；那麼就麻煩了，這是肝癌的先兆。

(5) 在各種疾病的治療當中，開胃湯要加入各種各樣藥物，叫做加味開胃湯；病人可以自己調節，如果加入利尿藥豬苓，卻出現了口乾舌燥、出汗多的陰虛症狀，那麼就要減少豬苓的用量。如果加入滋陰藥沙參，卻出現了顏面浮腫的陰盛症狀，那麼就要減少沙參的用量。

(6) 有人喝了開胃湯之後，出現了頭暈的症狀，這叫藥瞑。是因爲身體太虛弱，而且一次喝的藥湯比較多。

(7) 開胃湯最好喝到腫塊消失再停。因此，出現飢餓感之後，不要斷然停用；可以隔日喝一副。

(8) 喝了開胃湯之後，要出現飢餓感。但是，千萬不能餓了就吃；尤其是夜間，絕對不能吃東西。要讓身體保持氣化的功能。

（9）身體越是虛弱的病人，越是要注意升提胃氣，越是要吃流食、半流食；要一天吃6次飯。不要急於治病，急於治病是很麻煩的。胃氣不足的癌病人，吃了控岩散，由於腫塊縮小、變硬，而不能迅速氣化，就會出現壓迫症狀。不是壓迫神經，就是壓迫血管，或是壓迫臟器，搞得很不舒服。必需減少控岩散的劑量，加大開胃湯的劑量。這是何苦呢？如果把胃氣升提得很高，然後再去治療，那麼這是很順利的。

（10）開胃湯的酸度很大，有損害牙齒之嫌；因此每次喝了開胃湯之後，要用溫開水漱口。

　　有些危重病人，胃氣是微弱的；而且升提胃氣也是很艱難的。這是因為，胃腸細胞因為極度營養不良而罷工了，喝開胃湯也很難吸收。怎麼辦？可以靜脈輸點兒同血型的人血漿。輸入血漿之前，要吃5毫克的強的松，和2毫克的安定，防止過敏反應。每週輸200毫升即可，直至喝開胃湯出現飢餓感為止。但是有些病人，由於以往的治療已經損壞了重要器官，因此喝開胃湯超過三個月，依然不出現飢餓感，這叫胃氣已絕。怎麼辦？繼續喝開胃湯，拖延死期臨近。

　　總之，首先是升提胃氣，保住病人的性命；然後再去治病，這是中醫的一貫思想。應當指出，一些中醫和西醫的治療方法是很有效的，但是由於忽略了病人的胃氣，而遭到臨床失敗；而且不知道失敗在何處，反而懷疑治療方法出了問題，由此而經常陷入思路混亂、爭論不休，甚至遭到攻擊。所以，醫、患雙方一定要牢記，世界上沒有一個病人，是整天不想吃飯而能夠治癒疾病。痊癒的首要條件就是胃氣，尤其是早晨起床之後，要餓得慌。記住了，能吃、能喝就能活。活命的道理就是這麼簡單。

遙指墓碑問死亡，知否保命開胃湯；
莫謂疾病太猖狂，遺恨應該是醫盲。

導讀與註釋

本章重點提示及張老師的經驗分享 　張克咸老師

一、何謂「胃氣」？

劉純說：「胃氣者，知飢也。」也就是說，一個人有了飢餓感，吃飯才能被消化、吸收；否則，吃飯就是酒肉穿腸過。說白了，胃氣就是指人的飢餓感！

「胃氣」是指人的飢餓感。請特別注意：有飢餓感的時候，不要馬上去吃東西，因為這個時候是人體下丘腦，在指揮「吞噬細胞」去吞噬「人體的壞死細胞」的一個過程。中醫叫「氣化」，西醫叫「吸收」。

二、開胃湯的內容是什麼？為什麼「升提胃氣」如此重要？

經過200名死囚犯人體實驗後，劉純命名生山楂果四兩、加廣木香二兩所熬的湯叫做「開胃湯」。

◆ 請注意！明朝的一兩，相當於現代的31.25公克。

通過書中如此實驗、篩選，劉純最終得出結論：升提胃氣的最好方法就是喝開胃湯。

三、最可怕的疾病「不是癌症」，而是「頑固性厭食症」

劉太醫強調「有胃氣則生，無胃氣則死」。認為胃氣就是人體的元氣、原氣、正氣、真氣、宗氣；損害了胃氣就是死路一條，就叫「胃氣已絕」，也叫「病入膏肓」。病人往往不是因病而死，而是不想吃飯，把自己活活餓死的。

劉純指出：人體的最大弱點，就是消化、吸收能力很差，這也是人體

最容易被傷害的功能，因此，保持旺盛的飢餓感，是求生的先決條件。一個人沒有飢餓感，就要生病了；一個病人沒有飢餓感，就要死了。但是，許多人不明白、不相信這個道理，甚至在病情危重的時候，依然選擇「損害胃氣」的治療方法。治療之後，迅速導致「頑固性厭食症」而死亡，這是非常可惜的。

得了癌症後，如果不去提升胃氣，而是急著使用手術、化療、放療，或者吃有毒的中、西藥、營養食品，因而「損害胃氣」，生命就危險了。

首先「升提胃氣」，「保住」病人的「性命」，然後「再去治病」，是太醫的一貫思維模式。醫、患雙方一定要牢記，世上沒有一個病人會整天不想吃飯，而能夠治癒疾病的。

四、開胃湯除了能「誘發飢餓感」之外，還有「促進壞死組織的吸收」。中醫稱為「氣化」，西醫叫「吸收」。

「氣化」就是人體的細胞開始自己吃自己(胞飲作用)了。胖人因此而變瘦、腫物因此而變小、積液因此而變少。氣化要的就是這種感覺。由於氣化是在『飢餓的情況下才會進行』，要想氣化，就必須自己餓著自己，而不能隨便吃東西。餓了就立即吃東西，是非常壞的毛病，會破壞了氣化的功能。也就是說：「氣化的速度與飢餓感成正比」。

西醫把「氣化」解釋為「吸收」：西醫認為人體的血液裡有一種免疫細胞，叫做人體的「吞噬細胞」，專門吞噬壞死細胞，它是人體的清道夫，專門吃掉壞死細胞，稱之為人體的「非特異性免疫力」。另一種叫「特異性免疫力」—抗體，是一個人得了一次傳染病之後，可獲得的免疫力，西醫根據這個原理，給人接種「疫苗」。

但是，傳染病有幾千種，一個人不可能注射幾千種疫苗，，而且有些抗體是**不能永恆存在的**。因此，**人體的免疫力，主要是依靠「非特異性免疫力」**—也就是「吞噬細胞」。

五、吞噬細胞的「數量」與「活性」如何判斷？

非特異性免疫力的強弱，取決於「吞噬細胞的數量」多少，以及其「活性的高低」。其中，**吞噬細胞數量的多少，取決於人的「營養狀況」；而活性的高低，則取決於「人的飢餓感」**。

只需要檢查白血球的數量，就可得知吞噬細胞的數量；那麼，要如何檢查吞噬細胞的活性高低呢？最可靠的就是看看是否存在「**飢餓感**」。**自己要如何根據客觀指徵，來判斷自己「有無胃氣呢」？可以對著鏡子看舌頭。如果舌質淡紅，舌頭上有一層薄薄的白苔，那麼這就是有胃氣。反之，如果舌質很蒼白，而且沒有任何舌苔，那麼就是很危險了。**

家屬該**如何判斷「病人有無飢餓感」**呢？如果你看見他像餓狼一樣地吃飯，這就叫做「有飢餓感」，那麼病人就死不了。另外，妻子怎樣判斷丈夫有無飢餓感呢？如果妳看見他皮膚長了一個毛囊炎，「在7天之內**化出黃膿了**」，這就說明了「吞噬細胞的活性很高」；這也就叫做有飢餓感，那麼病人就死不了。

六、人不是機器。

機器沒有生命，可以更換所有零件，隨便裝卸。也不能把人看成是動物，任意宰割。更不能把人看成是草木，隨便噴灑毒藥。**人是有自我調節功能的血肉之軀**。人有生命，生命就是吃、喝、拉、撒、睡。

太醫強調的：有胃氣則生，無胃氣則死。是意味極其深長的健康求（養）生之道，應當深刻去理解。這是因為，**動物的生存必須依靠「新陳代謝」，而飢餓感就是「新陳代謝/生命的開關」。新陳代謝旺盛，自我調節能力/功能就會變得很強。**

沒有飢餓感，新陳代謝就無法啟動，無法投入原料，去維持生命的活動，也無法發揮自我調節功能。如果飢餓感強烈，那麼新陳代謝就會旺盛，自我調節功能就會很大；反之，如果飢餓感微弱，那麼新陳代謝就會衰退，自我調節功能就會很小。

七、從動物實驗中發現，決定胃氣的器官是「下丘腦」。人必須刺激下丘腦，才能產生強烈的飢餓感。

劉弘章老師在本書中提到，透過動物試驗進一步說明，劉純創用的**開胃湯裡的廣木香，是「刺激下丘腦興奮」的主要成分，這是任何藥物都不能代替的。刺激下丘腦興奮的藥雖然很多，但是只有廣木香表現出平穩而持久的作用。**

而且，**廣木香必須和生山楂搭配，才能「誘發強烈的飢餓感」**。劉純用人體試驗發現了這個結論，現代醫學也用動物試驗證實了這個結論。

八、既然西醫知道「吞噬細胞」的活性是重要的，那麼為什麼不去提高它呢？

西醫雖然知道：吞噬細胞的活性是重要的，也一直在想辦法，去刺激吞噬細胞興奮，但是，使用西醫研發的這些藥物，只能觀察到吞噬細胞與壞死細胞在試管裡的戰鬥，一但拿到病人身上，就發揮不了作用了。

同時，這些所謂的**「免疫增強劑」**，在刺激「吞噬細胞」的時候，也刺激

了「癌細胞的興奮」。吞噬細胞如何能夠吃掉活生生的癌細胞呢？因此，癌細胞的生長速度反而「增快」了。**這就是爲什麼有很多癌病人，使用免疫增強劑之後，「反而出現死亡」的原因。**不過，西醫至今仍然持續在研究，想找出能夠快速產生飢餓感的辦法，也就是找出：能單純只刺激吞噬細胞興奮的方法。但是**「至今尚未成功」**。

九、造成飢餓感下降的原因？該如何解決？

臨床還發現，下丘腦的攝食本能，與各種各樣的疾病沒有必然的關聯性。除了下丘腦部位發生病變之外，人的身體各部位的病變，並不能破壞下丘腦的攝食本能。

一個沒有發生疾病的人，或者已經發生疾病的人，**其飢餓感的下降，完全是因爲「心理障礙」（心情、情緒不良）、「飲食不恰當」（吃錯食物）、「物理、化學的損害」（使用藥物、營養補充品、接受手術、化療、放療）等因素所造成的，因此，直截了當地使用開胃湯去刺激下丘腦，是迅速扭轉不利局面的捷徑。**

當然，如果下丘腦部位發生了病變，那就沒有辦法了。值得慶幸的是，人類的下丘腦病變，是極其罕見的。不過，**下丘腦如果被「毒化」或是「老化」，開胃湯也就無效了。如果喝開胃「超過三個月」，仍然「不出現飢餓感」，那麼這個人叫「胃氣已絕」，或者叫「病入膏肓」，就沒有救了，只能拖延時間等待死亡。**

十、購買開胃湯需要注意的問題：

(1)必須根據「具體病情」，在開胃湯裡加入其他的藥物，叫做「加味開胃湯」，才能具有針對性。

(2)開胃湯是「自己寫好處方」，在當地中藥舖購買。

(3) 購買加味開胃湯的藥材，要「注意其質量」。

(4) **開胃湯要「自己動手」熬水喝**。不要請藥房代煎，因爲藥房煎出的藥湯很少，不符合藥引子的要求。

(5) 注意：「**第一次只購買一帖**」。喝著好了，再多買。一定要注意中藥的質量。

(6) 開胃湯的「**價格都很便宜**」，如果很貴，那麼就是不對了。

十一、煎熬開胃湯的方法：

(1) 要把藥物放在「**乾淨的玻璃鍋**」裡，鍋不能有怪味。不能使用銅鍋、不銹鋼鍋、不沾鍋、陶瓷鍋、鐵鍋，也不要使用現代的砂鍋。

(2) **放一升涼水，泡半個小時，把藥物浸透，把乾藥變成濕藥**，再把泡藥的水倒掉。注意，乾藥不能直接煮，因爲，乾藥吸水會糊鍋，也熬不透。因此，「泡藥工序」歷來是熬中藥的規矩。

(3) 然後放一升涼水，蓋上蓋兒。大火熱開。再變小火，熬半小時，把藥汁倒出來。

(4) 再放一升涼水熬。

(5) 把煎熬兩次的藥湯，放在保溫壺裡保溫，渴了就喝，不限次數。注意！**不能喝「冰冷」的藥湯**。

(6) 熬成的藥湯大約有1,500毫升，**每次喝100毫升左右，要一小口、一小口，慢慢地喝**。這樣才能讓胃舒服，一點點去增強胃氣。

(7) **藥湯千萬不可以加糖，吃糖會降低飢餓感，也不要加蜂蜜**。

(8) 熬藥的水量可以自己調節，能喝多少、熬多少。但是，要在當天喝完，**不要喝隔夜的藥湯**。

(9) 注意！年齡小於14，或者大於70歲，以及體重不足50公斤者，開胃湯的劑量要減半，熬藥的水量也要減半。

(10) 請注意！每種疾病有各自的開胃湯，在以後的章節中會一一敘述。這種小湯藥，中醫叫「藥引子」，是爲後面的治療打基礎的。基礎打不好，治療就會不順利。

十二、喝開胃湯可能會出現的一些現象，需注意：

(1) 有些病人喝了開胃湯以後，出現胃酸，怎麼辦？可以把生山楂劑量減半。

(2) 有些病人喝了開胃湯以後，肚子餓；但是吃了東西，肚子脹。這叫「胃強、脾弱」，暫時先不要吃普通的食物 (普食)。要每天喝六次肉湯，然後逐漸改爲半流食，再逐漸改爲普食。

(3) 開胃湯的副作用是什麼呢？

放屁、拉屎臭是正常，甚至撒尿的氣味很重，出汗也有臭味。這是爲什麼呢？這是**因爲食物被充分消化、吸收之後，產生了許多代謝廢物**。

如果拉屎、放屁不但不臭，還有檀香味，可能是**「肝癌先兆」**。

(4) 在各種疾病的治療當中，開胃湯要加入各種各樣藥物，叫做**「加味開胃湯」**；病人可以針對自己的狀況，自己調節。

(5) 有人喝了開胃湯之後，出現了頭暈的症狀，這叫「藥瞑」(瞑眩反應)。是因爲身體太虛弱了，或者一次喝的藥湯比較多，身體不適應。

(6) 開胃湯最好喝到「腫塊消失再停」。因此，出現飢餓感之後，不要斷然停用，可以隔日喝一副。

(7) 喝了開胃湯之後，會出現飢餓感。但是，**千萬「不能餓了就吃」；尤其是夜間，絕對不能吃東西。如此才能讓身體保持氣化的功能。**我們要保持「氣化」的功能，才能讓身體保持健康。**所以到了固定時間就吃飯，甚至感覺餓了馬上就吃，都是錯誤的生活方式。**

(8) **身體「越是虛弱」的病人，越是要注意「升提胃氣」，越是要吃流食、半流食；要一天吃6次飯。**不要急於治病，急於治病是很麻煩的。

第三章
抗病能力哪裡來，肉湯果汁受崇拜

話說食療是中醫的傳統療法，也是提高人體抵抗疾病的能力，控制慢性病發展的基礎療法。中醫叫正氣存內，邪不可干。那麼抗病能力從何而來呢？首先是升提胃氣，因為升提胃氣能夠提高吞噬細胞的活性。但是沒有足夠的營養，吞噬細胞的數量是很少的。皇帝說：皇家不差餓兵。地方官說：民以食為天。兵家說：兵馬未動，糧草先行；又說：計毒莫過於截糧。老百姓說：人是鐵，飯是鋼，一頓不吃餓得慌。也就是說，吃飯是天大的事，不給飯吃，是最惡毒的殺人手段。同樣的道理，每一個人，都希望自己的抗病能力強壯起來；每一個醫生，都希望病人的抗病能力強壯起來；每一個家長，都希望孩子的抗病能力強壯起來。但是吃什麼東西，才能把抗病能力變得強壯呢？是吃補藥還是吃營養品？如果吃營養品，那麼什麼食物最有營養，什麼樣式的食物又是最營養的呢？這在明朝以前，沒有人系統地研究過這個問題。

研究食療的這隊醫官選擇200個犯人，每天給開胃湯喝。但是剛開始的7天，一律不給飯吃。然後把這些犯人分為20組，每組10人，分別給予如下處理，試圖發現強壯身體的方法。由於已經餓了7天，因此開始吃飯的時候，各種飯都做得很熟爛，而且都是限量的：

第1組：每天吃一碗大米飯。

第2組：每天吃一碗小米飯。

第3組：每天吃一碗玉米飯。

第4組：每天吃一碗黃豆飯。

第5組：每天吃一碗八寶飯。

第6組：每天吃一碗麵條。

第7組：每天喝一碗豆漿。

第8組：每天喝一碗牛奶。

第9組：每天吃一碗牛肉。

第10組：每天吃一碗羊肉。

第11組：每天吃一碗豬肉

第12組：每天吃一碗雞肉。

第13組：每天吃一碗驢肉。

第14組：每天吃一碗鴨肉。

第15組：每天吃一碗狗肉。

第16組：每天吃一碗鯉魚。

第17組：每天吃一碗海參。

第18組：每天吃一碗魷魚。

第19組：每天吃一碗龜肉。

第20組：每天吃十個雞蛋。

　　結果吃了一個月之後，只有每天吃牛肉的第9組，和每天吃鯉魚的第16組，體力恢復得較快。那麼怎樣吃牛肉、鯉魚才是最合理呢？於是全部犯人停止當前的食物，改用下述新食物：

第1組：每天喝一斤牛肉，放一升水，小火熬一個時辰的湯。

第2組：每天喝一斤牛肉，放一升水，小火熬二個時辰的湯。

第3組：每天喝一斤牛肉，放一升水，小火熬三個時辰的湯。

第4組：每天喝一斤牛肉，放一升水，小火熬四個時辰的湯。

第5組：每天喝一斤牛肉，放一升水，小火熬五個時辰的湯。

第6組：每天喝一斤牛肉，放一升水，小火熬六個時辰的湯。

第7組：每天喝一斤牛肉，放一升水，小火熬七個時辰的湯。

第8組：每天喝一斤牛肉，放一升水，小火熬八個時辰的湯。

第9組：每天喝一斤牛肉，放一升水，小火熬九個時辰的湯。

第10組：每天喝一斤牛肉，放一升水，小火熬十個時辰的湯。

第11組：每天喝一斤牛肉，放兩升水，小火熬一個時辰的湯。

第12組：每天喝一斤牛肉，放兩升水，小火熬二個時辰的湯。

第13組：每天喝一斤牛肉，放兩升水，小火熬三個時辰的湯。

第14組：每天喝一斤牛肉，放兩升水，小火熬四個時辰的湯。

第15組：每天喝一斤牛肉，放兩升水，小火熬五個時辰的湯。

第16組：每天喝一斤牛肉，放兩升水，小火熬六個時辰的湯。

第17組：每天喝一斤牛肉，放兩升水，小火熬七個時辰的湯。

第18組：每天喝一斤牛肉，放兩升水，小火熬八個時辰的湯。

第19組：每天喝一斤牛肉，放兩升水，小火熬九個時辰的湯。

第20組：每天喝一斤牛肉，放兩升水，小火熬十個時辰的湯。

　　結果一個月之後，只有每天喝一斤牛肉，放兩升水，小火熬六個時辰的湯的第16組，體力恢復得最快。鯉魚湯也是如此製做。注意，明朝的一個時辰，相當於現在的兩個小時；明朝的一斤等於16兩，當時一兩相當於現在的31.25克。但是鯉魚湯和牛肉湯的效價是不同的。在以後的臨床使用中，發現鯉魚湯適用於急性病；而牛肉湯，適用於慢性病。兩者都是肉湯，為什麼效價不同呢？我不知道！

　　這就說明，恢復體力最快的方法，是每天喝開胃湯，同時要喝肉湯。

　　醫官們興沖沖地向劉純報告了試驗結果，劉純卻高興不起來。是啊，當初怎麼想不起來這個方法呢？那時候表姐永樂皇后徐儀華得了乳岩，吃飯沒有胃口，每天只是喝幾口稀粥，於是一天比一天消瘦。劉純每天都去看望徐儀華，給她講一些民間故事，讓她開心，讓她多吃飯，可是一點兒用處也沒有，徐儀華依然吃不下去。好不容易想起吃什麼，讓宮女拿上來，嚐了一口又不吃了。那時候，永樂皇帝朱棣的脾氣壞透了，當著劉純的面，責打太監、宮女、御廚，大罵他們都是廢物，為什麼不讓皇后吃上順口的飯？當時劉純看在眼裡，愧在心裡，知道這是指桑罵槐，是責怪自己無能，

他恨不得鑽進地縫裡。那時候，徐儀華總是安慰劉純說：「治得了病，救不了命啊。」說得劉純直掉眼淚。

永樂皇后徐儀華臨死前的幾天，突然想吃冰塊了，永樂皇帝儀朱棣很高興，認為皇后終於想吃東西了，立即讓太監急速到冰窖場取冰，而且徐儀華真的大口大口地吃冰塊。但是劉純告訴朱棣，這叫燒膛，是病人臨終的表現。朱棣的臉色突然變得猙獰可怕，好像要把劉純生吞活剝了。現在劉純想起來，仍然不寒而慄。怪誰呢？怪自己！不知道如何升提胃氣，是自己不知道讓病人喝肉湯。這是非常簡單的事，為什麼當時想不起來呢？因為想不起來，自己才被迫離開了太醫院。活該！體面下台已經很不錯了。看來搞試驗是應該的，劉純下決心要通過試驗，把一些問題徹底搞明白。

參加試驗的這隊200名犯人，被劉純遵旨減刑改判遼東。而這隊醫官則繼續深入進行新的試驗，研究每種疾病的食療方法。

現代醫學如何看待這個問題呢？

人的生存必須依靠動物蛋白質。嬰兒的飲食是標準的，他們喝人奶，既有營養，又容易吸收。但是，他們長大之後，就糊塗了。吃飯不講究營養和吸收，而是追求色香味形。如此一來，新陳代謝的原料就缺乏了。沒有原料，新陳代謝就不正常了。許多離奇古怪的疾病就來了。運動員的飲食也是標準的，他們每天喝肉湯、吃牛肉、吃雞蛋；只有這樣才能強壯身體，才能跑得快、跳得高、蹦得遠。反過來，如果讓運動員吃素食，那麼他們就變成了面黃肌瘦的災民。在世界上，抗病能力比較好的是歐美人，他們以牛排、牛奶、魚類為主食，各種疾病比較少。而抗病能力比較差的是一些亞洲人，他們以稻米、小麥為主食，各種疾病比較多。這是因為攝入動物蛋白質的數量，決定了吞噬細胞的數量；而吞噬細胞數量的多少，又決定了非特異性免疫力的高低。

◆ 在什麼情況下。動物蛋白質最容易被人體消化吸收呢？

答案是有胃氣的時候！大家已經知道，動物的新陳代謝是從攝食開始，如果沒有飢餓感，就不能消化吸收食物，那麼新陳代謝就停止了。現代研究發現，一個人沒有飢餓感的時候，不能完全消化吸收食物，甚至是酒肉穿腸過。這就是有些人吃得很好，吃得很多，而依然十分消瘦，百病纏身的原因。但是產生飢餓感以後，也只能夠消化吸收乾硬食物的30％；也就是說，我們每天吃的大量的乾硬食物，並不能完全被消化吸收，至少有70％被排泄了，這就是人類的巨大浪費。

有胃氣的時候，應當如何提高食物的消化吸收率呢？為了高效率地大量地攝入營養物質，劉純提倡把肉類做成湯液。

例如，熬有鱗的河魚湯，熬瘦牛肉湯，熬牛筋湯，熬肉皮湯等。但是肉類經過長時間的水解，破壞了維生素，因此要吃蔬菜水果。吃蔬菜水果要壓榨成果汁，例如，蘋果、梨、橘子、桃、西紅柿、胡蘿蔔、黃瓜等。現代研究發現，人產生飢餓感的時候，這種湯液的消化吸收率高達80％；這種高效率的吸收，不僅可以大量攝入營養物質，迅速提高病人的免疫力，也減輕了牙齒、胃腸道的負擔，還避免了食物的浪費。

肉湯的消化吸收率是相當高的。嬰兒吃人奶要拉很多奶屎，小孩子喝牛奶也要拉很多奶屎。但是，任何人喝肉湯之後，卻拉屎很少，因為肉湯幾乎被全部吸收了；喝蔬菜水果的果汁也是拉屎很少，因為果汁幾乎也被全部吸收了。但是很多人不知道這個道理，一味講究飯菜的色香味形，要大碗喝酒，大塊吃肉，要把蔬菜煮的很爛。結果是吃得多，拉得多，消費了很多錢，並沒有得到營養。

幹什麼都有規矩，吃飯也有規矩。吃飯的規矩就是飯前喝肉湯，這是保持正常營養的規矩。

而且肉湯不能喝幾口，要喝得半飽，再吃飯。只有這樣才能做到七分飽，只有這樣才能保持正常身材而不肥胖。然而很多人不懂吃飯的規矩，而是先吃飯後喝湯，這就錯了；甚至飯後只是喝白菜湯、茶葉水、白開水，據說是溜縫，就是說，把縫隙補上，就像蓋房子一樣，這是費解的。這是許多人肥胖的原因。

還有人說，飯前應當喝點兒白菜湯、茶葉水、白開水，這是什麼意思呢？據說是讓胃裡充滿了水，就能夠達到少吃飯而七分飽了。嗚呼，難道又要回到中國的糧食困難時期嗎？那時候就是這樣，人們先喝飽了白開水，再去吃飯。可是你看看人們，一個個面黃肌瘦，得病之後的死亡率太高了。糧食困難時期，中國什麼單位最忙？告訴你，火葬場最忙！那時候，人死了，家屬都不急於銷戶口，為的就是多領幾斤口糧。我說的是不是實話？你問過來人就會知道。

如今，依然是火葬場最忙。因為許多人，不懂得飯前喝肉湯。你找我看病，主訴症狀就是疲乏。怎麼治呢？回家喝肉湯。結果喝一個月的肉湯，你就說不疲乏了。這就是輕度低蛋白血症。但是西醫檢查是正常。那麼你聽誰的呢？還是聽你的，因為你喝一個月的肉湯，就說不疲乏了。現在雖然肉食比以前多了，但是許多人不懂得吃飯的規矩。因此花同樣的飯錢，而買不來健康。可是如果你拿出一半的飯錢去熬肉湯，而且是飯前喝肉湯，那麼你就會滿面紅光。

◆ 有人說喝牛奶多麼省事，為什麼要熬肉湯呢？

是的，牛奶是古今中外的普通食品，有人說：「一杯牛奶能夠挽救一個民族」。但是中醫不提倡喝牛奶。是中醫不懂科學嗎？

現代醫學發現，嬰幼兒不能用牛奶代替人奶，這是因為牛奶不含嬰幼兒必需的免疫蛋白；如果嬰幼兒用牛奶代替人奶，那麼嬰幼兒極易發生各

種各樣的傳染病。

現代醫學還發現，牛奶是蛋白質的混懸液，而不是極易被人體消化吸收的氨基酸，也就是說，喝牛奶與喝雞蛋湯的效價類似。如果病人用牛奶增加身體的營養，那麼往往不能達到預期的效果。即便外國人平常喝純正的牛奶，但是有病之後也去喝肉湯。

只有我國的廣東、香港、澳門、台灣的公眾，至今還保留飯前喝肉湯的傳統。因此這些地區的很多人，營養良好而且身體苗條。

他們至今愛喝魚腥粥，愛喝肉末粥，這是早茶的基本食物。可是這些地方的肉湯熬得卻不對，湯液是不能隨意製造的，因為能夠熬肉湯的肉類並不多，只是有鱗的河魚、瘦牛肉、牛筋、肉皮等幾種東西能夠熬肉湯，其他的肉類是不能熬肉湯的。因為有些肉類不是含有大量脂肪，就是屬於發物。比如，瘦豬肉、雞、鴨含有大量脂肪。又如，羊、狗、鵝、鴿屬於發物。再如，有人提倡熬骨頭湯喝，其實雪白的湯裡都是骨髓的油質，是不能喝的。誰喝這種油湯，誰倒楣，不得動脈硬化才是怪事。熬肉湯不能放各種佐料，而且要用小火熬一夜，要把肉熬成渣子，要去渣喝湯。湯熬好了，可以放一些食鹽、醬油、醋，或者放點蔬菜，或者用各種肉湯去做稀飯、麵湯、餛飩等半流食。

但是很多人飯前不喝肉湯而是喝酒，這是極壞的毛病。因為在空腹的狀態下，酒精極易被人體吸收，不僅損害食道、胃、肝，而且麻醉了下丘腦而降低了飢餓感，這就是許多人，酒後不想吃飯的原因。有些人是飯後喝酒，例如西北人就是這樣，而且不醉不散席，這也是壞毛病，同樣是損害食道、胃、肝，而且麻醉了下丘腦而降低了消化功能。據說中國的酒精產量是世界第一，然而這不是一件光彩的好事，因為酒精製造的疾病也是世界第一。因此，要提倡喝肉湯。

肉湯為什麼要用小火熬一夜呢？這叫動物蛋白質的水解。只有這樣才能把動物蛋白質，在80攝氏度的條件下，水解成為極易被吸收的氨基酸。

我們平常把肉煮熟了，把肉炒熟了，把肉烤熟了，那只是把蛋白質變性，變成多肽類物質。但是多肽類是不溶於水的物質，因此不能被人體全部吸收。可見飯前喝肉湯是非常科學的。現代醫學也發現，溶於水、酒、油的東西，極易被胃腸道吸收。食物是如此，藥品也是如此，毒藥更是如此。有人說黃金不溶於水，為什麼吞黃金可以致死？要知道，吞黃金致死不是黃金中毒，而是黃金的重量使空腸下墜，製造了空腸扭轉而發生了腸梗阻。吞鉛、吞水銀、吞錫致死，也是這個道理。

在高科技的年代，提倡如此食療是不是落後呢？不是！無論人類社會多麼進步，無論物理化學技術多麼先進，但是有一個永恆的真理，那就是人類必須吃飯。而且食物不能受到物理、化學的污染。

有一個留學生從國外歸來，談起外國的物理化學，讚不絕口。好像中國大陸人都是蠢豬。於是我說：「現在中國人太落後了，你看人家外國人都不吃飯了！」大家愣住了。他急了：「我剛從國外回來，我怎麼不知道。那吃什麼？」我慢慢地說：「外國人嘛，都喝西北風了！」

但是有人提倡素食。他們認為吃飯是填飽肚子，粗茶淡飯就可以了。錯了！要想馬兒跑得好，又想馬兒不吃草，沒有這麼便宜的事。因為一個人每天的細胞代謝，要丟失大量動物蛋白，必須給予補充。人是食肉動物，必須攝入動物蛋白才能強壯免疫力。把肉煮熟了，破壞了維生素，因此需要吃水果、蔬菜。他們還認為素食可以長壽，理由是大乘教的和尚食素，而和尚的身體是健康的。

這是一種錯覺，其實和尚得病是很多的。不過確實比俗家要少，與其

說是食素的作用，不如說和尚的忌口很認真。和尚禁忌是很多的，要忌辛辣、忌飲酒、忌女色。這是很多俗家做不到的事情。有些人學習和尚食素，卻吃辛辣、喝酒、近女色，這是胡鬧，當然要比和尚的病多得多了。

有些人鼓吹要多吃糧食、蔬菜、水果，這是不可思議的。世界各國的運動員，不吃肉是跑不動的。受外傷的人不吃肉，骨折是不癒合的。嬰兒不吃奶，只喝米湯和菜湯是活不了的。喝開胃湯的目的，是爲了增強飢餓感，提高營養的吸收率，但是必須喝肉湯才能健康生存。

據我父親講，1960~1962年，在糧食困難時期，醫院裡人滿爲患。各種傳染病的發生率是最高的，那時候流行性感冒、細菌性痢疾、乙型肝炎等急性傳染病太多了，死亡率也最高。癌病人的死亡率，也是最高的。即便使用開胃湯和控岩散，病人也很少活過一年，就是因爲吃不到肉食，吃不到牛筋，腫塊生長和轉移的速度太快。醫生能夠解決這些問題嗎？不能！只能給病人靜脈輸入高濃度的葡萄糖注射液，或者寫一張營養不良的證明，讓病人去糧店買5斤黃豆吃。那時候人們都有飢餓感，不必喝開胃湯，醫生也不必治療，給病人輸點葡萄糖，或者吃點黃豆，就是最好的治療了。不過，那時候的人們都懂得營養的重要，反而比現在的人聰明。現在的人們，可能讓啤酒灌糊塗了，讓汽油熏糊塗了，讓廣告說糊塗了，因此不懂得營養重要。

有人說，歐美公眾吃肉，爲什麼也得癌症呢？要知道，人知道餓了，吃東西才吸收。不知道餓，吃的多拉的多，基本不吸收。而且吃三分熟的牛排、豬排，基本不被吸收。很多人，生活條件很好，由於不懂得這個道理，因此十分虛弱。另外，歐美飼養菜牛，養到半年就殺了吃肉，牛筋尚未成熟。所以大多數歐美公眾缺乏硬蛋白，也要得癌症。

我提倡喝肉湯，但是，我反對吃大魚大肉，因爲大魚大肉不好消化，

有的大魚大肉還含有脂肪。更重要的是，大魚大肉形成的糞便在腸內腐敗發酵，就會產生許多有害的化學產物。例如：低級脂肪酸、乳酸、丁酸、二氧化碳、屍胺、甲烷、組織胺、色胺、氨氣、吲哚、酚類、糞臭素、硫酸脂、硫化氫，這些毒素就會使人發生自體中毒。但是肉湯極易被人體吸收而不會形成糞便，也就不會使人發生自體中毒。

有人說，小孩子長身體需要營養，成年人吃飯就是維持生命，不需要什麼營養。錯了！一個體重50公斤的成年人，在每天的新陳代謝過程中，不僅有能量的代謝，有物質的交換，還有幾兆億個細胞的更新，僅胃腸道每天就有大約7千萬個上皮細胞脫落。如果每個細胞按照直徑0.7微米計算，那麼幾兆億個細胞的容積就是50~100毫升。除去水分之外，那麼至少有40克的蛋白質丟失。為了補充蛋白質，要吃多少雞蛋呢？如果一個雞蛋重50克，除去蛋黃，除去水分，每個雞蛋最多含10克蛋白，可是一個人最多吸收2~3克。

世界衛生組織要求每公斤體重，每天至少要消化吸收1克蛋白質。那麼請你算一算，你每天需要補充多少蛋白質。不過要注意，雞蛋弄熟了，牛奶熬開了，和熬魚、燉肉一樣，是多肽類物質，病人是不容易吸收的。因此給病人吃各種花樣的雞蛋，以及喝各種品牌的牛奶是不合理的。很多人感到疲乏無力，到處找醫生，到處找補藥，其實這是蛋白質營養不良；如果改變飲食方式，多喝這種肉湯，就會不治自癒。因為你吃下去的肉塊，並沒有完全被吸收。

但是有些病人認為不吃普食，就會餓死，這是一個誤區。其實正是因為一些胃氣不好的病人堅持吃普食，而造成了胃氣敗壞，最終不治而死。可見一些病人的傲慢與偏見，導致自己死亡。

有些人得了癌症，把一切希望寄託在醫生身上。甚至在手術、放療、

化療期間，還啃方便麵，或者吃饅頭、鹹菜填飽肚子，這是非常錯誤的。不如把昂貴的手術、放療、化療費用，用來熬肉湯喝，可能要比手術、放療、化療，活得時間要長。

人類的許多慢性病，實際是營養不良性疾病。如果不首先解決營養不良的問題，那麼一切藥物治療都是徒勞的。

（1）世界上，包括一些發達國家和顯要人物，有些人的飲食結構是錯誤的，是以麵包、水果爲主食，甚至大量吃白糖。每天使用大量的熱量充飢，看上去很豐滿，其實是營養不良。這就是有些人，容易得病的原因。

日本曾經是胃癌高發地區。20世紀50年代，日本研究人員發現，移居西歐的日本人，胃癌發病率明顯降低。調查研究發現，這與飲食歐化有關。於是號召日本居民，以高蛋白、高維生素爲主食，結果，胃癌的發病率逐年下降。

世界上，一些貧窮落後的地區，癌的發病率也是逐年增加的。從21世紀開始，中國已經陸續報導，一些村莊有50%的人死於癌症。這些報導是眞實的。因爲中國自從20世紀80年代，開始大量使用農藥，造成了空氣、水源、食品的污染。如果營養良好，那麼父母可能只是癌前病變，生育的子女卻具有癌基因。遺憾的是，父母、子女都是蛋白質營養不良，因此在20年之後，全家都死於癌症。許多城裡人也是衣著華麗，住房很講究，而吃飯卻馬馬虎虎。目前，這種污染和營養不良還在加劇，應該引起高度重視。

（2）我認識一個老者，原來有高血壓病。從1956年開始，他的保健醫生讓他吃素，理由是防止血脂升高，他照辦，每天吃饅頭、鹹菜、小米粥。結果血壓不高了，他很高興。我不以爲然，勸他吃肉，他不聽。1981年，他發現大便出血，經過蘭州醫學院附屬醫院胃鏡檢查，確診是胃癌。

他要求我來治。於是先用開胃湯，他感覺很餓，但是拒絕喝牛蹄筋湯，

我只好辭謝不治。他又請西醫做化療，一個多月就死了。他身經百戰，沒有死於槍林彈雨，卻死於一個小小的癌症。其實血脂升高，吃點山楂就下去了。為什麼？因為消化機能差，不吸收！這才叫因噎廢食。這也是很多老年人走入誤區，長期吃素，最後老了，又得了癌症的原因。

（3）難道吃素，真的能夠防止動脈硬化嗎？不能！

我認識清華大學一個化學教授，是我在清華大學附中唸書的老師。他從年輕的時候就吃素，後來得了動脈硬化腦血栓。1992年，我去探望他，他已經得了老年癡呆症，完全不認識我了。無論我怎樣千呼萬喚，他就是不停地說：「上廁所，上廁所。」我急得流出了眼淚。想當初，這個教授給我們講課的時候，把兩隻胳膊伸直了，比喻化學反應的平衡，是多麼風趣。可是，素食斷送了他的風趣，斷送了他的才華，斷送了他的人格。一個教授就這樣變成了傻子。誰之罪？

（4）有些人說吃肉會上火。不錯，吃羊肉、狗肉、鵝肉、鴿子、麻雀等會上火。吃其他的肉，不會上火。

如果上火，那是佐料的事，如果燉肉加入大量的辣椒、八角、茴香、花椒、胡椒、鮮薑等熱性佐料，這肯定上火。為什麼燉肉要放這些東西？我曾經向北京前門飯店的紅案廚師請教。廚師說：「那是胡來！燉肉要放老湯，炒菜也要放老湯。那個味道才叫鮮美！」噢，原來如此！

什麼叫老湯？一個師傅一個傳授。最簡單的老湯，是雞肉加鯉魚，再加蜜棗，把三樣東西用小火熬一夜，就得到味道鮮美、黃色黏稠的老湯。老湯的特色，就是飯店的特色。如果飯店著火了，那麼老闆就會抱著老湯罐子逃跑，而不是抱著錢罐子逃跑。

為什麼叫老湯呢？老湯不是歷史悠久的湯液，有人說，老湯是新老交替幾年、幾十年、幾百年的湯液，因此叫老湯。不錯，是有點兒老湯的含義。但是老湯的真正含義，是經常使用的意思。我們常說，這個孩子老愛罵人，這個孩子老愛打人，這個孩子老愛吃東西，這個字「老」，就是經常

的意思，而不完全是歷史悠久的意思。誰說的？我二姑夫！他是天津最有名的登瀛樓飯店的老闆，最講究使用老湯。

可是現在不僅一些家庭不用老湯，就是一些飯店也不用老湯了，要用大量的辣椒、八角、茴香、花椒、胡椒、鮮薑等熱性佐料，還要用化學的味精、色素、調味品。這是做飯，還是投毒啊？然而這一切都叫做高科技！你說不得病得什麼？

（5）很多慢性病都存在著營養不良問題。而這個問題，不是醫生能夠解決的。

1960~1962年的糧食困難時期，已經證明醫生對於營養不良的病人，是無能為力的。2001年9月，我去泰國學術訪問，和泰國衛生部的官員去金三角地區，考察愛滋病的防治。我發現愛滋病人的生活狀況令人震驚，完全處於赤貧地步，米飯都吃不飽，哪談得上吃肉，只能貧病交加地餓死為止。這些人因為吸毒而賣血，又用賣血的錢吸毒，感染了愛滋病，即便是免費治療，那麼營養不良問題怎麼辦？我表示無能為力。

實際上，世界衛生組織，在泰國的一個個的防治愛滋病的試驗，都失敗了。其他傳染病的防治，在貧困地區也是如此。外科臨床也證明，許多歐美醫生在歐美的手術成功率很高，但是到了一些貧困國家，卻不斷遭受失敗的打擊。這些問題令西醫十分困惑。其實答案很簡單，就是因為營養不良的問題。因貧困而造成的營養不良，不是醫生能夠解決的問題。

（6）吃澱粉、脂肪也有好處。

在寒冷地區，或者寒冷季節，以及不生育的人，多吃糧食等高熱量食物，是有好處的。但是在炎熱的季節要少吃，人發熱的時候也要少吃。最可笑是夏天吃棒冰，吃下去是涼的，而加入棒冰的糖分，會散發更大的熱量，因此棒冰的配方是不合理的。許多貧困國家，人們以糧食為主食，極易受孕，因此人口問題令人頭疼。而一些發達國家，人們以肉食為主，就不容易受孕，人口不控制而自降。儘管有些總統號召女孩子早結婚，早生

貴子，而且多生小孩給獎勵，但是人口依然下降，讓大總統發愁。例如，俄國大總統就急了，號召女孩子14歲結婚；然而食素易孕的道理，大總統是不曉得的，而太醫早就懂得。因此，皇宮的嬪妃吃素才能受孕。當然懷孕之後，喝肉湯才能保胎。而且生男、生女，也是可以控制的。

從小就吃素食的人，不僅容易得病死亡，而且體力是很差的。

這就是冷兵器時代，漢族軍隊一直打不過蒙族軍隊的原因之一，這也是我們中國的足球運動，至今不能稱雄世界的原因之一。而且素食者的腦力也很差。我上大學的時候就發現，歐美留學生到了晚上11點鐘依然能夠看書學習；而中國學生，到了晚上8點鐘就呵欠連天，就看不了書，就一定要去睡覺了。是中國學生不用功嗎？不是！原因在於營養不同。歐美留學生每天吃的是牛排，而中國學生每天吃的是饅頭、白菜。目前，有些中國大學生每天吃方便麵充飢，不僅學習吃力，而且健康狀況令人擔憂。然而校方卻提倡鍛鍊身體、增強體質，這是加速消耗。應當是喝肉湯再健身。

更可怕的是，從小吃素食的人，他們的胃氣是很差的，也正是因為胃氣很差，他們已經不能吃肉食。因為長期的營養不良，已經減弱了下丘腦的功能，因此素食者升提胃氣十分緩慢。又由於不習慣喝肉湯，因此很難控制疾病的發展。這就是素食者容易死亡的原因。我曾經接診過幾個癌症和尚，沒有一個能夠吃控岩散；喝開胃湯超過3個月，依然不能出現飢餓感，只能坐化。而且在圓寂之前，還要吐瀉清理胃腸道。真是可憐。

（7）有人說，食肉動物不吃肉就會營養不良，那麼馬、牛、羊等食草動物，都會營養不良了？錯了！食草動物的盲腸和闌尾很粗很長，它有製造蛋白質的功能。

因此，牛吃的是草，而擠出來的是奶。不過，食草動物的癌症是很多的。比如，馬的癌症發病率是千分之一，而且越是老馬越容易得癌症。馬最容易得的癌症是鼻腔癌和黑色素瘤。又如，在某些地區，牛患白血病是很普遍的。再如，羊容易得肝癌和淋巴肉瘤。

不過，食草動物也喜歡吃肉食。比如，戰馬要吃雞蛋拌的草料，否則

戰馬就跑不動。又如，母羊生了小羊羔，要喝點兒牛奶，否則母羊就要吃掉一隻羊羔。再如，母兔生了兔崽子，要吃點肉末，否則母兔就要吃掉一隻兔崽子。而且食草動物餓急了，也會吃掉一些小動物。所以不能認爲食草動物，是絕對不吃肉的。

有人說，猴子的內臟結構與人差不多，爲什麼猴子吃素？錯了！野生的猴子是吃鳥的，甚至跑到農民家裡偷雞吃。只是在動物園裡，它們只能吃飼養員投放的米飯、蔬菜、水果，這就像一些不孝的兒女一樣，他們給年老的父母吃米飯、蔬菜、水果，然後與鄰居說：「我們家的老人，就是愛吃素！」你說虧心不虧心？

實際上，任何哺乳動物，不管它有無製造蛋白質的盲腸和闌尾，在它們剛一出生的時候必須喝奶，而不能吃素。推而廣之，任何動物的一生都不會吃素。即便是蚊子，也喝血。這是一個不爭的事實。

有人說，現在食品污染很嚴重，食素比較安全！錯了。要知道，種植物使用殺蟲劑，殺蟲劑能夠把人毒死。而養動物使用的生長劑和抗生素，卻不會把人毒死。你說哪個安全？不過相比之下，人類吃肉多，而吃蔬菜、水果少了，因此要在吃肉的同時，多喝果汁。

（8）在世界上，有些人，也吃肉，爲什麼也得癌症呢？因爲不吸收！

有人認爲三分熟的牛排，三分熟的豬排，三分熟的蝸牛，生牡蠣、生魚片、生海蜇帶著血絲而味道鮮美，不破壞維生素。請問，吸收率是多少？請注意，人的胃是肉，生肉也是肉，肉和肉相碰，誰吃誰？這是一個極其簡單的道理，然而許多人從來不想一想。人的吸收全憑胃氣，人有多大的胃氣？因此，如此，吃生肉，只是造糞而已。也正因爲如此，劉純提倡把生肉做成肉湯。不過，如此吃生肉的人，疾病的發病率，的確比素食者少，因爲畢竟會吸收一點兒。

（9）爲什麼老年人容易得癌症呢？

也是這個道理。一方面是下丘腦的功能衰弱了，另一方面是食物不熟爛。一日三餐，看起來照吃不誤。其實大便裡，存在著極其大量的不消化

食物。聞大便有蔬菜的氣味，而不是臭氣熏天。基本是吃什麼，拉什麼。老年人的活動量很小，看上去很健康，其實免疫力已經虛弱了。如果給老人喝肉湯，那麼你就是個孝子。

　　一個人活到了70歲，就變成了老小孩。要每天吃6次飯，每次要喝肉湯。其中三次可以加點兒普食。但是許多子女不懂得這個問題，因此把老人養出病來。這就是許多國家進入老年社會以後，老年病急劇增加的根本原因。老年人是國家的智囊，是家庭的支柱，是子女的主心骨。但是老年病的增加，使得一些人驚呼這是沉重的負擔，這是混蛋邏輯！沒有老年人，哪來的年輕人？是子女不會伺候老年人，才使老年人生病。老年人不需要喝子女的奶水，只需要喝肉湯就能平安。難道子女不會熬肉湯嗎？

　　因此，老年人要特別注意胃氣和營養的問題，否則老了有病了，爬不起來了，不管你有多大的蓋世英名，自己也受罪。如果兒女孝順，那麼你就少受一點兒罪。如果兒女不孝順，那麼你就有苦說不出。要知道，保姆也是看兒女的臉色行事。到時候，保姆也會拿你不當人。

（10）有人認為靜脈高營養比喝肉湯好。不完全如此！

　　靜脈長期輸入葡萄糖和脂肪乳，能夠增加血粘度，容易血栓形成。輸入鮮血和血漿，只能在血液中維持7天。而且這些注射液的質量，也不能讓人放心；只能在搶救的時候用一用，慢性病人不要當成營養品濫用。

　　由此可見，許多慢性病，是營養不良性疾病，因此不能依靠藥物治療慢性病，而是要依靠食療作為基礎，只有食療才能控制慢性病的病理進程。治療慢性病千萬不要依靠化學合成的西藥，因為它對於人的身體是有害的：

（1）西藥維生素C，這是化學合成的，長期口服會引起尿結石，就會莫名其妙地出現尿血。

（2）西藥各種鈣片，這是化學合成的，長期口服會引起高鈣血症。高鈣血症的早期症狀是莫名其妙地出現便秘、思睡、頭疼、食慾不振、

口乾有金屬味；而晚期就出現了精神錯亂、高血壓、眼和皮膚對光過敏、噁心嘔吐、心律失常。然而有些宣傳廣告，有意隱瞞了鈣片的毒副作用，故意誇大了美好的前程，致使有些中毒者，至死也不知其所以然。

（3）碘、碘化鉀、碘化鈉是治療缺碘性甲狀腺腫的劇毒藥物，是不能隨便吃的。中國的中西部是低碘地區，適量補充碘劑是可以的，而沿海地區是高碘地區，不能再補碘了。癌病人吃高碘是要腫塊破潰的，精神病人吃高碘是要煩躁的……。

◆ 治療慢性病不要依靠中藥。因爲是藥三分毒。

（1）有人提倡喝茶，說茶葉具有減肥的功能。不錯！茶葉具有減肥功能。

這是因爲茶葉含有大量的鞣酸。而鞣酸能夠阻止食物的吸收，讓你吃什麼，拉什麼；造成營養不良。許多高科技的減肥中藥，都是採用了這個缺德原理。茶葉和減肥藥裡是否含有鞣酸，很容易檢查，只要和蜂蜜共煮，出現黑色的溶液，那麼這就是鞣酸反應。這是古人的簡單試驗。而且茶葉具有利尿作用，因此血粘度高的人不宜使用，否則就會造成血栓形成。其實，現在高科技中藥減肥最常用的是荷葉而不是茶葉。荷葉不僅含有大量的鞣酸，而且價格比茶葉低廉。讓你吃什麼拉什麼，又大賺了你的錢。

（2）有人提倡吃螺旋藻。

說8克螺旋藻就可以維持40天生命，說螺旋藻能夠補充維生素，說螺旋藻能夠補充葉綠素。其實螺旋藻只是含碘的利水藥，長期使用能夠造成高碘甲亢。但是現在很多人說它能夠治療糖尿病、胃潰瘍、胃炎、肝炎等疾病，還能抗輻射，是寶貝藥。仔細想來也有道理，如果宣傳每人每天吃一寸頭髮，那麼大家也會說好，因爲如此少量的頭髮，不會發生藥理作用。然而大量吃螺旋藻就不行了。在20世紀60年代的糧食困難時期，西醫也曾經提倡吃螺旋藻，說螺旋藻比肉好。於是許多肉舖子賣螺旋藻，大家搶著買，但是吃了之後，沒有不罵大街的。因爲螺旋藻造成了高碘甲亢，令

飢餓的人們，更加煩躁無力。當時北京有句順口溜：「螺旋藻誰說好，大眼燈倒楣了。」就是人們罵螺旋藻製造了甲亢。大眼燈是形容人變得病態消瘦，只剩下兩隻大眼睛了。然而，如今又有人提倡吃螺旋藻了。

（3）有人提倡吃各種各樣的花粉。

說花粉是植物的精華，營養最豐富，在植物裡是最好的東西。說花粉是腸道警察，說花粉有美容作用，（但是花粉有硬殼，需要高科技的破壁技術）於是有些人吃花粉了。我有點兒埋怨明朝的李時珍了，在《本草綱目》裡，他分析研究1852種藥物，唯獨沒有花粉，真是一個大失誤。幸虧讓西醫彌補了，西醫真了不起。我開始注意花粉的療效了。然而十多年來，病人紛紛告狀。我終於明白了一條真理：有賣當的，就有上當的。

記得小時候，家門口來了一個賣玩具的。我蹲著看，忽然看見一張黃紙叫大變活人。只是一張黃紙，怎麼大變活人呢？賣玩具的說，你把它放在床底下，夜裡睡覺不許打呼嚕，第二天早晨，你一拍巴掌，它就變成一個小人。啊，好極啦。於是我就掏出所有的錢，買了一張黃紙。回家以後，我把黃紙放在床底下。然而第二天，黃紙還是黃紙，這是怎麼回事？我找賣玩具的。賣玩具的沒有逃走。他理直氣壯地說，你夜裡睡覺打呼嚕，把小人嚇得不敢出來了。是啊，我夜裡睡覺打呼嚕。怎麼辦呢？賣玩具說，你還把黃紙放在床底下，說不定哪一天不打呼嚕，小人就出來啦。對啊，說不定哪一天，小人就出來了。於是我把黃紙放在床底下。可是一天過去了，一個月過去了，一年過去了，直至我長大了，小人也沒有出來。那張黃紙呢？不知道什麼時候不見了，也許讓母親當作垃圾掃走了，也許讓老鼠叼走了。那是我花了很多錢買得啊。這就叫有賣當的，就有買當的。

◆ 即便是食物也是不能隨意吃的，不能想吃什麼就吃什麼。自然界的東西很多，然而自然界存在的東西，不一定是人類應當吃的東西。因為人的肚子不是垃圾桶。不能隨便扔進東西。這是因為中醫認為食物，也具有藥理性能：

（1）蔥、薑、蒜、辣椒、胡椒具有溫裡作用，但是血熱的病人不宜使用，否則就會出血。

（2）羊肉、狗肉、鴿子、麻雀、鵝肉具有補腎作用，但是熱性病不宜使用，否則就會火上加油。

（3）更不可思議的是，有些人把補藥當成食物。錯了！枸杞、冬蟲夏草、桂圓、核桃等都是熱性藥，是不能隨便吃的。這叫病從口入。

（4）有人提倡吃黑木耳。

說黑木耳能夠稀釋血液，能夠防止血液粘稠。哎，我勸你不要在牧民面前說這個，因為牧民經常給馬、牛、羊餵黑木耳。牧民把黑木耳用水泡發以後，給牲畜吃，是為了防止牲畜發生便秘。牲畜發生便秘是件非常麻煩的事，獸醫要用手去掏，而且還要花錢。而牲畜吃黑木耳是不消化的，於是牧民從牲畜糞便裡挑出黑木耳，洗一洗再給牲畜吃。人吃黑木耳也是這個道理，基本上吃多少拉多少。

那麼中醫說木耳有什麼用處呢？中醫說：「木耳宜腸胃，辟穀不飢。炒焦治婦人崩漏，有小毒。」也就是說，木耳是通大便的，而且降低飢餓感，因此說它有小毒。你是聽中醫的，還是聽西醫的？我說，最好還是聽你的。你可以吃一片木耳，不管是黑木耳，還是銀耳，然後從大便裡找一找，這一片木耳是否完整無損。我自己試過，認為牧民的經驗是對的。

（5）有人把食物和藥物混在一起，美其名曰：藥膳。

更是荒誕之極。食物要原汁原味，不要有怪味。不信，你在牛奶加一點兒藥，給嬰兒喝，那麼你就闖大禍了，嬰兒再也不喝牛奶啦，甚至會把自己餓死。可是為什麼有人大力宣傳藥膳呢？因為藥膳飯館的生意十分慘淡，便信誓旦旦地說，皇帝喜歡吃藥膳。我不知道哪一個皇帝是傻瓜，要吃藥膳。哦，我想起來了，中國晉朝的惠帝司馬衷就是一個傻瓜，但是他並不是愛吃藥膳，而是愛喝肉粥。甚至大臣報告老百姓受災了，吃不上糧食，許多人餓死了；他卻急了，大聲斥責：「為什麼一定要吃糧食，改喝肉粥不就行了嗎？」

（6）還有人提吃龜鱉，據說大補。

其實龜鱉除了四個爪子，沒有什麼肉。補什麼呢？搞得烏龜王八身價大增，只是補了賣龜鱉的人。而且龜是吉祥物，爲什麼要吃吉祥物呢？再說，龜鱉的甲殼具有滋陰軟堅的作用，是不能隨便吃的。

因此，任何一種食物都有藥性，切記不可把瞎子吃成聾子，有人提倡喝葡萄酒，據說能夠防止冠心病，可是，葡萄酒造成的肝硬化怎麼辦？有人提倡吃核桃，據說能夠防止陽痿，可是，核桃造成的癌腫怎麼辦？有人提倡喝骨頭湯，據說琬膠能夠防止早衰，可是，骨髓油造成的高血脂怎麼辦？這就是把瞎子吃成聾子的保健怪現象。因此針對一種疾病的保健措施，可能是容易的，但是預防各種各樣的疾病而延年益壽，可不是一件容易的事。還是要採取中醫的養生之道，養生之道強調生活方式要樸素，飲食結構要簡單。

當一個人發生疾病之後，吃食物更要加以選擇，否則治療是不順利的，這就是中醫強調忌口的道理，每一種疾病都有各自的忌口。關於食物的藥性，讀者不妨查閱《本草綱目》，或看《中藥大辭典》，不要聽別人的胡說八道。與其花錢買各種各樣的保健品，還不如去喝肉湯，又省錢、又管用，還安全。

◆ **有了旺盛的胃氣，選擇性製造湯液，注意食物的藥性，就能控制慢性病嗎？不！還要保持清醒的頭腦。人類生活在一個越來越複雜的社會環境和自然環境之中。許多商業廣告難辭誤導之嫌，因此一個人應當具備分辨能力。**

（1）在癌細胞的培養液裡加入某種藥物，癌細胞死了，於是就有人大肆宣傳這種藥物，是新世紀的抗癌高科技。錯了！

任何改變培養液性質的物質，包括醬油、醋、臭豆腐等，都能造成癌細胞的死亡。然而有些人卻是浮躁盲從的。

（2）爲了給嬰兒增加營養，有些家長堅信各式各樣的小食品有益免疫力。錯了！

因爲許多小食品內含有害的添加劑，這就使得嬰兒的大腦受到損害，

而發生了大腦功能輕微失調。我國有許多果汁的瓶子上，貼著鮮果汁字樣的標籤，其實真正的鮮果汁的保質期只有24小時！歐美國家都是現場製作的。

（3）為了使自己強壯，有些人堅信吃補藥有益免疫力。錯了！

因為許多補藥促進了身體的消耗，這就是有些人越吃補藥越虛弱的原因：吃人參使精神興奮；吃肉桂使能量消耗，吃鹿茸使性慾旺盛等，但是並不能強壯身體。因此花了很多錢，反而製造了代謝失調。

（4）孩子學習吃力，家長不去引導孩子喝肉湯、負重鍛煉，改善大腦的血液循環，而是給孩子吃所謂的健腦藥，結果學習成績沒有提高。

（5）青年人肥胖，不去負重鍛煉，把脂肪消耗掉，而是吃所謂的減肥藥，干擾了正常的新陳代謝，反而製造了疾病。

（6）壯年人睡眠不好，不去負重鍛煉，造成疲勞而自然困倦，而是吃安眠藥，而安眠藥的副作用，使人白天依然糊里糊塗，反而降低了工作效率。

（7）老年人腰腿疼，不去負重鍛煉，增強肌力，卻說是缺鈣，每天要吃大量的鈣片。其實人體有自動調節吸收鈣的能力，並不是吃多少吸收多少，多餘的鈣都被排泄了，而且中國北方地區飲用的是硬水，其中已經含有大量的鈣離子。再說即便真的缺鈣，中醫主張用山楂和雞蛋殼同煮即可，大可不必花冤枉錢。

（8）甚至有些人得了癌症，在發生廣泛轉移之後，不去保護胃氣，卻迷信放療、化療是救命的稻草。

放療、化療是危害生命的殘酷手段，身體強壯的人都不能忍受，何況是虛弱的病人。更可悲的是，有些人在放療、化療的時候，啃方便麵，真不如用治療費用去喝肉湯，可能還能多活些日子。

（9）有一些大學教授，替廠家大肆宣傳各種蛋白粉，也是拿人錢財替人消災。

這不是什麼新鮮東西。民國時期，就有人就拿豆腐粉冒充奶粉。現在這些人依然把黃豆粉說成蛋白粉。然而黃豆粉是植物蛋白，可是他們故意混淆了植物蛋白與動物蛋白的區別。因此你拿高價去買黃豆粉是愚蠢的，

而且這些黃豆粉裡還摻入化學維生素，尤其是生長素，它只能作爲飼料，而不能人用。黃豆比肉便宜。利用黃豆開發的高科技產品，多如牛毛，然而價格驚人。什麼高級氨基酸飲料，什麼高級氨基酸粉劑，什麼人體必需氨基酸注射液等等，都不如喝豆漿，物美價廉而且安全。

（10）世界上沒有仙丹妙藥。

我們劉家從太祖劉完素開始幹中醫，已經800多年了；歷代記載了許多江湖醫生吹噓的一些震驚中外的藥物，但是歷代也不斷淘汰了這些發明。比如：明朝正統太醫院院判劉憬，在1426年記載了一種治療肝硬化的中藥瀉水丸，但是到了1531年就被明朝嘉靖太醫劉刊否定了。

又如：明朝嘉靖太醫劉刊，在1531年記載了一種治療肝硬化的中藥水鼓丸，但是到了1562年就被明朝嘉靖太醫院吏目劉瑯否定了。

再如：明朝嘉靖太醫院吏目劉瑯在1562年記載了一種治療肝硬化的中藥軟肝丸，但是到了1642年就被明朝天啟太醫院院使劉泏否定了。

當然這些藥物可能轟動一時，不然不會被記載下來。但是這些教訓是慘痛的，因爲這些藥物不僅害了病人，而且還有許多醫生爲此被殺頭。

◆ **每種疾病都有各自的食療方法。有人認爲得了慢性病就要吃藥，因此藥物是最重要的。錯了！中醫認爲有些食物的治療作用。甚至比藥物更重要。**

（1）西醫認爲人體的組織，是由細胞和膠原纖維構成的，就好像蓋房子用的磚頭和水泥一樣。

人體細胞不能隨便生長，就是因爲受到膠原纖維的控制。這個膠原纖維的主要成分就是硬蛋白。但是人類缺乏硬蛋白，許多人也不吃硬蛋白，因此許多人由於缺乏硬蛋白而發生癌症。痔瘡是人類缺乏硬蛋白而發生的疾病。但是有人說，十人九痔，好像得了痔瘡很正常。其實，這是身體提醒你：「閣下，您應當給我硬蛋白了。」也正因爲如此，如果使用放療、化療、有毒的中藥、有害的食物破壞了纖維細胞，那麼纖維細胞就不能把吃進去的牛蹄筋合成膠原纖維，癌細胞得不到膠原纖維的控制，就會瘋狂生

長。同樣的道理，癌症的轉移現象，是任何藥物都不能控制的，但是喝牛蹄筋湯去補充硬蛋白，就能把癌塊包裹而不生長、不轉移。

（2）動脈硬化和糖尿病的高粘血症，很難使用藥物長期維持正常，但是每天吃點肉皮凍，造成了血液稀釋，就不會出現血栓形成。

因為肉皮含有角蛋白。而角蛋白能夠擴張血容量，提高血漿滲透壓，能夠充分稀釋血液。

（3）慢性貧血的病人，每天吃點兒豬肝、牛肝、血豆腐就能改善貧血狀態，而不必定期輸血，或者打補血針以及吃補血藥。

因為豬肝、牛肝、血豆腐含有大量的鐵蛋白。而鐵蛋白是人體合成血紅素的重要原料。

這些奇妙的食療作用，引起了歐美醫生的極大興趣，甚至影響了他們的治療方案。比如，過去乳腺癌的手術方案，是大面積切除，不僅造成了女性的缺憾，也促進了癌的轉移。自從1974年，我在《紐約時報》宣傳牛蹄筋的妙用之後，紐約掀起了牛筋熱；許多乳腺癌病人喝了牛筋湯，用PET檢測腫塊變得光滑，亮度增強，說明腫塊被包裹了。醫生再給予局部摘除，然後吃點中藥防止復發，這就保留了乳房，也保住了生命。

◆ 在升提胃氣的過程中，要特別注意選擇食物的種類。因為許多食物是不容易被吸收的。吃了之後會腹脹、腹瀉、呃逆。

（1）不要吃含高油脂的食物。

包括動物油、植物油，甚至是蛋黃、米油、開水沖雞蛋。特別要強調的是，植物油是不能多吃的；而中國式大菜的通病，就是用了很多植物油。有些人認為吃植物油不會增高血脂。錯了！血液中的三酸甘油酯，是哪來的？就是吃了很多植物油。有些人吃雞蛋時連著蛋黃一起吃，這是不對的。甚至有些家長給嬰幼兒吃蛋黃，美其名曰加點營養。加什麼營養？從小就培養動脈硬化！

（2）不要多吃高澱粉的食物。

除了少吃饅頭、米飯、麵包之外，不要吃藕粉、代乳粉，甚至是鮮藕、菱角，更不要吃炸油條、炸油餅，特別是糯米類，比如，麻團、粘糕、粽子、炸糕等。最好是粗糧，例如：玉米麵粥、小米粥、黍米粥等。

（3）不要給胃氣不好的人多吃豆類。

包括煮黃豆、煮蠶豆、小豆粥、八寶粥，甚至是一些含豆粉的保健食品。更不要吃豆腐，包括豆食品，因為用了鹵鹼、熟石膏而有害。但是可以喝豆漿。

（4）不要給病人喝含有大量葡萄糖的牛奶製品。

買奶粉要看成分，如果寫著蛋白質含量是12%~18%，那麼其餘的就是葡萄糖。也不要買保質期超過一天的鮮牛奶，那都是加了害人的防腐劑。

（5）在食品中，白糖是不能多吃的。

（6）果品中，最難吸收的是黑棗。

（7）不要給病人吃油炸的東西，因為油炸的東西有害。

（8）不要給病人吃黏膩的東西，因為黏膩的東西不容易消化。

（9）不要給病人吃燒烤的東西。因為燒烤的東西有害。

（10）早晚要吃半流食，這一點很重要。

如果早點吃大量普食，那麼消化道充血、而大腦相對缺血，就會頭暈而影響學習。如果晚餐吃大量普食，那麼消化道充血而大腦、心臟相對缺血，就容易發生血栓形成。有一個80多歲的美國女記者，就是在北京飯店晚餐，吃了美味的炸雛雞之後，當天夜裡死於冠心病。還有一些人，參加豐盛的晚宴，吃了大量的雞、鴨、魚、肉之後，第二天早晨被發現死亡，其腰部有一條索狀出血點，這叫出血性胰腺炎。

◆ **肉湯是非常重要的，這是食療的基本方法。那麼家庭主婦。應當怎樣使用和製作各種食療肉湯呢？**

（1）急性病人要喝魚湯，要買有鱗的河魚。

比如，鯉魚、鰱魚、鯽魚等。要買一尺左右的大魚，把兩斤魚收拾乾

淨以後，不要除去魚骨和魚鰭，放兩升涼水，不要放佐料。蓋上蓋兒，用小火熬一夜。不要一開始用大火，然後變小火，因爲大火把肉變硬了，再熬就不容易分解。這是一個人一天的最低需求量。可以增加，不要減少。如此病人的體質恢復較快。

記住，小火大鍋要通風。注意：小火是說水不要沸騰，水溫應當在80攝氏度左右；大鍋是說容積6升左右的鍋，讓熱氣在鍋內回流；通風是說廚房不要密閉，不是要敞開鍋蓋。

需要注意的是，不要用油煎魚再熬湯，那是油湯。不信可以試一試，往水里加點植物油，熬開了就會出現牛奶一樣的白湯，這是油湯。也不能熬完以後，魚還是完整的，必須是熬成渣子扔掉。湯液熬好之後，可能有一升左右。爲了好喝，可以把兩斤魚和50克生山楂，以及10個小紅棗一起熬。也可以用魚湯去做菜湯，去熬粥，去做麵條，去做餛飩。

（2）慢性病人不僅要喝魚湯，也要喝牛肉湯；兩者交替喝，今天喝魚湯，明天喝牛肉湯。

要買帶肌腱的瘦牛肉。把一斤瘦牛肉絞成餡，放兩升涼水，不要放佐料。蓋上蓋兒，用小火熬一夜。不要一開始用大火，然後變小火，因爲大火把肉變硬了，再熬就不容易分解。

記住，小火大鍋要通風。第二天把肉渣撈去喝湯。這叫無渣流質，吸收率高達80%。由於瘦牛肉的蛋白質經過長時間的加熱水解，變成了氨基酸，極易被人體吸收。這是一個人一天的最低需求量。可以增加，不要減少。如此病人的體質恢復較快。

撈出來的牛肉渣，還是可以吃的。湯液熬好之後，可能有一升左右。爲了好喝，可以把一斤牛肉和50克生山楂，以及10個小紅棗一起熬。也可以用牛肉湯去做菜湯，去熬粥，去做麵條，去做餛飩。

◆ **中醫的特別食療方法。**
（1）癌症病人不僅要喝魚湯和牛肉湯，而且要喝牛蹄筋湯。

牛蹄筋屬於硬蛋白，能夠補充膠原纖維。熬牛蹄筋的時候，半斤牛蹄筋加兩升涼水，不要放香辣佐料，蓋上蓋兒，小火熬一夜，才能把牛蹄筋燉化。不要一開始用大火，然後變小火，因爲大火把肉變硬了，再熬就不容易分解。如果晾涼了，就成爲膠凍狀。

記住，小火大鍋要通風。第二天去渣喝湯。湯液熬好之後，可能有一升左右。從早晨就開始喝。由於牛蹄筋經過長時間的加熱水解，變成了氨基酸，極易被人體吸收。這叫無渣流質，吸收率高達80%，這是一個人一天的最低需求量，可以增加，不要減少。

腫塊越是巨大，轉移部位越是很多，牛蹄筋的需要量越大。道理很簡單，牛蹄筋少了，很難包裹。牛蹄筋的最大用量可以每天兩斤。超過這個最大量也不好，因爲牛蹄筋湯粘膩，不容易被吸收，反而腹瀉。因此牛蹄筋的每天用量，應當自己掌握在0.25~1公斤之間，水量掌握在1~2升。以喝了牛蹄筋湯之後，很舒服，不嘔吐，不腹瀉爲準。

爲了好喝，可以把牛蹄筋和50克生山楂，以及10個小紅棗一起熬。可以今天把牛蹄筋與鯉魚一起熬，明天把牛蹄筋與瘦牛肉一起熬，也可以用牛蹄筋湯去做菜湯，去熬粥，去做麵條，去做餛飩。

癌病人最初喝牛蹄筋湯，濃度要淡一些，不然因爲吸收不好，而容易拉肚子。因此，喝開胃湯以後容易放臭屁，最初喝牛蹄筋湯容易拉肚子，吃控岩散以後發生牽扯疼，這都是治療癌症的副作用。

（2）糖尿病和血黏稠的病人不僅要喝魚湯和牛肉湯，還要吃肉皮凍。肉皮屬於角蛋白，具有極好的滋陰作用。

可以用牛皮，也可以用豬皮。熬肉皮凍的時候，一斤肉皮加兩升涼水，不要放香辣佐料，蓋上蓋兒，小火熬一夜，才能把肉皮燉化。不要一開始用大火，然後變小火，因爲大火把肉變硬了，再熬就不容易分解。如果晾涼了，就成爲膠凍狀。

記住，小火大鍋要通風。第二天連渣帶湯，在午飯的時候吃。湯液熬好之後，可能有一升左右。

由於肉皮經過長時間的加熱水解，變成了氨基酸，極易被人體吸收，吸收率高達80％，這是一個人一天的最低需求量，可以增加，不要減少。

爲了好喝，可以把肉皮和50克生山楂，以及10個小紅棗一起熬，可以今天把肉皮與鯉魚一起熬，明天把肉皮與瘦牛肉一起熬，也可以熬豬蹄湯。還可以在肉皮湯裡加入各種各樣的蔬菜小塊，比如，土豆小塊、胡蘿蔔小塊、黃豆、花生米等。熬肉皮凍不必追求塊狀凝固，因爲凝固結塊之後，非常黏膩，反而不容易消化。

有人說，去市場買肉皮凍多麼省事！錯了，市場賣的肉皮凍含有許多添加劑，比如，化學瓊脂、鹼性黃明膠、加白礬的澱粉等，這是不能給人吃的。有人說，何必熬肉皮凍呢，去藥店買阿膠多麼省事！錯了，藥店賣的阿膠含有許多中藥，比如，辛熱的肉桂、補氣的黨參、壯陽的狗脊等，這是不能隨便給人吃的。

（3）慢性貧血的病人要吃豬肝、牛肝、血豆腐。

豬肝、牛肝可以炒著吃；血豆腐是指豬血、牛血、鴨血、雞血凝固而成的固體，也可以炒著吃。強調吃半流食的病人，可以把它們煮熟了搗成泥，拌在粥裡吃。這些東西是天然的鐵蛋白，對於補充血色素是安全可靠的。凡是紅血球低、白血球低，血小板低的人都可以放心使用。每天最少要吃半斤，那才能在一個月之內把血像提上來。把血像提上來之後，就可以每週吃一次了。副作用是大便發黑，查大便潛血是陽性；而且胃氣不好的人，吃多了就會不消化。

請注意這幾樣東西都是平性的。

鯉魚湯、牛肉湯、牛蹄筋湯、肉皮凍、豬肝、牛肝、血豆腐等，都是平性的，也就是說，不寒、不熱。但是有些人說，鯉魚湯和牛肉湯是熱性的，這是不對的。當然，如果熬湯的時候加入許多熱性的佐料，那麼這些東西就變成了熱性的。其實，現在的中國人幾乎做任何肉類，都習慣加入蔥、薑、蒜、茴香、花椒、胡椒、辣椒等熱性的佐料，這是一個非常不好

的習慣，這等於天天吃熱性的藥物，不得熱性病才是怪事！因此熬湯的時候，不要加入這些佐料。

最好使用電飯鍋熬湯，不過要進行改裝。

電飯鍋的加熱功率很大，而保溫功率很小。我買了幾個電飯鍋，讓修理部工人分別改成小的加熱功率。試來試去，才知道電飯鍋的加熱功率最小是350瓦，而適應如此功率的容積應當是13升。於是得出一個標準：12~13升/350~450瓦，這就是熬肉湯的電飯鍋。使用這種鍋熬肉湯很安全。晚上19點，插上電源就行了，第二天早晨7點關閉電源。這就是一鍋冒著熱氣的肉湯。

買如此一個電飯鍋，市場價格在100~200元人民幣。買到之後，要找電氣修理部工人改裝。你是用大功率加熱盤，去換小功率加熱盤；因此你不應當再交錢，因為修理部佔了便宜。但是人家要收修理費，你也沒辦法。改裝後的指示燈，只有一個加熱燈亮，那個保溫功能被取消，保溫指示燈就不亮了。

各種肉湯一定要熬透，而且要去掉浮油。

我父親說：「無論熬啥肉湯，一定要把肉熬得沒魂兒才行。」也就是說，必須把肉熬得像棉花一樣才行。這些肉渣子連貓、狗都不吃。如果有些人說，肉渣子不難吃，那麼這說明沒有熬透。為了能夠熬透，一定要把瘦牛肉絞成餡、把牛蹄筋切成細塊、把肉皮切成細塊，但熬魚湯不必切成細塊。

無論熬什麼肉湯，熬好之後，一定去掉湯上浮油。這個浮油可以用勺子去掉，也可以用吸油紙去掉，還可以把湯晾涼了以後，去掉浮油。

肉湯熬好之後，放在0攝氏度的冰室裡最多24小時。許多人不習慣喝肉湯，最簡單的方法是喝湯之前，往湯裡加入蘿蔔絲再熬開。

需要注意的是，喝各種各樣的肉湯的同時，要喝果汁。

因為肉煮熟了就破壞了維生素，因此人要吃維生素。最好的維生素是蔬菜、水果。要把蔬菜、水果用榨汁機，榨取液體喝。為什麼要喝果汁呢？因為一個人一天要吃掉一大堆新鮮的蔬菜、水果，是相當費力的。而把3~5斤的蔬菜、水果，變成1升的果汁就會輕易攝入。在所有的蔬菜水果中，西紅柿的維生素含量比較高，其他能夠榨汁的蔬菜、水果，有紅蘿蔔、青蘿蔔、白蘿蔔、胡蘿蔔、芹菜、黃瓜、梨子、蘋果、橘子、獼猴桃、西瓜、柑子、橙子、檸檬、桃子、櫻桃、菠蘿、荸薺、草莓等。但是很多人把蔬菜熬煮的非常熟爛，或者吃水果很少，這就造成了維生素缺乏。古人提倡用喝果汁的方式，來補充維生素。

人類攝入的蔬菜、水果的數量太少了。許多歐美國家公眾已經注意到大量攝入肉類，但是沒有大量攝入蔬菜、水果。我國許多人偏重攝入大量的蔬菜，然而把蔬菜煮得很熟爛，這就破壞了維生素，使攝入的飲食不平衡。蔬菜、水果要盡可能地大量生吃，而把它們壓榨取汁是個好辦法。

許多飯店已經有了現場製作的鮮果汁，這太好了。

注意：

①蔬菜、水果一定要洗淨去皮。

②榨取的果汁要馬上喝，不可保存。

③鮮果汁最好自己榨取。

◆ 喝肉湯和果汁的副作用。

①喝肉湯和果汁之後，大便會變少。

這是好事，因為我們不是造糞機器。但是我們要防止便秘，我們要多吃點兒粗糧，以促進糞便的排泄。最普通的粗糧是玉米，玉米含有大量的纖維素。

②生平沒有喝過肉湯的人，猛然喝了大量肉湯可能全身不舒服。

中醫叫虛不受補。因此剛開始要少喝，要慢慢來。

③喝牛蹄筋湯吃肉皮凍、吃豬肝、吃血豆腐，可能會不吸收而拉肚子。

因此剛開始要少吃，要逐漸增加用量。

④無論是急性病還是慢性病，如果病人出現了發熱、劇疼、局部紅腫等症狀，那麼就要停止喝肉湯和果汁，而改喝玉米麵粥。

但是一定要堅持喝加味開胃湯。因為斷絕熱量的供應，甚至斷絕營養的供應，對於迅速解除病人的急性症狀是必要的。

在臨床上，我們經常發現病人高熱昏迷的現象。如果中醫只給他灌服退燒藥和稀粥，那麼這個病人就會慢慢甦醒。但是如果西醫不僅給他灌服退燒藥，同時怕他餓著，而給他輸入大量的葡萄糖注射液，那麼這個病人就會持續高熱昏迷。為什麼西醫好心辦壞事呢？道理很簡單，這叫火上加油。而中醫讓他餓著，這叫釜底抽薪。我的太祖劉完素就是發現了這個道理。他發現人類的許多疾病，都是熱量過剩引起來的。因此人們平常不要吃高澱粉、高脂肪、辛辣發物，要吃粗糧、瘦肉、果菜。如果發生疾病，就要特別注意減少熱量供應。

民國時期，有人根據劉家的食療方法，提出了內臟療法，那是無稽之談。

比如，肺結核病人要多吃豬肺，肝硬化病人要多吃豬肝，腎炎病人要多吃豬腎，據說很受病人歡迎。可能只是補充了蛋白質，還有心理安慰作用。因為豬的內臟，不可能變成人的內臟。但是有人堅持認為，動物的相同的內臟，可能具有共同的化學成分，可以互相補充。按照這個邏輯去推理是十分可怕的：

①牛有色盲眼。人吃了牛眼，豈不變成了色盲？

②公驢有大陰莖。男人吃了驢陰莖，豈不變成了巨無霸？

③奶牛有大乳房。女人吃了牛乳房，豈不變成了超霸？但是女人吃了牛乳房，並沒有變成超霸！

④更不攻自破的是，大家都愛啃豬蹄兒，可是誰的腳也沒有變成三寸金蓮。

因此所謂的內臟療法顯然是荒誕的。

你看，在傳染病流行的季節，並不是所有的人都得了傳染病，有些人是不得傳染病的。這是爲什麼呢？是抗病能力很強壯。

而有些醫生卻得了傳染病，甚至死去，這又是爲什麼呢？是傳染病太厲害嗎？不！他們呼吸的是消毒水，消毒水對於微生物有毒，對於人體同樣有毒，是他們中毒了。他們害怕被傳染，要吃預防的化學藥物，化學藥物是有毒的，因此他們又中毒了。他們吃的食物是所謂的科學的營養搭配，營養搭配就意味著澱粉、脂肪、蛋白質、蔬菜等都吃，而且大量吃澱粉，他們的營養狀況出了問題，抗病能力下降了。即便是住院病人如此吃飯，一個月之後，也都是輕度營養不良，何況是長年累月如此吃飯的醫生呢？

更可怕的是，他們一旦感染了傳染病，就要得到同伴的精心治療；你想他們不能成功地治癒一般的病人，輪到同伴給自己治病，他們心裡能不恐懼嗎？於是就被毒死了，被嚇死了，被餓死了。

但是誰也沒有想過，爲什麼有些人不得傳染病呢？又爲什麼中醫治療傳染病，而自己不病死呢？這就是有些人，包括一些歐美人，在病情危重的時候，想起了中醫的理由。因此，不要害怕疾病，不要埋怨到處是污染，要加強自己的養生之道。如果你像餓狼一樣，保持強烈的飢餓感，同時喝肉湯，保持良好的營養狀態，那麼免疫力是很強壯的，可能你一輩子沒有那麼多麻煩事。

不要濫用醫學專用名詞—所謂提高免疫力。

現在許多介紹保健方法的現代的中國圖書裡，都赫然寫著外國人認爲，許多食物能夠提高免疫力，比如，有人說，苦瓜具有提高免疫力的作用；又如，有人說，葡萄能夠殺死病毒而使人產生抗體；再如，無花果具有提高免疫力的作用等。這種說法從何談起？因爲所謂免疫力，就是抗病能力；中醫從來沒有說過，吃了這些東西能夠預防疾病。

現在依然有些人在電視、電台、報刊、大會宣傳素食能夠預防疾病，而且許多人堅信素食有利健康。我百思不得其解。其實糧食、蔬菜、水果是不安全的食物，不僅現代使用殺蟲劑，而且古代也使用殺蟲劑。古代使用砒霜、硫磺、石灰殺蟲，也會造成糧食、蔬菜、水果的污染。因此古人認爲喝肉湯，比吃素安全。可是，有些人不相信這一套，經常喋喋不休地跟我爭論。那麼我能說什麼呢？

劉氏箴言

天下沒有不治症，唯獨厭食奪性命；
先喝兩湯保全生，再說尋醫看郎中。

本章重點提示及張老師的經驗分享　　　張克咸老師

一、何謂「正氣存內，邪不可干」？

　　早在兩千多年前，中醫經典《內經》就提出「正氣存內，邪不可干」，和「邪之所湊，其氣必虛」等觀點，認為**疾病是人體「正氣」與「病邪」互相抗爭的過程**，同樣的現象，只是使用了不同的語言來表達。

　　中醫學「免疫」一詞，最早見於《免疫類方》，意思是「免除疫病的危害」。「疫」是古人對傳染性疾病的稱謂。比如說：邪氣（病邪）是人體內外環境多種「致病因子」的總稱。而正氣（真氣）則是人體正常的「免疫」機能與「抗病」機能的總括。

　　當邪氣實（致病因子活躍），宿主容易受到病原的侵犯而生病；當正氣虛（免疫機能缺陷），人體就可能出現「異常的自體免疫性」疾病（如風濕性關節炎），或表現出對病原侵襲缺乏有效的「防禦力」和「抵抗力」的現象（如容易感冒）。致病因子和人體免疫系統相互間的消長，決定疾病是否發生，以及疾病的預後。

　　「食療」是中醫的傳統療法，也是「提高人體抵抗疾病的能力」，控制慢性病發展的基礎療法。那麼抗病能力從何而來呢？首先是：「升提胃氣」，因為升提胃氣能夠「提高吞噬細胞的活性」。 但是，沒有足夠的營養，吞噬細胞的數量是很少的。

　　依據劉純的實驗結果，恢復體力最快的方法，是每天喝「開胃湯」來提高吞噬細胞的活性，同時要喝「肉湯」來提高吞噬細胞的數量。

二、現代醫學對營養的看法？

現代醫學認為：人的生存必須依靠「動物蛋白質」。 嬰兒的飲食是標準的，他們喝人（母）奶，既有營養，又容易吸收。運動員的飲食也是標準的，他們每天喝肉湯、吃牛肉、吃雞蛋。因此，有強壯的身體，跑得快、跳得高、蹦得遠。

在世界上，抗病能力比較好的是歐美人，他們以牛排、牛奶、魚類為主食，各類疾病比較少。 而抗病能力比較差的是亞洲人，他們以稻米、小麥主食，各種疾病相對地比較多。 這是**因為攝入動物蛋白質的數量，決定了「吞噬細胞」的「數量」；而吞噬細胞數量的多少，又決定了「非特異性免疫力」的高低。**

三、在什麼情況之下，「動物蛋白質」最容易被人體消化、吸收？

答案是：「有胃氣的時候」！ 大家已經知道，動物的新陳代謝是從攝食開始，如果沒有飢餓感，就無法消化、吸收食物，那麼新陳代謝就停止了。

現代研究發現：一個人沒有飢餓感的時候，不能完全消化、吸收食物，甚至是酒肉穿腸過。 這就是有些人吃得很好，吃得很多，而依然十分消瘦，百病纏身的原因。

但是，**產生飢餓感以後，也只能夠消化吸收「乾硬食物的30%」；也就是說，我們每天吃的大量的乾硬食物，並不能完全被消化、吸收，至少「有70%被排泄」了，這就是人類的巨大浪費。**

四、正確吃飯的規矩

吃飯的規矩就是「**飯前**」喝肉湯，這是保持正常營養的規矩。而且，**肉**

湯不能只喝幾口，要喝得半飽，再吃飯。 只有這樣才能做到七分飽，只有這樣才能「保持正常身材而不肥胖」。

然而，很多人不懂得吃飯的規矩，而是先吃飯、後喝湯，這就錯了；甚至，飯後只是喝白菜湯、茶葉水、白開水，據說是溜縫，就是說，把縫隙補上，就像蓋房子一樣，這是錯誤的。 也是許多人肥胖的原因。

五、爲什麼要喝熬肉（魚）湯？

人體有了胃氣，但是沒有營養，身體照樣不會健康！疾病也不會好！有胃氣的時候，爲了高效率、大量地攝入營養物質，劉純提倡「把肉類做成湯液」。例如：熬有鱗的河魚湯、熬瘦牛肉湯、熬牛蹄筋湯、熬肉皮湯、保元湯 (就是用豬腳、牛肉、淡水魚，加山楂、紅棗熬的湯) 等。

肉湯爲什麼要用小火熬一夜呢？這叫動物蛋白質的水解成氨基酸！太醫們從實驗中確定：肉湯、魚湯的蛋白質 (水解氨基酸) 最容易被人體吸收。而且急病要喝魚湯，最好帶鱗一起燉熬。慢性病人不僅要喝魚湯，也要喝牛肉湯；兩者交替喝，今天喝魚湯，明天喝牛肉湯。 就像女人生了小孩沒有奶水，傳統是喝小鯽魚湯。那爲什麼不是吃小鯽魚呢？就是因爲喝湯，才會產生奶水，而吃魚卻不會。

此外，爲了讓傷口快點痊癒，傳統就喝鱸魚湯。糖尿病和血黏稠的病人，不僅要喝魚湯和牛肉湯，還要吃肉皮凍。肉皮屬於角蛋白，具有極好的滋陰作用。

廣東人，尤其是香港人習慣煲各種的肉湯在飯前喝，而把湯渣都扔了。這都是幾百年來的經驗，**飯前喝肉湯，湯中的「水解蛋白質 (氨基酸)」，最容易被人體吸收，喝了身體會變得輕鬆有力，而且，也不會讓自己吃太**

飽。所以，香港人是世界上最長壽的人群，絕對與他們特別的「飲食習慣」密不可分。

生病的時候，更需要補充蛋白質，而補充蛋白質最好的方法，就是喝肉湯、魚湯。很多年紀大的人沒有力氣，或者是胃不舒服，喜歡喝粥則是大錯！越喝身體越糟糕。

為什麼喝了粥，血糖指數幾乎升得很快、飆高？這就是代表粥的成分不但不容易被吸收，而且也不容易被代謝。因此，幾乎沒有一個養生粥是真正養生的。**多喝肉湯、魚湯才是正道。肉湯、魚湯都是天然食物熬製而成，是最「安全」的食物；也是人體「最需要」的食物。**

六、如何熬肉（魚）湯？

熬湯的時候，絕對不可加入熱性的佐料（蔥、薑、蒜、茴香、花椒、胡椒、辣椒等），建議最好使用「慢燉鍋」，且各種肉湯一定要「熬透」，而且要「去掉浮油」。

為了能夠熬透，一定要「**把瘦牛肉絞成餡、把牛蹄筋切成細塊、把肉皮切成細塊**」，但熬魚湯不必切成細塊。無論熬什麼肉湯，熬好之後，一定去掉湯上浮油。 這個浮油可以用勺子去掉，也可以用吸油紙去掉，還可以把湯晾涼了以後，去掉浮油。

肉湯熬好之後，放在0攝氏度的冰室裡最多24小時。 許多人不習慣喝肉湯，最簡單的方法是喝湯之前，往湯裡加入蘿蔔絲再熬開。

七、為什麼要喝果汁？

劉太醫提倡喝果汁。而且是「**去渣後的果汁**」。由於肉類經過長時間

的熬煮、水解，破壞了維生素，因此，要多吃蔬菜、水果，補充維生素。吃蔬菜、水果要將其壓榨成蔬果汁。例如：蘋果、梨、橘子、桃、西紅柿、胡蘿蔔、黃瓜等。

　　現代研究發現，人產生飢餓感的時候，對於這種湯液的消化、吸收率高達80％；這種高效率的吸收，不僅可以大量攝入營養物質，迅速提高病人的免疫力，也減輕了牙齒、胃腸道的負擔，還避免了食物的浪費。

　　而且，要一個人在一天之內，吃掉一大堆新鮮的蔬菜、水果，是相當費力的。 而如果把3~5斤的蔬菜、水果，變成1公升的果汁後，就能**輕易地攝入、消化、吸收**。

　　我以前曾經研究一個猶太醫師的**「葛森自然療法」**。他的自然療法有兩件事：一是喝大量的天然「蔬果汁」；二是使用「咖啡灌腸」。葛森年輕時患有偏頭痛，到處找人治，結果，碰到一個醫生告訴他，他的頭痛沒得醫，要到50歲之後，頭痛會自然好。這個醫生不像醫生，像算命的。他講的邏輯不知道在哪裡？

　　我不清楚他是不是因為看過劉太醫的書，而開始去大量喝果汁。結果發現，當他如果當天喝了大量的蔬果汁，頭就不會痛。而第二天不喝就又會痛。因此，他養成了每天喝蔬果汁的習慣，再也沒有頭痛的發生，並且用蔬果汁去治療各種疾病，包括癌症。具體療效我沒有收集到詳細資料，但是，他能夠享譽全球，應該有其相應的原因。聽說我們的先總統蔣公的夫人—蔣宋美齡也是葛森療法的長期實施者。

　　大量喝蔬果汁對人體有很大的幫助，因為蔬果汁含有豐富的維生素，基本上不需要再去吃維他命丸；蔬果汁對人體沒有傷害性，合成的維他命丸，全部都有副作用、添加劑，詳情請參閱本篇章。

此外，蔬果汁含有大量的「植物生化素 (植化素)」，如：葉黃素對眼睛好；蔬果汁中含有大量相對應的「酶 (酵素)」，所以容易被人體吸收；且大量喝蔬果汁不容易產生便秘……等。

八、 肉湯、魚湯爲什麼要用小火熬一夜呢？

這叫「動物蛋白質的水解」。 只有這樣才**能把動物蛋白質，在80攝氏度的條件下，水解成爲極易被人體吸收的「氨基酸」**。我們平常把肉煮熟了，把肉炒熟了，把肉烤熟了，那只是把蛋白質變性，變成多胜肽類物質。

但是，**多胜肽類是不溶於水的物質，因此，不能被人體全部吸收。可見飯前喝肉湯是非常科學的**。現代醫學也發現，溶於水、酒、油的東西，極易被胃腸道吸收。 食物是如此，藥品也是如此，毒藥更是如此。

九、爲什麼老年人容易得癌症呢？

一方面是「下丘腦的功能衰弱」了，另一方面是「食物不熟爛」。一日三餐，看起來照吃不誤。其實大便裡，存在著極其大量的無法消化、吸收的食物。聞大便有蔬菜的氣味，而不是臭氣熏天。基本上是吃什麼，拉什麼。老年人的活動量很小，看上去好像很健康，其實**「免疫力已經開始虛弱」**了。 如果給老人喝肉湯，那麼您就是個孝子。

一個人活到了70歲，就變成了「老小孩」。 要每天吃6次飯，每次要喝肉湯。 其中的三次可以加一點兒普食。 但是，許多子女不懂得這個問題，因此，把老人養出病來。 這就是**許多國家進入老年社會以後，老年病急劇增加的根本原因**。

因此，**老年人要特別注意「胃氣」和「營養」的問題**，否則老了有病了，爬不起來了，不管你有多大的蓋世英名，自己也受罪。如果兒女孝順，

那麼你就少受一點兒罪。 如果兒女不孝順，那麼你就有苦說不出。 要知道，外佣也是看兒女的臉色行事。 到時候外佣也會拿你不當人看的。

十、「肉皮凍」的製作方法

可以用牛皮，也可以用豬皮。 熬肉皮凍的時候，一斤肉皮加兩升「涼水」，不要放香辣佐料，蓋上蓋兒，小火熬一夜，才能把肉皮燉化。 不要一開始用大火，然後變小火，因爲大火把肉變硬了，再熬就不容易分解。如果晾涼了，就成爲膠凍狀。

記住，小火大鍋要通風。 第二天連渣帶湯，在午飯的時候吃。 湯液熬好之後，可能有一升左右。由於肉皮經過長時間的加熱水解，變成了「氨基酸」，極易被人體吸收，吸收率高達80%，這是一個人一天的最低需求量，可以增加，不要減少。

爲了好喝，可以把肉皮和「50克生山楂」，以及「10個小紅棗」一起熬，可以今天把肉皮與鯉魚一起熬，明天把肉皮與瘦牛肉一起熬，也可以熬豬蹄湯。

十一、需要額外補充營養食品、維他命丸嗎？

千萬不要依靠化學合成的營養食品、維他命丸，因爲它對於人的身體是有害的。西方人發明的營養食品、維他命丸等都不是什麼好東西。因爲通過化學方式萃取，或是合成的成分都帶有毒性。而且會破壞人體的消化、吸收功能。

我一直強調：我們必須懂得分辨，進行的養生或者治療的方法是在「激活」我們的身體機能，還是在「取代」我們的身體機能？甚至，是在「破壞」我們的身體機能？「取代」或「破壞」是絕對不可以的。

我在上海時，就曾經聽說過，著名畫家陳逸飛就是相信西方的各種維他命，每天吃大量的丸子，結果不到60歲就突然暴斃了。

人體是一個「有機體」，會自動調節自己身體的各項功能。比如，我們去運動時，心臟自然會加速跳動，呼吸會加快；當我們停下來時，心臟就會減速，呼吸會恢復正常。可是，當我們一開始去洗腎了之後，就無法自己小便了。因為，腎臟會誤以為已經不需要它去工作了，腎臟也就慢慢地萎縮。這都是極度的錯誤決策。

十二、劉太醫觀點，重點摘錄：

◈ 肉類熬成肉湯，可以增加消化吸收率。

◈ 人知道餓了，吃東西才能吸收。

◈ 日本曾經號召以高蛋白、高維生素為主食，使胃癌發病率逐年下降。

◈ 吃素並不能防止動脈硬化。

◈ 吃羊肉、狗肉、鵝肉、鴿子、麻雀才會上火，其他肉類不會。

◈ 吃素容易受孕。

◈ 化學合成的西藥，對於人的身體是有害的。

◈ 喝茶有減肥功能，但是，會阻止食物的吸收。

◈ 食物也具有藥性，不可隨意吃。

◈ 現代社會，廣告太多，不可以隨便相信，要了解其中原理。

◈ 化療、放療是危害生命的殘酷手段。

◈ 世界上沒有仙丹妙藥。

◈ 吃對食物的治療作用比藥物更重要。

◈ 痔瘡是人類缺乏硬蛋白而發生的疾病。

◈ 動脈硬化和糖尿病，難以靠藥物維持正常，可以補充角蛋白。

◈ 不要吃高油脂食物。

◈ 不要吃高澱粉食物。

◆ 胃氣不好不要吃豆類食品，但是可以喝豆漿。

◆ 肉湯製作方法及喝法。

◆ 喝肉湯與果汁的副作用。

◆ 所謂的內臟療法是荒誕的。

◆ 現在食品廣告濫用「提高免疫力」。

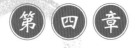# 第四章
肥胖嗜睡肌無力
亂吃補藥沒道理

　　話說1399年，燕王朱棣發動了奪取侄子建文皇帝朱允炆皇位的戰爭。1400年，燕王妃徐儀華得了乳岩，世子朱高熾也得了痿症。劉純使用鯊魚膽，使得徐儀華的乳岩得到了緩解，而使用「補中益氣湯」卻不能治好朱高熾的痿症。眼看著朱高熾肥胖、嗜睡、肌無力的樣子，不僅朱棣、徐儀華著急，就是劉純也十分羞愧。以至於在朱棣當了皇帝之後，對於誰當太子，十分猶豫。朱棣和徐儀華共有三個兒子，老大朱高熾，老二朱高煦，老三朱高燧。其中朱棣最喜歡老二朱高煦，而徐儀華最喜歡老大朱高熾。儘管在徐儀華的堅持下，眾大臣都說：「立嫡以長。」況且朱高熾給他生的孫子朱瞻基十分可愛，於是朱棣立老大朱高熾為皇太子。但是朱高熾那種肥胖、嗜睡、肌無力的模樣，實在令朱棣討厭。

　　因此劉純認為有必要研究這種疾病，一定要盡快治癒太子。怎樣製造疾病模型呢？劉純回憶當年冬天刮著西北風，燕王朱棣帶兵遠征離開了北平。建文帝朱允炆突然派兵包圍了北平城。燕王妃徐儀華和世子朱高熾組織城裡的將士和百姓堅守。朱高熾跑上跑下，每天都是全身大汗，還是蠻精神的。可是沒過幾天，朱高熾就打蔫了，大家都以為他太勞累了，但是他還是強打著精神和大家一起守城。後來朱棣帶兵回救北平，打敗了圍城部隊，這才解了圍。可是朱高熾變得越來越肥胖、嗜睡、肌無力。這無疑是痿症！是過力受風引起來的。可是使用補中益氣湯，為什麼只能緩解症狀，而不能根治呢？是不是有其他的因素存在呢？

於是這隊醫官就在南京的冬天，擬定了誘發痿症的辦法。把200個犯人分爲甲、乙兩批。

甲批犯人分三個步驟試驗：

第一步：強迫口服石灰水，造成胃腸道的損傷，降低消化能力。

第二步：吃米飯和蔬菜，造成營養不良。

第三步：在刮風的冬天，強迫這100個犯人跑步，直到大汗淋漓爲止，然後立即原地坐下休息。

這批犯人，經過3個多月的過力受風試驗之後，有一些犯人就出現下肢痿軟無力的症狀。雖然在番子的皮鞭抽打下，個別裝病的犯人又去跑步了，但是眞正有病的犯人確實不能走路了。

乙批犯人也分三個步驟試驗：

第一步：口服開胃湯。

第二步：同時喝肉湯。

第三步：在刮風的冬天，也強迫這100個犯人跑步，直到大汗淋漓爲止，然後立即原地坐下休息。

這批犯人，經過3個多月的過力受風試驗之後，卻沒有一個犯人出現病症。面對這兩種截然不同的現象，劉純和醫官們反覆推敲，終於總結出造成痿症的可能的四個原因：

①胃氣不足。

②食素。

③血瘀。

④中氣下陷。

那麼這種判斷是否準確呢？醫官們把這些患了痿症的犯人分爲甲、乙

兩組：

甲組喝開胃湯，同時喝肉湯；出現強烈的飢餓感之後，吃補中益氣湯。

乙組喝開胃湯，同時也喝肉湯；但是出現強烈的飢餓感之後，卻吃加入川芎的補中益氣湯。

3個月之後，這兩組犯人的症狀有什麼變化呢？劉純的判斷是正確的：吃補中益氣湯的甲組犯人，症狀只是出現了改善；而吃加入川芎的補中益氣湯的乙組犯人，其肌無力的症狀就全部消失了。

補中益氣湯出自元朝名醫李杲，字明之，晚號東垣老人的著作《脾胃論》，是治療脾肺氣虛引起全身無力的名方。該方由黃耆補肺固表，人參、甘草補脾氣，調和中焦而清虛熱，用白朮健脾，用當歸身補血，用陳皮理氣，用柴胡、升麻升發清陽之氣的八味藥組成。全身無力不是疲乏，而是肌肉鬆弛。但是補中益氣湯，沒有活血化瘀的作用，而且藥力很弱，因此雖然治療肌無力有效，但是不能根治。在加入川芎的補中益氣湯的基礎上，劉純和醫官們反覆加減處方，研究出一種新的藥物，叫做蘇厥散。主要成分是：紅參、蟲草、靈芝、防風及其保密成分。

1411年，劉純上折子，向永樂皇帝朱棣報告了這個研究成果。朱棣立即讓太子朱高熾來見劉純。可是朱高熾已經臥床不起了。這是因為從1409年開始，朱棣經常住在北平，而讓朱高熾在南京處理國家政務。可是朱棣總是挑剔朱高熾的毛病，動不動就是一頓臭罵，誰也受不了。朱高熾本來就有病，總挨罵生氣就吃不下飯了。於是劉純馬上使用新方法治療，經過三個多月的治療，朱高熾的痿症被徹底治癒了。

1412年冬，參加試驗的這隊200名犯人，也被劉純遵旨減刑改判遼東。而醫官則繼續深入進行新的試驗，研究可用該法治療的疾病種類。

◆總而言之，劉純認為肌無力的病因＝主觀原因＋客觀原因＋誘發條件；其中，主觀原因＝胃氣下降＋營養不良；客觀原因＝血瘀＋中氣不足；誘發條件＝過力受風。痊癒＝三分治＋七分養；其中，七分養＝加入黨參、川芎的開胃湯＋鯉魚湯、瘦牛肉湯；三分治＝蘇厥散。

現代醫學如何解釋肌無力呢？

英國醫生在1672年發現了肌無力這種病。20世紀60年代，西醫才認定病位，在神經肌肉接頭處的突觸前膜，是血液中有抗體與該膜的受體結合，抑制了突觸的傳遞能力。但是血液中為什麼出現了這種抗體，西醫至今不知道。西醫使用切除胸腺、皮質激素、肌注射新斯的明等辦法，能夠緩解症狀，但是容易復發。這就是所謂的病理很清楚，而不能根治的怪現象。蘇厥散是明朝以來，治療肌無力比較安全、有效的處方，能夠使人在不知不覺中消除了症狀。

以後幾百年的研究使用，發現這種方法能夠治療現代病名：粘液性水腫、多睡症、重症肌無力等。

◆請注意，首先口服加味開胃湯：生山楂100克、廣木香50克、黨參20克、川芎20克等。每天一劑，水煎頻飲。同時喝牛肉湯、鯉魚湯。一個月之後，如果病情不再發展了，那麼輕症病人不必用藥；重症病人可以加用蘇厥散。

療效統計：從1967~1997年，治療粘液性水腫，包括功能性水腫2591例，均能在一年之內，消除不適症狀，而且停藥以後不復發。另外，治療成年重症肌無力43例，其中，單純眼肌型7例，輕度全身型6例，中度全身型9例，急性進展型併發胸腺瘤7例，遲發重症型併發胸腺瘤2例，肌萎縮型12例，均經過省級醫院確診，曾經使用新斯的明、強的松、化療藥物、放射療法等等，均無效；使用蘇厥散以後，均能在一年之內，

恢復了正常。治療原因不明的多睡症2例，使用蘇厥散也恢復正常。

(一) 粘液性水腫(中醫古稱陽虛水氾)
　　病人女性，1937年出生，甘肅省供銷合作總社職員。因浮腫16年，嗜睡一年。而於1980年4月6日，住進甘肅省水電工程局醫院。

　　1964年患者27歲足月分娩一女嬰，出血約800毫升。當時未休克、未輸血、未做治療。哺乳一年後，逐漸出現下肢浮腫，反應遲鈍，納呆，怕冷，皮膚乾燥，耳聾，聲粗，腹水，幾乎每週只能大便一次。曾經在北京、上海等醫院檢查，診斷是隱匿型腎炎，或者是肝硬化，或是垂體前葉功能減退─席漢氏綜合症，甚至是甲狀腺功能減退等，進行中、西醫治療都是無效。

　　體格檢查：血壓160/90毫米汞柱，體溫36.5攝氏度，慢性重病容，平臥位，嗜睡，但是喚之能醒。全身明顯可凹性水腫，毛髮稀少，口唇肥厚。甲狀腺不大，無結節。心界向兩側擴大，心率72次/分，第一心音低鈍。肝臟在肋下5厘米，中等硬度，無壓痛。脾不大，腹水徵陽性。實驗室檢查血尿常規正常。X光拍頭像，發現蝶鞍部骨質正常。心電圖發現心室二級傳導阻滯。同位素檢查甲狀腺吸碘率：2小時2.3%，4小時1.8%，24小時1.1%，明顯異常。臨床確診是甲狀腺功能減退。

　　但是使用小劑量的甲狀腺片之後，病人出現了胸悶、心悸等明顯不適的症狀。於是，許多醫生對於這個診斷表示了懷疑；並且拿出原來幾家大醫院的診斷書。有的醫生認為可能還是腎炎，因為全身水腫，但是血檢非蛋白氮正常。有的醫生認為可能還是肝硬化，因為肝大，有腹水，但是血檢肝功正常。有的醫生認為可能還是垂體前葉功能減退─席漢氏綜合症，因為這個病人曾經產後大出血，但是沒有黑疸，而且蝶鞍部骨質正常。

　　會診的時候，我認為甲狀腺功能減退的診斷是無疑的，因為病人有嗜睡的症狀。而且甲狀腺功能減退的病人，由於血液循環不好，而容易發生高血壓，是不能使用甲狀腺片的，而且心功能不好的病人，也是不能使用甲狀腺片的，因為甲狀腺片有升高血壓、加快心率的副作用。況且病人長期不想吃飯，哪個醫生都不去理睬；那麼，一個幾乎空腹的人，使用甲狀腺片，提高了代謝率的同時，又升高了血壓、加快了心率會有什麼反應呢？就像是驅使餓得半死的人跑步一樣，這是什麼滋味呢？是全身難受。16年來，吃藥之後全身難受，是病人寧可保持現狀，而不肯接受治療，而把該病拖延很長時間的根本原因。該病人過去曾經使用中、西醫治療無效，可能問題就出在這裡。

　　怎麼辦呢？別吃甲狀腺片了。改用藥引子加味開胃湯：生山楂100克，廣木香50克，黨參20克，川芎20克。每天一劑，水煎頻飲。同時每天喝6次牛肉湯、鯉魚湯。37天之後，病人白天不想睡覺了，感覺餓了，想吃牛肉麵條了，很好！繼續喝開胃湯，同時吃蘇厥散。兩個月之後，全身水腫好了一些，對外界反應也正常了。病人想家了，於是帶藥回家了。

　　大約過了半年多，她又來了，我幾乎不認識她了，原來這是一個漂亮的少婦。是啊，16年的甲狀腺功能減退，把一個43歲的漂亮女人，變成了蠢豬，而將近一年的三分治、七分養，又把她恢復了人形。

(二)重症肌無力(中醫古稱筋痿)

　　病人男性，1940年出生，北京鐵路局職員。1981年5月出現複視，視物過久頭疼，視力易疲勞。曾經被懷疑是散光眼，但是眼科檢查無異常。同年10月感冒以後，出現眼瞼下垂，吞嚥困難，手不能拿筆寫字，走路困難，在北京許多醫院診斷是重症肌無力。醫生給予氫溴酸加蘭他敏、氫溴酸新斯的明、強的松、維生素B、膠性鈣、溴化鈣、馬錢子、大劑量黃耆、補中益氣湯等中、西藥，病人症狀略有改善，但是停藥後依然如故。

1984年4月9日，病人住進北京長城瘤科技術研究院腫瘤康復醫院。自述全身無力，不想吃飯，只想睡覺。病人走路需人扶持，自己不能下床去廁所。體格檢查：血壓110/70毫米汞柱，體溫36.6攝氏度。病人神智清醒，眼瞼下垂，眼球活動無障礙，心肺，肝脾，雙膝反射存在。血栓未見異常。X線報告：不排除胸腺肥大。

怎麼辦？先不去理睬肌無力的問題。首先要讓病人吃飯，先把病人養壯實了再說。於是讓病人喝藥引子加味開胃湯：生山楂100克，廣木香50克，黨參20克，川芎20克。每天一劑，水煎頻飲。同時每天喝6次牛肉湯、鯉魚湯。28天之後，病人說好像身上有點力氣了，感覺餓了，想吃排骨了。其實還沒有正式治療，只是原來餓得全身沒有力氣，後來給了點營養，體力好了一些，還不是真正的有力。

現在要正式開始治療了！繼續喝藥引子加味開胃湯，同時吃蘇厥散。

3個月之後，這個病人自己走著回家了，他沒有坐汽車，也不讓別人扶著，就像剛學會走路的小孩一樣，走幾步還要跳一下，走路的心情是美好的。這種愉悅的心態誰能理解呢？只有長期臥床不起的人。是啊，3年多的重症肌無力，讓一個44歲的大男人躺在床上，這是多麼難受的事情，而將近半年的三分治、七分養，又讓他上街玩去了。

(三) 多睡症(中醫古稱過力脫氣)

1980年9月14日，有兩個青年男女，在甘肅省蘭州市的白塔山公園搞對象。一時衝動，兩人在公園裡進行了性交。性交完畢，陰莖嵌頓在陰道內，在一群人的羞辱下，被抬進了甘肅省一家醫院急診室，醫生給兩人注射鎮靜劑魯米那以後，陰莖從陰道脫離。但是這兩人開始昏睡。起先，醫生以為是鎮靜劑的作用，後來發現呼之不應，但是給飯能張嘴吃，大小便失禁，好像是植物人。注射興奮劑咖啡因也無效。這叫什麼病呢？男女雙

方的家長急得要死！大約一個月以後，西醫沒辦法了，讓我去會診。

我也不知道這叫什麼病，不過中醫書上好像有記載，叫過力脫氣。過去，八百里加急騎馬送信的，練武術逞能的，身子虛弱而性交的人，容易出現累得假死的現象；如果時間長了，不去管他，可能就真的死了。不能傻等著，還是要治療。

這兩個青年人的血壓、脈搏、呼吸、心電圖都是正常的。於是先給病人餵藥引子加味開胃湯：生山楂100克，廣木香50克，黨參20克，川芎20克。每天一劑，水煎頻餵。同時每天餵6次牛肉湯、鯉魚湯。7天之後，繼續餵藥引子加味開胃湯，同時餵蘇厥散。兩個月之後，這兩個病人逐漸神智清醒了。後來聽說這兩個男女結婚了。

這叫什麼病呢？西醫只能懷疑是植物人。而中醫認為是過力脫氣。然而這兩個人是幸運的，因為按照西醫的腦死亡的理論，執行安樂死是可以的。

人的性命是寶貴的，然而許多人沒有腦死亡，只是因為心電圖出現了心電分離，就被西醫宣布死亡了。而實際上，極個別的病人沒有死亡。

記得我在甘肅省水電工程局醫院上班的時候，1978年6月15日下午，急診室送來一個淹死的女人。每年夏天都要出現這種問題，醫護人員已經習以為常。心電圖確定死亡之後，就被推進太平間。由於冰櫃已滿，暫時放在停屍床上。單位領導立即發電報，通知家屬領取屍體。這個女人是上海交通大學畢業生，分配到甘肅省水電工程局工作，1950年出生，已婚。她的父母和丈夫、兒子都在上海。

可是兩天後的6月17日上午，看守太平間的老頭，突然慌慌張張地找

我：「劉劉院長，詐詐屍啦！」我一聽就樂了：「你老傢伙又喝醉了。」老頭一屁股坐在地上，還說：「您您不信，快快看！」太平間的門口已經圍了一大群人，膽大的拿著棍子，膽小的躲在人群後面。我分開人群一看，這個淹死的女人已經站立起來，雙臂支撐著停屍床，臉埋在頭髮裡，看不見面孔。樣子確實可怕。怎麼辦？只要我一聲令下，棍棒就能把她打倒。但是我馬上意識到：「她沒有死！」於是命令醫護人員：「送急診室搶救！」果然她活了。然而她的丈夫始終沒有來，據說是工作太忙。只有她的父母來領屍，也是虛驚一場。

為什麼心電圖確定死亡的人，又能復活呢？難道高科技的現代儀器，不可靠嗎？為此，我向父親請教。父親哈哈一笑，說：「書呆子！不出現屍斑，誰敢說她死了！為什麼古人死了，要停屍1天，就是怕誤會。」噢，原來古人守靈7天不是講迷信！從此，我要求急診室確定病人死亡之後，依然要停屍觀察，不要放在冰櫃裡冷凍，直至出現屍斑，再推入冰櫃。

臨床發現，確實有極個別的死人，又復活了。其中，復活機會比較高的，是突然死亡的淹溺、觸電、上吊、中毒、心肌梗塞。可見一些不可思議的奇蹟，是客觀存在的。錯就錯在我們的盲從，認為心電圖確定死亡就是死亡。要知道，不等待屍斑的出現，立即把人放進冰櫃裡，也把人凍死了，就不可能有復活的機會了。

目前國內外報刊也有類似的報導。

比如，印度的瑜珈功，把練功者埋在地下，隔絕空氣，竟然生活了一個多月，這就打破了西醫說的超過10分鐘不呼吸空氣，必定是死亡的結論。又如，沙漠探險隊迷路了，人們在斷水的情況下，竟然生活了十幾天，這就打破了西醫說的，超過7天不喝水，必定是死亡的結論。再如，發生地震了，人被埋在廢墟裡，只憑著一點水，竟然生活了一個多月，這就打

破了西醫說的，超過一個月不吃飯，必定是死亡的結論。還有一些報導，也是西醫宣布了死亡，而死人又復活的消息。雖然這是極個別的事情，但是說明人體科學至今是個謎。因此不能迷信西醫就是真理，而中醫不是東西。我行醫30多年，真正體會到醫學只是經驗，不必去講理；有些所謂的大道理，只不過是自圓其說罷了。

可見，西醫確定死亡的結論，不是絕對的，急急忙忙把人冰凍起來是不妥的。另外，有些搶救方法也是愚蠢的。例如，搶救溺水的人，中醫採取俯臥姿勢，用東西墊在肚子下面，讓水從口鼻流出，使病人自然恢復肺的呼吸功能。而西醫把病人仰臥，採取人工呼吸，或者高壓氧，甚至心臟按摩，電擊除顫，那麼肺裡的水，怎麼會流出來呢？

在國際上，許多民族都有自己的自然療法，並不完全聽從西醫的擺佈，而是並存分用。可笑的是，有人問我：「人命關天的事，中醫能管用嗎？」是的，如果西醫把你冰凍起來，你就是想喊中醫救你，也喊不出聲了。

但是確實有人躺在冰櫃裡等待復活。1979年，美國加利福尼亞州的心理學家福博士，患肺癌，死前遺囑是把自己冰凍起來，以便有了特效藥之後，再解凍救活他。目前美國已經有幾十具冷凍人體等待復活。不過，美國的低溫專家承認，目前還不能迅速冷凍人體的重要組織，而且在冷凍前抽乾了人體的血液，又在血管內注射了防腐藥物，因此冰凍人體可能永遠是冰凍屍體。

劉氏箴言

虛症豈能靠補藥，該是開胃與食療；
試問病家不開竅，關進冰櫃奈何逃。

本章重點提示及張老師的經驗分享　　張克咸老師

一、肌無力的病因＝主觀原因 + 客觀原因 + 誘發條件

肌無力屬於「中氣下陷」癥候群。

主觀原因：胃氣下降、營養不良

客觀原因：血瘀、中氣不足

誘發條件：過力受風

二、治療方法：痊癒＝三分治 + 七分養

七分養：喝加入黨參、川芎的開胃湯，及喝鯉魚湯、瘦牛肉湯。

三分治：蘇厥散

三、療效統計：

　　依據劉弘章老師的統計資料：1967至1997年，三十年間，治療粘液性水腫，包括功能性水腫2591例，治療成年重症肌無力43例，嗜睡症2例，均能在一年中恢復正常。

四、劉太醫觀點，重點摘錄：

◆ 英國醫生在1672年，發現了肌無力這種病。

◆ 二十世紀60年代，才認定在神經接頭處的突觸前膜是有抗體與該膜的受體結合，抑制了突觸的傳遞能力。但是病因不明，也沒有治癒的方法。

◆ 西醫只能緩解症狀，容易復發。

◆ 甲狀腺機能減退的病人容易發生高血壓，不能使用甲狀腺片。

◆ 心電圖確定死亡的人並不一定死了，古代要等出現屍斑才能確定。

◆ 發生這種機率較多的是：淹溺、觸電、上吊、中毒、心肌梗塞。

◆ 醫學是經驗學，不必去講理。

◆ 許多民族都有自己的自然療法。

五、張老師的經驗分享及總結：

從劉太醫這本書，我們可以了解，重症肌無力症並非絕症，而且治癒的比例非常高。只可惜現在不知道哪裡可以買到「蘇厥散」？

我在香港的妹夫，就曾經得過**「重症肌無力」**，每天只想睡覺，體力很差。我當時就思考，應該如何醫治？我又買不到「蘇厥散」。因此，我只能用我自己研究的方法嘗試治治看，反正都是沒有傷害的藥物。

我當時是建議他服用**「野山參」**，結果發現他一吃就比較有精神、有力氣，所以就開始大量的吃。另外，搭配喝加了黨參、川芎的開胃湯。他自己對於營養，又非常注重。就這樣，好的速度非常快。

我當時最大的困擾是：買不到「蘇厥散」。於是，我試著讓他使用「脊椎自療醫學」的**床墊、枕頭，維持脊椎神經的暢通；喝氫水；泡氫水澡；使用負離子能量墊等新的量子科技產品，來彌補買不到蘇厥散的方法。**

還好，皇天不負有心人，在他努力配合的執行下，幾乎很快就恢復了正常。我現在去香港，他都會開車來接我，車子開得又快、又穩。還會料理許多的美食來招待我。

西醫有太多的疾病治不了，又不願放下身段向中醫、脊椎矯正醫學，或其他自然療法學習，還拼命地打壓所有的其他醫學。西醫既然自以為這麼厲害，為什麼西醫的醫生，自己並不比普通人的壽命長呢？

我治過很多的醫生，包括：上海疾病控制中心主任、上海第二軍醫院大學的校長、藥檢局的處長、北大醫院院長、304醫院燒燙傷研究所的院士、協和醫院的老總、空軍總醫院的健康復健科醫生……等。其他的醫生就不再一一羅列了，因為，我從不做此類的記錄。

　　他們每一次碰到我，都表示很感激我，但是，我從來沒有看到他們介紹過一個病人來找我。我不知道是不是因為他們的傲慢？！從他們身上，我懷疑：現在還有多少人學醫，是為了治病、救人？還是只是因為當醫生容易賺到錢？！這是我們所有人都必須要去思考及詢問的問題。

第五章
陽痿不育、性淡漠，微小血栓是病魔

話說陽痿不育是常見的疾病，治療的方法太多了，然而療效並不肯定。明朝的時候，明朝騎兵經常和蒙古騎兵作戰，但是蒙古騎兵很少出現這種疾病，而明朝的騎兵，尤其是老兵，卻經常出現這種問題。由於不孝有三，無後為大。因此兵部招募騎兵很困難。所以有必要研究這種疾病。那麼怎樣製造疾病模型呢？這隊醫官確定了誘發200個男犯人陽痿不育的三個步驟：

第一步：強迫口服石灰水，造成胃腸道的損傷，降低消化能力。
第二步：吃米飯和蔬菜，造成營養不良。
第三步：除了吃飯睡覺之外，強迫犯人騎在圓木上。

經過這樣處理的男犯人，剛開始還不以為然，可是半年以後，就出現了腰痛、腿疼、會陰部麻木、陰莖不能勃起等症狀。

面對這些現象，劉純等人反覆推敲，總結了造成陽痿不育的四個原因：
①胃氣不足。
②食素。
③血瘀。
④腎氣不足。

那麼這種判斷是否準確呢？把這些犯人分為甲、乙兩組，每組都喝開胃湯，同時每天喝羊肉湯。不同的是，甲組男犯人出現強烈的飢餓感之後，吃青娥丸；而乙組男犯人出現強烈的飢餓感之後，吃加入活血的川芎的青

娥丸。

另外，白天讓這些男犯人依然騎在圓木上，而晚上都給他們配對了女囚犯。由於這些男犯人都是官員，平常妻妾成群，不是坐懷不亂的君子，因此到了夜裡依然能夠不顧疲勞地去性交。但是甲組男犯人，是心有餘而力不足，只有乙組男犯人能夠性交，居然還能使女方受孕。那麼如何控制生男、生女呢？醫官們又試驗出一些方法，居然也獲得了成功。

青娥丸出自宋朝名醫師陳師文的著作《太平惠民和劑局方》，是治療腎虧、虛寒引起陽痿不育的名方。該方由固腎、澀精的胡桃仁，補相火的補骨脂，強筋骨的杜仲，和溫中健胃的大蒜等四味藥材組成。全部藥材是研細加入煉蜜為丸。但是青娥丸的藥力很弱，因此雖然治療陽痿不育有效，可是療效不穩定。在加入活血的川芎的青娥丸的基礎上，劉純和醫官們反覆加減處方，研究出一種新的藥物，叫做扶勞散。主要成分是：當歸、靈芝、鹿茸、西紅花、血竭及其保密成分。

1414年，劉純上折子，向永樂皇帝朱棣報告了這個研究成果。恰好，朱棣要去北平籌劃，第二次親征漠北的北元王朝。於是朱棣命令寧陽侯陳懋，給騎兵部隊每天吃扶勞散。果然，在這次戰鬥中，明朝騎兵部隊表現的非常勇猛。這一仗打得蒙古兵潰不成軍，甚至見了小股的明朝騎兵也不敢出擊。朱棣十分高興，回到南京以後，傳旨嘉獎劉純，並且把參加試驗的醫官全部賞給六品官階，18個醫官隊長升任五品官階。於是太醫院的許多醫官，也要求參加試驗工作了。1415年，參加試驗的這隊200名男犯人，和配對的女犯人，被劉純遵旨減刑改判遼東。而醫官則繼續深入進行新的試驗，研究適用該法的病種。

◆ 總而言之，劉純認為陽痿不育的病因＝主觀原因＋客觀原因＋誘發條件；其中，主觀原因＝胃氣下降＋營養不良；客觀原因＝血瘀＋腎氣不足；誘發

157

條件＝會陰部慢性損傷。痊癒＝三分治+七分養；其中，七分養：加入枸杞，川芎的開胃湯+羊肉湯；三分治＝扶勞散。

現代醫學如何解釋陽痿不育呢？

病理解剖發現：陽痿不育病人的睪丸或者卵巢組織，存在著微小血栓。因此，睪丸或者卵巢，由於血液循環障礙，而出現萎縮；正是因爲睪丸或者卵巢的萎縮，致使性激素分泌的量，逐漸減少；這樣就表現出一系列的臨床不適。許多長期騎馬、騎自行車、騎摩托車的人，都會出現陽痿不育；許多慢性盆腔炎的病人，許多血液黏度高的病人，許多慢性腰腿疼的病人，都會出現陽痿不育，就是因爲生殖系統，存在著微小血栓。

因此治療陽痿不育，只使用性激素，或者吃補藥是不行的。扶勞散是明朝以來，保障承嗣的重要處方。動物試驗發現，扶勞散能夠迅速改善性腺的血液循環，促進性腺細胞的代謝，從而增加性腺的分泌量，發揮性激素代謝中的作用。由於不像西醫那樣，是補充性激素，因此對於肝、腎沒有損害。

以後幾百年的研究使用，發現這種方法能夠治療現代病名：陽痿症等。

◆ 請注意，首先口服加味開胃湯：生山楂100克，廣木香50克，川芎20克，枸杞20克。每天一劑，水煎頻飲。同時喝羊肉湯。一個月之後，如果病情不再發展了，那麼輕症病人不必，重症病人可以加用扶勞散。

如果病人出現了其他的臨時症狀，可以在開胃湯加減相關的藥物。要多喝羊肉湯。應該大量食用蔬菜。但是，不要吃高澱粉和脂肪，可以吃一些粗糧，禁忌酒、茶以及清熱安神藥物。求嗣者，夫妻雙方同時口服；女方停經以後，雙方同時停止口服。本藥是強烈的春藥。但是，不可頻繁性

交，以免導致陰精耗損。本藥可以克服運動疲勞，能夠增強肌力，促進乳酸等代謝產物的排洩。有急性炎症，或者跌打損傷的初期，以及痔瘡出血期間，請勿使用本藥。

療效統計：從1967~1997年，共治療陽痿不育症8982例，其中性淡漠251例，陽痿973例，肥胖性生殖無能症19例，用藥最短一個多月，最長兩年多，均能受孕順產。另外，治療多內分泌腺功能減退症13例，均觀察到滿意療效。

（一）性淡漠（中醫古稱不欲近房事）

病人男性，1912年出生。中共甘肅省委黨校職員。1970年喪妻，同年娶了一個24歲女子爲妻。新婚燕爾，如膠似漆。但是相處一個多月，小妻不滿意老夫的性功能。小妻要求性交的時候，老頭子的陰莖經常勃起不堅。老頭子很苦惱，於是到蘭州市一家中醫院找醫生吃補藥，豈知越補，陰莖越疲軟。老頭子急了，害怕小妻提出離婚。當時我在甘肅省政府當保健醫，於是老頭子找我諮詢。我告訴他，要喝藥引子加味開胃湯：生山楂100克，廣木香50克，川芎20克、枸杞20克。每天一劑，水煎頻飲。同時喝羊肉湯。出現很強烈的飢餓感之後，就加用扶勞散。

可是最近一兩個月，要想辦法離開小妻，不能讓小妻知道你吃藥。老頭子說：「對囉，到時候給她一個驚喜，老頭子眞的藉口下基層，離開了小妻兩個月。」

半年之後，小妻找我來了。原來，老頭子的性功能提高之後，小妻滿意之餘，又很納悶兒，追問之下，老頭子就把我出賣了。於是小妻就認爲這是藥物的作用，是個假象，如果停藥，還是個性淡漠。怎樣解釋這個問題呢？我對她說，你們家的地溝堵了，你是疏通地溝呢，還是把髒水潑在地上？回答肯定是疏通地溝。那麼生殖器的血管被堵塞了，你說我應當怎

麼治？回家琢磨去吧。

小妻不能要求老頭子的陰莖持續勃起。1980年，山東省青島醫學院報告一男子性交後，陰莖持續勃起20天，這叫特發性陰莖異常勃起，這是非常痛苦的。而老頭子也不要天天性交，一個月一次就足夠了。別說老頭子應當如此，即便是小伙子也應如此。性交過程中，誰吃虧？男人吃虧！因為男人要丟失大量的精液。

妻子與丈夫要分房睡，並且要與丈夫每月一次性交就可以了。這樣不僅保護丈夫，也保護了自己。因為妻子在性交的時候也會血熱，這不僅表現在臉色發紅，也表現在嘴唇、乳頭、陰蒂充血紅潤。另外妻子在性交的時候，也要丟失大量陰液，這就是白濁。需要說明的是，白濁是生理性的透明黏稠的陰道分泌物，而白帶是病理性的白色黏稠的陰道分泌物。區別的方法是拿紙擦一下陰道，看一看分泌物是否透明。

（二）陽痿（中醫古稱陽痿）
病人男性，1942年出生。甘肅省蘭州市東崗區政府職員。1966年結婚之夜，正在和妻子性交，突然從床下鑽出一個鬧洞房的同事。把新郎嚇了一跳，從此發生陽痿。剛開始找西醫治療，肌肉注射睾丸酮、口服睾丸酮、陰莖靜脈注射菸酸等一年無效。後來找中醫治療，吃人參、鹿茸、枸杞等一年也無效。於是妻子提出離婚。

他過上獨身生活之後，十分苦悶，不敢再找對象，沒事就練氣功。1970年，我到甘肅工作。他聽說來了一個祖傳中醫，就找我治療。我先讓他喝藥引子加味開胃湯：生山楂100克，廣木香50克，川芎20克、枸杞20克。每天一劑，水煎頻飲，同時喝羊肉湯。大約過了一個多月，他出現了很強烈的飢餓感，能夠吃肉了，就加用扶勞散。使用扶勞散半年之後，陰莖能夠堅硬勃起，持續時間達到5分鐘。於是他去找前妻。這個女人離

婚之後，已經再婚。可能是和前夫戀愛時間長一些吧，還是有點兒感情，聽說前夫性功能正常了，於是又和前夫復婚了。兩人興沖沖地感謝我，我卻感到很乏味，難道夫妻關係只是一個性交嗎？

其實，陽痿不是男子的專利，因為女子也有陽痿，只是女子的陽痿，中醫稱之陰痿。女子絕經期之後都是陰痿。

女子的陰痿表現在三個方面：
①性交的時候，陰蒂不能勃起。
②懷孕之後，容易流產。
③很難生育男孩。

只是男子的容易被女子發覺，而女子的陰痿不容易被男子發覺而已。但是女子的陰痿，可以照樣生女孩，而男子陽痿只能通過手淫排精，而不能通過性交射精。實際上，陰痿的女子是很多的，這就是生育男性嬰兒很少的原因。在2003年統計全國男女比例，是男性多於女性，這是很可笑的虛假數字，因為任何一個國家都是女性多於男性，其原因就在於男性嬰兒的出生率比較低，而且男性老人的死亡率也比較高。因此丈夫要關心妻子是不是陰痿。

但是男子不必自卑陽痿，女子也不要隱諱陰痿，這一切都是可以糾正的。

有人認為，有病就會發生陽痿、陰痿。錯了!因為有些癌病人依然有性衝動。有人認為，營養不良的人就會發生陽痿、陰痿。錯了!因為有些饑民依然有性衝動。有人認為，看淫穢物品的人就會發生性衝動。錯了!因為有些強姦犯是瞎子。這是因為性衝動是動物的本能，這種本能與攝食、自衛等本能，構成了動物的三大本能。

有人認為，性交是一種妙不可言的享受。西醫認為性交沒有什麼損失，然而中醫認為，性交雙方都付出了代價，這個代價便是體能的消耗。那麼成年人怎樣控制性慾呢？告訴你，平時用沙參、草決明沏水喝，你就是坐懷不亂，而精明、強幹的君子。

（三）肥胖性生殖無能症（中醫古稱肥人不育）

　　病人女性，1947年出生。天津市五金交電公司職員。身高160厘米，體重112公斤。1971年結婚之後，直至1978年不懷孕。曾經去過北京、天津許多家醫院，均被診斷是肥胖性生殖無能，營養不良症。治療方案首先是減肥，在控制飲食的同時吃甲狀腺素。

　　這個大胖子可倒楣了，每天吃水果已經疲乏無力，又吃甲狀腺素心慌、氣短，稍微不舒服就害怕，就讓丈夫找醫生諮詢，弄得醫生也煩了。

　　後來聽說劉家是祖傳中醫，已經搬到北京去了，就到北京找我父親。父親讓她喝加味開胃湯，同時喝羊肉湯。這倆口子卻大失所望：能吃、能喝就會更肥胖，怎麼能夠減肥懷孕呢？於是高興而來，掃興而回。到了1982年，病人已經35歲了，然而西醫的治療方案不能減肥，更不能懷孕。倆口子真急了。又到北京找我父親。恰巧父親去紐約探親去了，我接待了二位。還是那句話：喝藥引子加味開胃湯，同時喝羊肉湯，當然要喝瘦羊肉湯，而且要多吃蔬菜、水果，一定要吃飽了，不能餓肚子。

　　但是不能吃澱粉、脂肪。另外，每天要跑步。出現飢餓感再用扶勞散。至於甲狀腺素，要逐步減量，最後停用。我告訴他們：「你們有病，跟我沒有關係。聽人勸，你就生孩子。不聽勸，你就斷子絕孫。」

　　一晃快一年了，這倆口子又來了。男的模樣沒有變，女的卻變得不認識了，瘦了許多，好像比原來漂亮一些。幹什麼來呢？女的懷孕了！怕流

產，讓我來保胎。其實能吃能喝就是保胎，懷孕了不要亂吃藥。倆口子又白跑一趟。後來聽說生了一個女孩子。

（四）多內分泌腺功能減退症—席漢氏綜合症（中醫古稱黑疸）

　　病人女性，1948年出生。北京海澱區四季青鄉農民。1984年第二胎產後大出血，出現了納呆、疲乏，腰酸、腿軟，面色發黑，頭髮、眉毛、腋毛、陰毛逐漸脫落，性慾減退、月經閉止，四肢不溫等症狀。由於乳腺萎縮無奶，嬰兒吃牛奶。曾經去北京許多家醫院，均診斷是席漢氏綜合症，也就是多內分泌腺功能減退症。給予甲狀腺素、垂體激素、雌激素、皮質激素，治療一年多無效。又去北京一家中醫院吃補藥亦無效。

1987年7月15日，找我治療。

　　先喝加味開胃湯，同時喝羊肉湯，出現飢餓感再用扶勞散。過了半年多，各種症狀消失，病人體重增加，身體恢復如初。

　　這個病人明明是多內分泌腺功能減退，應當補充各種內分泌激素，可是為什麼補充之後無效呢？這是因為，首先病人的胃氣很不好，不能吸收食物和藥物，吃了食物和藥物，只是穿腸而過，那麼藥物能起什麼作用呢？就像把藥物扔進鋼管裡一樣，進去的是藥物，出來的還是藥物。

　　其次，病人的各種內分泌腺，出現了微循環障礙，不去解決這個關鍵問題，只是給予激素，那麼各種內分泌腺被激活之後，又如何正常運轉呢？就像汽車的油路被堵塞了，可是你一次又一次地轟轟烈烈點火，那麼汽車只是震動而不能跑起來。另外，各種化學合成的內分泌激素，到了人的體內，真的按照醫生的如意算盤起作用嗎？

　　有人說，病人吃藥不吸收，那麼就打針，這樣就不通過胃腸道，不牽

涉胃氣的事。錯了!不通過胃腸道,也牽涉胃氣的事。因為氣化是胃氣的職能。這就是胃氣不好的人,肌肉注射藥物之後,注射部位不吸收而出現一個大硬包的原因,這也是胃氣不好的人,靜脈注射藥物之後,人體不吸收而容易出現各種注射反應的原因。

劉氏箴言

一夜夫妻百日恩,不能陽痿就離婚;
古今多少苦惱人,活血化瘀又情深。

導讀與註釋

本章重點提示及張老師的經驗分享　　張克咸老師

一、陽痿的病因＝主觀原因＋客觀原因＋誘發條件

陽痿屬「腎氣不足」癥候群

主觀原因：胃氣下降、營養不良

客觀原因：血瘀(微小血管血栓)、腎氣不足

誘發條件：會陰部慢性損傷

二、治療方法：痊癒＝三分治＋七分養

七分養：喝加入枸杞、川芎的開胃湯，及喝羊肉湯。

三分治：扶勞散

三、、療效統計：

　　依據劉弘章老師的統計資料：從1967~1997年，三十年間，共治療陽痿8982例，其中性淡漠251例，陽痿973例，肥胖性生殖無能症19例。用藥最短一個多月，最長兩年多，均能受孕順產。

四、劉太醫觀點，重點摘錄：

◆ 長期騎馬、騎自行車、摩托車的人，容易出現陽痿不育。

◆ 女生陰痿：性交時，陰蒂不能勃起；懷孕之後容易流產……。

◆ 病人各種內分泌腺出現「微循環障礙」，如不解決循環障礙，而去打激素，問題不會解決。

◆ 吃藥不吸收，就打針是錯誤的。沒有胃氣去氣化，就會產生各種注射後遺症。

五、張老師的經驗分享及總結：

陽痿又稱為陽萎，醫學專業用語為**「勃起功能障礙」**，主要是指男性生殖器持續，或反覆出現無法勃起、或維持勃起，以達到滿意的性行為的狀態。男人最怕不舉。大部分主要的原因是壓力導致的心理因素所造成。但是生理強壯了，心理壓力自然也會降低。

關於男性勃起功能障礙研究，各國的實驗報告指出，至少有超過25%男性有陽痿困擾。本章指出**關鍵重點：生殖器微小血管血栓。由於血液循環障礙，而出現萎縮，致使性激素分泌的量逐漸減少，這樣就表現出一系列的臨床不適癥候。**

不管是男性的陰莖，或是女性的卵巢，如果發生微小血管栓塞。男性不舉，也就無法從事性生活。女性生殖器微小血管栓塞，難以產生大量的性激素，都會產生對性生活的興趣缺缺。

所以，**使用七分養、三分治的方法，去打通生殖系統的微小血管才是治本之道。**而民間流傳的所謂補腎神藥，除了心理安慰，沒有什麼意義。

民間所謂的補腎不知道邏輯是什麼？腎臟就是一個身體體內水分過濾器，與生殖機能又有什麼關連？可能他們把腎上腺素與腎功能搞混亂了，才會有男人性功能不強要補腎的說法。

其實早點看看「劉太醫全集」，很容易就能解決這種生理問題，也用不著花那麼多冤枉錢了。

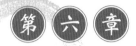

感冒需要抗病毒，此藥至今世間無

話說感冒是小病，但是如果感冒不能迅速治癒，那麼後果是十分可怕的。小孩子得了感冒，如果不能迅速治癒，那麼就會出現心悸而死；老年人得了感冒，如果不能迅速治癒，那麼就會出現憋氣而死；孕婦得了感冒，如果不能迅速治癒，那麼就會生產畸胎；作戰部隊出現了流行性感冒，如果不能迅速治癒，那麼很可能就喪失了作戰的能力。南方人懼怕北方的春天，因為春天的忽冷忽熱，容易使人不斷感冒。因此研究防治感冒的辦法，是非常必要的。

怎樣製造疾病模型呢？這隊醫官在南京的冬季，確定了誘發甲、乙、丙、丁四批，每批50個犯人感冒的三個步驟。

甲批犯人：
第一步：強迫口服石灰水，造成胃腸道的損傷，降低消化能力。
第二步：吃米飯和蔬菜，造成營養不良。
第三步：讓犯人在室外待一個時辰，然後進屋待一個時辰。如此交替驅趕犯人。
經過這樣處理的甲批犯人，最遲三天都出現了發熱、流涕、咳嗽等感冒症狀。

乙批犯人：
第一步：喝開胃湯：生山楂四兩，廣木香二兩。

第二步：喝鯉魚湯。

第三步：讓犯人在室外待一個時辰，然後進屋待一個時辰。如此交替驅趕犯人。

經過這樣處理的這批犯人，在三天當中只有極少數犯人，出現了輕微的感冒症狀。

丙批犯人：

第一步：強迫口服石灰水，造成胃腸道的損傷，降低消化能力。

第二步：吃米飯和蔬菜，造成營養不良。

第三步：讓這些犯人，和患了感冒的甲批犯人關押在一起。

這批犯人不出三天也患上了感冒。

丁批犯人：

第一步：喝開胃湯：生山楂四兩，廣木香二兩。

第二步：喝鯉魚湯。

第三步：讓這些犯人，和患了感冒的甲批犯人關押在一起。

讓犯人在室外待一個時辰，然後進屋內待一個時辰，如此交替驅趕犯人。

經過這樣處理的這批犯人，在三天當中，只有極少數犯人，出現了輕微感冒症狀。

　　面對甲、乙、丙、丁四批犯人，各自出現的不同現象，劉純等人認為造成感冒，以及造成感冒流行的根本原因：內因是胃氣和營養問題，外因是瘴氣，條件是忽冷、忽熱。那麼如何治療感冒呢？醫官們把200個犯人分為甲、乙、丙、丁、戊五批，給予如下處理：

　　甲批犯人：用黃芩、黃連、黃柏熬水喝。

　　乙批犯人：用黃芩、黃連、黃柏熬水喝，同時喝開胃湯、喝鯉魚湯。

　　丙批犯人：用生麻黃、生杏仁、生石膏、生甘草熬水喝。

丁批犯人：用生麻黃、生杏仁、生石膏、生甘草熬水喝，同時喝開胃湯、喝鯉魚湯。

戊批犯人：只喝開胃湯，喝鯉魚湯。

結果怎樣呢？只有丁批犯人在三天之內全部痊癒。

這說明什麼問題呢？說明感冒雖然發熱，但是不能完全使用清熱、解毒藥物。感冒屬於風熱襲肺症候群，治療這個症候群應當使用疏風止嗽的藥物麻杏石甘湯。麻杏石甘湯出自醫聖—漢朝名醫張機，字仲景，他的著作《傷寒論—辨太陽病脈證並治中》，是治療風熱襲肺引起發熱咳嗽的名方。該方由解表平喘的麻黃，平喘止咳的杏仁，清熱保津的生石膏，緩急止咳的生甘草等四味藥材組成。但是麻杏石甘湯的藥力很弱，因此雖然治療發熱、咳嗽有效，但杯水車薪，不能迅速退熱、止咳。

在麻杏石甘湯的基礎上，劉純和醫官們反覆加減處方，研究出一種新的藥物，叫做和風散。主要成分是：熊膽、天竹黃、金雀花、羚羊角、薄荷葉及其保密成分。

1416年，劉純上折子，向永樂皇帝朱棣報告了這個研究成果。當時朱棣正在和群臣商量遷都北平的事，因為北元王朝還在蠢蠢欲動，如果不坐鎮北平，隨時打擊北元王朝的侵略，那麼皇位就不會穩坐，就很可能重蹈宋朝滅亡的覆轍。但是許多大臣以各種藉口反對遷都，其中一條就是大家都是南方人，不習慣北平的寒冷氣候，如果大家天天感冒，怎麼能夠為皇帝效力呢？其實真正的原因，是許多大臣的房地產都在南京附近，在南京當官，可以公私兼顧，到了北平就不方便了。為此朱棣很惱火，但是又拿不出證據，去說服大臣們，於是殺了不少大臣。劉純的折子，讓永樂皇帝朱棣十分高興，也讓群臣啞口無言。

◆ 總而言之，劉純認為感冒的病因＝主觀原因＋客觀原因＋誘發條件；其

中，主觀原因＝胃氣下降＋營養不良；客觀原因＝瘴氣。誘發條件＝忽冷忽熱。

痊癒＝三分治＋七分養；其中，七分養＝加入麻黃，甘草的開胃湯＋鯉魚湯；三分治＝和風散。

現代醫學怎樣解釋感冒問題呢？

微生物學發現：空氣中廣泛存在著病毒、立克次體、支原體、細菌、真菌等病原體。但是飢餓感強烈，而且食肉的人，極少發生感冒。只有胃氣不好的人，由於營養不良，才會在忽冷忽熱的春秋季節而經常感冒。這是由於忽冷忽熱，造成了上呼吸道粘膜的小血管循環不良，鼻腔的各種微生物，能夠進入血管循環當中，而免疫吞噬細胞功能的下降，又不能吞噬各種微生物，因此人體出現了發熱現象。

由於上呼吸道發生了炎症，粘膜由於刺激反應而水腫，因此，人體出現鼻塞、流涕症狀；又由於炎症分泌物刺激了氣管而發生咳嗽；又因為呼吸不暢，而導致輕度缺氧，因此出現頭痛、全身違和。這就是感冒的病理過程。劉純新研製的新藥和風散，採取通宣肺氣的方法，能夠迅速消除上呼吸道水腫，從而消除輕度缺氧產生的不適，使之很快痊癒。

但是，並不是空氣中存在著病毒、立克次體、支原體、細菌、真菌等病原體，那麼就一定發生感冒的流行，這只是外因；還必須有胃氣不好，和營養不良的內因。胃氣不好的人，血液中的免疫吞噬細胞活性很低，不去理睬病原體；營養不良的人，血液中的免疫吞噬細胞數量很少，不能把病原體消滅乾淨。因此胃氣不好，和營養不良的人，其非特異性免疫力很差，別人打個噴嚏，他也會感冒。

另外，還需要忽冷忽熱的條件，沒有這個條件，也不容易感冒。就像是菜刀傷人一樣，菜刀和人的距離必須小於零，才能把人切傷，這個距離小於零，就是切傷的條件。因此，人們能夠放心地去菜刀商店挑選菜刀，而沒有一個人害怕菜刀自己飛出來把人切傷。

然而真的有人害怕菜刀自己飛出來把人切傷。英國有一對研究病毒的夫婦，發現兒子經常感冒，就認為兒子缺乏抵抗力，就把兒子放在消毒的玻璃罩中，結果怎麼樣呢？兒子只要一離開玻璃罩就照樣感冒。

抵抗病原體的能力，在於胃氣和營養。在現實生活中，我們也會發現，有些人幾乎一輩子不發生感冒，而有些人卻動不動就感冒。其中的奧妙就在這裡。而且我們每一個人的鼻腔、皮膚、耳朵、眼，用棉籤擦拭一下，塗在瓊脂培養皿裡，都會培養出各種各樣的病毒、立克次體、支原體、細菌、真菌等病原體，難道我們每一個人都是傳染源嗎？因此在感冒流行的季節，在屋子裡噴灑消毒水、戴口罩、吃各種各樣的預防藥物，都是自欺欺人。應當怎麼辦呢？應當保護胃氣，增強營養！這就是中醫說的：「正氣存內，邪不可干。」

以後幾百年的研究使用，發現劉純的這種方法，能夠治療現代病名：感冒、急性氣管炎、非典型肺炎、大葉肺炎等。

◆ 請注意，要喝加味開胃湯：生山楂100克，廣木香50克，生麻黃10克，生甘草50克。每日一劑，水煎頻飲，同時要喝含鱗的河魚湯，輕症病人可以不治自癒，症狀嚴重者同時吃和風散，症狀好轉以後，立即停藥。

如果病人出現了高熱症狀，那麼就要停止喝魚湯和果汁，而改喝玉米麵粥。但是一定要堅持喝加味開胃湯。因為斷絕熱量的供應，甚至斷絕營養的供應，這對於迅速解除病人的急性症狀是必要的。

如果病人出現了咳嗽、痰多的症狀，那麼就要在加味開胃湯裡加入瓜蔞20~50克。

禁忌食用辛辣發物。請勿喝薑湯發汗，也不要飲酒驅寒，以免加重發熱。使用本藥以後，不要捂被，強行發汗。以微汗而癒最好，不要大汗傷津。用藥期間，應該吃半流食。感冒分爲三種：普通感冒、流行性感冒，症狀性感冒。普通感冒用藥三天就可以了。流行性感冒就要用藥一週。至於症狀性感冒，一定要小心。許多慢性病的始發症狀，與感冒相似，比如，類風濕、癌症、慢性氣管炎、慢性腎炎等，一定要仔細鑑別。

感冒對於壯年人而言，是件小事。但是對於小兒、孕婦、老年人、危重病人來說，是危險性很大的急性病，可以引起小兒肺炎、孕婦的流產，老年人的吸入性肺炎，危重病人的呼吸窘迫綜合症等。對於這些特殊的人群，使用西藥是危險的，而使用和風散是安全無毒的。在寒冷季節，不要吃得過飽；在溫差大的地方，不要大汗出入；不要和感冒的病人，面對面的接觸，這樣可以減少發病。有嚴重疾病的人群，比如，癌症、肝硬化、尿毒症等，更是要防止感冒的發生；否則就會低熱不退，嚴重消耗體力，而迅速進入呼吸窘迫狀態。主動預防的辦法，是在感冒流行季節喝這種藥引子加味開胃湯，喝鯉魚湯。

療效統計：從1967~1997年，治療單純性感冒約1萬人次，均能三天痊癒；治療流行性感冒約6萬人次，均能一週痊癒。另外，使用7天和風散，治療急性氣管炎327例；治療非典型肺炎129例；治療小兒肺炎221例，不用輸液和強心劑，治療孕婦感冒153例，均未發生流產和嬰兒畸形，孩子們長大以後，也沒有出現智商問題；治療老年吸入性肺炎17例，年齡最大101歲，不用吸氧和強心劑；都取得了滿意療效。

（一）上呼吸道感染（中醫古稱感冒）

病人女性，1946年出生，我的北京醫學院同學。1966年初，大學一年級第一學期期末，全年級各科考試，只有我全部考了滿分。於是級主任召開年級大會，表揚了我。我突然發現台下的同學當中，有一個女同學摘下了口罩，衝著我微笑。散會之後，我找到了她，她又摘下了口罩，露出了微笑。啊，多麼美麗的女孩子，大眼睛，小鼻子，小嘴，一笑還有兩個小酒窩。我故意問她，是不是阿拉伯的留學生，否則，爲什麼總是戴面罩呢？她說這不是面罩，而是口罩。她是上海人，不習慣北方的天氣，一到冬天就容易感冒，戴口罩是講衛生防止病毒。於是我就給她講中醫防治感冒的道理，她聽得很認眞。

　　放寒假了，她沒有回上海的家，我也不回北京的家。兩個人都留在學校裡，除了夜裡不在一起睡覺，整天都待在圖書館裡。周圍沒有人的時候，兩個人趕緊擁抱親吻；發現來人了，兩個人就立即分開，互相悄悄地捏著手。北京的冬天，十分寒冷，她卻不戴口罩了，經常喝加味開胃湯：生山楂100克，廣木香50克，生麻黃10克，生甘草10克；居然再也沒有出現發熱咳嗽、鼻塞流涕的感冒症狀。

　　寒假過去了，第二學期開始了。不久，「文化大革命」開始了。我被劃爲白專學生，挨了批判。她開始疏遠我了，後來乾脆就不理我了。開會的時候，她也站出來批判我。後來她又戴上了口罩。後來她也挨了批判。原因就是因爲戴口罩，這是資產階級的臭講究。當時醫生給病人看病，都要尊重病人，是不准戴口罩的。你整天戴著口罩是什麼意思？出身西醫家庭，也是臭資產階級子女！大學畢業了，兩人各奔前程，互相再也沒有音訊。

　　一晃30多年過去了。2000年，在北京醫學院的校慶上，我們兩個又見面了。她依然戴著口罩，依然是苗條美麗。

我笑著問她：「老同學！你還怕感冒？」她摘下了口罩，指著臉上的傷疤，苦笑著說：「老公喝醉了酒，把我破相了。」

我問：「老公是什麼人呢？」
她說：「一個商人。」我問：「你還愛感冒嗎？」
她說：「不，一到冬天就經常喝加味開胃湯。」

（二）非典型肺炎（中醫沒有此病名）

病人男性，1952年出生，甘肅省水電工程局安裝處外電科工人。1979年12月27日下午，突然咳嗽，厭食，頭疼，咽疼，胸骨下疼痛。門診醫生根據咽部充血，診斷是感冒，給予肌肉注射安乃近，口服阿司匹林。

第二天上午，該病人又劇烈咳嗽，又來看門診。醫生又根據咽部充血，診斷是感冒，除了給予肌肉注射安乃近，口服阿司匹林之外，又給予中藥銀翹解毒丸。

第三天凌晨3點多鐘，該病人被家屬扶持到急診室。值班醫生檢查體溫36.7攝氏度，血檢白血球7300/毫升，胸透未見異常，認為只是一個感冒，開了一點藥讓病人回家。可是病人卻大罵醫生是混蛋，說他很難受，而醫生總是糊弄他。家屬也哭起來，說丈夫不是泡病號，肯定是醫生誤診了。不然的話，一個感冒怎麼會這麼難受呢？沒有辦法，值班主任把我這個院長，從被窩裡叫了起來。

我看了看病人，發現他面色蒼白，十分虛弱。我想一定是內臟出了問題。既然有咳嗽，那麼肺部應當仔細檢查。我問值班醫生：「肺部查了嗎？」值班醫生說：「胸透未見異常！」真的嗎？很好，我來聽一聽肺部。嘿！有濕囉音。我說：「都過來，聽聽這是什麼？」幾個值班醫生聽了聽，都不吭氣了。我扶著病人：「走，咱們去透視！」進了X線室，我又說：「剛才是

誰透的視？調電壓了嗎？我來透，你們看著！」在黑暗中，屏幕上出現了病人的肺影，調節X光機的電壓，可以發現雲霧狀陰影從肺門蔓延到兩肺下葉。這是什麼？醫生們異口同聲說：「非典型肺炎！」對了。爲什麼剛才透視沒有發現？因爲雲霧狀陰影很淡薄，不調節適當的電壓看不見。那麼感冒的指徵輕微而症狀很危重，要考慮什麼病？醫生們又異口同聲說：「非典型肺炎！」嘿！怎麼這時候都明白了呢？非典型肺炎歷來是大學畢業必考的試題！

但是肺部出現雲霧狀陰影，還不能完全肯定是非典型肺炎。因爲蛔蟲、鉤蟲、微絲蚴、中華肝吸蟲、阿米巴原蟲等寄生蟲感染，花粉過敏，阿司匹林、青黴素、磺胺等化學藥物過敏，也會引起肺部雲霧狀陰影，叫做肺嗜酸性粒細胞浸潤症。還要做一個冷凝集試驗，因爲非典型肺炎，除了肺部的特殊的雲霧狀陰影之外，還有一個冷凝集價的問題。冷凝集試驗超過1：32，這又是非典型肺炎的特點。這個病人的冷凝集試驗值是1：64，診斷是非典型肺炎已經無疑。

那麼怎麼治療呢？非典型肺炎的病原體可以是細菌，可以是支原體，可以是病毒，但是確定下來至少需要7天，那麼病人就可能被拖延時間而致死。而且如果培養出是支原體，或者是病毒，那麼西藥還是沒有辦法。怎麼辦呢？吃中藥！於是收病人住院，喝藥引子加味開胃湯：生山楂100克，廣木香50克，生麻黃10克，生甘草10克。每日一劑，水煎頻飲。同時讓家屬每天給病人喝6次鯉魚湯，並吃和風散。病人第三天就不咳嗽了，第7天X線胸透未見異常。於是病人就出院了。出院時還給病人開了一個月的病假條。

非典型肺炎是比較老的疾病，一年四季散發流行，尤其在氣溫忽冷忽熱的時候最容易發生。非典型肺炎的病灶雖然在肺部，但是只是淡薄的雲霧狀陰影，就像紗巾一樣；而大葉性肺炎的厚實的大葉狀陰影，就像木板

一樣；由於不是典型的大葉肺炎，因此叫做非典型肺炎。非典型肺炎的特點，好像是感冒，但是病人的表現很衰竭。這個病人誤診了三次，就說明了該病的特點。遇見這種情況，一定要做胸部X線透視。在X線透視的時候，也一定要調節適當的電壓。電壓高了，看不見淡薄的雲霧狀陰影；電壓低了，屏幕上又是一片黑色。然後再做一個冷凝集試驗。在治療的時候，也不必等待細菌培養報告，立即採取中醫療法就可以了。

然而非典型肺炎的誤診率是相當高的，首先是臨床醫生認爲病人體溫不高，白血球也不高，只是咽部發紅，聽診肺部也是馬馬虎虎，就輕易診斷是感冒。其次是X線透視病人肺部的時候，技師不調節電壓，致使肺部透光不好，而看不到淡薄的雲霧狀陰影。但是最可怕的還是治療問題。細菌有細胞壁，對於抗生素敏感，支原體沒有細胞壁，有兩種核酸，對於某些抗生素敏感；病毒沒有細胞壁，有一種核酸，對於任何抗生素都不敏感。因此採取西醫的治療方法是危險的，如果使用抗生素無效，爲了退熱而使用了激素等免疫抑制劑，那麼就會出現肺水腫；爲了克服肺水腫而使用強心劑，就會造成心律紊亂；最後病人死於急性呼吸窘迫綜合症。一個大活人就這樣被庸醫殺死了。

怎麼辦呢？誰也不能保證自己是細菌性的非典型肺炎，誰也不能等待細菌培養的結果出來。何去何從呢？爲了保住性命，還得使用中醫的三分治、七分養。喝了藥引子加味開胃湯和鯉魚湯，病人的吞噬細胞的數量增多了，活性增強了；和風散能夠清熱、宣肺。吞噬細胞又把壞死的細菌，或者支原體，或者病毒以及雲霧狀陰影吃掉了。那麼病人爲什麼不上街玩去呢？如此當個醫生不是很輕鬆嗎！然而許多西醫使用抗生素和激素去治療非典型肺炎，把病人治死了。非典型肺在民國時期的希氏內科學已經有此病名；1956年上海第一醫學院編寫的《症狀鑑別診斷學》，1973年北京兒童醫院編寫的《實用兒科學》，1979年河北醫學院編寫的《臨床醫學問答》，都有非典型肺炎的病名。

其實，非典型肺炎早在1958年，就曾經在我國大規模出現過，並且經常在臨床中發現，根本不是什麼新發現疾病。當時衛生部的中醫局局長呂炳奎先生，把一些老中醫，包括我父親，請去出主意。這些老中醫不知道什麼是非典型肺炎，聽了西醫的介紹，都說跟嚴重的感冒差不多。有什麼可怕呢？使用幾天麻杏石甘湯不就行了嗎！於是全國使用麻杏石甘湯去防治。那時候每個單位都在熬麻杏石甘湯，免費讓大家喝。因此，當時的非典型肺炎沒有在我國流行。

（三）急性氣管炎（中醫古稱風熱犯肺）

病人女性，1958年出生，中國對外文化委員會職員。1984年5月份結婚，7月份懷孕，8月28日發熱、咳嗽、痰多色黃、兩胸肋疼痛。在北京一家醫院檢查：體溫38.7攝氏度，兩肺呼吸音粗糙；X線胸透兩下肺紋理增粗；白細胞13700/毫升，中性73%，淋巴26%；尿妊娠試驗陽性。臨床診斷：早孕合併急性支氣管炎。怎麼辦？現在只能生一個孩子！如果使用西藥，就很可能造成嬰兒畸形，或者生產一個低智商的孩子。吃中藥可能好一些，於是找中醫開了點中藥。沒想到吃了兩副湯藥，病人又吐又拉，又住進了這家醫院。家屬要求醫生只輸點葡萄糖、鹽水，不用西藥。但是病人體溫上升到攝氏39.2度，咳嗽加重，兩胸肋疼痛也加重。

不能傻等著，還得找中醫。於是家屬找我會診。我要求停止靜脈輸注葡萄糖，因為發熱病人越給葡萄糖越發熱，這是因為葡萄糖補充了熱量。要喝藥引子加味開胃湯：生山楂100克，廣木香50克，生麻黃10克，生甘草10克。每日一劑，水煎頻飲。同時每天喝6次鯉魚湯，並吃和風散。病人第二天體溫就正常了，第7天血檢白細胞8700/毫升，X線胸透未見異常。於是病人出院了。

1985年4月份，病人正常分娩一個男孩子，沒有畸形。1991年，孩子上學，智商很好。2000年，孩子考上了北京人大附中，口語英語是班裡

第一。可是從初中二年級開始，孩子就戴上了近視眼鏡。據他母親說，可能是看書太多，與懷孕期間吃中藥沒有關係。

有些人是非常奇怪的，在懷孕期間是不敢吃西藥的，害怕中毒、生產畸胎。如果不懷孕呢，是可以隨便吃西藥的。那麼這個雙重標準是誰規定的呢？

許多外國的化學藥物大量湧進中國，許多外國的垃圾食品大量湧進中國，許多外國的陳舊技術大量湧進中國，都被有些中國人視若珍寶！難怪有些外國人說有些中國人愚昧無知。據說現在全國大約有37%的兒童是低智商，現在全國大約有10%的人群出現了肝臟損害，現在全國大約有50%的人群是低蛋白質血症。

（四）大葉性肺炎（中醫古稱肺熱）

病人男性，1964年出生，北京第十五中學學生。1990年3月份開始咳嗽，家長給他吃了一點止咳糖漿。同年4月2日早晨突然寒顫、發熱、厭食、出汗、胸疼、咳痰黃色，即到北京一家醫院急診。檢查：體溫39.8攝氏度，急性病容，面色潮紅，右下肺呼吸音低，白細胞18000／毫升，中性89%，胸部X線透視發現，右肺下葉大片高密度陰影。診斷：大葉性肺炎。收入內科病房。肌肉注射青黴素，口服阿司匹林。

4月4日早晨查房，病人自述胸疼加重，醫生立即開了胸部拍片子。病人到X光室等候拍片的時候，突然暈倒。馬上被護士送回病房，測心率150次/分鐘，測血壓50/20毫米汞柱，醫生診斷是中毒性休克。立即插導管給氧，靜脈輸入低分子右旋糖酐，5%葡萄糖鹽水，5%碳酸氫鈉注射液，同時靜脈輸入600萬單位青黴素，200毫克氫化可的松；另外，靜脈測定中心靜脈壓，並給家長發出了病重通知單。

病人是個獨生子，兒子變成這個樣子，可把家長嚇壞了。然而更糟糕的事情還在後面。床邊使用小型X光機拍片，發現病人有胸腔積液。病人的休克被糾正之後，胸腔穿刺發現積液是膿性！生理鹽水灌洗之後，胸腔內注射80萬單位青黴素。醫生告訴家屬，膿胸要反覆抽膿，如果出現了慢性膿胸，還要轉到外科進行切開引流，將來可能留下胸膜沾黏的後遺症，就是深呼吸的時候要胸疼。孩子的母親嚇得只是哭，嗓門很大，孩子的父親只是低著頭不說話。

　　我的一個大學同學，在這家醫院上班，恰巧去內科病房辦事，聽見了哭聲就走了過來。看了看病人，就對家長說：「活人別讓尿憋死，我給你找個中醫看看！」於是把我叫去了。我以為是個肺癌，看了看病例才知道只是一個大葉性肺炎。這也需要我會診嗎？於是我告訴家長停止西醫的治療，使用三分治、七分養之後就走了。過了4天，病人的父親垂頭喪氣地找我來了。怎麼回事呢？原來，病人的母親認為孩子很危重，不敢讓孩子停止西醫的治療，也沒有使用中醫方法，於是孩子又出現了急性腎功能衰竭，24小時尿量小於400毫升。

　　許多病人不知道別人生病也是痛苦的，因此認為自己的疾病是最嚴重的；許多病人沒有領教過化學藥物的厲害，因此認為化學藥物是最安全的；許多病人不了解醫生是什麼東西，因此認為醫生是最可愛的。也正是因為如此，許多病人九死一生之後，不去懷疑醫生的治療方法，還是盛讚醫生的高明；也正是因為如此，許多病人一步錯百步歪，最後陷入不可自拔的地步；也正是因為如此，許多病人自己從前門走進醫院，又從後門被人抬進火葬場。我是一個西醫，又是一個祖傳中醫，幹了30多年臨床，國外有親戚當醫生，國內有同學當醫生，因此看到的，聽到的、經歷過的病例，要比一個病人知道的多得多。

　　這個孩子得了大葉性肺炎之後，是處於厭食狀態，這說明新陳代謝已

經微弱了，生命之火就要熄滅了，然而西醫要去治病，而不管病人的死活，那麼能夠保障病人活命嗎？不能！這就是西醫剝奪了病人的自救能力，只去治病而不去救人的毛病。一切西醫不可思議的病理現象，在發揮病人的自救能力之後，都可以迎刃而解。例如，肺水腫、膿胸、胸膜沾黏等。

儘管病人的母親半信半疑，但是病人已經快死了，她不得不停止西醫的治療，而採用三分治、七分養。這就是目前許多病人，病急抱中醫臭腳的作風。家長給孩子餵藥引子加味開胃湯：生山楂100克，廣木香50克，生麻黃10克，生甘草10克。每日一劑，水煎頻飲，並每天給孩子餵6次鯉魚湯。同時吃和風散。結果怎麼樣呢？一個星期之後，病人出院了；一個月之後，病人複查正常。

劉氏箴言

頭疼腦熱是常情，昔日宣肺症自平；
如今大病奪人命，小疾瞎療亦喪生。

本章重點提示及張老師的經驗分享　　張克咸老師

一、感冒的病因＝主觀原因＋客觀原因＋誘發條件

感冒屬於「風熱襲肺」癥候群。
主觀原因：胃氣下降、營養不良
客觀原因：瘴氣（空氣中存在病毒、支原體、細菌、真菌等病原體）
誘發條件：天氣忽冷忽熱

二、治療方法：痊癒＝三分治＋七分養

七分養：加入麻黃、甘草的開胃湯，及喝魚湯
◎註：如果咳痰多，開胃湯需要加瓜蔞
三分治：和風散

三、療效統計：

　　依據劉弘章老師的統計資料：從1967~1997年，三十年間治療單純性感冒1萬人次，均能三天痊癒；治療流行性感冒，均能一周痊癒。還有非典型肺炎、小兒肺炎、孕婦感冒、老人吸入性肺炎等數據。

四、劉太醫觀點，重點摘錄：

◆ 空氣中廣泛存在著病毒、立克次體、支原體、細菌、真菌等病原體。
◆ 抵抗病原體的能力，在於胃氣和營養。
◆ 感冒禁忌食用辛辣發物、不可喝薑湯、酒去驅寒。
◆ 類風濕、癌症、慢性氣管炎、慢性腎炎等的始發症狀，往往與感冒相似。
◆ 癌症、肝硬化、尿毒症患者千萬要防止感冒的發生。
◆ 雲霧狀陰影蔓延到兩肺下葉時，可能是非典。

◇ 發燒病人越給葡萄糖越發熱。

◇ 西藥在懷孕期間不敢吃，怕生產畸胎，平時倒可以隨便吃，是非常錯誤的觀念。

◇ 病人處於厭食狀態，說明新陳代謝已經微弱了。這時不去提升病人的胃氣及補充營養，還去治病，就是剝奪了病人的自救能力。

五、張老師的經驗分享及總結：

劉太醫說，感冒是小病，但是，不迅速治療會產生嚴重後遺症。小孩可能會心悸而死；老年人會憋氣而死；孕婦可能會生畸胎……。

感冒是最常見的疾病，西醫卻還是束手無策。他們會告訴病人，吃藥七天好，不吃藥也是七天好。這是為什麼？原因是70%的感冒是由「病毒」引致，而病毒的結構外層，與人類細胞組織外層，都是一樣的蛋白膜，因此，沒有藥物可以治療。因為了破壞病毒的蛋白膜，同時也會破壞人體細胞的蛋白膜。

其實所有的病毒，都是相同道理。劉太醫的**「升提胃氣」、「增加營養」是對付病毒的最佳方案**，包括新冠病毒。**所謂「正氣存內，邪不可干」，講的就是人體的免疫力強，病毒、細菌自然就無法入侵。 提升免疫力的方法：在飲食方面主要就是提升胃氣、補充營養。當然還需要睡好覺，及多運動。**

西醫治療感冒的方法是消極的，只是開一些緩解症狀的**「消炎、止痛」**藥物，要病人多休息，多喝水。不但缺乏如何補充營養一環，更缺少提升胃氣的方法。西醫給感冒發燒的病人，注射葡萄糖是錯誤的，越注射越發燒。

本書中寫道，很多人在懷孕時，都不敢吃西藥，怕西藥有毒，對胎兒不好，可能會產生畸胎。但是，平時沒有懷孕時，就可以隨便吃西藥，這不是很矛盾嗎？難道平時吃西藥就沒有毒了？！真的是令人費解？！

　　有一次，我的溫州代理商張O得了感冒，找西醫治療，咳嗽了一個多月都沒有好。他打電話問我要藥方。我就讓他去買加了麻黃、甘草的開胃湯。結果，藥房說沒有看過這種藥方，不賣給他。後來在他的堅持、且簽了承諾書給藥房，才買到了藥材。我告訴他只需買三帖，頂多吃三帖就會好。他不相信，買了總共七帖回家。結果只喝了一帖就不咳了。公司員工都覺得很驚訝！強烈要求老板把剩餘的六帖分給她們。她們把它當成了仙丹。

　　從這個例子我們可以知道：**中藥的效果不是慢，只要方法/配方對了，療效比西醫快很多**。而且，如果我們一開始就追求快，而忽略了正確的治療方法，反而不得其所。

　　自從新冠肺炎發生，台灣幾乎所有人都戴上了口罩，結果感冒的人大幅度下降。這證明在氣候變化、病毒肆虐的時候，口罩預防感染還是有一定的效用。

　　當然，雖然口罩有阻擋病毒、細菌的一定功能。但是增加自己的抵抗力、免疫力才是長久之道。另外，民間有流傳薑、蒜可以治療感冒，這是大錯！劉太醫早就提到：**「熱是萬病之源」**！薑、蒜都屬於熱性食物，只會加重病情，以及高燒不退。

　　我有一次感冒，一個朋友送來一瓶用薑與蜂蜜熬的蜜汁。我為了做試驗，連續喝了半個月，結果感冒一直無法痊癒。

民間還流傳，小孩感冒發燒，在身上擦酒精，可以馬上退燒。當場效果好像看起來很不錯，但這會害了小孩一輩子。未來小孩的身體會越來越虛弱，肝臟也會嚴重受損。

劉太醫的這帖麻黃、甘草加味開胃湯對感冒非常有效，但喝法必須要注意：要一小口、一小口慢慢地喝，藥效才能持續；如果不清楚，熬一次分六次喝；喝完再熬一次，再分六次喝。

尤其是**在夜晚一定要持續地喝**，比白天喝還重要。很多人往往夜晚不喝，第二天又復發了。當感冒症狀消失後，開胃湯還是可以再喝上一天、兩天。因爲，提升胃氣並沒有害處，再則就是讓感冒徹底治癒。

而且這帖治感冒的開胃湯，幾乎可以治療所有病毒引起的疾病。感謝劉太醫家族留下的良方，不僅造福中國人，也造福了全世界。

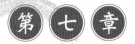

水災過後霍亂病，劉家治病丟性命

話說1410年，永樂皇帝朱棣派英國公張輔，征服了南方鄰國安南之後，又派尚書沐晟鎮守安南。但是安南發生了大規模的霍亂流行。由於沐晟等中國守軍害怕被感染，因此不敢管理政務，致使安南的局勢陷於混亂。沐晟多次奏請朱棣派太醫院防治，但是太醫院的防治方法無效。霍亂已經蔓延到我國的南方境內。

1415年，朱棣讓劉純想辦法。醫官們想弄幾個安南的霍亂病人進行研究；可是劉純害怕霍亂在南京流行。因此，讓醫官們製造霍亂模型。經過一年多的小規模試驗，這隊醫官終於確定了誘發甲、乙、丙、丁四批，每批50個犯人類似霍亂的三個步驟。

甲批犯人：
第一步：強迫口服石灰水，造成胃腸道的損傷，降低消化能力。
第二步：吃米飯和蔬菜，造成營養不良。
第三步：讓犯人吃狗脊和巴豆。
經過這樣處理的犯人，最遲三天都出現了發熱、腹瀉不止等類似霍亂的症狀。

乙批犯人：
第一步；喝開胃湯：生山楂四兩，廣木香二兩。
第二步；喝鯉魚湯。
第三步：讓犯人吃狗脊和巴豆。
經過這樣處理的犯人，最遲三天都出現了腹瀉不止的症狀，但是不發熱。

丙批犯人：

第一步：強迫口服石灰水，造成胃腸道的損傷，降低消化能力。

第二步：吃米飯和蔬菜，造成營養不良。

第三步：讓這些犯人，和患了類似霍亂的甲批犯人關押在一起。

最遲三天都出現了發熱、腹瀉不止等類似霍亂的症狀。

丁批犯人：

第一步：喝開胃湯：生山楂四兩，廣木香二兩。

第二步：喝鯉魚湯。

第三步：讓這些犯人，和患了類似霍亂的甲批犯人關押在一起。

沒有一個犯人出現發熱、腹瀉不止等類似霍亂的症狀。

　　面對甲、乙、丙、丁四批犯人，各自出現的不同現象，劉純認為造成類似霍亂，以及造成類似霍亂流行的根本原因，是胃氣和營養問題。那麼如何治療類似霍亂呢？於是這隊醫官把類似霍亂的甲組犯人，再分為五個小組，每組10人，分別給予不同的處理。

第一小組：

第一步：喝開胃湯：生山楂四兩，廣木香二兩。

第二步：喝鯉魚湯。

第三步：吃清熱解毒的藥材黃連。

第二小組：

第一步：喝開胃湯：生山楂四兩，廣木香二兩。

第二步：喝鯉魚湯。

第三步：吃清熱解毒和溫中的中藥左金丸。

第三小組：

第一步：喝開胃湯：生山楂四兩，廣木香二兩。
第二步：喝鯉魚湯。
第三步：吃左金丸和利尿藥材豬苓。

第四小組：
第一步：喝開胃湯：生山楂四兩，廣木香二兩。
第二步：喝鯉魚湯。
第三步：吃左金丸、豬苓，以及止瀉藥材石榴皮。

第五小組：
第一步：喝開胃湯：生山楂四兩，廣木香二兩。
第二步：喝鯉魚湯。
第三步：吃左金丸和豬苓、石榴皮，同時吃鎮吐藥材代赭石。

　　結果怎樣呢？第五小組的效果最好，均能在7天之內，消除症狀，恢復正常。

　　這些試驗說明霍亂屬於寒濕化熱癥候群，治療這個癥候群應當使用清熱溫中的藥物左金丸。左金丸出自元朝名醫朱震亨，字彥修，世居江南丹溪，人稱丹溪翁的著作《丹溪心法》，是治療發熱、腹瀉的名方。該方由清熱燥濕的黃連，溫中散寒的吳茱萸等兩味藥材組成，實際上是三味藥材，因為吳茱萸是用甘草水灸過的，用來緩和吳茱萸的燥烈性情。全部藥材是研細加入煉蜜為丸。但是左金丸的藥力很弱，雖然治療發熱腹瀉有效，可是不能迅速清熱、止瀉。

　　在左金丸的基礎上，劉純和醫官們反覆加減處方，研究出一種新的藥物，叫做備急散。主要成分是：黃連、木瓜、龍涎香、元胡、紅藤及其保密成分。

但是能否治療真正的霍亂呢？劉純派這隊醫官帶著新研製出來的備急散親赴安南，先讓安南布政司衙門的官兵，喝加味開胃湯和鯉魚湯，吃備急散進行預防。

許多安南的霍亂病人也抱著試一試的想法，找到布政司衙門來求治，這隊醫官懷著忐忑不安的心態，也給他們喝加味開胃湯和鯉魚湯，吃備急散。7天之後，居然把霍亂治癒了。

於是一傳十，十傳百，駐安南的布政司衙門，就成了安南霍亂病人的救星。這隊醫官十分高興，把臨床療效報告給劉純，布政使沐晟也向永樂皇帝朱棣寫折子，報告醫官們控制了安南的霍亂流行。朱棣非常高興，傳旨嘉獎劉純；然後放心地開始準備遷都工作。

◆ 總而言之，劉純認為霍亂的病因＝主觀原因＋客觀原因＋誘發條件；其中，主觀原因：胃氣下降＋營養不良；客觀原因：中寒＋內熱；誘發條件：不潔食物。痊癒＝三分治＋七分養；其中，七分養＝加入生薑、豬苓的開胃湯＋鯉魚湯；三分治＝備急散。

現代醫學怎樣解釋霍亂問題呢？

臨床發現，發生霍亂以後，由於霍亂弧菌的作用，迷走神經高度興奮，胃腸蠕動增強，胃腸粘膜分泌功能增強，從而發生嘔吐、腹痛、腹瀉等症狀。備急散能夠迅速殺死霍亂弧菌，增強交感神經功能，消除不適症狀，從而治癒霍亂。因此，備急散是明朝以來，治療霍亂比較有效的方劑。

以後幾百年的研究使用，發現劉純的這種方法能夠治療現代病名：急性痢疾、急性胃腸炎、霍亂等。

◆ 請注意！病人腹瀉一次，就要吃一次備急散。在吃備急散的時候，要喝加味開胃湯：生山楂100克，廣木香50克，生薑10克，豬苓50克。每日一劑，水煎頻飲，還要喝鯉魚湯。

如果病人出現了其他的臨時症狀，可以在加味開胃湯裡加減相關的藥物。用藥期間，應該吃半流食。禁忌黏膩、高脂肪、不易消化的食物。重度脫水者，應該及時輸液。有嘔吐者可以反覆多次口服2%普魯卡因注射液，每次4毫升，進行胃腸道封閉，直到不吐爲止，再口服備急散。症狀好轉以後，立即停藥。

由於嘔吐、腹瀉，而丟失鈣離子，兩腿酸軟，甚至於抽筋，病癒以後，應當吃一些鈣劑。急性痢疾、急性胃腸炎、霍亂等，來勢兇猛。噁心嘔吐，腹疼、腹瀉，裏急後重，尤其是小兒和老人得病以後，症狀很嚇人。爲了止瀉，有些人使用強烈的藥物，甚至把肛門堵塞；也有些人使用大黃、巴豆、朴硝等瀉藥，以瀉止瀉；這些方法不是造成毒素的再吸收，就是造成虛脫，都是極其有害的。爲了預防這些疾病，要注意飲食衛生。很多人都知道飯前洗手，知道蔬菜水果要洗淨，知道不吃變質食品以及把豆角煮得熟爛再吃。但是對於鹽製品，卻掉以輕心。其實，嗜鹽菌廣泛存在於鹹菜、鹹肉、鹹魚以及醬豆腐、臭豆腐等鹽製品當中。因此，不能認爲食鹽能夠殺菌，那麼鹽製品就是安全的，也要注意飲食衛生。這是生活中的誤區，多少年來，所謂不明原因的急性消化道傳染病，大多如此發生。所以說，人們應當吃新鮮食品。

療效統計：從1967年至1997年，治療急性痢疾893例，其中，嬰幼兒214例，百歲以上老人2例，均在3天內痊癒。另外，治療急性胃腸炎1052例，其中，因爲集體就餐而發病者356例，亦在3天內痊癒；治療1例可疑霍亂，亦在3天內痊癒。除了個別病例，因爲重度脫水，而使用輸液以外，均未使用西藥。

（一）急性痢疾（中醫古稱滯下）

病孩男性，1973年出生，甘肅省水電工程局技術處設計隊工程師之子。1978年9月11日，該男孩突然腹疼、腹瀉。大便先為稀便，很快轉為膿血樣，伴有裏急後重。

家長立即抱病孩到甘肅省水電工程局醫院兒科門診。檢查：體溫39攝氏度，急性病容，面色蒼白，精神委頓，大便鏡檢有大量膿細胞和紅細胞。診斷：急性菌痢。即在門診觀察室給予靜脈輸液，肌肉注射卡那黴素。然而病孩煩躁不安，醫生給予肌肉注射多眠靈。病孩安靜之後，大便失去了控制，家長不停地為其清除大便，護士也不斷地埋怨家長。家長忍氣吞聲了三天，病孩依然腹瀉。

9月14日，家長急了，要求改換中醫科治療。不知道為什麼，接診的中醫認為毒火太盛，而給予了清熱瀉下的中藥。病孩口服之後，腹瀉不止。家長大怒，兩口子抱著病孩，坐在門診大廳里大罵。門診主任勸阻無效，就把我找來。我說：「罵人是什麼意思呢，你不就是想把孩子的病治好了嗎？有話好好說。」

「狗屁！」病孩的父親罵道：「一個拉肚子都治不好，你們當什麼大夫？」

我說：「那麼三天治好行不行？」

病孩的父親說：「大夫，吹什麼牛，治癌症你行，治拉肚子也行？別說三天了，就是一個禮拜治好了，我在這兒給你磕頭。」

我說：「好，一言為定！那麼你就別罵了，取備急散去！告訴你，孩子腹瀉一次，給孩子吃三粒備急散，並餵藥引子加味開胃湯：生山楂50克，廣木香25克，生薑5克，豬苓25克。每日一劑，水煎頻飲。同時給孩子餵鯉魚湯，每天6次。」

第三天到了，病孩的父親找我來了：「大夫，咱們別磕頭行不行？」我故作驚訝地問：「哎呀，孩子還拉肚子？」

病孩的父親說：「不，大夫，已經不拉了。」
我說：「哎，爲什麼不磕頭？」
病孩的父親臉紅了：「大夫，一時的氣話，您怎麼當眞？」我笑了，他也笑了。

我說：「很好，那就不磕了！」
病孩的父親說：「大夫，您是治癌症的，怎麼治拉肚子也行？」
我說：「廢話，癌病人拉肚子怎麼辦？必須三天止住，否則癌病人就拉死了！」病孩的父親說：「噢，大夫，敢情當個大夫要一專多能！」

是的，一個醫生必須一專多能。不然的話，寸步難行。劉家以治療癌症出名，其所以出名，就是因爲除了能夠處理癌症併發症之外，也能分辨非癌併發症，並且及時處理。比如，癌病人每天下午發熱，體溫不超過38攝氏度，這叫做癌症的吸收熱，在加味開胃湯裡加入金銀花、草決明就可以了。但是，如果癌病人上午、下午都發熱，或者體溫超過38攝氏度，這就不是癌症發熱了，而是有外感症狀了，就要在藥引子開胃湯裡，除了加入金銀花、草決明之外，還要加入薄荷葉。

又如，右側結腸癌病人，出現腹瀉膿血的症狀，是不足爲奇的，但是如果有裏急後重，就是拉完大便，還是肚子疼，抬不起屁股來，那麼這就不是右側結腸癌應有的症狀，而是合併了急性痢疾。應當在藥引子開胃湯裡加入乾薑、豬苓去溫化中陽而止瀉。

再如，癌病人由於營養不良的水腫，是下肢水腫，那麼多喝肉湯就可以消退。但是癌病人全身都是水腫，而且每天尿量小於500毫升，這就不

是營養不良水腫，而是腎功能有問題，不必進一步檢查，立即在藥引子開胃湯裡加入桂枝、白芍去溫陽化水，給予及時糾正。你說一個腫瘤醫生是不是應當一專多能？

（二）急性胃腸炎（中醫古稱食瀉）

病人是37個小孩子，年齡在4歲~6歲之間，單位是甘肅省水電工程局第七幼兒園。1979年8月14日下午，午睡後，病孩們開始嘔吐、腹瀉。由於是集體發病，幼兒園主任立即通知醫院。

我接到了通知後，立即帶領三輛救護車趕到現場，略微詢問了病孩們午飯吃的是什麼─炒豆角，立即把吃了炒豆角的37個孩子，全部抱上汽車拉到醫院。

到醫院之後，立即檢查嘔吐物和糞便，均未見異常。於是讓孩子們每腹瀉一次，吃三粒備急散，同時熬藥引子加味開胃湯：生山楂兩公斤，廣木香一公斤，生薑半公斤，豬苓一公斤；並加小紅棗半公斤，給孩子們當飲料喝。同時讓廚房熬鯉魚湯，給孩子們喝。晚上醫院裡可熱鬧了，家長們都來了，大小100多口人。

由於病房裡面的400多張床位已經住滿，他們就在食堂大廳裡休息。總務科找來行軍床、毛毯供大家休息。鬧騰了三天，孩子們總算平安了。這叫什麼病呢？這叫非細菌性食物中毒，引起的急性胃腸炎。是什麼食物引起的中毒？豆角！

每年夏天都會出現類似問題。原因就是許多人，不知道有些蔬菜是有毒的。

比如，豆角類包括扁豆、毛豆、漿豆等，由於內含毒扁豆鹼，不長時

間炸透、煮透、蒸透，是不能破壞毒扁豆鹼的，這就會引起急性胃腸炎。然而有些人要吃嫩豆角，這就叫病從口入。

又如，茄子類，包括圓茄子、長茄子等，由於內含龍葵鹼，不長時間炸透、煮透、蒸透，是不能破壞龍葵鹼的，這就會降低紅細胞和血紅蛋白。然而有些人要吃嫩茄子，這就叫病從口入。再如，香椿類，包括綠芽香椿、紅芽香椿等，必須吃新鮮的，但不能多吃，多吃令人頭腦不清醒，而又不能長時間炸透、煮透、蒸透，就會讓人頭腦不清醒，這就叫病從口入。

那麼，使用高溫去爆炒，為什麼不安全呢？道理很簡單，急速爆炒致使外面熟了，而裡面是生的。有一道冷飲叫做爆炒冰淇淋，就是外熱裡涼的典型。

現在有人提倡中小學生課間加餐，這不是好事。因為，孩子吃飯之後，胃腸道充血，大腦相對缺血，不經過兩個小時的休息，是不能改變這種現象的。但是學生加餐之後，要馬上學習，這不利於孩子的健康。不信，你試一試，吃完飯立刻背誦，你會感覺很吃力。另外，課間加餐的衛生狀況也令人堪憂。

有人說，人類的許多疾病，都是廚師製造的。
是的，廚師製造了食物中毒，製造了肥胖，製造了糖尿病，製造了高血壓，製造了癌症……。人類在公司裡要吃廚師的飯，在飯店裡也要吃廚師的飯，在家裡更要吃特別廚師—母親或者妻子的飯。因此，不要低估廚師的保健作用。

由於大多數的家庭是主婦做飯，而大多數主婦沒有學習過家政專業，所以許多主婦不懂得營養學，只是糊里糊塗地做飯。於是，大多數的人們糊里糊塗地得了病，大多數的家庭糊里糊塗地人財兩空，大多數的醫生糊

里糊塗地說這是遺傳病。

其實，這是家庭不正確的飲食習慣，造成了人類的大多數的疾病。因此一個家庭主婦，必須學會製作肉湯和果汁的方法，才能保佑全家平安。

（三）可疑霍亂（中醫古稱霍亂）

病人男性，1941年出生，甘肅省水電工程局水管處採購員。1980年9月11日下午，病人突然腹瀉，不伴腹疼。腹瀉開始是稀便，迅速變為淘米水樣，順著肛門流出，而無法計算次數。緊接著嘔吐午飯的飯菜，然後開始不停地吐出淘米水樣東西。病人立即被送到醫院急診室，醫生立即輸液，並且通知我看病人。

我看病人如此劇烈上吐下瀉，立刻想到：霍亂！怎麼辦？喝2%普魯卡因，注射液4毫升。病人喝了普魯卡因還是吐，再給病人喝。如此反覆喝，反覆吐，直至喝到第33次，病人不吐了。接著每逢單小時喝100毫升藥引子加味開胃湯：生山楂100克，廣木香50克，生薑10克，豬苓50克。同時每逢雙小時喝一碗鯉魚湯，並且立即吃5粒備急散。以後腹瀉一次，吃5粒備急散。病人再也沒有嘔吐，腹瀉到第三天止住。

在這期間，採用糞便懸滴檢查，可以用顯微鏡看到穿梭樣快速運動的細菌；改用暗視野可以看到弧菌流星樣運動。病人9月10日剛從港口城市坐飛機回來，因此診斷霍亂應當是無疑的。但是病人使用普魯卡因很快止吐，又使用中藥逐漸止瀉，這是奇怪的，因此只能診斷是可疑霍亂。

也就是說，病人被搶救無效死了，就診斷是霍亂；而病人活了，而且讓中醫救活了，那麼就可能不是霍亂。如果病人被西醫救活了呢？那麼就是在某某的領導下，白衣天使們使用了高新科技，奮戰七天七夜鬥病魔，終於挽救了病人的寶貴生命；有的白衣天使累得暈倒在第一線，而有的白

衣天使累得吐血，甚至有的白衣天使累得因公殉職了。

其實搶救一個病人是醫生的天職，誰也不能因為把一個病人救活了，就被授予世界名醫獎。

其實，霍亂並不是一種新病。大家都知道，芭蕾舞劇《天鵝湖》、《睡美人》、《胡桃夾子》等絕世之作，是俄國音樂家柴可夫斯基的作品。但是很多人不知道，柴可夫斯基是死於霍亂的。1893年11月1日，柴可夫斯基還和他的老朋友共進晚餐，但是次日早晨他就不想吃東西，午飯也不想吃東西。於是他跑到廚房喝了一杯生水，此後開始不停地嘔吐、腹瀉。到了傍晚，彼得堡最優秀的醫生勃廷遜兄弟來給他看病，並且從他的嘔吐物中，發現了霍亂弧菌。當時的醫生不能制止噴射的嘔吐和腹瀉。於是11月6日，柴可夫斯基去世了。

但是中國的中醫早就有了較好的防治方法。

1937年日軍侵占天津之後，天津在1939年發生了水災，大水淹沒了三層樓。水災過後，1940年，天津發生了霍亂大流行。日軍不會治療霍亂，害怕軍隊發生霍亂流行，於是派出憲兵隊到處巡邏，發現中國人誰拉肚子，就把誰活埋，然後把病人的家燒掉，美其名是徹底消毒。當時，劉家的天津水閣醫館就治療霍亂，中國人誰拉肚子，都是讓家屬秘密去水閣醫館，買加味開胃湯和備急散。

1941年6月2日，由於漢奸告密，日本憲兵隊突然包圍了水閣醫館，把館主劉連仲—我太爺爺逮捕了。劉連仲，字智祥，是劉純的第21代後裔，是中華民國總統府少將侍從醫官長。總統袁世凱死後，他就退役回天津了。日本憲兵隊還把其他的醫護人員，包括看病的人，一律關押在附近的天后宮裡。

　　犯了什麼罪？擾亂大日本帝國新秩序！什麼叫新秩序？日本憲兵隊說，霍亂治不了，只能把病人就地活埋。怎樣預防呢？把病人的家統統地燒掉，這叫徹底地消毒。這就叫大大地新秩序。而水閣醫館不服從日本憲兵隊的命令，竟然治療霍亂，這就叫破壞了大大地新秩序。我地大大地日本人治不了的病，你地小小地中國人瞎治什麼？這叫混蛋邏輯，可是刺刀下面就是真理。當時，劉家的朋友很多，即便就是破壞了新秩序，給予罰款的處理，日本憲兵隊可能就把人放了。

　　可是又有漢奸告密，說劉家是太醫世家，有很多絕密的處方。而且拿出我爺爺寫的《漫談三分治七分養》的講義，證明劉家有一套古書《成化咸寧景厚家學》。

　　日本憲兵隊，一聽三分治七分養，這個熟悉的名詞，興趣馬上就來了，立即報告了日本厚生省；厚生省立即請求陸軍部想辦法，一定要弄到劉家的那套古書。怎麼弄？日本憲兵隊先是給我太爺爺劉連仲賠禮道歉，說：「這是大大地誤會，日本人大大地喜愛中醫。」

　　我太爺爺說：「日本人喜歡中醫，與我何干？」

　　日本憲兵隊又說：「那麼讓你當大大地衛生部長？」我太爺爺說；「老子不願意當民國少將，當什麼漢奸部長！」

　　日本憲兵隊急了：「這叫敬酒不吃吃罰酒地，那麼就大大地不客氣了！」於是我太爺爺被捆在老虎凳上，被混蛋日本憲兵隊，墊了四塊磚頭。我太爺爺的小腿被折斷了，但是就是不交古書。

　　緊接著，日本憲兵隊又把我們家抄了，古書還是沒有找到，於是，又把我大爺爺和二爺爺抓起來。我太爺爺說：「笑話，劉家不怕死，保存了

幾百年的傳家寶，怎麼能夠輕易送人？而且還是可惡的小日本！」於是我太爺爺、我大爺爺、和我二爺爺都被關在海光寺。因為軟硬不吃，誓死不交古書，於是都被日本憲兵隊打死了。究竟死於哪一天至今不清楚，而且也不知道屍體哪裡去了。

那套古書呢？早就被劉連仲的三兒子—我爺爺帶到了天津的法租界。我爺爺劉鳳池，字同宣，是中華民國國大代表，中華民國衛生部國醫參事，中華民國總統府侍從醫官，北平行轅少將軍醫監，美國駐華大使館東方醫學顧問，北平國醫學院董事。日軍有漢奸，民國政府也有特工。於是我爺爺被特工護送到了重慶，接受了國防部生產軍功散的命令。又到了香港，在香港劉家藥行秘密生產軍功散，供給民國軍隊使用。隨後，劉家許多人都到了香港。

抗戰勝利以後，有人回到大陸，有人留在香港，有人從香港到了美國。然而劉家的根子，永遠在中國內地。香港的劉家藥行，至今生產劉純的古藥，批量向紐約出口。

劉氏箴言

西醫束手霍亂病，亦說郎中是低能；
恰似醉漢不清醒，卻罵他人糊塗蟲。

導讀與註釋

本章重點提示及張老師的經驗分享　　張克咸老師

一、霍亂的病因＝主觀原因＋客觀原因＋誘發條件

霍亂屬於「寒濕化熱」癥候群。
主觀原因：胃氣下降、營養不良
客觀原因：中寒、內熱
誘發條件：不潔食物

二、治療方法：痊癒＝三分治＋七分養

七分養：喝加入生薑、豬苓的開胃湯，及喝鯉魚湯
三分治：備急散

三、療效統計：

　　依據劉弘章老師的統計資料：從1967到1997年，三十年間治療急性痢疾893例，均在三天內痊癒。治療急性腸胃炎1052例，亦在三天內痊癒。

四、劉太醫觀點，重點摘錄：

◆ 用藥期間應該吃半流食。禁忌黏膩、高脂肪、不易消化的食物。

◆ 癌症病人拉肚子，必須三天內止住。

◆ 癌症病人每日下午發熱38度C以下，要在加味開胃湯裡加入金銀花、草決明；超過38度C，除了加入金銀花、草決明之外，還要加入薄荷葉。

◆ 右側結腸癌病人拉完大便還是肚子疼，抬不起屁股就是合併了急性痢疾，需要在加味開胃湯裡加入生薑、豬苓。

◆ 癌症病人下肢水腫，喝肉湯即可；如果全身水腫，每日尿量小於500毫升，需要在加味開胃湯中加入桂枝、白芍。

◆ 豆類、茄子類食品不經過煮透，豆中的毒扁豆鹼及茄子類中的龍葵鹼會引起急性腸胃炎。

◆ 香椿不但要吃新鮮的，還不能多吃。

◆ 一個家庭主婦，必須學會製作肉湯與果汁的方法，才能保全家平安。

五、張老師的經驗分享及總結：

食物的衛生安全非常重要。但是這還只是誘發因素。**如果人體本身能夠一直維持一個健康（免疫平衡）的狀態，被感染的機率就會大幅地降低。**

本書所提倡的「七分養」就是教我們「如何升提胃氣」，「如何快速地吸收營養」。而且是講的大道，**簡單明瞭，而且非常容易執行，最重要的一點是既便宜又最有效！**不像現在所謂的一堆營養專家，告訴您要吃這、要吃那，當您把他們所講的收集起來，就會發現真的是無所適從、無從吃起。這些所謂的專家，他們並不關心，每個人的體質、身體狀況的差異，也不關心吃了是否會有後遺症。只會建議您吞一大堆的化學丸子，更別說假設您根本沒有胃氣，吃什麼其實都沒有太大的幫助。唯一的好處就是：讓產品製造商與銷售公司、人員賺大錢。

我曾經受邀在上海國際會議中心，舉辦的「國際財經峰會」上，主講「養生」的議題。當時**演講的主題是：「三通活百歲；三通治百病」，其中的原理就是：我們只要讓我們的神經（主要是脊椎神經）、經絡、血液循環保持暢通，那我們的免疫系統就會維持在良好的狀態，被疾病影響的機率就會大幅地降低。**

也就是說：**只要我們懂得「如何睡覺」，就能讓「脊椎神經」維持暢通；只要我們懂得「如何運動」，就能讓「經絡」維持暢通；只要我們懂得**

「如何飲食」，就能讓「血液循環」維持暢通。如此一來，自然就能讓我們的身體，維持在一個「三通」的狀態，並擁有一個「強大的免疫系統」。

因此，當我們感覺到身體微恙、或者生病了，不是急著找醫生、吃藥，而是應該思考：可能自己身體的某個地方不通暢了，**如果能有辦法把不通的地方打通，自然就能「啟動」人體的「自我療癒機制」，疾病自然就「不藥而癒」了。**由此可見，學習並落實執行「全面養生」的觀念，是多麼的重要！

第八章
疰夏肝炎愛滋病，不喝肉湯白折騰

話說1419年山東省爆發了唐賽兒領導的白蓮教起義。起義軍人多勢眾，攻州破縣，利用神話傳說，把官軍嚇得抱頭鼠竄。永樂皇帝朱棣派安遠侯柳升帶領八萬軍隊，包圍了唐賽兒的主力部隊，然而唐賽兒率領主力部隊突圍了。為此朱棣把安遠侯柳升逮捕，押入詔獄。

劉純問柳升為什麼兵敗？柳升跪著哭訴，除了指揮不當之外，當時軍中流行一種怪病，很多將士認為這是唐賽兒的妖術製造的，官軍都不敢靠近起義軍，結果眼睜睜讓起義軍突圍了。但是這些情況沒有報告皇帝，因為他怕皇帝說他妖言惑眾，而罪加一等。

當時軍中確實流行著這種怪病。這種怪病有什麼症狀呢？就是全身酸軟，每天下午發燒，肚子脹，吃不下飯，人變得越來越瘦，而且一個人得病，身邊的人也很快發病。那麼隨軍的21名醫官為什麼不去治呢？柳升大哭起來說，醫官們都說，不要緊，天氣涼爽以後，就會不治自癒了。因此柳升無法指揮軍隊打仗。

劉純聽了大怒，立即派人去太醫院詢問，是否曾經接到柳升部隊的醫官，報告瘟疫的折子。過了一會兒，太醫院的副使，氣喘吁吁地跑來了，說根本沒有接到報告瘟疫的折子。於是劉純馬上派錦衣衛的番子，把21名醫官全部逮捕押入詔獄。經過審訊，這些醫官證明部隊中確實流行這種症狀。

但是他們認為不要緊，天氣涼爽以後，就不治自癒了。所以沒有向太

醫院報告。劉純大怒：「婊子養的！可惡之極！醫官是治病的，怎麼能夠等病自癒？」這是醫官嚴重的失職而導致的兵敗。

怎麼辦？按照軍法，立即全部砍頭！殺了這些失職的醫官，劉純給朱棣寫折子，報告了柳升兵敗的真實經過，這就叫先斬後奏。於是，安遠侯柳升得到了朱棣的寬恕，被釋放出獄，官復原職。

古今中外，發生了大規模傳染病，醫官必須如實向太醫院—衛生部報告。太醫院要如實向皇帝報告，皇帝要指揮各個部門協力撲滅傳染病。因為撲滅傳染病，只憑醫官是不行的，還需要交通管制、物資支援、安置災民、甚至調整戰爭部署……。因此，發生了大規模傳染病，醫官隱匿不報，歷來都是嚴重犯罪，為此許多醫官被殺頭、流放、革職。有人說，醫官太傻了，為什麼不報告呢？因為有些醫官整天想著如何發大財，每天只知吃喝玩樂，根本不把士兵的死活當回事兒。

軍隊的傳染病比敵人厲害。

1802年，法國皇帝拿破崙派遣一支25000人的軍隊，到西印度的卡伊德島去鎮壓黑人起義。沒想到，氣勢洶洶的軍隊，登陸以後還沒有打仗，就流行了黃熱病，一下子死去23000人。還打什麼仗呢？剩餘的2000多人只好逃回法國。拿破崙很窩火，但是沒有辦法。這次失敗、加上滑鐵盧戰敗、和巴黎失陷，是拿破崙的三次大失敗。

搞試驗的這隊醫官根據柳升提供的線索，初步確定軍隊中出現的是痘夏病。其實痘夏病的治療方法，早被醫官研究出來了。那麼醫官是如何研究痘夏病的呢？這隊醫官曾經在炎熱的夏季，挑選出200名男、女犯人，每天給予如下處理：
①喝三次石灰水。

②吃三次米飯蔬菜。

③吃三次冰塊。

④喝兩次熟地、枸杞、肉桂等三味中藥煎熬的湯劑。

經過如此處理的犯人，在一個月左右都出現了，每天下午全身滾燙，疲乏無力，煩躁不安的症狀；而上午和晚上，則又表現出脈靜身涼。這就叫疰夏病。

如何治療呢？讓200名犯人都喝開胃湯和鯉魚湯，同時分爲20組，每組10人。分別給予如下處理：

第1組：喝補腎藥枸杞湯。

第2組：喝止喘藥麻黃湯。

第3組：喝溫胃藥小茴香湯。

第4組：喝補氣藥人參湯。

第5組：喝清熱藥金銀花湯。

第6組：喝行氣藥枳實湯。

第7組：喝安神藥磁石湯。

第8組：喝滋陰藥沙參湯。

第9組：喝酸澀藥烏梅湯。

第10組：喝涼血藥地楡湯。

第11組：喝補血藥當歸湯。

第12組：喝利尿藥豬苓湯。

第13組：喝解表藥荊芥湯。

第14組：喝發表去濕藥羌活湯。

第15組：喝化痰藥川貝母湯。

第16組：喝軟堅化痰藥牡蠣湯。

第17組：喝瀉下藥草決明湯。

第18組：喝活血藥川芎湯。

第19組：喝消食藥山楂湯。

第20組：吃驅蟲藥使君子。

以上20組在喝藥一個月之後，只有每天喝清熱藥金銀花的第5組，以及喝行氣藥枳實湯的第6組，還有喝利尿藥豬苓的第12組，退熱較快。於是讓全部犯人中止目前的試驗，改喝新的配方：金銀花、枳實、豬苓熬湯。結果這些犯人在三天之內，全部消除了每天下午的全身滾燙，疲乏無力，煩躁不安的症狀。

這些試驗說明痄夏病屬於濕熱內蘊癥候群，治療這個癥候群應當使用清熱利濕的藥物龍膽瀉肝湯。龍膽瀉肝湯出自元朝名醫李杲，字明之，晚號東垣老人的著作《蘭室秘藏》，是治療濕熱內蘊的名方。該方由瀉肝膽之火的龍膽草，清熱燥濕的梔子、黃芩，清熱利尿的木通、車前子、澤瀉，養血和肝的生地、當歸、柴胡，調和諸藥的甘草等十味藥材組成。但是龍膽瀉肝湯的清熱、利濕作用很弱，雖然治療濕熱內蘊有效，但不能很快消除症狀。

因此在龍膽瀉肝湯的基礎上，劉純和醫官們反覆加減處方，研究出一種新的藥物，叫做變痄散。主要成分是：熊膽、草果、厚朴、澤瀉、烏梅及其保密成分。

安遠侯柳升被捕入獄之後，永樂皇帝朱棣改派登州備都指揮僉事衛青，爲征剿唐賽兒起義的都指揮使。這個衛青與漢朝名將衛青同名。然而在官軍中發生的痄夏病，並沒有消失。衛青給皇帝上折子，說盛夏多病，不宜動兵。要求改在秋後進攻。朱棣大怒，什麼多病？找太醫院不行，你就去找安亭侯！必須立即發兵！不然就宰了你！衛青只好找劉純。心想治不好病，那就麻煩了。

劉純派去了幾個醫官，在7天之內消滅了軍隊中的痄夏病。於是衛青

立即發兵，迅速消滅了唐賽兒的起義軍。然而衛青打完仗之後，沒有升官，又回登州做備倭都指揮僉事去了。因爲永樂皇帝朱棣認爲柳升的失敗和衛青的成功，都是因爲痊夏病。眞正可喜可賀的，是自己以囚試醫的決策英明。

參加這隊試驗的200名男、女囚犯，都被減刑改判流放遼東，而醫官則繼續深入進行新的試驗。

那麼現代醫學怎樣解釋痊夏病呢？

痊夏的西醫病名叫做夏季熱。就是一到炎熱的夏天，有些人就出現低熱不退，不想吃飯，一個大活人變得很消瘦；而秋涼之後，又慢慢退熱了。起先西醫認爲這是體溫調節功能很差造成的，這個推測可以解釋小兒夏季熱。可是成年人呢？成年人沒有體溫調節問題！於是西醫又懷疑是病毒感染。

是的，凡是西醫不能治療的疾病，都被說成是病毒感染。癌症可能是病毒感染，精神病可能是病毒感染，糖尿病可能是病毒感染……。爲什麼偏要說是病毒呢？因爲這個「毒」字最使人害怕：毒藥、毒品、毒手、毒蛇……，多麼可怕。於是一說病毒就把人嚇住了，那麼不會治，也就心安理得了。

然而不管黑貓白貓，能夠捉到老鼠就是好貓。中醫認爲痊夏病，使用清熱、利濕就可以了，那麼中醫就是好貓。

◆ 總而言之，劉純認爲痊夏病的病因＝主觀原因＋客觀原因＋誘發條件；其中，主觀原因＝胃氣下降＋營養不良；客觀原因＝濕熱；誘發條件＝過食寒涼。痊癒＝三分治＋七分養；其中，七分養＝加入厚朴、豬苓的開胃湯＋鯉魚湯：三分治＝變痊散。

以後幾百年的研究使用，發現劉純的這種方法能夠治療現代病名：夏季熱、肝炎、肝硬化、瘧疾、愛滋病、性病等。

◆ **請注意! 首先口服加味開胃湯：生山楂100克，廣木香50克、豬苓50克、厚朴20克。每天一劑，水煎頻飲。同時喝鯉魚湯。一個月之後，如果病情不再發展，那麼輕症病人不必用藥。重症病人可以加用變痄散。**

飲食結構要以高蛋白，和高維生素為主。瘦肉和蔬菜，應該大量食用，否則就會營養不良。但是，不要吃高澱粉和脂肪，可以吃一些粗糧。禁忌辛辣發物。肝炎病人應當多吃米醋等酸性食物。

療效統計：從1967~1997年，治療各型肝炎6531例，均能在3個月以內，使谷丙轉氨酶正常；在一年之內，使大小三陽轉陰；另外，治療肝硬化2215例，均能在半年內使血檢轉陰，長期用藥能夠長期生存；治療非洲瘧疾253例，均能在3個月以內殺淨瘧原蟲；治療夏季熱6352例，特別是小兒4631例，使用輸液消炎的方法，長達一個多月，仍然每天下午發熱，改用變痄散以後，均能在3天內退熱。治療愛滋病113例，性病136例亦取得滿意療效。

（一）夏季熱（中醫古稱痄夏）

病孩男性，1977年出生，北京一家醫院醫生之子。1985年7月17日晚上，醫生發現孩子不想吃晚飯，測體溫是37.6攝氏度，咽部發紅，認為是感冒，給予西藥。第二天早晨測體溫正常，到了晚上，測體溫又是37.7攝氏度，醫生又給予西藥和板藍根沖劑。第三天早晨測體溫正常，到了晚上，測體溫又是37.4攝氏度，醫生又給予西藥。

如此到了第7天，醫生沉不住氣了，就抱著孩子到了這家醫院，進行了胸部X線、血尿便等檢查，均未見異常。可能是病毒感染！怎麼辦呢？

靜脈輸液給點抗生素和氫化可的松，同時喝板藍根沖劑。半個多月過去了，孩子到了下午4點左右依然發燒。是不是風濕性關節炎？紅斑性狼瘡？白血病？

醫生害怕了，於是到處打電話向各醫院的專家請教。沒想到，越是請教，越是複雜。這個專家要求做骨髓穿刺，那個專家要求做抗體試驗。醫生越想越害怕。有一個同事提醒他找中醫，他猛然想到了京城怪醫劉弘章。

同年8月23日下午，我去給病孩會診。病孩呈慢性病容，躺在病床上，神智清醒，樣子十分衰弱，然而各器官檢查未見異常。只是下午的體溫，頑固地保持在37攝氏度以上。

這叫什麼病呢？醫生急切地望著我。「你治過這種病！」我冷冷地說。
醫生張大了嘴，驚愕地問：「劉大夫，你治過？」
我說：「是的，這叫小兒夏季熱！」
醫生說：「啊，夏季熱？不對啊，劉大夫，夏季熱吃點藥就行了！」

我說：「是的，你給別的孩子吃點兒藥，就是真的好了嗎？人家治不好就不找你了，因此你不知道你自己的療效。現在你的孩子得了病，病成這個樣子，你就應當知道你的技術不高明！既然是病毒，你為什麼給他吃西藥，為什麼給他用抗生素？為什麼還給他用激素？

胡來！這孩子是夏季熱，那麼我來給你治。你去熬藥引子加味開胃湯：生山楂50克，廣木香25克、豬苓25克、厚朴10克、小紅棗10個。白天每逢單小時給孩子餵100毫升，同時你去熬鯉魚湯，白天每逢雙小時給孩子餵100毫升。白天給孩子吃四次變痒散，每次二粒。」

醫生說：「劉大夫，這樣就能夠退燒？」

我說：「是的，三天能夠退燒！」

然而三天過去了，醫生的寶貝孩子沒有退燒！於是，這個醫生又把我叫到這家醫院。醫生拿著孩子的病歷，指著體溫測量單，皺著眉頭說：「劉大夫，體溫到38度了！」

我說：「不可能！」

醫生急了：「劉大夫，這是護士測的，怎麼不可能？」

我說：「我問你，你還給孩子用了什麼藥？」

醫生說：「劉大夫，沒有使用別的藥啊。」

我說：「這是什麼？」我突然發現病床小桌上，一個杯子裡有中藥湯。

醫生說：「噢，劉大夫，那是阿膠水。」

我問：「為什麼要給孩子喝阿膠水？」

醫生說：「嗨，劉大夫，奶奶來了，說大孫子太虛了，喝點兒阿膠補一補！」

我說：「很好，奶奶為什麼不給大孫子，吃點兒耗子藥？」

醫生說：「唉！劉大夫，這是什麼話？」

我說：「告訴你，別亂吃藥，夏季熱是濕熱，不能滋陰，不能吃補藥，你瞎補什麼。

阿膠就是驢皮，含有角蛋白，具有滋陰作用，熬的時候又放了一些肉桂、黨參等補藥。對於夏季熱來說，就是毒藥，你懂不懂？哎，你還給孩子瞎吃什麼了？」

醫生說：「劉大夫，沒有啊。」

我問：「吃飯有沒有辣東西？」

醫生說：「劉大夫，沒有。醫院的飯，沒有辣的。」

我問：「這是什麼？」我指著枕頭旁邊的塑料袋。

醫生說：「劉大夫，那是巧克力；孩子嫌藥苦，吃完藥就吃一塊。」

我說：「什麼？吃巧克力補充熱量！那不是越吃越燒？你真是殺人不見血，你是後爹？」

醫生說：「嗨！劉大夫，您別發火行不行？」

我說：「不是我發火。你把我找來了，我就要把病治好；你不找我，你孩子燒死了，跟我有什麼關係！」

醫生說：「劉大夫，您說話別這麼難聽。」

我說：「難聽？你要是在我手下當大夫，我天天罵你！好了，別亂用藥，別亂吃東西，三天之後能夠退燒！」

三天又過去了，這個醫生又來電話了，說孩子終於退燒了。不過，他還是不放心，問我：「劉大夫，您說這個病毒，還會發作嗎？」我說：「胃氣下降就發作。」

病毒體是個熱門話題，這是1898年荷蘭學者發現的。人的75％的傳染病是由病毒引起的。

病毒體很小，測量病毒直徑的單位叫奈米，1奈米=1/1000微米。最大的病毒體直徑約300奈米，最小的病毒體直徑約20奈米，一般在150奈米左右。病毒體在電子顯微鏡下的外觀：有的是球狀，有的是棍狀，有的是絲狀，有的是子彈狀，有的是蝌蚪狀，有的是花冠狀，有的是磚塊狀。

病毒體和細菌不一樣。細菌是單細胞植物，是自己能夠進行新陳代謝的活體，而病毒體自己不能獨立進行新陳代謝。病毒體由蛋白質外殼和內含的核酸構成。只有蛋白質外殼，和人體細胞吸附之後，核酸才能侵入細胞，利用細胞的營養去進行新陳代謝。

因此，殺滅病毒體，實際是要破壞蛋白質外殼，核酸失去了蛋白質外殼，就不能侵入細胞，就不能生長繁殖，也就失去了致病性。雖然使用物理化學的方法，在體外去破壞病毒的蛋白質外殼是容易的。在病毒體的試管培養液裡，可以使用加溫到攝氏60度，可以使用放射線，可以使用強酸、強鹼等，把蛋白質變性的方法，去破壞蛋白質外殼，病毒失去了蛋白質外殼就被滅活。

但是在人體內部，顯然不能使用這種方法。醫生至今不能在人體內部，選擇性地破壞病毒的蛋白質外殼，因爲人體自身就是蛋白質。因此，世界上至今沒有任何抗病毒體的藥物，包括一些所謂的抗病毒體的中藥。

但是別忘了，人體內部有非特異性免疫力，這就是吞噬細胞。病毒體侵入人體之後，如果吞噬細胞立即發現，並且把這種還沒有活力的病毒體吃掉，那麼人體就平安無事了。遺憾的是，許多人的胃氣已經下降了，營養也不好了，吞噬細胞的數量和活性都降低了，見了病毒體就睜一隻眼閉一隻眼。

那麼病毒體呢，就和人體細胞靠近，蛋白質外殼和人體細胞吸附之後，核酸就鑽出外殼，侵入細胞而迅速生長繁殖。核酸迅速生長繁殖，就引起了炎症反應，剛開始是紅腫熱疼，如果吞噬細胞還是不管事，那麼就會出現毒血症，那麼病人就危險了。最後把人的蛋白質屍體燒了，病毒體的蛋白質外殼才能被破壞。

病毒體廣泛存在於自然界當中，然而消滅病毒體是不可能的。因爲任何破壞蛋白質外殼的方法，都要傷害人的蛋白質軀體。

這就叫麻杆打狼，兩頭害怕。也正是因爲，人的傳染病有75%是病毒體引起的，西醫對於病毒性疾病沒有辦法。可是爲什麼有些人不被病毒

感染呢？這是因爲他們具有正氣存內，邪不可干的能力—胃氣與營養。

因此，這個醫生使用抗生素，去治療寶貝兒子的病毒性夏季熱是錯誤的，而且使用抗生素和激素去抗病毒，更是錯誤的，因爲激素能夠抑制吞噬細胞活性，使之不能吞噬病毒。他心疼孩子，可是一錯再錯。他不去增強孩子的非特異性免疫力，卻濫用抗生素。所以，他把一個活蹦亂跳的小孩子，變得十分衰弱。

（二）肝炎（中醫古稱濕阻）
病人男性，1978年出生，北京計算機學院學生。1995年高中二年級體檢的時候，發現乙型肝炎表面抗原陽性，乙型肝炎抗原陽性，乙型肝炎核心抗原陽性，這說明血液中，存在著大量的乙型肝炎病毒。在北京一家醫院門診治療，醫生給予益肝靈等保肝藥物。一年之後，各項指標正常。

1996年考取北京計算機學院以後，即感覺食慾不好，腹脹、右脅微疼，疲乏無力。又去這家醫院門診檢查，發現又是乙型肝炎表面抗原陽性，乙型肝炎e抗原陽性，乙型肝炎核心抗原陽性，醫生又給予益肝靈等保肝藥物。他隱瞞了病情，偷偷摸摸地吃藥，繼續上學。

可是一年之後，血檢各項指標依然不正常。沒有不透風的牆，他的病情終於被校方知道了。由於疲乏無力，而且具有傳染性，校方讓他休學一年。1998年，他吃了大量的治療肝炎的中藥，然而血檢各項指標還是不正常。眼看休學一年的期限還剩4個月，他急得要命。

1998年5月14日上午，他找我來了。我看著一大堆化驗單和中藥處方，用眼睛的餘光看了看這個年輕人。發現他坐立不安，這是一個急性子。

我突然問：「你多大了？」

「大夫，我20歲！」他伸直了脖子說。

「你還想活幾年？」我漫不經心地說。

「大夫，您說什麼？什麼想活幾年？」他瞪大了眼睛看著我。

我掰著指頭算了算：「現在是肝炎，過10年是肝硬化，過5年是肝癌。你再活15年，行不行？」他安靜了，不說話。

「怎麼？我算得不對嗎？」我接著氣他。

病人說：「大夫，我明白您的意思。現在不把肝炎治好，將來是麻煩事。」

我說：「對了！好一個聰明人。」

病人說：「大夫，可是我要上學呀。」

我問：「不錯，要上學；可是爲什麼要上學呢？」

病人說：「大夫，爲了拿文憑！」

我問：「爲什麼要拿文憑呢？」

病人說：「大夫，爲了能夠找到好工作！」

我問：「爲什麼要找好工作呢？」

病人說：「大夫，爲了掙錢養家！」

我說：「是呀，是要掙錢養家；可是你死了，你養誰？」

病人問：「大夫，那麼您說怎麼辦呢？」

我說：「腦子裡不要想得太多，當務之急，除了治病，什麼上學呀，什麼文憑呀，什麼掙錢養家呀，都不要考慮！」

病人說：「好，大夫，我聽您的！怎麼治？」

我說：「很好，要口服藥引子加味開胃湯：生山楂100克，廣木香50克、豬苓50克，厚朴20克。每天一劑，水煎頻飲。同時要喝鯉魚湯，而且每

天吃兩次變疰散，每次5粒。」

病人問：「大夫，不用吃別的藥？」

我說：「是的，不用！」

於是他告辭了我，可是走到門口，他又站住了，小聲地問：「大夫，您說我能夠三月見效嗎？」

唉，年輕人的顧慮太多。我大聲地回答：「應當沒問題！」

過了三個月，1998年8月2日上午，他拿著化驗單興沖沖地來了，高興地說：「大夫，您看大三陽都轉陰了。我能上學了！」

肝炎是普遍存在的疾病。但是很多病人不以為然，尤其是無黃疸型肝炎，如果沒有考學體檢的規定，沒有參加工作體檢的規定，沒有從事食品行業體檢的規定，那麼這些病人就不去體檢，也就不去治療。為什麼不去治療呢？因為能吃能喝，什麼事也不耽誤。

只是體檢不合格了，才到處打聽快速治療的方法。而一些醫院為了迎合病人取快一時的心理，往往發明了一些快速降低谷丙轉氨酶、快速把大三陽轉陰的方法，其結果都是暫時的，甚至是有害的。

● 應當如何徹底治癒肝炎呢？

要知道，肝臟損害之後，要出現兩個問題：第一是肝臟合成蛋白質的功能降低了，而低蛋白血症就會促使肝臟硬化，所以我們要大量喝肉湯去補充蛋白質。第二是肝臟解毒的功能降低了，所以我們越吃許多藥物，尤其是化學藥物，越容易加重肝臟的負擔，甚至引起全身中毒。但是許多肝炎病人不喝肉湯，而是大量吃藥，這就是許多肝炎病人越治越麻煩的原因。

而且，既然肝炎是病毒感染，那麼就應當知道，沒有任何藥物能夠消

滅病毒，就應當知道，只有提高非特異性免疫力，增加免疫吞噬細胞的數量和活性，才是唯一的出路。這就應當採取三分治、七分養的方法，而且這種方法的治癒速度，不是很慢的。

需要指出的是，慢性肝炎痊癒之後，可能留下脂肪肝的毛病。脂肪肝是肝臟的脂肪太多了嗎？不，這是肝細胞功能減退的表現。怎麼辦？學習養生之道。

現在有許多人的谷丙轉氨酶很高，據說也屬於肝炎，但是我按照肝炎去治，效果並不好。父親說：「什麼乾炎、濕炎的，這是養生之道的毛病！」後來我按照養生之道，讓病人自己去調理，結果谷丙轉氨酶，不治自降。我恍然大悟，原來單純的谷丙轉氨酶升高，這是肝臟受損的表現。不能再吃藥損壞肝臟了，而是要用養生之道去排毒。

國難當頭，匹夫有責。

應當指出，世界上只有我們中國是疾病大國，尤其是肝臟的損害，諸如：各種肝炎、肝功異常、脂肪肝太多了。我們中國大約有十分之一的公眾，具有肝臟的損害，這就是我們的國難。許多人因為肝臟的損害，而找不到喜愛的工作，也不能與人隨便交往，更要受到疾病的折磨，甚至還要提心吊膽地防備癌症的發生。許多外國人滿面紅光，而我們中國人面色萎黃。對此，我深感憂慮和羞恥。

然而民間學派在發國難財，他們大肆宣傳治療肝炎的仙丹妙藥，他們確實製造了醫藥繁榮。然而，他們也犯下令人髮指的罪行，因為他們製造了臨床假象，掩蓋了肝炎持續發展的進程。致使許多肝炎的病人不是發展到肝硬化，就是合併了肝癌。

肝炎的病因是多方面的，然而不遵守養生之道，是主要原因；不去喝肉湯和果汁，偏要喝酒，偏要吃高熱量的食物，這是我們中國人的通病。由於肝臟損害之後，肝細胞合成蛋白質的功能急劇減退，而且任何藥物都在肝臟解毒，而增加肝臟負擔，因此不去喝肉湯保護肝臟，而濫用藥物損害肝臟的結局是危險的。

　　我從醫30多年，治了許多肝癌。幾乎每個病人都有肝炎的病史，並且不停地吃藥治療肝炎，然而，最終還是逃不過肝癌。許多中國病人得了肝癌之後，又去做導管介入，又加重損害了肝臟。怎麼辦呢？於是許多肝癌病人，只能使用七分養去拖延死期。然而許多外國病人得了肝癌之後，拒絕任何損害肝臟的療法，而採取七分養去保護肝臟，於是輕易活命。這是為什麼呢？是我們中國人天生短命嗎？不是！都是肉做的肝臟，外國人不比中國人的好，只是我們中國人太迷信藥物了。

　　嗚呼，我的同胞何時明白這個道理？此時便是國難消失之日！屆時，老夫死而瞑目矣。

（三）肝硬化（中醫古稱水鼓）

　　病人男性，1948年出生，北京豐台鐵路醫院的西醫。1973年患肝炎，一直不停地進行中西藥治療。在醫院工作，吃各種各樣的藥品是十分方便的。但是到了1988年，B超發現已經有了肝硬化，目前處於代償期。如果有癌基因，下一步就是肝癌；如果沒有癌基因，再發展下去就是失代償期，就是肝昏迷，也就是死亡。作為一個西醫，他心裡是很明白的。於是他不恥下問，1989年9月13日找我來治療。

　　我告訴他，喝加味開胃湯：生山楂100克，廣木香50克，豬苓50克，厚朴20克。每天一劑，水煎頻飲。同時每天喝鯉魚湯和瘦牛肉湯，每晚吃5粒變痊散為輔，他聽後不以為然，反駁說：「劉大夫，我吃飯很好，不是

營養不良。主要是肝細胞變性，發生了纖維化。找您來，就是要解決纖維化的問題。」

我說：「不客氣地說，當個大夫得了代償期肝硬化，不是什麼露臉的事。你吃飯不少，可是都拉掉了。說你是個造糞的機器，你不愛聽。人都快病死了，你怎麼還不服氣。三分治、七分養，懂不懂？死活取決於你自己，而不是什麼藥物。聽我的話，你就活著。不聽我的話，你老婆改嫁，跟我有什麼關係？」

他氣得臉色通紅，呆了一分鐘才站起來，說：「好！劉大夫，我就三分治、七分養。真的假的，拿B超說話。」

過了半年，他體重增加了，臉色紅潤了，血液檢查都正常了，B超檢測肝臟沒有進展。他覺得奇怪，對我說：「劉大夫，您的方法挺靈的。我覺得自己身上很有勁，肝區也不疼了。我沒有吃多少藥啊？」

我說：「有病就是犯了錯誤，大夫要讓病人自己糾正。急性病，大夫要動手幫忙，慢性病全靠病人自己。你得了肝硬化，要靠飲食調節。可是你成了藥罐子，反而加重了肝臟負擔，所以肝功能總是不正常。得了肝硬化是好不了的，這是瘢痕組織，只能一輩子調節。不要追求病理上的完全復原，身體健壯就行了。」從此，這個病人養成了正確的生活習慣，至今健康生存。

是的，許多肝硬化的病人，惶惶不可終日。到處尋找仙丹妙藥，結果花了不少錢，生了不少氣，還是阻擋不了病變的發展。其實，方法就在自己的手裡，卻端著金飯碗討飯。無論是長期飲酒，還是長期吃化學藥物，或者慢性病毒性肝炎未能根治，以及肝的寄生蟲感染未能根治，其最後結局都是肝硬化。

● 什麼是肝硬化呢？

病理解剖發現：肝硬化的肝臟發生了，瀰漫性的肝細胞變性、壞死、再生、炎症細胞浸潤和間質增生。因此，肝臟的解毒，以及合成肝醣元，和血漿蛋白的功能下降了，使得病人出現了疲乏、食慾不振、飯後困倦、厭油、肝區疼痛、腹瀉、腹水等一系列不適。尤其是食醉，就是吃完飯以後，立卽想睡覺，這是肝臟有毛病的特徵。

更可怕的是，肝臟失去了解毒功能。如果病人還是口服化學藥物，那麼肝細胞變性、壞死、再生、炎症細胞浸潤，和間質增生的過程就要加速。這就是許多肝硬化病人，越治越壞的原因。治療肝硬化的根本出路，在於三分治、七分養，要每天喝藥引子加味開胃湯：生山楂100克，廣木香50克、豬苓50克、厚朴20克。每天一劑，水煎頻飲。同時每天喝鯉魚湯和瘦牛肉湯，每天還要吃5粒變莊散爲輔，克服濕熱內蘊。

如果出現了肝硬化腹水，這是低蛋白血症。可以每週靜脈輸一次同血型的人血漿；爲了避免輸血漿反應，輸液之前半小時，可以吃5毫克強的松，和2毫克安定，那麼腹水就能很快消失。不能強行利尿，或者腹瀉拉水，這是糊弄事。

肝硬化病人不要吃普食，必須每天喝6次肉湯和果汁。如此才能避免吃東西肚子脹，腹瀉、或者體重下降。因爲此時的肝臟還不能合成蛋白。有些家屬說，如此吃飯行嗎？爲什麼不行呢，你出生的時候爲什麼不吃醬牛肉，而要吃人奶！因爲當時你的胃氣很弱，必須吃人奶。人奶是什麼滋味？我喝過。

當初我妻子的奶很多，乳房很脹，用吸奶器吸出來，要扔掉。我說別扔，我喝。我喝了，感覺人奶滋味非常淡薄，就像水一樣。可是我們的兒子，就是吃這樣的東西長大了。你說怪不怪。反過來，家屬認爲醬牛肉是

好東西，可是病人吃了不吸收，不是肚子脹得難受，就是拉肚子。你這是愛他，還是害他？

肝硬化的病人不能吃硬食，比如，油條、餅乾、烙餅等，因為食道靜脈曲張。食管鏡可以發現，食道壁上趴著許多像蚯蚓一樣的東西，這就是曲張的靜脈。這些曲張的靜脈一碰就破，破了就要大出血，這是肝硬化病人最危險的併發症。避免大出血的唯一辦法，就是不吃硬東西。當然，使用三分治、七分養以後，如果脾臟縮小了，那就說明肝臟的門脈高壓降低了，食道靜脈曲張也就好轉了，你想吃烙餅就可以吃了。

● 得了肝硬化能夠徹底痊癒嗎？不能！

中醫講：「水鼓者，濕熱使然。如油入麵，極難分之。必以藥徐徐圖之。」然而，確實有許多肝硬化病人，使用三分治、七分養得到了長期生存。從外觀來看是滿面紅光，身體很強壯，而且逐漸能夠吃肉了，並且使用B超檢查肝臟，發現硬化的面積好像是縮小了。這是真的嗎？這是真的。但是硬化的肝臟能夠復原嗎？不能！

如何解釋硬化的面積縮小了呢？

這是因為人的器官平常只有1/3在工作，而2/3的組織是處於休眠狀態。如果1/3的器官被損壞了，那麼2/3的器官作為後備隊，應當挺身而出。可是誰請它們出來工作呢？這就涉及到人體的代謝平衡問題。人吃了很多酸東西，那麼血液中的酸鹼平衡緩衝系統，就會動員鹼儲備去中和酸；人失血了，那麼骨髓就會動員造血幹細胞去製造紅血球；人脫水了，那麼腦垂體就會分泌抗利尿激素，阻止尿液的大量排出。然而，這一切必須在正常代謝的條件下進行。

一個營養不良的人，最基本的新陳代謝，是無法正常進行的，那麼血

液中的酸鹼平衡緩衝系統，就不會動員鹼儲備去中和酸；那麼骨髓，就不會動員造血幹細胞去製造紅血球；那麼腦垂體，就不會分泌抗利尿激素，去阻止尿液的大量排出。同樣的道理，在肝硬化、營養不良的條件下，2/3的休眠狀態的肝組織，無法進行正常的代謝，只能保持休眠原狀。

但是，補充大量營養之後，2/3當中的一些休眠肝組織，得到了營養就開始正常代謝了。這時使用B超檢查肝臟，就能夠發現硬化的面積好像是縮小了，正常的肝組織好像變多了。這種情況也見於，一個切除肺葉的人，加強營養之後，病側剩餘的肺葉變大了，而把胸腔充滿；一個切除部分腎臟的人，加強營養之後，病側剩餘的腎臟變大了，而把腎囊充滿；一個切除部分肝臟的人，加強營養之後，病側剩餘的肝臟變大了，而把右上腹腔充滿。人的這種組織修復能力叫再生。再生必須在營養良好的條件下進行。

這就是三分治、七分養治療肝硬化的原理。有人說幹什麼這麼費力，乾脆換一個肝臟多麼省事。是的，肝臟移植是痛快，可是移植肝臟之後，要吃化療藥物克服排異反應。於是全身器官就要中毒，不是在30個月之內出現癌症，就是某個器官壞死，要不就是半死不活。買個機器是原裝的好，人也是原裝的好。

當然人的再生能力，比不上一些小動物。如果你把螞蟻的觸鬚剪掉，過些日子，就會發現它的觸鬚又長出來了；如果你把蠍子的尾巴剪掉，過些日子，就會發現它的尾巴又長出來了；甚至你把蚯蚓一截兩半，就會發現它的兩截身子又長在一起了。而人不行。而且有些人，連最起碼的營養都不懂，談什麼組織再生呢？

（四）愛滋病（中醫沒有此病名）
愛滋病屬於病毒感染。根據1986年美國疾病控制中心建議的HIV/

AIDS臨床表現分類，愛滋病有三種臨床表現：第一是無症狀HIV感染。血清P24抗原陰性，抗HIV抗體陽性，臨床表現無任何症狀和體徵。第二是臨床HIV感染。抗HIV抗體陽性，血清P24抗原陽性，臨床表現有發熱不退，淋巴結腫大、納呆腹瀉等。第三是不僅血清P24抗原陽性，抗HIV抗體陽性，而且併發有惡性腫瘤。常見的是卡波西氏肉瘤或者惡性淋巴瘤。

根據這些臨床表現，我推測愛滋病，和乙型肝炎一樣，是屬於濕熱內蘊癥候群。那麼對不對呢？我治療了幾個愛滋病病人。先用藥引子加味開胃湯和魚湯、牛肉湯調節，能夠吃肉了，再用變痄散。一年之後，血清P24抗原陰性，血清抗HIV抗體陽性，成功了。至於發生卡波西肉瘤，和惡性淋巴瘤，使用控岩散就行了。

例如：病人男性，1947年出生，美國加州汽車配件經銷商。1986年5月，與妻子反目而離婚，從此搞同性戀。1987年2月，聽說泰國人妖的陰道有力，就到泰國試一試，並且把一個人妖帶回了美國。人妖住在病人的家中，除了免費供病人玩弄之外，人妖自己也找嫖客掙錢。

1988年4月，病人的龜頭，出現一個很小的紅色皰疹，到私人診所診斷是單純皰疹，醫生給予外用洗劑而逐漸消失。1989年10月，病人感到全身很疲乏，即口服西洋參。1990年3月，病人的胸腹和背部出現了紅斑疹，到私人診所診斷是過敏性皮炎，醫生給予口服，和外用的抗過敏藥物。

過了一個月，病人不僅紅斑疹沒有消失，而且出現了每天下午發熱，體溫波動在37.4~38.6攝氏度之間，而且頜下、頸部、腋下、腹股溝的淋巴結腫大，還有咳嗽、胸疼等症狀。病人又到私人診所求治，醫生懷疑是愛滋病，當即讓他去加州一家醫院檢查。血常規：血紅蛋白71克/升，白細胞總數$3.7×10^9$/升，其中淋巴細胞$0.8×10^9$/升，均明顯低於正常值，

骨髓檢查為淋巴組織細胞增生。血清病毒學檢查：P24抗原陽性，抗HIV抗體陽性。X線肺部檢查，發現肺門周圍散在網狀結節樣間質浸潤。診斷：愛滋病合併肺感染。怎麼治？沒治！

不過，加州這家醫院的醫生，建議病人去加州一家中醫診療所試驗治療。這是美國醫生的特點，他們不願意把人治死，感覺自己沒有辦法了，就主動把病人介紹給自然醫生。不像中國的西醫，一聽中醫就火冒三丈：而中醫一聽西醫，就退避三舍。其實，這是中國的法律不健全。加州這家中醫診療所的醫生，給予病人加味銀翹散。病人口服一個月沒有改善症狀。1990年7月，這家中醫診療所，建議病人找我治療。

病人給我用中文發來傳真，我就用傳真指導病人，使用藥引子加味開胃湯和魚湯、牛肉湯調節，能夠吃肉了，再用香港劉家藥行的變症散。有人說了，美國醫生怎麼知道找你呢？別忘了，風靡美國的生飢療法，就是我們劉家的三分治、七分養。而且在美國、英國、法國、加拿大和中國台灣、香港等地方，都有劉家的人。後來，這個病人的發熱現象很快消失了，腫大的淋巴結也逐漸消失了，咳嗽、胸疼等症狀也慢慢消失了。

1991年8月，病人在加州一家醫院複查，他的血常規、骨髓檢查、X線肺部檢查都正常了，只是血清P24抗原是陰性，而血清抗HIV抗體是陽性。什麼意思？說明病人曾經有過愛滋病的病毒感染。那麼那個人妖呢？已經回泰國了。

人妖是泰國的特產，也是西醫的得意傑作。泰國的一些男人，看見女人當娼妓掙錢容易，就要求改變性別。西醫就從會陰部開刀，把陰莖、睪丸切掉，製造假陰道，並且把兩側的腰大肌移植在陰道裡，這是最缺德的技術。嫖客的陰莖被陰道的腰大肌緊緊夾住，使嫖客產生了錯覺，誤認為人妖發生了性衝動，誤認為人妖太愛嫖客了。其實人妖是無動於衷的。

泰國的愛滋病離不開人妖。而人妖爲什麼能夠吸引嫖客呢？泰國曼谷市一家醫院的醫生，說出了人妖陰道的缺德之處。

人妖的不潔性交，傳播了愛滋病，他們自己也得愛滋病，得病之後就死了。然而新的人妖又出現了，他們還在勾引嫖客。然而人妖不是罪該萬死，沒有人妖還有娼妓。因此罪魁禍首是嫖客。

從1981年春天，美國發現第一例愛滋病開始，目前全世界150多個國家和地區都發現了愛滋病，幾乎每分鐘就有一個人感染此病。儘管西醫大約已經花費了幾千億美元研究費，但是西醫還是拿不出有效的辦法。儘管平均每個病人的治療費用高達14萬美元，但是病人還是在一年左右死去。因爲愛滋病是病毒性疾病。治療愛滋病的根本出路，可能還是要使用三分治、七分養，要每天喝加味開胃湯：生山楂100克，廣木香50克，豬苓50克，厚朴20克。每天一劑，水煎頻飲。同時每天喝鯉魚湯和瘦牛肉湯，每天還要吃四次變痄散，每次5粒，克服濕熱內蘊。

愛滋病是人類新發現的疾病，然而人類新發現的疾病，不只是愛滋病，並且隨著醫學研究的不斷深入，將會發現越來越多的疾病。這些新的疾病，對於西醫來說是陌生的，但是使用三分治、七分養的觀點，就會發現這些新的疾病似曾相識。人的疾病類型總共有16個癥候群，如果一個一個地排除，那麼就能找到適宜的治療方法。這就是三分治、七分養，越來越受到人們喜愛的原因。

（五）性病（中醫古稱花柳病）

病人男性，1956年出生，北京出租汽車司機。1990年，他停薪留職去深圳找工作。可能是掙了一點兒錢就燒包了，於是就租房子，包養了一個東北女人。1992年3月，發覺自己有尿頻、尿急、尿痛，龜頭口流膿的現象，於是懷疑自己得了性病。就按照電線桿子上的小廣告，找了一個江

湖醫生打針，打了幾次針，也不解決問題。於是遷怒東北女人，認爲是受了這個女人的性病傳染。他把這個女人臭罵一頓之後，準備回北京。然而當天夜裡，東北女人找來幾個男同夥，把他洗劫一空，臨走還把他痛打一頓，他只好用電話向北京的妻子求援，謊稱遇到了劫匪。

他回到北京之後，當上了出租汽車司機。不僅自己有尿頻、尿急、尿痛，龜頭口流膿的現象，而且妻子不久也出現了尿頻、尿急、尿痛，陰道口流膿的現象。妻子到北京一家醫院檢查，被診斷是淋菌性陰道炎，這是一種性病。怎麼引起來的？當然是他！妻子經過突擊夜審，終於弄明白了他的深圳之行的荒唐。畢竟是20多年的夫妻了，孩子都快大學畢生了，而且他磕頭作揖。於是家醜不可外揚，1993年9月22日，妻子領著他找我來了。

我問：「什麼病？」
他妻子說：「大夫，他得了髒病！」
我說：「好啊，哪兒爛啦？」
他妻子說：「大夫，他哪兒都沒爛，就是尿頻、尿急、尿痛，龜頭口流膿。」

我說：「唉，太輕了，把雞巴爛掉多好。」
他妻子說：「大夫，您給治治吧！」
我說：「哎，你是他什麼人？」
他妻子說：「大夫，我是他老婆。」

我說：「哦，他在外面胡搞，得了髒病，你還心疼他？」
他妻子說：「大夫，您說怎麼辦呢？」
我說：「你打他了嗎？」
他妻子說：「大夫，我打他啦，也罵他啦。」

我說：「行啦，浪子回頭金不換。就這一次，下次再犯。我告訴你，每天給他喝藥引子加味開胃湯：生山楂100克，廣木香50克，豬苓50克，厚朴20克。每天一劑，水煎頻飲。同時每天喝鯉魚湯和瘦牛肉湯，還要吃四次變痃散，每次5粒。」

他妻子問：「大夫，我能吃這個藥嗎？」

我問：「喲，你怎麼啦？」

他妻子說：「大夫，我也讓這個倒楣蛋給傳上啦。」

我說：「行啊，都去照方抓藥吧。」

過了三個多月，倆口子打電話說，到醫院檢查都正常了。

1995年的春天，我站在馬路邊招手打的士。上車之後，司機說：「劉大夫，您去哪兒？」

「嗨，你怎麼認識我？」

司機說：「唉，我就是老婆領著，看髒病的！」

「哦，你就是那個倒楣蛋！」

司機又說：「劉大夫，要說玩個娘們兒，真沒勁！」

是啊，現在的男人，有了幾個臭錢就燒得難受，就要包二奶，就要滿足性慾。

據說過去的有錢男人都娶小老婆。那麼娶小老婆幹什麼用呢？我太爺爺有十二個老婆，我爺爺有三個老婆：都是與老婆隔壁睡覺，而且一個月性交一次。小時候，我曾經問父親：「太爺爺娶了這麼多太奶奶，得花多少錢養活她們？」父親趕緊拿掉嘴裡的煙卷：「不！不！不！都是幹活的，費甚麼錢？有配藥的，有採購的，有做飯的，有洗衣服的，有做衣服的，有收拾屋子的；有管醫館的，有管土地的，有管工廠的，有管銀號的，有管孩子的；還有一個美國人教他說英文。你看這些太奶奶是吃閒飯的嗎？」嗚呼，一個班的老婆，原來都是長工。

而現在有些人要找秘密的小老婆，據說只是單純為了性交，而且要花很多錢，實在是勞神傷身。除了某些阿拉伯國家允許要四個老婆之外，大多數國家規定一夫一妻。動物的性交是有季節性的，因此，體力強壯。人也不能隨時性交，要自我控制，不能縱慾傷身。因此，聰明的男人，不要讓小頭愉快了，而讓大頭去受罪。

劉氏箴言

濕熱癥候不簡單，西醫搖頭說困難；
幸而郎中細斟酌，使得病家盡開顏。

導讀與註釋

本章重點提示及張老師的經驗分享　　張克咸老師

一、痊夏病的病因＝主觀原因＋客觀原因＋誘發條件

痊夏病屬於「濕熱內蘊」癥候群。

主觀原因：胃氣下降；營養不良

客觀原因：濕熱

誘發條件：過食寒涼

二、治療方法：痊癒＝三分治＋七分養

七分養：喝加入厚朴、豬苓的開胃湯，及喝鯉魚湯

三分治：變痊散

三、療效統計：

　　依據劉弘章老師的統計資料：從1967到1997年，三十年內治療各型肝炎6531例，均能在三個月內使谷丙轉氨酶正常。治療肝硬化2215例，均能在半年內使血檢轉陰。治療非洲瘧疾253例；夏季熱6352例，特別是小兒4631例，均有良好療效。還有治療愛滋病113例，性病136例。

四、劉太醫觀點，重點摘錄：

◆ 既然是病毒感染的疾病，西藥、抗生素、激素均無效。

◆ 化學藥物會損害肝臟細胞，反而使病情加重。

◆ 肝炎既然是病毒感染，就不能用任何藥物治療。

◆ 脂肪肝不是肝的脂肪過多，而是肝細胞功能減退。

◆ 治療期間要以高蛋白、高維生素為主—瘦肉與蔬菜要大量食用。少吃高澱粉與脂肪。

◆ 民間醫生在宣傳治病毒的靈丹妙藥，也都是在發國難財。

◆ 得了肝炎，就拚命用藥物治療，最終的結局就是肝癌。

◆ 既然是病毒，爲什麼吃西藥。

◆ 夏季熱不能滋陰，不能吃補藥，不能吃巧克力。

◆ 中國人太迷信藥物。

◆ 1898年荷蘭學者發現，人的傳染病，75%是由病毒體引起。

◆ 大量吃藥是許多肝炎病人越治越麻煩的原因。

◆ 吃完飯立卽想睡覺，是肝臟有毛病的特徵。

◆ 肝硬化腹水可以吃強的松和安定。

◆ 肝硬化病人不能吃普食與硬食。

五、張老師的經驗分享及總結：

痎夏病原義是夏季長期發熱之疾病，劉純以囚試醫，找到治療痎夏熱的藥方，又經過幾百年的研究使用，發現這種方法同樣能夠治療現代的多種病名：夏季熱、肝炎、肝硬化、瘧疾、愛滋病、性病等。

肝臟是人體最重要的器官之一。從劉太醫幾百年的實驗經驗，夏季熱、瘧疾、愛滋病的癥候群，都與肝功能不佳有密不可分的關係。否則用治療夏季熱的方子，怎麼同時也治癒了肝炎、肝硬化、瘧疾，及愛滋病等疾病？！

這更說明了「醫學是一種經驗學」。通過歷史的長河，人類的醫學經驗越來越豐富，治病的效果就越來越強。

病毒體向來一直是個熱門話題，人類75%的傳染病是由病毒所引起的。病毒體很小，測量病毒直徑的單位稱爲奈米。1奈米=1/1000微米。最大的病毒體直徑約300奈米，最小的病毒體直徑約20奈米，一般在150

奈米左右。

病毒體和細菌不一樣。細菌是單細胞微生物，是自己能夠進行新陳代謝的活體，而病毒體自己無法獨立的進行新陳代謝。病毒體由蛋白質外殼和內含的核酸構成。只有在蛋白質外殼，和人體細胞吸附之後，病毒的核酸才能侵入人體的細胞，利用細胞的營養去進行新陳代謝。

因此，殺滅病毒體，實際是必需要破壞病毒的蛋白質外殼，核酸失去了蛋白質外殼後，就無法侵入人體的細胞，更無法繼續生長繁殖，也就失去了致病性。

使用物理、化學的方法，在體外去破壞病毒的蛋白質外殼是容易的。例如：在病毒體的試管培養液裡，可以使用加溫到攝氏60度，可以使用放射線，可以使用強酸、強鹼等，把蛋白質變性的方法，去破壞蛋白質的外殼，病毒一但失去了蛋白質外殼就被滅活了。

但是在人體內部，顯然無法使用上述的方法。醫生至今無法在人體內部，選擇性地破壞病毒的蛋白質外殼，因為人體自身就是蛋白質。因此，世界上至今沒有任何抗病毒體的藥物，包括一些所謂的抗病毒體的中藥。

但是別忘了，人體內部有「非特異性免疫力」，也就是「吞噬細胞」。病毒體侵入人體之後，如果吞噬細胞立即發現，並且把這種還沒有活力的病毒體吃掉，那麼人體就平安無事了。遺憾的是，許多人的胃氣已經下降，營養也不好了，吞噬細胞的「數量和活性」都降低了，見了病毒體就睜一隻眼、閉一隻眼，無動於衷。

因此，病毒體就和人體細胞靠近，蛋白質外殼和人體細胞吸附之後，核酸就鑽出外殼，侵入細胞而迅速的生長繁殖。核酸迅速生長繁殖，就引

起了炎症反應，剛開始是紅腫熱疼，如果吞噬細胞還是不管事，那麼就會出現毒血症，那麼病人就危險了。最後只有把人的蛋白質屍體燒了，病毒體的蛋白質外殼才能被破壞。

病毒體廣泛存在於自然界當中，然而消滅病毒體是不可能的。因為任何破壞蛋白質外殼的方法，都要傷害人的蛋白質軀體。

這就叫麻杆打狼，兩頭害怕。也正是因為人的傳染病有75%是病毒體引起的，西醫對於病毒性疾病無計可施。可是**為什麼有些人不會被病毒感染呢？這是因為他們具有「正氣存內，邪不可干」的能力—充足的「胃氣與營養」**。

病毒普遍存在於地球上，而且病毒的種類極多，傳染力又特別強。西醫研究疫苗就是因為治不了病毒感染的疾病。但是病毒主要分成兩類：一類是DNA病毒，是不會變異的，是可以製造出疫苗防止被感染。就像天花、小兒麻痺病毒。這些病毒西醫已經通過疫苗將其控制，已經不再危害人類。

另一類是RNA病毒，是會變異的，就像這次的新冠病毒。拚命讓人們打「疫苗」有用嗎？還不是流行了三年。古代早就有經驗：大流行病通常都是三年結束，現在西醫研發的「疫苗」幾乎強迫性讓所有人打，新冠病毒流行的時間有縮短嗎？沒有啊！

防疫雖說是西醫的強項，但它決不是萬能丹。

能阻斷傳播病毒的才稱為「疫苗」，那無法阻斷傳播病毒的怎麼也可以稱為疫苗呢？西醫因為邏輯思維慣性的問題，沒有藥醫就想出用疫苗的方法。他們無視病毒的變異性，還拚命研發、推廣無法防疫，且不符合定義

的「疫苗」，唯一的解釋就是他們爲了賺大錢。

我們如果能早一點懂得病毒的原理，一開始就能採用劉太醫提升人體免疫力的方法去對抗病毒，那疫情應該就能早點得到控制，人們也不必遭受**「施打疫苗所導致的副作用」**之苦，也不至於死那麼多無辜的人了。

「劉太醫全集」的內容，全部都是經過大量人體實驗實際驗證出來的。是目前所有的醫書都沒有的資料。因此，所有學醫的人，包括西醫，如果眞的想要造福人類，都需要放下身段，仔細研讀一下這本巨著。

第九章
多喝多尿消渴病，飲食習慣要改正

話說四品官階的內官監大太監鄭和，愛喝甜茶。鄭和是個回民的孤兒，本姓馬，名和，小名叫三保兒。12歲淨了身，當了侍童去伺候燕王朱棣的起居。所謂淨身就是閹割手術。醫官先讓他喝烏頭酒，昏迷之後，把下身用鹽水清洗一下，把陰囊連同睪丸切掉，用桑白皮絲結紮，然後把包皮提起來，露出龜頭，把龜頭切掉，創面敷上軍功散，尿道插上麥管。一個月之後，三保兒就痊癒了。

有人錯誤地認為，這樣的男人，與女人就不能性交樣了。其實不然。太監不能射精是真的，但是不能性交是假的。因為刺激性慾的腦垂體還是存在，性交的工具—陰莖還是存在。因此宮闈之中，屢屢發生嬪妃、女官、宮女與太監性交的醜聞。因此太監是娶妻子的，不過只能性交，而不能射精。

有人認為宦官伺候皇帝了，就都是太監了。錯了，宦官分為四等：一等叫太監，官階正四品；二等叫少監，官階從四品；三等叫監丞，官階正五品；四等叫侍童，官階不一。人們把宦官都叫做太監，就像人們把醫生、護士、衛生員都叫做大夫一樣，只是個尊稱。

侍童三保兒伺候燕王朱棣的起居，這是一個十分辛苦的活。一天到晚，要隨叫隨到，小孩子貪睡，經常耽誤了事，沒少挨打。後來好心人告訴他，多喝茶能夠少睡覺，於是他就開始喝燕王朱棣的剩茶。小孩子嫌茶水太苦，就放了糖去喝。果然喝了甜茶，就不愛睡覺了，十分勤快。

燕王朱棣很喜歡他，後來做了皇帝，就封他作正四品官階太監。一個四品內官，沒有官名怎麼行呢？於是三保兒被皇帝朱棣賜名叫做鄭和。鄭和是個大太監，在南京有自己的官邸，也有自己的妻子，不能生孩子，就抱養了四個兒子。

燕王朱棣做了皇帝之後，很擔心南洋各國瞧不起他。因爲在中國歷代破產農民起義運動中，只有朱棣的爸爸、破產農民朱元璋獲得了成功。於是1405年，朱棣派鄭和率領27800餘將士，分乘60餘艘大船，去南洋耀武揚威。

海上航行是枯燥無味的。除了分批去划槳之外，許多將士閒下來沒有事情去做，就玩賭博。剛開始是擲骰子，玩著玩著就意思了，於是想家的、鬥毆的、鬧事的越來越多了。雖然鄭和殺了一些人，但是船上依然不安寧。

後來，鄭和靈機一動，製造了一種十分消磨時光的賭博工具，這就是麻雀牌。他根據船數的多少，在小木板上刻了1~9條；又根據船上裝淡水的木桶多少，在小木板上刻了1~9桶；還根據賭徒渴望贏得幾萬兩銀子的心理，在小木板上刻了1~9萬；此外，根據海上經常變幻的風向，在小木板上刻了東、西、南、北、中風；另外，根據船上的掛著的告示牌，在小木板上刻了白板和發字。鄭和這種隨心所欲的設計，居然得到了將士的喜歡，成爲十分消磨時光的賭博工具，船上又恢復了平靜，將士們都沉醉在麻雀牌裡。鄭和看在眼裡喜在心上，不禁爲自己的小聰明而自豪。然而鄭和沒有想到的是，他發明的這種136塊兒的麻雀牌，以後竟然成爲一些中國人如醉如痴的消磨時光的賭博工具。

但是一種不祥之兆，又悄悄湧上心頭。不知道爲什麼，自己最近一年來，總是愛喝水，愛撒尿，本來船上的淡水是定量發放的，他規定無論官大官小，每人每天兩升水；爲此，許多大官很有意見。儘管自己經常渴得

要命，兩升甜茶已經不夠喝了，但是鄭和不能違反自己定下的規矩。渴是難捱的，隨船醫官懷疑他有消渴病，讓他吃六味地黃丸；吃了之後，他覺得多渴、多尿的症狀好了一些。

但是他害怕真的得了消渴病。消渴病不是鬧著玩的，最後四肢零落，瞎了眼，弄不好就會突然死去。鄭和的船隊第六次下西洋，到達非洲東海岸之後，就迅速返航了。1422年回國之後，鄭和向永樂皇帝朱棣報告了航海經過之後，就馬上去找劉純。

根據鄭和的尿液，吸引了大量的螞蟻，而且尿液乾了之後，是一層發亮的痕跡。劉純判斷尿液中含有大量的糖分，於是診斷他得了消渴病。

這是古代中醫的診斷方法。鄭和不知道自己為什麼得了這種病，於是劉純又拿出試驗資料，讓他自己看。

這隊醫官一直在研究消渴病的治療方法，誘發消渴病是容易的。讓200名犯人每天不吃飯，只喝砂糖水。在半年之內，有些犯人出現了多飲、多尿、多吃的症狀，且尿液招來了許多螞蟻，而有些犯人不出現這些症狀。面對這些犯人，出現的不同現象，劉純等人認為造成消渴病的根本原因，是有胎病的人攝入了大量的糖分。於是又如法製造一些糖尿的病人，湊成200個疾病模型。那麼如何治療呢？讓200名犯人都喝開胃湯和魚湯、牛肉湯，同時分為20組，每組10人。分別給予如下處理：

第1組：喝補腎藥枸杞湯。
第2組：喝止喘藥麻黃湯。
第3組：喝溫胃藥小茴香湯。
第4組：喝補氣藥人參湯。
第5組；喝清熱藥金銀花湯。

第6組：喝行氣藥枳實湯。

第7組：喝安神藥磁石湯。

第8組：喝滋陰藥沙參湯。

第9組：喝酸澀藥烏梅湯。

第10組：喝涼血藥地榆湯。

第11組：喝補血藥當歸湯。

第12組：喝利尿藥豬苓湯。

第13組：喝解表藥荊芥湯。

第14組：喝發表去濕藥羌活湯。

第15組：喝化痰藥川貝母湯。

第16組：喝軟堅化痰藥牡蠣湯。

第17組：喝瀉下藥草決明湯。

第18組：喝活血藥川芎湯。

第19組：喝消食藥山楂湯。

第20組：吃驅蟲藥使君子。

以上20組在喝藥一個月之後，只有每天喝清熱藥金銀花的第5組，以及喝滋陰藥沙參的第8組，還有喝活血藥川芎的第18組，糖尿消失的較快。於是讓全部犯人中止目前的試驗，改喝新的配方：金銀花、沙參、川芎熬湯。

結果有些犯人的糖尿完全消失了，而有些犯人的糖尿並沒有完全消失。這是為什麼呢？醫官們討論的結果，認為這是飲食造成的。糖尿完全消失了的犯人，除了喝魚湯、牛肉湯之外，沒有吃其他的飲食。而糖尿沒有完全消失了的犯人，除了喝魚湯、牛肉湯之外，還吃了一些米飯、肉菜，甚至還有酒，當然這些犯人是得到了番子的特別照顧。劉純在整肅獄規的同時，也暗自慶幸偶然得到這個結論，這就是不吃米飯、肉菜和飲酒，就能消除糖尿。

那麼怎樣解決口渴、多尿的問題呢？金銀花、沙參、川芎熬湯，並不能完全解決這個問題。這實際是個滋陰問題，什麼東西最滋陰呢？把200個犯人分為20組，每組10人，分別給予如下處理：

第1組：吃烏梅。
第2組：吃生地。
第3組：吃阿膠。
第4組：吃黃明膠。
第5組：吃海參。
第6組：吃海藻。
第7組：吃山萸肉。
第8組：吃洋菜。
第9組：吃覆盆子。
第10組：吃山藥。
第11組：吃黃連。
第12組：吃玄參。
第13組：吃犀角。
第14組：吃生石膏粉。
第15組：吃百合。
第16組：吃天花粉。
第17組：吃河黎勒。
第18組：吃豬皮。
第19組：吃牛皮。
第20組：吃羊皮。

　　結果吃豬皮的第18組，和吃牛皮的第19組，都在三天之內，消除了口渴、多尿的症狀。那麼應當怎樣治療消渴病呢？看來第一要吃魚、吃瘦牛肉，不要吃米飯。第二要吃肉皮，不過肉皮不好消化，要煮成湯吃。第

三要吃清熱、滋陰、活血的藥。爲什麼一定要吃清熱、滋陰、活血藥呢？因爲這些被誘發出消渴病的病人，在減刑流放遼東之後，陸續出現了血栓形成。劉純派醫官給他們使用了清熱、滋陰、活血藥以後，才使沒有血栓形成的人平安無事，而已經出現了血栓形成的人得以帶病生存。

這些試驗說明消渴病屬於陰虛內熱癥候群，治療這個癥候群，應當使用清熱、滋陰的大補陰丸。大補陰丸出自元朝名醫朱震亨，字彥修。世居江南丹溪，人稱丹溪翁的著作《丹溪心法》，是治療相火偏旺引起陰虛內熱的名方。該方由清降相火的黃柏、知母，滋陰養血的熟地黃、龜板，補陰益髓的豬脊髓等五味藥材組成。全部藥材是研細加入煉蜜爲丸。但是大補陰丸的清熱、滋陰作用很弱，因此雖然治療消渴病有效，可是不能很好解決陰虛、內熱的問題，而且沒有防止血栓形成的作用，到了最後還是造成血栓的形成。

在大補陰丸的基礎上，劉純和醫官們反覆加減處方，研究出一種新的藥物，叫做函消散。主要成分是：龜板、鱉甲、魚膘、紫稍花、西紅花及其保密成分。

但是能否治療眞正的消渴病呢？鄭和願意試一試。既然是回民，就吃牛皮凍。於是他不敢再喝甜茶了，拿著劉純新研製出來的函消散回家了。

一個月之後，鄭和又到編修使衙門來了，見了劉純就喊：「安亭侯，跪聽！」劉純嚇了一跳，趕緊跪下。他大聲喊：「大膽安亭侯，爲什麼知道治療消渴，也不跟咱家說一聲，害得咱家整天撒尿！」大家一聽都樂了，劉純也樂了，鄭和也樂了。劉純站起來，罵道：「你假傳聖旨，嚇我一跳！」鄭和說：「說眞格的，這個方子還眞管用。咱家死也不喝甜茶啦。那個肉皮凍眞好，咱家吃了幾天就不渴了。老侯爺，怎麼不讓太醫院去用呢？」劉純皺了皺眉：「問題就在太醫院！人家說了，藥舖的大補陰丸賣得挺好，

誰去賣肉皮凍？」鄭和的小聰明又來了：「嘿，驢皮能做阿膠！你把肉皮凍也做成什麼膠，這不就賣出去了嗎！」劉純嘆了口氣：「肉皮凍是最便宜的滋陰藥，人人都吃得起。為什麼要賺人家銀子呢？」

1430年，鄭和率領他的船隊又出發了，又開始了勞民傷財的第七次下西洋。與每次不同的是，他沒有帶上茶葉和砂糖，而是帶著大量的牛皮。不僅他要吃牛皮凍解渴，全體將士也要吃，因為海上的干渴是難挨的。

鄭和生於1371年，在1422年被診斷是消渴，並且使用三分治、七分養得到緩解。13年之後的1435年，鄭和去世，享年64歲。其死亡原因不是消渴，而是受辱。1435年初，永樂皇帝的孫子——宣德皇帝朱瞻基死於鉛中毒。是司禮太監范弘，讓朱瞻基吃紫霞丹造成的，為此范弘被斬首。但是鄭和是內官監大太監，是監督管理內官行為的大太監，是負有一定責任的。平常，自以為七下西洋而立下不世之功的鄭和，已經受到了許多大臣的攻擊，說他耗費白銀幾千萬兩，又死了幾萬將士。鄭和的心情已經很壞。現在又受到太后張氏的嚴厲斥責：「養條狗能夠管住羊群。你管不了內侍，真不如一條狗！」於是他受辱不眠而死。

◆ 總而言之，劉純認為消渴病的病因＝主觀原因＋客觀原因＋誘發條件；其中，主觀原因＝胃氣下降＋營養不良；客觀原因＝胎病＋陰虛、內熱；誘發條件＝吃脂肪、澱粉太多。痊癒＝三分治＋七分養；其中，七分養＝加入沙參、菊花的開胃湯＋肉皮凍＋不吃澱粉和脂肪；三分治＝函消散。

以後幾百年的研究使用，發現劉純的這種方法能夠治療現代病名：糖尿病及其併發症。

現代醫學怎樣解釋消渴病──糖尿病的問題呢？

　　儘管在公元前2世紀，人類已經發現了這種多吃、多喝、多尿的疾病，而且中醫在明朝的時候就提出了三分治、七分養的方法，但是直至1889年，英國醫生才通過摘除狗的胰腺，證明了糖尿病，是由於缺乏胰腺分泌的胰島素而發生的。隨後，1930年，英國醫生又發現許多激素都參與了糖代謝，甚至許多疾病，包括癌症都有糖代謝的異常，這就使得問題變得複雜化。因此有些學者認為高血糖和高血脂一樣，它不是一種疾病，而是一個綜合症。於是提出了一個口號，叫做：「控制飲食熱量，是治療糖尿病的根本方法。」

　　糖尿病是一種先天性疾病，吃糖多的人，不一定要得糖尿病。

　　有些民族嗜好吃糖，例如，南非平均每人每年吃掉35公斤白糖，幾乎每天吃掉100克白糖，然而南非不是每個人都得了糖尿病。相反，有些人不愛吃糖，只是每天吃一點饅頭、米飯、麵包等澱粉食物，卻得了糖尿病。這說明有些人的糖代謝，存在著先天異常。這種先天異常，中醫叫做胎病。沒有這種先天異常，你就是天天喝白糖水，也不會發生糖尿病。

　　人體在許多正常的情況下，可能會出現高血糖的症狀。

　　比如，你偶然喝了一杯糖水，尿糖試驗可能就會陽性。又如，你偶然吃了大量的麵包，尿糖試驗可能就會陽性。再如，你偶然喝了一杯葡萄酒，尿糖試驗可能就會陽性。然而這種偶然的情況不是糖尿病。人體在許多疾病的情況下，也會出現高血糖的症狀。比如，肝硬化的病人，由於合成肝醣元的能力降低了，會出現高血糖的症狀。又如，甲狀腺機能亢進的病人，由於胰腺分泌的高血糖素增加了，會出現高血糖的症狀。再如，癌病人出現了付癌綜合癥，會出現高血糖的症狀，然而這一切都不是糖尿病。

高血糖不一定是糖尿病，糖尿病的危害也不是高血糖，而是血黏度增高。

臨床發現，肝硬化的病人出現了高血糖症狀，甲狀腺機能亢進的病人出現了高血糖症狀，癌病人出現了高血糖症狀，其結局沒有出現冠心病、腦血栓、閉塞性脈管炎等，血管栓塞性併發症，因為這些原發疾病沒有血黏度增高的現象。因此，有些疾病出現了高血糖症狀，千萬不要使用降糖藥物，因為化學合成的降糖藥物，降低了病人的食慾，而食慾恰恰是病人求生的首要條件。

即便是真正的糖尿病，那麼病人也應當知道，降糖藥物把血糖合成了肝醣元的同時，也把血糖合成了脂肪，這是降糖藥物的嚴重副作用。

西醫治療糖尿病是以降糖為主，中醫治療糖尿病是以清熱、滋陰、活血為主，兩者的結局完全不同。西醫治療的結局是冠心病、腦血栓、動脈閉塞性硬化等一系列併發症，而中醫治療，不存在這類問題。這是因為糖尿病，不僅僅是高血糖的問題，還有一個血糖的去向問題。西醫認為給予降糖藥物，把血糖合成了肝醣元，就平安無事了。其實，在代謝過程中，降糖藥物把血糖也變成了脂肪，這些脂肪沉積在血管壁上，就造成了動脈硬化，也就必然造成栓塞。而中醫採用清熱、滋陰、活血的辦法，是在降糖的同時，軟化血管。因此，函消散是明朝以來，治療消渴病的重要方劑。

◆ 請注意！首先口服加味開胃湯：生山楂100克，廣木香50克，沙參50克，杭白菊50克。每天一劑，水煎頻飲。同時喝豬皮湯，或者牛皮湯。一個月之後，如果病情不再發展了，那麼輕症病人不必用藥。重症病人可以加用函消散。

飲食結構要以高蛋白和高維生素為主。瘦肉魚類和蔬菜，應該大量食

用。但是，不要吃高澱粉和脂肪，要吃一些粗糧，禁忌辛辣、發物。真正的糖尿病，是指原發性的血糖升高。但是有很多疾病，例如：癌症、肝硬化、胰腺炎等，有時會引起血糖升高，但是不能按照糖尿病來治。不過，這種情況，臨床誤診很多。糖尿病是終身疾病，即便血糖正常了，也不能停止治療。如果發生了血管栓塞，是不易恢復的。

療效統計：從1967~1997年，治療糖尿病6537例，其中沒有併發症的4983例，長期用藥均未發生併發症。而已經存在併發症的1554例，長期用藥其併發症沒有進展，也沒有好轉。但是，長期用藥，能夠保障生存質量和自然壽命。

（一）糖尿病併發腦血栓（中醫古稱消渴偏枯）

病人男性，1926年出生，北京第三紡織廠職工醫院內科醫生。1973年，因為出現多吃、多喝、多尿的三多症狀，而且飯後兩小時尿糖（++++）；口服葡萄糖耐量試驗：2小時後血糖在190毫克％，並且糖耐量試驗的初期，糖耐量的曲線上升顯著遲緩，在除外內分泌系統和腎病之後，被診斷是原發性型糖尿病。即給予每天三次正規胰島素皮下注射，先是早晨皮下注射10U正規胰島素，中午皮下注射4U正規胰島素，晚上皮下注射6U正規胰島素，並且根據尿糖每出現一個（+），即增加8U正規胰島素，進行細心調節。直至半年以後，尿糖轉陰，才每天早晨空腹口服優降糖5毫克。但是病人每天都要尿檢；發現尿糖陽性，即皮下注射長效胰島素。病人不敢亂吃東西，香蕉不敢吃，蘋果不敢吃，西瓜不敢吃，如此提心吊膽地過了8年。

1981年，病人出現了腦血栓。除了每天使用降糖藥物之外，又吃上了活血化瘀的中藥。你看，每天要測尿糖，要皮下注射長效胰島素，要吃西藥，還要熬中藥，於是他提前退休了。1983年，病人又出現了心絞疼。他急了，這到底是怎麼回事？聽說劉弘章是京城怪醫，就想找我看病。當

時我在北京長城瘤科技術研究院腫瘤康復醫院上班，每天上午門診掛20個號。同年11月2日上午，家屬掛不上號，就通過一個熟人走了後門。

病人由家屬扶著來了。一個57歲的男人，十分蒼老瘦弱。腦血栓的後遺症，使得他行走不便，但是頭腦很清醒。家屬是他的妻子，是個兒科醫生，拿了一大堆化驗單和處方給我看。

我略微翻了翻病歷，問：「就是糖尿病！沒有癌症。」
病人趕緊說：「大夫，一個糖尿病就夠嗆了，還得癌症？」
我說：「糖尿病是個小毛病，你找我幹什麼？」
家屬說：「哎呀，大夫，哪裡是小毛病，全世界都沒有好辦法！」
我說：「沒有好辦法？那你現在用的是什麼辦法？」
病人說：「大夫，就是西醫這一套唄。不好也得用啊。」

我說：「很好，這叫什麼話？這是武大郎吃毒藥嗎，吃也得死，不吃也得死？既然知道不好，就不要用了。為什麼你還要用呢？」
病人說：「可是大夫，血糖高啊！」
我說：「很好，血糖高為什麼不好？」
病人說：「大夫，血糖高就會引起腦血栓、冠心病……」
我說：「噢，我問你，你得腦血栓的時候，血糖高不高？」
病人說：「大夫，不高！」
我說：「很好，既然你的血糖不高，為什麼得了腦血栓？」

病人望著我，臉上露出迷惑的樣子：「是呀，大夫，您說這是怎麼回事？」
我冷笑著說：「怎麼回事？你只見其利，不見其害！你學過醫，應當知道降糖藥物的嚴重副作用，就是促進脂肪的合成。使用降糖藥物之後，有一部分血糖變成了肝醣元進入肝臟了，還有一部分血糖變成了血脂，就

遊蕩在血液中，沉積在血管上了。這是極其危險的！這就是俗話說的，庸醫把瞎子治成聾子。可是你不注意這些問題，因此你吃虧了。那麼歐美的西醫怎麼治療糖尿病呢？強調飲食調節！」

病人說：「大夫，我很注意吃飯問題！」

家屬也說：「大夫，我做飯是很小心的！」

我說：「很好！我聽一聽，你怎麼做飯？」

於是家屬從早點說到夜宵，如何控制主食，如何吃素食……

我看著她：「都說完了？」

家屬不安地說：「大夫，說完了！」

我說：「很好，您這是餵兔子啊，還是餵人啊？」

家屬說：「哎，大夫，這是什麼話？」

我說：「很好，我問你，你讓他整天吃米飯、蔬菜，他受得了嗎？」

家屬說：「那麼大夫，應當吃什麼呢？」

我說：「很好，要每天口服加味開胃湯：生山楂100克，廣木香50克，沙參50克，杭白菊50克。每天一劑，水煎頻飲。要用豬皮，牛皮熬湯作爲基本食物。飲食結構要以高蛋白，和高維生素爲主、瘦肉魚類和蔬菜，應該大量食用。但是，不要吃高澱粉和脂肪，要吃一些粗糧。要禁忌辛辣發物。」

家屬說：「大夫，他的胃口好極了，還要開胃？」

病人也說：「大夫，我的胃口好極了！」

我說：「是的，胃口好也要開胃，不然誰去氣化腦子裡的血栓！」

病人說：「大夫，夜裡餓得難受怎麼辦？」

我說：「很好，感覺餓是件大好事！爲什麼餓了就要吃東西？尤其是夜裡不能吃東西！夜裡吃東西最容易長脂肪。馬不吃夜草不肥，知道嗎？」

家屬又說：「大夫，做菜不放蔥、姜、蒜、料酒，那多難吃啊？」

我說：「唉，你這個廚師不合格！為什麼做菜要放辛辣發物呢？糖尿病屬於陰虛內熱，不能吃這些辛辣發物。」

病人說：「那麼大夫，降糖的西藥還吃不吃呢？」

我說：「很好，別吃啦！」

病人說：「那麼大夫，血糖高怎麼辦？」

我說：「糊塗，你不吃高澱粉、高脂肪，哪來的血糖高！」

病人說：「那麼大夫、腦血栓、冠心病怎麼辦？」

我說：「很好，吃函消散啊！」

病人和家屬很高興，站起身和我告辭：「大夫，想不到，你是治癌症的，治療富貴病也在行！」

我說：「什麼？什麼富貴病？坐下再聊聊。」

於是倆口子又坐下：「大夫，人家都說糖尿病是富貴病，只有富貴人家才得這種病！」

我大笑起來：「錯了！這句話的原意是，得了消渴病，吃得多，喝得多。窮人家養不起，只有富貴人家才養得起。要知道，富貴人家以肉食為主，哪來的消渴。」

這時護士推門進來，說：「哎呀！我說您別聊啦，外邊的病人都等急啦。」於是病人由家屬扶著走了。但是我的話還沒有說完。因為糖尿病人不吃降糖藥以後，就會感到很飢餓，但是不能暴飲暴食，否則就會出危險。

唐朝大詩人杜甫，就是暴飲暴食之後死亡的。公元770年的夏季，糖尿病人杜甫來到山東省萊陽縣，抱病在船上，餓了好幾天。縣令知道了，立刻帶著熟牛肉和美酒去拜訪。你想杜甫餓得眼睛發黑，於是就大碗喝酒，大塊吃肉。結果第二天，杜甫就死了，享年59歲。現代史學家郭沫若

也知道：杜甫客萊陽，遊岳祠，大水遽至。涉旬不得食。縣令具舟迎之，令饋饋牛灸白酒。甫飲過多。一夕而卒。不過，大文豪郭沫若先生，說杜甫是食物中毒。

但是我有不同意見。因為如果是熟牛肉腐敗了，那麼應當是肉毒中毒。如果是肉毒中毒，那麼應當是劇烈吐瀉之後而亡。可是杜甫沒有吐瀉，顯然是心臟猝死。為什麼杜甫的心臟如此脆弱呢？要知道，糖尿病人的血黏度很高，心臟本來就不好。暴飲暴食之後，血液湧向胃腸道的血管，造成了心臟缺血而梗死。不知道我的推斷，是否得到杜甫後代的認可。

不過這個病人，從此按照三分治、七分養，去治療糖尿病。儘管血糖忽高忽低，然而他不再注意血糖問題，只是注意胃氣，腦血栓的後遺症，似乎也減輕了，居然沒有再發生其他的併發症。2001年夏天，他和家屬到塘沽的海濱浴場遊玩，順便到我家。我發現他又白又胖，走路也不瘸了。問他血糖高不高，他笑著說：「大夫，管它高不高，活得挺好就行了唄！用尿糖試紙多麻煩。」其實檢查自己尿糖高不高，是不麻煩的。拿一塊玻璃，滴上尿，如果乾了以後，出現一層亮皮，那就說明尿裡有糖。何必買尿糖試紙？

應當指出，中醫的消渴症要分上消、中消、下消，它包括了三種現代病名。上消包括了現代病名精神性煩渴，中消包括了現代病名糖尿病，下消包括了現代病名尿崩症。但是這三消的治療方法是一樣的。在明朝以前，中醫確實不知道如何治療消渴症，他們使用各種藥物去控制三多症狀，然而病人很難長期生存。自從劉純採用三分治、七分養之後，強調飲食調節，強調喝肉皮湯，這個問題才得到解決。

（二）糖尿病合併子宮頸癌（中醫古稱消渴倒開花）

病人女性，1939年出生，北京市衛生學校教員。1981年，因為出現

多吃、多喝、多尿的三多症狀，在北京一家醫院檢查：飯後兩小時尿糖（＋＋）口服葡萄糖耐量試驗：2小時後血糖在180毫克％，並且糖耐量試驗的初期，糖耐量的曲線上升顯著遲緩，在除外內分泌系統和腎病之後，被診斷是原發性II型糖尿病。即給予正規胰島素等降糖藥物治療。

1992年7月，病人因為一個多月以來，白天幾乎半個小時尿一次尿，夜間經常出現尿失禁，但是沒有尿疼、尿急、血尿、發熱等症狀，而去這家醫院檢查。泌尿科醫生查體：心肺正常，腹軟未觸及腫物，按壓腹部自述有尿排出。尿常規檢查：尿蛋白微量，白細胞18~26、成堆/高倍鏡視野，紅細胞0~2/高倍鏡視野，醫生懷疑是糖尿病併發了泌尿系感染，即給予大劑量抗生素治療。

一周之後，尿頻、尿失禁的症狀沒有減輕，病人又去這家醫院複查。泌尿科醫生再一次查體時，於恥骨聯合上緣，觸及大約10×8厘米腫物，質硬，無觸疼，不活動，肛門指檢於前壁可觸及腫物，即轉婦科門診。婦科醫生發現盆腔呈冰凍狀，子宮頸呈荣花樣改變，即鉗取子宮頸組織活檢。病理組織學診斷：子宮頸低分化鱗狀細胞癌。最後診斷：子宮頸癌，盆腔廣泛轉移，膀胱陰道瘻。又轉到北京一家腫瘤醫院。醫生認為子宮頸癌已屬晚期，又合併糖尿病，無法手術，即給予病人一點兒化療藥物回家。

1992年8月6日，病人找我治療。先讓病人每天口服加味開胃湯：生山楂100克，廣木香50克、杭白菊50克。每天一劑，水煎頻飲。注意：有高血糖的人，不要用豬苓利尿。同時喝牛蹄筋湯，鯉魚湯，瘦牛肉湯。停用其他一切藥物；等待出現飢餓感再用控岩散。

然而同年9月2日，病人又找我來了，說她還沒有飢餓感。
我說：「奇怪！你每天喝加味開胃湯嗎？」

病人說：「大夫，喝呀！」

我說：「做飯每天喝牛蹄筋湯嗎？」

病人說：「大夫，喝呀！」

我說：「你吃降糖藥嗎？」

病人說：「大夫，吃呀！」

我說：「嘿，你怎麼還吃降糖藥？」

病人說：「哎，大夫，這個不吃不行呀！」

我說：「爲什麼不行？」

病人說：「大夫，不吃降糖藥，血糖就高了！」

我說：「血糖高又怎麼樣？」

病人說：「大夫，高血糖要發生血管栓塞的！」

我說：「糊塗，癌症是消耗性疾病，要發生低蛋白血症，要發生貧血；你的血液都稀釋了，血栓怎麼形成呢？」

她想了想，說：「大夫，那就不吃降糖藥啦？」

我說：「跟你講過，停用其他一切藥物。就怕降低胃氣！」

於是她走了。過了十幾天，她又來了，說：「停用降糖藥物之後，餓得她難受，但是尿糖又出現（＋）。」

我說：「很好，不必管它！吃控岩散。」

病人說：「那麼大夫，膀胱陰道瘻怎麼辦？」

我說：「很好，去中藥舖買枯礬研成細粉，用藥棉沾著塞入陰道，每天換一次，讓瘻口癒合。」

大約過了4年，她複查子宮頸和盆腔都正常了。膀胱陰道瘻呢？沒有了。

糖尿病合併癌症是常見的疾病，糖尿病的飢餓感太好了，反而使癌症容易治療。只是不能按照眞正的糖尿病那樣吃函消散，也不能吃肉皮凍。

至於把血糖變成血脂的降糖藥，是萬萬不能吃的。至於血糖高的問題，必須從源頭控制，在多吃瘦肉和蔬菜以後，就高不起來了。其中的道理，是耐人尋味的。

劉氏箴言

杜甫嘆息消渴長，又說米麵把人養；
古今多少糖尿病，誰知要喝肉皮湯。

導讀與註釋

本章重點提示及張老師的經驗分享　　張克咸老師

一、糖尿病的病因＝主觀原因＋客觀原因＋誘發條件

糖尿病屬於「陰虛內熱」症候群。
主觀原因：胃氣下降、營養不良
客觀原因：遺傳（胎病）；陰虛內熱
誘發條件：脂肪、澱粉類吃太多

二、治療方法：痊癒＝三分治＋七分養

七分養：喝加入沙參、菊花的開胃湯、肉皮凍，及不吃澱粉與脂肪類食物。
三分治：函消散

三、療效統計：

依據劉弘章老師的統計資料：三十年內治療糖尿病6537例，其中沒有併發症的4983例，存在併發症的1554例。

四、劉太醫觀點，重點摘錄：

◇ 糖尿病世上無藥醫。

◇ 降糖藥物把血糖合成了肝醣元的同時，也把血糖合成了脂肪，這是降糖藥物的嚴重副作用。

◇ 西醫治療糖尿病以降糖為主，結局是冠心病、腦血栓、動脈硬化等一系列併發症。

◇ 中醫以清熱、滋陰、活血為主，不存在西醫治療的併發症，還軟化血管。

◇ 胃口好並不代表有胃氣。

◇ 糖尿病人停了降糖藥會感到很飢餓，但是不能暴飲暴食，否則會有危險。

◈ 糖尿病併發癌症只能用生山楂、廣木香、菊花三味的開胃湯，不可以加豬苓。

◈ 糖尿病會產生的飢餓感對治療癌症有好處。

五、張老師的經驗分享及總結：

很多人不知道，麻將是明朝受皇命七次下南洋的鄭和所發明的。鄭和的本名叫馬和，是個回民的孤兒。12歲淨了身，當了侍童去伺候燕王朱棣的起居，後被皇帝朱棣賜名叫做鄭和。

鄭和小時候伺候燕王朱棣的起居，因為貪睡，經常耽誤了事，而挨打。聽好心人說：多喝茶能夠少睡覺，於是他就開始喝燕王朱棣的剩茶。小孩子嫌茶水太苦，就放了糖去喝。果然喝了甜茶，就不在愛睡覺了，十分勤快。長此以往就得了糖尿病 (消渴病)，也因此開啟了太醫治療糖尿病的實驗。

糖尿病是現代相當普遍的疾病之一，而且被西醫定為終身性疾病，需要終身服藥。首先可以確定，西醫認為：糖尿病沒有藥物可以治癒，只能採取「終身控制血糖」的手段。此外，吃降糖藥還是需要飲食的搭配，但是，應該如何搭配？西醫也沒有一套完整的方案。這不僅讓糖尿病患者失去了希望，並且對整個醫療保險造成極大的負擔。

然而，糖尿病真的沒有治療方法嗎？而吃降糖藥，會造成什麼後遺症？西醫發明的胰島素，與人體胰臟自然分泌的胰島素相同嗎？

儘管在公元前2世紀，人類已經發現了這種多吃、多喝、多尿的疾病，而且中醫在明朝的時候就提出了三分治、七分養的方法，但是直至1889年，英國醫生才通過摘除狗的胰腺，證明了糖尿病，是由於缺乏胰腺分泌

的胰島素而發生的。

糖尿病是一種先天性疾病，吃糖多的人，不一定會得糖尿病。這說明有些人對於糖的代謝，存在著「先天異常」。這種先天異常，中醫叫做「胎病」，西醫則稱爲「基因」、「遺傳」。沒有這種先天異常，你就是天天喝白糖水，也不會發生糖尿病。

人體在許多**「正常」**的情況下，也可能會出現高血糖的症狀。比如，你偶然喝了一杯糖水，尿糖試驗可能就會陽性。又如，你偶然吃了大量的麵包，尿糖試驗可能就會陽性。再如，你偶然喝了一杯葡萄酒，尿糖試驗可能就會陽性。然而，這種偶然的情況並不是糖尿病。

人體在許多**「疾病」**的情況下，也會出現高血糖的症狀。比如，「肝硬化」的病人，由於合成肝醣元的能力降低了，會出現高血糖的症狀。又如，「甲狀腺機能亢進」的病人，由於胰腺分泌的高血糖素增加了，會出現高血糖的症狀。再如，「癌症」病人出現了付癌綜合癥，會出現高血糖的症狀，然而這一切都不是糖尿病。

「高血糖」不一定是「糖尿病」，糖尿病的危害也不是高血糖，而是「血液的黏稠度」增高。因此，有些疾病出現了高血糖症狀，千萬不要使用降糖藥物！因爲，化學合成的降糖藥物，降低了病人的食慾，而**「食慾」恰恰是病人「求生的首要條件」。**

即便是眞正的糖尿病，那麼病人也應當知道，**降糖藥物把血糖合成了肝醣元的同時，也把血糖合成了脂肪，這是降糖藥物的「嚴重副作用」。**此外，降糖藥只能在初期維持表面上的正常，時間久了，血糖還是可能會忽高，甚至忽低。

西醫認為給予降糖藥物，把血糖合成了肝醣元，就能平安無事了。但事實上，在人體代謝的過程中，降糖藥物「把血糖也變成了脂肪」，這些脂肪沉積在血管壁上，就造成了「動脈硬化」，也就必然造成「血管栓塞」。

「劉太醫全集」的作者劉弘章老師不僅是太醫世家，他還是正統西醫醫學院畢業，執業超過30年的西醫醫生。他依據其祖先劉太醫傳承的概念，採用「清熱、滋陰、活血」的辦法，是在降糖的同時「軟化血管」。因此，函消散是明朝以來，治療消渴病的重要方劑。

簡而言之，西醫治療糖尿病是以「降糖」為主，中醫治療糖尿病是以「清熱」、「滋陰」、「活血」為主，兩者的「結局完全不同」。西醫治療的結局是「冠心病、腦血栓、動脈閉塞性硬化」等「一系列的併發症」，而中醫治療，不存在這類問題。這是因為糖尿病，不僅僅是「高血糖的問題」，還有一個「血糖的去向問題」。

為了驗證我所論述及推廣的「三通治百病、三通活百歲」的理論，2020年的農曆春節前夕，我在上海舉辦了一次「七天改變生活方式降血糖」的旅行活動。

當時我邀請了三個糖尿病患者，在出發前先在一家「國際醫事檢驗所」進行化驗、檢測，把每一個人「糖尿病相關的指數」全部記錄下來。然後，我們就開車去了普陀山，過了兩天再去寧波、紹興、與海岩地區旅遊。

在這段出遊期間，我讓大家嘗試改變其原本的生活方式，開始學習如何正確的「睡覺、運動、及飲食」，還有使用氫水來泡澡。也就是說：在睡覺的時候，每個人改用符合自己「脊椎曲線」的床墊及枕頭；學習每

天堅持執行我設計的「脊椎、經絡運動」；喝氫水、及將飲食的內容調整成不再吃澱粉類食物。

　　由於年關將近，每個人都希望能儘快回家，後來就把七天的行程縮短成六天了。回到上海之後，當我們再去檢驗所進行檢測時，其結果連檢驗所的院長都驚呆了：

結果一、每個人的**體重都至少減少了二公斤以上**。

結果二、一個罹患十五年糖尿病的患者，其**胰臟分泌胰島素的能力，增加了17 %**；另一位糖尿病史10年的患者，其**檢測指數，幾乎全部回復為正常值**；而第三位患者的狀況，其原本的糖尿病相關的指數，就不是很嚴重，因此，**連同其脂肪肝的指數，也都全部回復為正常值**。

　　經過此次的實驗結果驗證，再對比劉弘章老師的文章之後，可以確認：絕大部分的糖尿病患者，並非如同西醫所說的，糖尿病是**「不可逆的終身疾病」**，病人一定要吃一輩子的藥，來控制血糖。我一直不明白：既然是不可逆的終身疾病，那為什麼還要分成一型還是二型糖尿病？

　　而是，只要病人懂得學習、改變、調整其生活習慣，落實地去執行，幾乎**都有機會能恢復正常**，無論其是一型、還是二型的糖尿病。關鍵的重點在於：這是病人一輩子都需要去**「持續執行」正確生活習慣的任務**。

　　我原本是打算在2020年農曆春節過後，大規模去推廣**「改變生活方式降血糖」的活動**。不過由於當時大陸的新冠疫情大爆發，我就立刻啟程回台灣了。

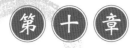

膠原疾病買神燈，糕點盒子賣奸佞

話說戰爭是個絞肉機。戰爭忽視了失敗者的求生權利，卻激活了勝利者對於生存質量的要求。跟隨永樂皇帝朱棣打了勝仗的將士，不斷湧向各地衙門的醫官所，要求醫官所治療各種各樣的戰傷後遺症。例如：腦挫傷的口眼歪斜、骨折後的關節疼痛、內臟爆震傷的身體虛弱。由於治療跌打損傷的方法很多，但是療效不是很肯定，於是指責醫官所無能的人越來越多。太醫院請求劉純研究一個有效的治療方案。

其實，這隊醫官一直在研究治療跌打損傷的有效方法，製造疾病模型是容易的。把200名犯人的屁股各打20大板就行了。可是如何有效治療呢？於是讓這些犯人都喝開胃湯：生山楂四兩，廣木香二兩，同時都喝魚湯、瘦牛肉湯。然後把這些犯人分為20組，每組10人。分別給予如下處理：

第1組：喝補腎藥枸杞湯。
第2組：喝止喘藥麻黃湯。
第3組：喝溫胃藥小茴香湯。
第4組：喝補氣藥人參湯。
第5組：喝清熱藥金銀花湯。
第6組：喝行氣藥枳實湯。
第7組：喝安神藥磁石湯。
第8組：喝滋陰藥沙參湯。
第9組：喝酸澀藥烏梅湯。
第10組：喝涼血藥地榆湯。
第11組：喝補血藥當歸湯。

第12組：喝利尿藥豬苓湯。

第13組：喝解表藥荊芥湯。

第14組：喝發表去濕藥羌活湯。

第15組：喝化痰藥川貝母湯。

第16組：喝軟堅化痰藥牡蠣湯。

第17組：喝瀉下藥草決明湯。

第18組：喝活血藥川芎湯。

第19組：喝消食藥山楂湯。

第20組：喝驅蟲藥使君子。

以上20組在喝藥7天之後，只有每天喝利尿藥豬苓的第12組，以及解表藥荊芥的第13組，還有喝活血藥川芎的第18組，腫疼消失的較快。於是讓全部犯人中止目前的試驗，改喝新的配方：豬苓、荊芥、川芎熬湯。結果這些犯人的腫疼完全消失了。

這些試驗說明跌打損傷屬於痰熱互結癥候群，治療這個癥候群，應當使用清熱化瘀的活絡丹。活絡丹出自宋朝名醫陳師文的著作《太平惠民和劑局方》，是治療瘀血流注引起肢體疼痛的名方。該方由麻醉止痛的川烏、草烏，活血化瘀的乳香、沒藥、地龍，消腫軟堅的膽南星等六味藥材組成。全部藥材是研細加入煉蜜爲丸。但是活絡丹的清熱化瘀的作用很弱，雖然治療肢體疼痛有效，可是不能根治。尤其是使用了川烏、草烏，這就極易造成麻醉止痛，而不是眞正的活血化瘀的不疼。況且川烏、草烏溶於酒精，對於嗜酒的人來說，極易造成深度麻醉而致死。

在活絡丹的基礎上，劉純和醫官們反覆加減處方，研究出一種新的藥物，叫做化痞散。主要成分是：雞內金、膽南星、鹿角膠、降香、血竭及其保密成分。1423年，劉純把這個新研製出來的化痞散等有效的治療方案，轉告給太醫院。於是太醫院下發給各衙門醫官所，使用這個方法治療

戰傷和戰傷後遺症，這就使得醫官們擺脫了困境。

◆ 總而言之，劉純認為跌打損傷的病因＝主觀原因＋客觀原因＋誘發條件；其中，主觀原因＝胃氣下降＋營養不良；客觀原因＝血瘀＋內熱；誘發條件＝血流不暢。痊癒＝三分治＋七分養；其中，七分養＝加入防風、川芎的開胃湯＋鯉魚湯、瘦牛肉湯；三分治＝化痞散。

現代醫學怎樣解釋跌打損傷問題呢？

動物試驗說明，經受直接外傷，或者間接外傷，以及長期勞損的組織，出現了微循環障礙。由於毛細血管壁滲液或者出血，造成了組織的血液沉積物的形成，而發生了無菌性炎症，致使組織腫脹疼痛。如果不能促使血液沉積物的吸收，就會產生沾黏。肌肉、肌腱的沾黏會發生缺血性攣縮，關節內外的沾黏，就引起了關節的僵直。

因此，增強病人的胃氣，提高氣化功能，是治療跌打損傷的關鍵所在。以後幾百年的研究使用，發現劉純的這種方法能夠治療現代病名：跌打損傷、良性腫瘤、紅斑性狼瘡、類風濕性關節炎等。

◆ 請注意！首先口服加味開胃湯：生山楂100克，廣木香50克，防風20克，川芎20克等。每天一劑，水煎頻飲，同時喝鯉魚湯、瘦牛肉湯。關節疼痛者，加用牛蹄筋湯。一個月之後，如果病情不再發展了，那麼輕症病人不必用藥，重症病人可以加用化痞散。

飲食結構要以高蛋白，和高維生素為主。瘦肉和蔬菜，應該大量食用，否則就會營養不良。但是，不要吃高澱粉和脂肪，可以吃一些粗糧。禁忌辛辣發物。急性外傷，應當冷敷止痛，而且不能局部按摩。否則，就會加劇毛細血管的滲液或者出血，從而加劇組織的腫脹。但是慢性損傷，不僅

可以加熱止痛，而且可以按摩。這樣可以促進血液循環和解除沾黏。有傷口者，或者骨折以及肌肉撕裂、肌腱斷裂者，必須局部處理。

療效統計：從1967~1997年，治療跌打損傷：骨折、脫臼、刀傷、燒傷、軟組織損傷等，大約幾萬例，除了局部處理以外，使用化痞散均能在7天之內止痛消腫，在一個月之內使軟組織癒合，在兩個月之內骨癒合。另外，治療子宮肌瘤3528例，均能在兩年之內使腫物消失。要注意，子宮肌瘤病人，只需在每次月經期間用藥5天，使腫塊內容物隨著月經排出。以及治療類風濕性關節炎4359例，治療紅斑性狼瘡431例，亦取得了滿意療效。

（一）腹膜後血腫（中醫古稱瘀血腰疼）

病人男性，1923年出生，北京理工大學職員。1968年，在「文化大革命」中，多次被迫彎腰挨批鬥，從此留下腰疼病。曾經使用吃中藥、拔火罐、針灸、電針、推拿、按摩、貼膏藥、吃鈣片等方法治療，均有似是而非的療效，而且腰椎逐漸向右側傾斜。校醫院醫生懷疑是椎間盤脫出，可是腰椎拍片又不支持。

1993年5月5日，他通過別人介紹找我來看病。這叫什麼病呢？這就是人們常說的病人腰疼，大夫頭疼。有人說這叫腰肌勞損。什麼叫勞損呢？沒有診斷依據。有人說這叫骨質疏鬆。什麼叫骨質疏鬆呢？也沒有診斷依據。有人說這叫腰椎增生，可是腰椎增生應當壓迫神經，而慢性腰疼沒有神經被壓迫的症狀。

那麼這到底是怎麼回事呢？要知道，歐美國家對於死屍都要進行解剖，積累了很多經驗。他們注意到一些老年人的屍體腹膜後，會出現條索狀的血液機化物，詢問家屬得知，死者生前有慢性腰疼。從此就有了腹膜後血腫的病名。

應當指出，腹膜後血腫是一種常見疾病，多發於肝病、女性月經期間、出血性素質等患者的腰部扭傷之後，腰部的疼痛是大面積的，而且牽涉到腹部。在急性期，易被懷疑爲腎結石；在慢性期，易被懷疑爲腰椎間盤脫出。其實是血腫機化而壓迫神經。

然而許多人不知道這個道理，卻瞎吃什麼補腎藥，瞎吃什麼鈣片，瞎貼什麼膏藥，結果白花了錢。腹膜後血腫，既然是血腫，那麼就要活血、化瘀，就要氣化。那麼使用三分治、七分養行不行呢？臨床證明是可以的。要口服加味開胃湯：生山楂50克，廣木香25克，防風20克，川芎20克。每天一劑，水煎頻飲。同時喝瘦牛肉湯。出現飢餓感，能夠吃肉了，再用化痞散。這個病人就是這樣治療了一年多，結果20多年的腰疼就徹底解決了。

（二）子宮肌瘤（中醫古稱經來結塊）

病人女性，1961年出生，中國空軍總醫院醫生。1993年體檢時發現子宮肌瘤，直徑大約是3x2厘米。病人不想做手術。於是就吃各種中藥，希望把子宮肌瘤消除。第二年，1994年體檢時發現子宮肌瘤還是存在，直徑還是3x2厘米。於是病人有點著急了，同年11月9日，經過別人介紹就找我來了。

「子宮肌瘤是怎麼形成的？」我問她。

「大夫，雌激素水平過高唄！」她輕鬆地回答。

「雌激素水平過高，應當是皮下脂肪很厚。這是中國養豬催肥的高科技。爲什麼你不胖？」我反駁她。

「大夫，那您說子宮肌瘤是怎麼形成的？」她奇怪地望著我。

我說：「好吧，告訴你，這是你來月經的時候，血流不暢。」

病人說：「大夫，什麼叫血流不暢？」

我說：「很好，就是來月經的時候，月經裡有血塊。」

病人說：「噢，大夫，這就叫血流不暢！那應當怎麼辦？」

我說：「很好，如果發現月經裡有血塊，那麼就應當及時用一些通經的藥物，最普通的是益母草膏。」

病人說：「大夫！照這麼說，子宮肌瘤就是一個大血塊了？」

我說：「是的，可以這麼說。」

「嘿，大夫，聽著新鮮！可是一年多來，我一直吃活血化瘀的中藥啊，爲什麼血塊不消失呢？」她臉上露出了疑惑。是呀，既然是血塊，爲什麼活血化瘀消不掉？她顯然把人和機器混淆了。汽車的油管堵了，用鐵絲捅一捅就疏通了。而人不行！人必須靠胃氣去氣化血塊。怎樣糾正她的糊塗觀念呢？

「你每天感覺餓嗎？」我突然問她。

「大夫，這個，這個病跟餓不餓有關係嗎？」可憐的女人，顯然被我的提問搞糊塗了。她茫然地看著我。

我說：「當然，你不感覺餓，就沒有氣化能力，誰去把血塊吃掉？你是個西醫大夫，應當知道，血塊是能夠被人吸收的，是靠吞噬細胞去吃掉。那麼誰讓吞噬細胞去工作呢？就是胃氣！就是飢餓感！」

病人說：「噢，大夫，中醫的氣化就是吸收。可是這麼大的腫塊能夠氣化嗎？」她好像明白了一點。

我說：「很好，首先是不能再形成新的血腫，要在每次來月經的時候，吃五天化痞散；其次是加強氣化功能，要每天喝藥引子加味開胃湯：生山楂50克，廣木香25克，防風20克，川芎20克。每天一劑，水煎頻飲。另外是保障吞噬細胞的生存條件，要每天喝瘦牛肉湯。」

「好，大夫，我來試一試。」她愉快地走啦。

大約過了半年，她又來了：「哎，大夫，速度不慢啊！」

我問：「你說什麼不慢？」

她高興地說：「大夫，我說氣化速度！我昨天又做了一次B超，腫塊不見了。」

世界上，大約有50%的婦女患有子宮肌瘤。西醫不是手術切除瘤子，就是告訴病人，等待絕經期之後，雌激素水平下降了，子宮萎縮了，瘤子也就萎縮了。然而許多老年婦女的子宮萎縮了，但是子宮肌瘤還是存在。由於濫用雌激素，不能誘發出子宮肌瘤，而且使用雌激素的拮抗劑——雄激素，也不能消除子宮肌瘤，因此激素不平衡的學說只是一種推測。然而子宮肌瘤的出現，是人體警告婦女：「你的氣化功能減退了！」可是誰知曉呢？於是許多婦女遭受了疾病的折磨。其實呢，三分治、七分養是件很容易的事。

（三）紅斑性狼瘡（中醫古稱鬼臉瘡）

病人女性，1952年出生，北京光華木材廠職員。1977年產後，出現早晨醒來手腳關節僵硬，全身肌肉疼痛，在陽光照射之後加重。經常扎針、拔火罐，以緩解疼痛，為此，她曾經諮詢過我父親。父親說：「這叫瘀熱互結，每天喝點兒加味開胃湯：生山楂100克，廣木香50克，防風20克，川芎20克。每天一劑，水煎頻飲，還要每天喝點瘦牛肉湯。另外每天要吃點兒化痞散，直至不疼了就停藥。」「可是這叫什麼病呢？」父親說：「你管它是什麼病，治好了就行了，你較什麼真兒呢？」「大夫，這不是較真兒，您連什麼病都看不透，就敢開藥，誰敢吃您的藥？中醫就是不科學！胡來！胡來！」父親笑了笑：「我胡來？那你等著受罪吧。」

1983年3月，她出現了面部及下肢水腫。在北京一家醫院檢查：尿蛋白（＋）～（＋＋）；血膽固醇234毫克％；血清蛋白電泳：γ球蛋白26％；於是按照慢性腎炎給予治療。浮腫時輕時重，尿蛋白也波動在（＋－）～

（＋＋）之間。1984年7月，出現胸悶憋氣，在這家醫院X線胸片檢查，發現右側胸腔積液，肺不張。肝肋下2厘米，血清谷丙轉氨酶正常，肝臟活組織檢查正常。有的醫生高度懷疑是紅斑性狼瘡。但是檢查紅斑狼瘡細胞（－），抗核抗體（－）。於是給予對症治療。

1989年11月，病人每天下午出現低熱，體溫波動在攝氏38度左右。又在這家醫院檢查：血壓120/80毫米汞柱，頭髮稀疏，心肺無異常，肝肋下2厘米，脾可觸及，下肢有可凹性水腫。實驗室檢查：血紅蛋白10克％，白細胞8200/立方毫米，中性65％，血沉56毫米/第一小時，谷丙轉氨酶52U/毫升，血膽固醇190毫克％；血清白蛋白比例3.5/3.3克％，蛋白電泳：γ球蛋白26％；尿素氮11毫克％；類風濕因子（－）；去氧核糖核酸結合抗體40％；抗核抗體陽性，滴度：1：640；尿蛋白（＋＋）。X線胸片顯示胸膜沾黏，心電圖異常。注意！這個病人被誤診6年，至此才被確診是系統性紅斑性狼瘡。

既然確診是系統性紅斑性狼瘡，那麼就治療吧。先是口服強的松30毫克/日，於是每天下午低熱的現象逐漸消失了。然而出現了右側腳跟疼痛。在這家醫院X線檢查：右腳跟肌腱斷裂。醫生說是強的松的副作用，極難恢復；沒辦法，拄個拐杖吧。於是改用昆明山海棠片，可是一個月之後，又出現了血尿。怎麼辦？乾脆找中醫。於是病人去了一家中醫院。醫生給予清熱活血的中藥，病人就吃不下飯了。有一口氣也得治病啊，於是她又找我父親去了，父親又支給我。1991年10月7日上午，病人掛了我的門診號。久病成醫，這句話一點也不假。關於紅斑性狼瘡的知識，她懂得很多。

我說：「你找我來，就得聽我的。你把亂七八糟的藥都停了，每天喝加味開胃湯：生山楂100克，廣木香50克，防風20克，川芎20克。每天一劑，水煎頻飲。另外每天喝瘦牛肉湯。出現飢餓感再來找我。」

「大夫，我是紅斑性狼瘡，您不給我治病的藥啊？」病人有點失望。

「你這個人怎麼說話不算話！你不是說聽我的嗎？誰是家屬，扶她走。下一個。」我不再理她，讓家屬把她扶走。讓護士叫下一個病人進來。

過了一個多月，她又來了。雖然走路依然拄著拐杖，但是面色有點紅潤了。我示意讓她坐下：「怎麼樣，餓了嗎？」

她點了點頭：「早晨剛起床的時候最餓。大夫，您爲什麼讓我餓啊？」

我說：「很好，我告訴你。中醫說紅斑性狼瘡有血瘀，西醫說紅斑性狼瘡有免疫複合物，哥倆兒說得都對。但是誰去吸收血瘀？中醫用活血化瘀！誰去吸收免疫複合物？西醫用免疫抑制劑！於是，哥倆兒都錯了。要靠你自己的胃氣，就是飢餓感，知道嗎？」。

她搖了搖頭：「大夫，我眞不知道。」

我說：「是的，你知道什麼？你就知道到處找仙丹妙藥！」

病人說：「噢，大夫，不要靠別人，要靠自己。」

我說：「很好，還要每天喝加味開胃湯：生山楂100克，廣木香50克，防風20克，川芎20克。每天一劑，水煎頻飲，還要每天喝瘦牛肉湯。另外每天要吃化痞散。」

她看著我開處方，自言自語地說：「大夫，當初，您爹就是這一套。現在，您還是這一套。」

我抬起頭：「告訴你，當初你要是聽我爸的，你能受這個罪嗎？我們家吃的鹹鹽，也比你喝的水多。你懂什麼叫治病？我爸說是瘀熱互結，說得很準。非得西醫說你是紅斑性狼瘡，你才高興。你高興了，西醫又治不了，這不是耽誤功夫嗎？這倒好，你把自己變成了瘸子，再來找我治。你說你傻不傻？」

一年多過去了，病人的水腫消失了，各項檢查也正常了。但是走路還

是拄著拐杖，因爲右腳跟肌腱斷裂依然如此。然而她病怕了，她不敢停止使用加味開胃湯、瘦牛肉湯、化痞散。

自從1851年，法國醫生發明了紅斑性狼瘡的病名之後，1935年，美國醫生又通過解剖23具紅斑性狼瘡病人的屍體，使用病理學進行了深入研究，發現了血管內膜炎的病理基礎。1966年，歐美醫生發明了化學合成的皮質激素，並且獲得了諾貝爾獎金。於是許多醫生宣布紅斑性狼瘡已經被征服了，然而許多紅斑性狼瘡病人依然死於腎功能衰竭，以及激素引起的嚴重繼發感染和心肌梗塞。

紅斑性狼瘡不是少見的慢性疾病，但是誤診率極高。

這個病人被誤診6年不算太長，因爲有的病人竟然被誤診15年。中醫經常誤診是產後受風，而西醫誤診的病名大多是慢性關節炎，慢性腎炎，慢性貧血。這是因爲典型的面部盤狀皮疹的紅斑性狼瘡不多見，而病人往往以某個系統的症狀最爲突出。而且檢查病人的紅斑性狼瘡細胞的陽性率只佔75%，抗核抗體的陽性率只佔80%，去氧核糖核酸結合抗體也不一定是100%的陽性。因此完全依靠化驗去確診紅斑性狼瘡是相當困難的。

但是病人早晨醒來手腳關節僵硬，是一個極其特殊的共同特徵。因此一個人如果出現早晨醒來，手腳關節僵硬，應當高度懷疑是膠原疾病。即便是美國風濕病協會，在1982年制定的11項診斷標準中，也只強調符合四項標準，即可確診膠原疾病。

有許多疾病的拖延，是病人自己造成的。中醫憑藉著豐富的臨床經驗，是能夠見微知著的，例如：晨僵、暮亂，這是中醫非常注意的問題。

晨僵是指一個人在早晨醒來的時候，感覺全身關節僵硬疼痛，尤其是

手指、腳趾最難受，這就是膠原疾病的最初徵兆。可是此時西醫檢查關節，是不能發現問題的。如果中醫告訴這個人，你是瘀熱互結，那麼這個人會說中醫胡說八道。直至這個人被西醫診斷出各種各樣的膠原疾病，這個人還是執迷不悟，而說西醫高明。可是誰是真正的高明呢？人們在上午發生的工傷、交通、操作事故，也與晨僵密切相關。

暮亂是指一個人在傍晚的時候，容易出現思維的錯誤，甚至突然想不起一個很熟悉的人名、一個常用的單詞、一個就掛在嘴邊的數字，這就是腦動脈硬化的最初徵兆。可是此時西醫檢查眼底小動脈，是不能發現問題的。如果中醫告訴這個人，你是陰虛陽亢，那麼這個人會說中醫胡說八道。直至這個人出現了腦血栓而被西醫診斷出來，這個人還是執迷不悟而說西醫高明。可是誰是真正的高明呢？在傍晚突然走失的老年人，與暮亂密切相關。

總之，我們不要追求離奇古怪的病名。歐美國家的自然醫生，都是以西醫病名為準。為什麼我們中國醫生一定要獨出心裁呢？而且中醫的癥候群名稱是應當規範使用的，這是中醫防治疾病的思想方法。

目前西醫不能見微知著，是因為西醫的診斷能力是有限的。

比如，號稱科學的B超，只能發現直徑2厘米以上的腫塊。因此B超說沒有腫塊，那麼實際可能有2厘米以下的腫塊；如果B超說發現1厘米腫塊，那麼腫塊實際是3厘米。

又如，號稱最科學的CT掃描機，只能發現直徑1厘米以上的腫塊。因此CT掃描機說沒有腫塊，那麼實際可能有1厘米以下的腫塊；如果CT掃描機說發現1厘米腫塊，那麼腫塊實際是2厘米。

你說，西醫的無病診斷，能夠讓你放心嗎？這就是許多人每年堅持西

醫的體檢，而疾病照發不誤的原因。

還有一些病人已經被西醫檢查出有病，而因為病人堅持要求進一步明確診斷，結果自己把自己耽誤了。例如，一個人已經被西醫發現是轉移癌。那麼趕緊治療癌症吧！不，一定要西醫找出原發病灶。於是這家醫院找不出來，就換一家醫院。再看這個病人，已經死了。這是說著玩兒嗎？不！為了明確診斷而喪命的病人很多。我不明白這種病人是為了治病啊，還是拿自己的身體搞科學研究。

然而許多疾病的可怕，不是誤診，而是胡治。

沒有確診是紅斑性狼瘡，病人可能還能多活幾年。可是病人一旦被確診，在給予皮質激素、消炎、止痛藥、雷公藤、化療藥物、有毒的中藥之後；你再看這個病人，就不像人樣了。其實，既然紅斑性狼瘡的病理基礎是血管內膜炎，那麼清熱活血即可。既然免疫複合物是血管滲出物形成的，那麼就要靠胃氣去吸收。可是為什麼要使用有毒的中西藥，去破壞胃氣呢？如果把胃氣破壞了，那麼吞噬細胞的活性就降低了。如果營養不良了，那麼吞噬細胞的數量就少了。這樣一來，吞噬細胞能夠消除免疫複合物嗎？不能！

（四）類風濕性關節炎（中醫古稱歷節風）

病人男性，1938年出生，北京油漆廠職工。1986年4月，感冒之後，全身關節疼痛。逐漸發展到右手拇指關節、右腕部關節、右膝部關節紅腫熱疼。到北京一家醫院檢查：體溫37.6攝氏度，血壓120/75毫米汞柱，咽部充血；右手拇指關節紅腫稍微粗大，右腕部關節和右膝部關節明顯紅腫變形，均活動受限。化驗：白細胞15400/立方毫米，中性70%，淋巴28%；類風濕因子RF乳凝膠試驗：1：40，血沉48毫米/第一小時；X線拍片顯示病變關節腫脹，關節間隙增寬及關節周圍軟組織腫脹。診斷：周

圍型類風濕性關節炎滑膜炎期。卽給予消炎痛，強的松等西藥。

同年9月，病人體溫已經正常，關節也不紅腫了。但是病變關節活動受限。又到北京一家醫院檢查。化驗：白細胞8000/立方毫米，中性76%，淋巴22%；類風濕因子RF乳凝膠試驗：1：40，血沉28毫米/第一小時；X線拍片顯示病變關節間隙變窄。醫生診斷：周圍型類風濕性關節炎肉芽腫期。又給予消炎痛，強的松等西藥。病人猶豫了，怎麼還吃這些藥呢？得配合一點中藥啊。於是到北京一家中醫院找中醫開了點中藥，又找按摩大夫去按摩。

1987年3月，到北京一家醫院檢查。化驗：類風濕因子RF乳凝膠試驗：1：30，血沉21毫米/第一小時；X線拍片顯示病變關節間隙依然變窄。怎麼辦？聽說劉弘章專治疑難雜症，於是就在1987年4月8日上午，掛了我的門診號。

我讓病人停止使用一切藥物。每天喝加味開胃湯：生山楂100克，廣木香50克，防風20克，川芎20克。每天一劑，水煎頻飲。還要每天喝瘦牛肉湯，另外每天要吃化痞散。

然而過了三個多月，病情沒有很大改善。這是爲什麼呢？我懷疑這裡邊有問題。

我問：「吃其他藥了嗎？」
病人說：「沒吃其他的藥啊。」
我問：「很好，忌口了嗎？」
病人說：「沒吃辛辣發物啊。」
我說：「奇怪！既然按照三分治、七分養沒有療效，那麼我治不了啦，請你找別人吧。」

病人小聲說：「大夫，您說照神燈行嗎？」

我說：「哎，你烤關節幹什麼？」

病人說：「大夫，促進血液循環啊。」

我說：「很好，那麼促進血液循環幹什麼？」

病人說：「大夫，吸收關節的肉芽腫啊。」

我說：「很好，那麼肉芽腫吸收了嗎？」

病人說：「大夫，好像沒有吸收。」

我說：「很好，那麼我告訴你，神燈不能吸收肉芽腫，反而促進了血管的滲出。加熱不是促進血液循環，而是促使毛細血管擴張。因為毛細血管擴張，所以你的臉發紅了；因為毛細血管擴張，所以發熱的病人很難受；因為毛細血管擴張，所以癌症病人要出現轉移。你瞎烤什麼！」

是的，許多人認為類風濕性關節炎是寒冷造成的，而且認為加熱對於治療有利，其實這是一個誤區。因為在地球的赤道地區，也有類風濕性關節炎病人。

因為認識的錯誤，致使許多病人的病情加重，而出現了關節畸形。不錯，在加熱的時候，是有舒服的感覺，但是加熱以後，血管的滲出增多，關節的沾黏就要加重。不過，有些西醫提出的冷凍療法，又走向了極端。因此對於類風濕性關節炎，既不能加熱，也不能冷凍，而是要升提胃氣，促使沾黏的氣化。所以要喝肉湯，還要吃化痞散。

有些疾病是可以加熱、按摩的。比如，陳舊性跌打損傷，為了解除局部的組織沾黏，是有一定療效的。但是許多疾病不能加熱，也不能足療、按摩。癌症加熱要促進癌的轉移，可是有些病人要試一試高頻熱療；腎炎加熱要促進尿毒症的發生，可是有些病人要試一試透熱療法；風濕病加熱要促進血管的滲出，可是有些病人要試一試遠紅外線。上述這些疾病也不

能使用足療、按摩，因爲會促使亞臨床期疾病，迅速發展到臨床期。

兒子念中學的時候，給我講了一個小故事，使我十分震驚。

有個同學花錢很氣派，兒子問他：你父親是幹什麼的。這個同學說：「我爸爸是推車賣糕點的。」兒子很奇怪，推車賣糕點爲什麼掙大錢呢？這個同學說：「我爸爸是在北京火車站推車賣糕點。」這又怪了，在火車站賣糕點爲什麼掙大錢呢？這個同學急了，說：「賣什麼糕點？漂亮的點心盒子裡，裝的都是破磚頭！」啊！那麼人們買嗎？這個同學傲氣地說：「爲什麼不買？旁邊放著樣品，人們又急著上火車；而且我爸爸說，自己是北京大食品廠的推銷員，物美價廉！而且裝著破磚頭的漂亮點心盒子，都被捆紮的很好。於是人們急急忙忙，一手交了錢，一手提著點心盒子上火車了。」哎呀，這個同學的爸爸太狡詐了。

急於上火車，又輕信宣傳，還貪圖小便宜，這就是許多乘客，高價買了一盒子破磚頭的原因。也就是這些乘客，養活了這個同學的一家。然而病人不是乘客，不必急於上火車，爲什麼也容易上當受騙呢？還是輕信了宣傳，又貪圖小便宜。就是這些病人的糊塗，造就了市場繁榮。你看，各種各樣的高科技的理療小儀器，各種各樣的高科技的病人最佳食品，各種各樣的高科技的保健品，難道不是漂亮的點心盒子裡，裝的都是破磚頭嗎？而且神燈、足療、按摩誘發了多少疾病，至今沒有統計數字，病人只是糊里糊塗地吃了啞巴虧。

是的，人類社會的有些繁榮，都是糊塗人製造的。這個病人停止使用神燈之後，老老實實使用三分治、七分養。1989年1月，到北京一家醫院檢查。化驗：類風濕因子RF乳凝膠試驗：1：10，血沉11毫米/第一小時；X線拍片顯示病變關節間隙增寬。這個病人基本痊癒了。

> **劉氏箴言**
>
> 神燈瞎治風濕病，亂摩吹噓有靈通；
> 庸醫草菅人性命，火葬場裡最繁榮。

本章重點提示及張老師的經驗分享　　張克咸老師

一、跌打損傷的病因＝主觀原因＋客觀原因＋誘發條件

跌打損傷屬「瘀熱互結」癥候群。

主觀原因：胃氣下降、營養不良

客觀原因：血瘀、內熱

誘發條件：血流不暢

二、治療方法：痊癒＝三分治＋七分養

七分養：喝加入防風、川芎的開胃湯、喝鯉魚湯、牛蹄筋湯、及喝瘦牛肉湯

三分治：化痞散

三、療效統計：

　　依據劉弘章老師的統計資料：三十年內治療跌打損傷，骨折、脫臼、刀傷、燒傷、軟組織損傷等有幾萬例。使用化痞散均能在7天內止痛、消腫；一個月內使軟組織癒合，二個月內骨癒合。

四、劉太醫觀點，重點摘錄：

◆ 飲食結構以高蛋白、高維生素爲主，不要吃高澱粉和脂肪，禁忌辛辣發物。

◆ 急性外傷，冷敷止痛，不能局部按摩；慢性損傷可以加熱止痛，還可以按摩。

◆ 子宮肌瘤病人只需在每次月經期間用藥五天，使腫塊內容物隨著月經排出。

◆ 世界上有50%的婦女患有子宮肌瘤，這代表身體在警告患者：「妳的氣化功能減退了！」

◆ 強的松的副作用：腳跟肌腱斷裂。

◆ 腹膜後血腫，腰部的疼痛是大面積的，而且牽涉到腹部。

◆ 1851年，法國醫生發明了紅斑性狼瘡的病名，1966年，歐美醫生發明了皮質激素，獲得了諾貝爾獎，以為紅斑性狼瘡被征服了，結果病人依然死於腎衰竭，以及激素引起的嚴重繼發感染，和心肌梗塞。

◆ 晨僵、暮亂是中醫非常注意的問題。

◆ 西醫無法見微知著，因為西醫的儀器診斷能力是有限的。

◆ 紅斑性狼瘡的病理基礎是血管內膜炎，清熱活血就可以。

◆ 許多疾病的可怕，不是誤診，而是胡治。

◆ 類風濕關節炎的病人不可以用熱療，也不可以冷凍。

◆ 癌症、腎炎、類風濕關節炎不能熱療（遠紅外線）、足療、按摩。

五、張老師的經驗分享及總結：

現代人隨著年齡的增加，感覺關節痠痛、肌肉無力的情形比比皆是。大家最普遍的解決方法，都是去推拿、按摩、復健，或者照照遠紅外線等。可是卻根本解決不了問題！也不知道該如何是好。

其實，劉太醫在400年前已經找出方法能解決了！就是激發人體的飢餓感，再補充細胞最需要的營養（硬蛋白及角蛋白）。讓人體自身的「吞噬細胞」能「氣化/吸收」體內的壞死細胞，從「體內」去化解瘀塞、腫痛。

雖然劉太醫在400年前就已開始以加入防風、川芎的「加味開胃湯」去氣化體內的壞死細胞，可以立刻讓酸痛降低，甚至消失。又使用牛蹄筋湯、瘦肉湯、魚湯去快速補充細胞最需要的營養，讓細胞能快速活化，活動力恢復。

但是到今天為止，幾乎沒有一個醫療機構，或者一個整復單位懂得使用劉太醫的方法。這是非常可惜的事情！**我們應該儘快地照劉太醫的七分養方法為主，推拿、按摩等整復方法為輔，去消除各種關節酸痛、肌肉無力的問題。造福人類。**

現代醫學解釋「跌打損傷」的問題來源是：通過動物試驗說明，經受直接或者間接「外傷」，以及「長期勞損」的組織，出現了「微循環障礙」。由於毛細血管壁滲液或者出血，造成了組織的「血液沉積物」的形成，而發生了「無菌性炎症」，致使組織腫脹、疼痛。如果不能促使血液沉積物的吸收，就會產生沾黏。肌肉、肌腱的沾黏會發生「缺血性攣縮」，「關節內外的沾黏」，就引起了「關節的僵直」。

人必須靠胃氣去氣化血塊─因微循環障礙所造成的組織腫脹。因此，我們更清楚，增強病人的胃氣，提高氣化功能；補充正確的營養，活化組織細胞，是治療跌打損傷的關鍵所在。在經過幾百年的研究使用，以上方法不僅能治療「跌打損傷」，還能夠治療「良性腫瘤、紅斑性狼瘡、類風濕性關節炎」等。

瘋狂癲癇戒大煙，健身喊叫老經驗

　　話說1424年秋天，永樂皇帝朱棣駕崩了！朱棣生於1360年，1370年被父親—洪武皇帝朱元璋封為燕王，1376年和徐儀華結婚；1380年鎮守北平，1399年發動奪取侄子皇位的戰爭；1403年在南京當了永樂皇帝；1421年遷都北京，1424年秋天，64歲的朱棣，在第五次西征時，死在蒙古的榆木川。他和皇后徐儀華合葬在北京昌平的長陵，殉葬嬪妃30多人。他死於什麼病呢？以後再談。新皇帝—洪熙皇帝朱高熾在北京登基。新皇帝登基之後，大赦天下，封賞有功之臣。流放遼東的解縉的妻子、兒女、親屬，還有黃淮、楊溥、金問、芮善等東宮官員，都無罪釋放回到北京。劉純被封為太子太師，賞一品官階，仍然在南京搞試驗。

　　閒暇無事，洪熙皇帝朱高熾想起大舅的瘋病。朱高熾的母親徐儀華是姐弟5人，母親徐儀華死於乳岩，二姨徐妙錦出家當了尼姑；大舅魏國公徐輝祖被父皇逼瘋了，二舅定國公徐增壽被建文帝殺了，三舅徐膺緒不和朱高熾多說一句話。1407年，徐儀華臨死的前幾天，還去看望弟弟徐輝祖，當時徐輝祖大罵朱棣弒君篡位，把朱棣氣得不得了。母親徐儀華只好流著眼淚，千囑咐萬囑咐朱高熾，讓他照顧瘋大舅徐輝祖。

　　有的史書說魏國公徐輝祖，死於永樂六年，這是不正確的。因為徐儀華死後，朱高熾經常瞞著父皇，偷偷派人去看望瘋大舅徐輝祖。父皇知道了，總要把他大罵一頓。

　　現在父皇死了，他要好好照顧瘋大舅徐輝祖了。瘋大舅徐輝祖真是可憐，前些日子，洪熙皇帝朱高熾派人去南京的中山王府去看他，他居然瘦

得不像樣子，而且大熱天穿著棉衣服。聽著來人的稟報，朱高熾差點哭出聲來。因此，朱高熾要求劉純想個辦法，給徐輝祖治治瘋病。劉純何嘗不想給表弟徐輝祖治瘋病呢？原先是怕永樂皇帝朱棣怪罪，現在表外甥皇帝說話了，劉純趕緊給表弟治病。

其實，這隊醫官一直在研究治療精神病的有效方法。可是製造瘋癲疾病模型是非常困難的。幾年來，曾經試用各種辦法，例如：裝神弄鬼嚇唬犯人、讓犯人吃皂角洋金花、讓犯人看殺人的場面，但是只能讓犯人發生一過性的精神症狀，不必治療，幾天之後就恢復正常。

那麼如何讓犯人真正發瘋呢？後來，一個醫官提供一條線索，這就是年輕人的花痴現象。花痴是青春期男女的常見病，是由於思慮幻想中的異性，而發生的注意力不集中、逐漸出現寢食不安、幻視、幻聽、幻想、胡說、亂動等不由自主的症狀。青春期，就意味著腎火太旺；思慮幻想中的異性，就意味著追求不能實現的事情；寢食不安，就意味著吃不好、睡不好。於是，這隊醫官根據這條線索，挑選200個文盲犯人進行如下處理：

第一步：強迫口服石灰水，造成胃腸道的損傷，降低消化能力。
第二步：吃米飯和蔬菜，造成營養不良。
第三步：喝狗脊茶葉水，製造腎火太旺的狀態。
第四步：白天讓這些犯人背誦大段文章，背不下來，就讓番子用皮鞭抽打，讓這些文盲犯人追求不能實現的事情。
第五步：夜裡讓這些犯人圍坐一圈，玩擊鼓傳花的遊戲，花落在誰手裡，又讓番子用皮鞭抽打，讓這些犯人思想緊張而睡不好覺。

結果怎樣呢？首先是幾個犯人受不了如此折磨，大喊：「打死我，也不背書！」於是劉純命令番子，當場打死一個拒絕試驗的犯人。又補充了一個犯人，於是全隊肅然安靜。半年之後，再看這200個犯人，一個個都

像喝醉酒那樣，要麼是手舞足蹈，要麼就是呆頭呆腦；給飯就吃，不給飯就不吃；而且任憑番子用皮鞭抽打，也是我行我素。

　　醫官們請劉純看過之後，劉純認為瘋病已經製造成功了，可以進行下一步的試驗治療。怎樣試驗治療呢？醫官們讓全部犯人都喝開胃湯：生山楂四兩，廣木香二兩。但是把200個犯人分為甲、乙、丙、丁、戊五批，每批4組，分別給予如下處理：

甲批犯人：
第1組：每天喝四次烏頭酒，進行麻醉。
第2組：每天喝四次酸棗仁湯，給予養心安神。
第3組：每天吃四次硃砂，給予重鎮安神。
第4組：每天吃四次磁石，給予潛陽納氣。
一個月之後，甲批第4組犯人的療效較好。

乙批犯人：
第1組：每天吃四次磁石，每次加用活血的丹參。
第2組：每天吃四次磁石，每次加用化痰的貝母。
第3組：每天吃四次磁石，每次加用滋陰的沙參。
第4組：每天吃四次磁石，每次加用瀉下的芒硝。
一個月之後，乙批第3組犯人的療效較好。

丙批犯人：
第1組：每天吃四次磁石、沙參，每次加用清熱解毒的金銀花。
第2組：每天吃四次磁石、沙參，每次加用清熱解表的菊花。
第3組：每天吃四次磁石、沙參，每次加用清熱涼血的生地。
第4組：每天吃四次磁石、沙參，每次加用清熱瀉下的大黃。
一個月之後，丙批第2組犯人的療效較好。

丁批犯人：

第1組：每天吃四次磁石、沙參、菊花，同時作氣功。

第2組：每天吃四次磁石、沙參、菊花，同時做遊戲。

第3組：每天吃四次磁石、沙參、菊花、同時幹輕體力勞動。

第4組：每天吃四次磁石、沙參、菊花，同時幹重體力勞動。

一個月之後，丁批第4組犯人的療效較好。

戊批犯人：

第1組：每天吃四次磁石、沙參、菊花，幹重體力勞動；但是不許說話。

第2組：每天吃四次磁石、沙參、菊花，幹重體力勞動；但是可以小聲說話。

第3組：每天吃四次磁石、沙參、菊花，幹重體力勞動。但是可以大聲說話。

第4組：每天吃四次磁石、沙參、菊花、幹重體力勞動。但是必須大聲喊叫。

一個月之後，戊批第4組犯人的療效最好。

　　劉純親眼看到了戊批第4組犯人的療效，十分高興，立即讓全體犯人照此治療。在治療中發現吃肉皮凍是十分重要的。結果在三個月之後，瘋癲的犯人都痊癒了。

　　這些試驗說明瘋癲屬於熱入心室癥候群，治療這個癥候群應當使用清熱安神的補心丹。補心丹出自元朝名醫危亦林，字達齋的著作《世醫得效方》；是治療熱入心室引起神智不寧的名方。該方由清熱的生地黃、玄參、滋陰養血的天門冬、麥門冬、當歸，健脾的五味子、黨參、茯苓，安神的硃砂、柏子仁、酸棗仁、遠志，活血化痰的丹參、桔梗等十四味藥材組成；全部藥材是研磨成細粉，再加入煉蜜為丸。但是補心丹的清熱安神作用很弱，因此雖然治療神智不寧有效，可是不能根治。尤其是含有硃砂，這是不能長期口服的。

　　劉純和醫官們反覆加減補心丹處方，去掉了硃砂，加大了清熱安神藥

材的含量，研究出一種新的藥物，叫做指迷散。主要成分是：天麻、琥珀、龜板、龍涎香、蛇蛻及其保密成分。

劉純給表弟魏國公徐輝祖治療瘋病了。劉純先用加味開胃湯：生山楂四兩，廣木香二兩，磁石一兩，沙參一兩。每天一劑，水煎頻飲，同時吃肉皮凍。一個多月以後，徐輝祖喊餓了，睡覺也好一些了，身體也胖了，於是劉純給他吃新研製出來的指迷散。

又過了一個多月，徐輝祖的神智清楚一些了。劉純讓人每天下午，幫助他練習舉石墩子，把他累得大汗淋漓，並且讓他每天大聲喊叫。大約又過了三個多月，徐輝祖才恢復了原先魏國公的樣子。

然而洪熙皇帝朱高熾派人看望他的時候，他依然大罵朱高熾的爸爸弒君篡位；朱高熾聽了稟報，氣不得惱不得，半天沒說話。然而，朱高熾從此就感到十分疲乏。恰巧侍讀李時勉上折子，批評朱高熾忙於大舅徐輝祖的瘋病，不以國家大事為重；而且在父喪期間，和妻子在一起遊樂。朱高熾看了折子，勃然大怒，命令侍衛用鐵瓜打李時勉，並且逮捕關入北京的東廠。第二天，朱高熾突然病危，急招南京的太子朱瞻基回北京；然而第三天，當了10個月洪熙皇帝的朱高熾就駕崩了，年僅48歲。死因是什麼呢？以後再談。

◆ 總而言之，劉純認為瘋癲的病因＝主觀原因＋客觀原因＋誘發條件；其中，主觀原因＝胃氣下降＋營養不良；客觀原因＝內熱＋思慮過度；誘發條件＝運動過少。痊癒＝三分治＋七分養；其中，七分養＝加入沙參、磁石的開胃湯＋吃肉皮凍＋負重鍛煉＋大聲喊叫；三分治＝指迷散。

現代醫學怎樣解釋瘋癲問題呢？

中醫說的瘋癲，就是西醫說的精神分裂症。這是個古老的疾病，但是直至1911年，瑞士醫生才正式命名為精神分裂症，意思是指病人的行為、情感、思維等，三者互相分離而不協調。精神分裂症的病因，西醫一直不清楚。有遺傳學說，但是許多病人的家族，沒有精神分裂症病史。有性格內向學說，但是許多正常人的性格內向，卻沒有發生精神分裂症。有傳染病學說，但是許多人發生了傳染病，並沒有發生精神分裂症。有內分泌失調學說，但是許多人的內分泌失調，而沒有發生精神分裂症。有中毒和代謝紊亂學說；但是許多人在中毒和代謝紊亂之後，也沒有發生精神分裂症。西醫是糊塗的。

有些精神分裂症病人死亡之後，病理解剖可以發現，患者的心臟較小，主動脈弓狹窄，各種內分泌腺有萎縮，大腦的額葉腦皮質明顯萎縮。在病理生理學方面，可以發現精神分裂症病人，有高血糖的傾向，有甲狀腺機能亢進的傾向。然而這種病理改變沒有特異性。因此，診斷精神分裂症，主要是靠家屬的陳述。除此之外，西醫沒有先進的診斷方法。

在治療方面，西醫採取電休克、胰島素休克、冬眠靈、奮乃靜等，能夠緩解症狀，但是容易復發，且容易造成椎體外束綜合症，這是一種可怕的副作用，病人的肌肉不自主地震顫，至今沒有辦法治療。

但是三分治、七分養，治療精神分裂症的方法是特殊的。不僅強調胃氣和食療，還強調體療，更強調大聲喊叫。這是為什麼呢？

現代醫學研究發現，有些精神分裂症病人，一天到晚到處跑，是不願意吃飯的，因此必須喝藥引子加味開胃湯，讓他知道餓，餓了吃飯，才能保存體力。但是有些病人是傻吃，而消化能力很差，結果是吃得多，拉的也多，因此也必須喝藥引子加味開胃湯，讓他吃飯能夠消化吸收。

為什麼要吃肉皮凍呢？因為精神分裂症病人有糖尿病的傾向，必須少給熱量，多吃角蛋白。

為什麼要負重鍛煉呢？因為精神分裂症病人的大腦，24小時不停地胡亂思維；這就必須讓病人負重鍛煉，感到疲憊不堪，累得像一攤泥，才能安然入睡。

為什麼要大聲喊叫呢？因為精神分裂症病人都是心高氣傲之人，他們認為自己是懷才不遇，那麼就讓他們發洩出來，憋在心裡的話，喊出來了，他們就痛快了。實際上，他們的思維是貧乏的，喊來喊去就是那麼幾句話。隨著頭腦的清醒，也不好意思隨便喊了，要求看著書喊。還讓他們喊，是讓他們痛痛快快地發洩出來。

為什麼要吃藥呢？因為精神分裂症屬於熱入心室癥候群，必須清熱安神。

以後幾百年的研究使用，發現劉純的這種方法能夠治療現代病名：精神分裂症、癲癇、戒毒等。

◆ 請注意，首先口服加味開胃湯：生山楂100克，廣木香50克，沙參50克。磁石50克。每天一劑，水煎頻飲。同時吃肉皮凍。一個月之後，如果病情不再發展了。那麼輕症病人不必用藥，重症病人可以加用指迷散。

飲食結構要以高蛋白和高維生素為主。瘦肉和蔬菜，應該大量食用，否則就會營養不良。但是，不要吃高澱粉和脂肪，可以吃一些粗糧。禁忌辛辣發物。本藥不能治療西藥造成椎體外束綜合症。症狀好轉以後，應該加強體育鍛煉，每天至少兩小時。有資料證明，每天堅持體育運動的人，不會發生精神病。什麼道理，不清楚。詢問精神病人的家屬，也可以知道，

病人一般沒有什麼體育愛好。因此，預防精神病的一個重要方法，就是加強體育鍛煉。另外就是讓病人，每天大聲喊叫一小時。

對於精神分裂症的原因，西醫有各種各樣的說法，同時，也有各種各樣的治療方法，但是，療效不盡人意，而且副作用太大。指迷散是明朝以來，治療精神分裂症很有效的處方。完全是臨床實踐經驗，講不出所謂的科學道理，而療效卻出人意料，長期口服也未發現不良反應。

療效統計：從1967~1997年，治療精神分裂症11253例，年齡最小14歲，最大78歲，均由精神病醫院確診，經過西醫久治不效。口服指迷散一個月以內，均能消除幻聽、幻視、幻覺等，以及喃喃自語，手舞足蹈，偷偷發笑等白日做夢狀態，而恢復自知力。但是，病人的注意力、記憶力、思維能力等，則需要半年以後，才能恢復至病前狀態。不過，停藥以後，精神受刺激，容易復發，而堅持用藥，就比較平穩。另外治療癲癇4311例，亦取得滿意療效，不過，要每天一次，每次5粒，終身使用；還有用於戒毒2354例，亦能在三個月之內完全戒斷。長期用藥，不想復吸。

（一）青春期精神分裂症（中醫古稱書癡）

病人男性，1968年出生，北京青年政治學院學生。1987年6月高考的時候，沒有考取理想學校，而被分配到北京青年政治學院。從此，他認為高考閱卷有舞弊問題。曾經多次向高教部寫信，要求重新閱卷。起初，老師同學催促他去上課，他認為這是讓他屈服惡勢力。老師同學批評他不學習，他認為這些人都是高考閱卷老師的同夥。後來，逐漸認為任何一個人都在監視他，甚至認為樹上的鳥兒也安裝了微型攝像機。他夜裡不睡覺，在宿舍裡走來走去，自言自語。被校方通知家長，把他領回家看病。家長認為孩子是學習勞累，是累糊塗了，於是就買了一些補腦的保健品。然而病人依然如此。校方又通知家長，要求家長領著孩子，去北京一家醫院看病。

這家醫院是治療精神病的，難道自己的孩子得了精神病？家長滿腹狐疑，領著孩子走進了醫院門診樓。然而醫生的診斷就是青春期精神分裂症。給了冬眠靈，和鹽酸阿米替林等口服藥，並且開了一個月的休假條。孩子在家吃藥休息，家長才發現，孩子的腦子真的出了毛病。白天在屋子裡走來走去，自言自語，夜裡不睡覺，也在屋子裡走來走去，自言自語。哪來的這麼大精神呢？而且自言自語什麼呢？

家長發現孩子用手比劃著，說著一些莫名其妙的話。
家長問他：「你說什麼呢？」
他回答：「阿拉伯是鷹。」
家長又問他：「你說什麼呢？」
他回答：「氣溫立正。」
什麼亂七八糟的，這孩子的腦子真是有病了。

於是家長又到這家醫院去了，要求住院治療。孩子住院了，家長每週可以探視兩次。儘管醫生向家長介紹，給孩子做了幾次電休克，給孩子吃了氟奮乃靜、舒必利等藥物，但是住院半年多了，家長每次探視，發現孩子依然用手比劃著自言自語。家長懷疑了，西醫能夠治好精神病嗎？聽說有個劉弘章專治怪病。

1988年3月9日上午，家長領著孩子找我來了。家長是個中學女教師，她懷著沉重的心情，把孩子的病情向我仔細介紹了一遍。我偷眼看了看病人，病人依然用手比劃著自言自語。看來這孩子確實是精神分裂症。

家長突然問：「大夫，這孩子還能上大學嗎？」
我笑了：「這個北京青年政治學院可能上不成了。要上大學，得讓他病好了重新考。」
家長說：「大夫，給孩子喝加味開胃湯、喝魚湯、喝牛肉湯、吃指迷

散都好辦。可是誰陪著孩子去健身房負重鍛煉？誰每天陪著孩子大聲喊叫一小時？」

我說：「很好，什麼誰誰的！就是你這個家長，你要陪著孩子去鍛煉，你要陪著孩子去大聲喊叫。你是個老師，應當知道孩子的身體是最重要的，要從小養成孩子鍛煉身體的習慣，不能只強調學習功課！」

家長說：「大夫，可是功課不好，就考不上大學，就找不到工作啊？」

我說：「糊塗，堅持鍛煉身體的孩子，功課自然好；不鍛煉身體的孩子，功課不會好。你作為一個老師，應當注意到這個校園現象。目前有些學校，尤其是中、小學校以及一些大學的分校，它們的體育設施極其簡陋，這就是有些學生，學習吃力的原因。

因此，在學生當中，精神病的發病率呈上升趨勢。可以說，無論什麼學校，體育課是最重要的課程。可是有很多所謂的教育家不懂。」

家長若有所思：「大夫，鍛煉身體一定去健身房嗎？慢跑、做操、打太極拳行不行？」

我說：「很好，慢跑、做操、打太極拳是熱身運動。熱身運動之後，要去健身房做負重鍛煉。負重鍛煉是一種基礎訓練。有了基礎訓練，才能搞一些專業運動。這是鍛煉身體的三部曲。」

1988年6月22日上午，病人自己來了，見面就喊：「大夫！」誒，這孩子，怎麼這麼大嗓門兒！「大夫，我媽讓我天天喊，把嗓門兒喊大了。」

我說：「很好，別喊了，說話小點聲。什麼事？」

病人說：「大夫，沒什麼事，就是我媽讓您看看，我腦子正常了沒有。」

我說：「很好，你自己感覺正常了沒有？」

病人說：「大夫，好像還是不正常，這腦子裡還是不停地想事。」

我說：「很好，想什麼呢？」

病人說：「大夫，不知道想什麼，想著想著自己就樂了。」

我說：「很好，知道自己樂出聲嗎？」

病人說：「大夫，知道。」

我說：「很好，這是鍛煉身體不到火候，要加大運動量，把自己累得不想走路才行。」

病人說：「大夫，不用加大藥量？」

我說：「很好，不用。」

病人說：「謝謝大夫！再見。」嘿，他的嗓門兒眞大。

1988年8月3日上午，病人自己又來了：「大夫，您好！」嘿，這次說話有點正常了。

我說：「什麼事？」

「大夫，您看我現在能複習功課嗎？」他的眼睛裡充滿了希望。

我說：「能！不過，你每天下午還得去健身房。」

他說：「大夫，行！」他走了。

這是一個要強的孩子。1989年，他又考上了大學。1996年，他獲得了碩士學位。

（二）大發作型癲癇（中醫古稱羊角風）

病人男性，1956年出生，北京第二食品廠工人。1984年6月，因爲車間主任沒有給他發放當月獎金，他即持刀欲砍車間主任，因而被工廠保衛科扭送公安分局。分局治安科即把他押入拘留所。治安科根據他持刀行凶，殺人未遂，而向檢察院報案。但是檢察院在預審的時候，發現他的頸部不停地痙攣。於是檢察院到北京第二食品廠調查，發現他有癲癇病史。這就牽涉到司法鑑定問題。經過北京一家醫院的司法鑑定，判定他因爲有大發作型癲癇的長期病史，而屬於病態人格，不承擔刑事責任。於是病人被北京第二食品廠取保回家。

　　但是病人依然跟車間主任糾纏不休，反而逼得車間主任到處打聽給他治病的方法。不知從哪裡打聽到劉弘章能治怪病。於是1984年11月7日，車間主任找我來了。這是一個淳樸善良的老頭，把這些情況詳詳細細地對我講了一遍。

　　我想了想：「你讓工會主席領著他來。」
　　1984年11月14日，工會主席領著病人來了。
　　我見面就說：「噢，你是病態人格！」
　　病人得意地笑了。
　　我又說：「病態人格是受法律保護的。」
　　病人笑出了聲。
　　我心裡說：呸，這是一個什麼東西！
　　我接著說：「很好，各國的法律規定精神病人在發作期間的犯罪行為，是不承擔刑事責任的。但是，要受到醫療約束。」

　　病人不笑了：「怎麼約束？」
　　我說：「很好，就是把病人關進精神病院，終身不能走入社會。北京房山就有這樣的特殊醫院。」
　　病人瞪大眼睛：「法律還管精神病人？」
　　我說：「是的，沒有精神病的人犯了罪，可以判刑槍斃；有精神病的人犯了罪，可以終身約束。」

　　病人小聲地：「上次就沒事。」
　　我說：「是的，上次是輕微的觸犯法律，警察已經有了案底。下次你試試，不把你抓進房山精神病醫院才怪！」
　　病人低下高昂的頭：「您說怎麼辦？」
　　我說：「很好，趕緊治病啊。你現在不上班，照樣拿工資，照樣拿獎金，這是天上掉餡餅，是不會長久的。而且你這德性連媳婦都找不到，你有什

麼可以得意的？

怎麼治療大發作型癲癇併發病態人格呢？就是口服藥引子加味開胃湯：生山楂100克，廣木香50克，沙參50克，磁石50克。每天一劑，水煎頻飲。同時吃肉皮凍。出現飢餓感，再用指迷散。另外，要去健身房負重鍛煉，每天至少兩小時，還有就是每天大聲喊叫一小時。」

事情過去十幾年了。2001年春天，我去北京中關村購買電腦軟件。忽然發現一個售貨員盯著我，我也覺得似曾相識。到底還是年輕人腦子好，他說：「您是劉大夫吧？」「啊，是啊！」他接著說：「劉大夫，我就是那個癲癇！」「啊，你在這兒上班？」「是啊，劉大夫，我在這兒租櫃檯。」「哦，你懂電腦？」「劉大夫，慢慢學的唄。」「很好，癲癇還犯嗎？」「劉大夫，早就不犯啦。」「很好，那個廠子呢？」「劉大夫，早就完了。我聽您的話，趕緊治病，趕緊學習，現在還有飯吃，不然的話，混來混去，連個媳婦都找不到。」

「噢，你有媳婦啦？」「嘿，劉大夫，我閨女都4歲了。」一個人不怕有病，就怕腦子糊塗。這個人認為病態人格是護身符，可以不勞而獲，是十分可笑的。還有的人認為有病了，就應當由政府負責治療，這同樣是可笑的。因為政府不是慈善總會。

（三）戒毒（中醫古稱戒斷大煙毒）

病人男性，1960年出生，甘肅省景泰縣紅水鄉白敦子村農民。甘肅省的農村，有許多人抽鴉片。你無論到誰家去了，如果看見鐵碗裡放著滿滿的磚茶，熬出來的茶水又濃又苦，那麼這一家就有人抽鴉片。這是因為鴉片癮上來了，要先喝濃茶提一提神，再點燃鴉片。原來，我不明白甘肅農村人，為什麼要喝如此苦的濃茶，大家只是笑。後來才告訴我其中的奧秘，老頭兒抽，老婆兒抽，弄得年輕人也沒事抽兩口。我說的這個年輕人，

就是從小沒事抽兩口，抽著抽著就上癮了。1977年初，他忽然想要當兵，而當兵是不能抽鴉片的。於是他要戒毒了，可是戒毒談何容易。

先是有人讓他吃苯甲酸鈉咖啡因，吃得他口乾舌燥。又有人讓他吃鹽酸麻黃素，吃得他睡不著覺。還有人讓他瀉肚子，瀉得他起不來炕。有人乾脆讓他把自己捆起來，不吃不喝，三天就戒了，可是第二天他就暈過去了。怎麼辦？聽說甘肅省水電工程局醫院有個劉弘章專治怪病。於是1977年12月24日，他找我來了。

　　我說：「什麼？戒毒！你也抽大煙？」
　　年輕人說：「大夫，我從7歲開始抽！」
　　我說：「很好，接著抽啊，抽死為止。」
　　年輕人說：「不，大夫，我要當兵！」
　　我說：「很好，誰要大煙鬼？」

　　年輕人說：「大夫，求求您，讓我把煙戒了！」
　　我說：「別急，我問你，這個上癮是什麼滋味？」
　　年輕人說：「大夫，上癮就是不抽的時候全身疼！」
　　我說：「很好，你原來全身疼嗎？」
　　年輕人說：「大夫，原來壓根兒就不疼，就是抽大煙以後，不抽就疼了！」

　　我說：「很好，你這是沒病找病，誰教你的？」
　　年輕人說：「嗨，大夫，是我爺爺！」
　　我說：「很好，知道戒毒受罪嗎？」
　　年輕人說：「大夫，我認了！」

　　我說：「行，好孩子，你每天喝藥引子加味開胃湯：生山楂100克，

廣木香50克，沙參50克，磁石50克。每天一劑，水煎頻飲，同時吃肉皮凍。出現飢餓感，再用指迷散。另外，每天至少舉兩小時的石墩子，還有就是每天大聲喊叫一小時。辦得到嗎？」

年輕人說：「大夫，沒問題！」沒有一個吸毒者是能吃能喝的人，因為他們的胃氣下降了，所以必須喝藥引子加味開胃湯升提胃氣；沒有一個吸毒者是陰精飽滿的人，所以必須吃肉皮凍；沒有一個吸毒者是活潑能幹的人，因為他們四體不勤，所以必須負重鍛煉；沒有一個吸毒者是心情愉快的人，所以必須大聲喊叫，發洩心中的鬱悶；沒有一個吸毒者是睡眠安穩的人，因為熱入心室，所以必須吃指迷散。

1978年5月，小伙子又來了。身體壯實多了。
我問：「戒了沒有？」
年輕人說：「大夫，戒了！」
我說：「很好，還找我幹什麼？」
年輕人說：「大夫，我想預先做個檢查，省得驗兵不合格！」
我說：「好孩子，真有心眼，那就查吧。」

於是，我開了一個體檢單，讓各科室給他全面查了查，除了太瘦之外都合格。
我說：「你要抓緊練，練得壯實一點，知道嗎？」
年輕人說：「大夫，知道！」1979年徵兵，小伙子真的如願當上了兵。

鴉片歷來都是一個熱門話題。禁止鴉片的關鍵不是種植，也不是販毒，而是吸毒。如果誰也不吸毒，那麼鴉片就沒有市場。正因為有了吸毒的市場，因此才有種植和販毒。而維持這個吸毒市場的無形力量，恰恰就是上癮。而上癮的問題要涉及到疼痛的病理生理學，而疼痛的病理生理學，是至今醫生們搞不清楚的難題。

　　時至今日，鴉片類止痛藥依然是重要的醫療藥物。戰傷、手術後、疾病的劇痛，都離不開鴉片類止痛藥。因此，人類目前不能完全消滅鴉片。許多藥物是非常有效的，但是危害人的壽命，因此不能濫用。鴉片就是一個很好的例子。它確實有很好的止痛療效，但是吸食上癮的副作用會使人喪命。如果將來能夠製造出一種不上癮的止痛藥，那麼鴉片自然就沒有人種植了，也就沒有人販毒了，更沒有人吸毒了。

　　然而這種不上癮的止痛藥，至今沒有出現。目前，戒毒的藥物儘管五花八門，但是大多只管收錢而不管戒斷。因此，採用三分治、七分養，可能是引導吸毒者戒毒，而珍惜自己生命的好方法。如果司徒雷登先生當時不把三分治、七分養，當成中國古代的宮廷文化；如果蔣中正先生當時讓全國的中醫，都來學習使用三分治、七分養，那麼中醫就不會變成這個樣子。

　　當然這賴不得人家司徒雷登先生，因為人家是美國人；不過，這也不能怨蔣中正先生，因為當時正值軍閥混戰，又爆發了九一八事件，他哪有閒功夫搞全國中醫大培訓。說真的，我們劉家至今感謝司徒雷登先生，因為是他老人家讓中國的三分治、七分養，在美國生根開花。否則，中醫真偽有誰知？

　　走醫亂國。

　　1951年3月1日星期四，某大報突然發表一篇文章《養生之道何時休》文章嚴厲批判了中醫的養生之道，從此中醫的養生之道，在大陸銷聲匿跡50年。

　　當時為什麼要批判中醫的養生之道，誰也不知道。不過，以後許多中醫確實不敢再談養生了。唯獨我父親頂風作案，依然大談養生之道；因此

被革命群眾揭發檢舉，於是在1957年被戴上中醫霸的帽子。

不過，導火索是我父親在北京政協開小組會的時候，說了一句話：「現在是走醫亂國啊。」於是，立即受到在座的許多名老中醫的嚴厲批評。

大家都說現在的政策多好，中醫藥事業是歷史上最發達的時期，你怎麼罵大家是走醫呢？還叫什麼走醫亂國？純粹是沒改造好的封建社會殘渣餘孽！

不過，當時的北京市彭眞市長，認爲這不是反黨、反社會主義，只是中醫內部的派別之爭；當時的衛生部中醫司長呂炳奎先生，也認爲有些中醫太強調賣藥了。但是許多名老中醫不能容忍太醫的霸道，於是聯名寫信給毛澤東主席，就這樣被戴上中醫霸的帽子。因此我父親說：「這帽子是欽點御賜的！你們要？我還不給呢！」現在想起來，還眞是走醫亂國！

劉氏箴言

神智疾病氣量小，切莫呆坐傻吃藥；
唯是鍛鍊大聲叫，癲狂夢醒才開竅。

導讀與註釋

本章重點提示及張老師的經驗分享　　張克咸老師

一、精神分裂的病因＝主觀原因 + 客觀原因 + 誘發條件

精神分裂症屬於「熱入心室」癥候群。

主觀原因：胃氣下降、營養不良

客觀原因：內熱、思慮過度

誘發條件：運動過少

二、治療方法：痊癒＝三分治 + 七分養

七分養：喝加入沙參、磁石的開胃湯、吃肉皮凍、負重訓練、及大聲喊叫

三分治：指迷散

三、療效統計：

依據劉弘章老師的統計資料：三十年內治療精神分裂症11253例，年齡最小14歲，最大78歲，有效。治療癲癇4311例，戒毒2354例。成效顯著。

四、劉太醫觀點，重點摘錄：

◆ 精神分裂患者的心臟較小；主動脈弓狹窄；各種內分泌腺及大腦額葉皮質萎縮；有高血糖傾向，及有甲狀腺機能亢進的傾向。

◆ 西醫採取電休克、胰島素休克、冬眠靈、奮乃靜等只能緩解症狀，容易復發，容易造成椎體外束綜合症。

◆ 精神分裂患者要吃肉皮凍。

◆ 精神分裂患者必須要負重鍛練。

◆ 精神分裂患者是心高氣傲之人。

◆ 許多藥物是有效的，但是會危害人的生命，不能濫用。

五、張老師的經驗分享及總結：

中醫說的「瘋癲」，就是西醫說的「精神分裂症」。這是個古老的疾病，但是直至1911年，瑞士醫生才正式命名為「精神分裂症」，意思是指病人的行為、情感、思維等，三者互相分離，而不協調。

精神分裂症的病因，西醫一直不清楚。有以下幾種學說：「遺傳學說」、「性格內向學說」、「傳染病學說」、「內分泌失調學說」、及「中毒和代謝紊亂學說」等。

有些精神分裂症病人死亡之後，病理解剖發現：患者的心臟較小，主動脈弓狹窄，各種內分泌腺有萎縮，大腦的額葉腦皮質明顯萎縮。在病理生理學方面，發現精神分裂症病人，有**「高血糖」**及**「甲狀腺機能亢進」**的**傾向**。然而，這種病理改變並沒有特異性。因此，診斷精神分裂症，主要是靠家屬的陳述。除此之外，西醫沒有其他先進的診斷方法。

在治療方面，西醫採取電休克、胰島素休克、冬眠靈、奮乃靜等化學藥物，只能**暫時「緩解症狀」**，但是**容易復發**，且容易造成椎體外束綜合症，這是一種可怕的副作用，病人的肌肉會不自主地震顫，至今仍沒有辦法治療。

精神分裂症也是一個現代醫學無法解決的難題，家中如果有此類病人，對整個家庭都是折磨。今天，您看到了「劉太醫談養生」中的這一章，恭喜您找到了方法！找到了希望！

記得小時候，我的一個表哥就是精神分裂患者，他叔叔也是。他叔叔

發作時是來「文」的，而他則是來「武」的。發作時會砸東西，打人。他媽媽是西醫藥廠的負責人，給自己的獨生子用了各種西醫的治療方法，不但無效，而且在很早就去世了。

劉純遺留下來的七分養、三分治的方法，開創了治療精神疾病的另一個絕佳的思路。三分治、七分養，**治療精神分裂症的方法是特殊的。不僅強調「胃氣」和「食療」，還強調需要進行「體療」，更強調讓病人「大聲喊叫」**。這是爲什麼呢？

現代醫學研究發現，有些精神分裂症病人，一天到晚到處跑，是不願意吃飯的，因此，必須喝藥引子—加味開胃湯，讓他產生飢餓感，餓了願意吃飯，才能夠保存體力。或者，有些病人是願意吃飯，然而，由於消化的能力很差，結果是吃得多，拉的也多，因此也必須喝藥引子—加味開胃湯，讓他吃飯能夠消化、吸收。

爲什麼需要「吃肉皮凍」呢？因爲，精神分裂症病人有糖尿病的傾向，必須減少熱量的攝取，多吃「角蛋白」。 蛋白質按照蛋白質形狀分類的話，分爲「纖維狀」蛋白和「球狀」蛋白兩大類，膠原蛋白屬於「纖維蛋白」，鐵蛋白屬於「球狀」蛋白。

豬肝、牛肝、血豆腐(豬血、雞血、鴨血等)含有大量的天然鐵蛋白，鐵蛋白是人體合成血紅素的重要原料。貧血的人要多吃。由於「纖維結構」蛋白質很難於被分解開，因此被歸類爲「硬蛋白」。硬蛋白可再進一步劃分爲膠原蛋白，和角蛋白二種類型。**肉皮含有「角蛋白」，角蛋白能擴張血容量，提高血漿滲透壓，能夠充分稀釋血液濃度！**

爲什麼需要**「負重鍛煉」**呢？因爲，精神分裂症病人的大腦，24小時

不停地胡思亂想，這就必須讓病人負重鍛煉，身體感到疲憊不堪，累得像一攤泥，才能安然入睡。

為什麼要「大聲喊叫」呢？因為精神分裂症病人都是心高氣傲之人，他們認為自己是懷才不遇，那麼就讓他們發洩出來，憋在心裡的話，喊出來了，**他們就痛快了**。實際上，他們的思維是貧乏的，喊來喊去，就是那麼幾句話。隨著頭腦的清醒，也不好意思隨便喊了，要求看著書喊，還讓他們喊，是讓他們痛痛快快地把情緒發洩出來。

精神分裂症從劉弘章老師看來也不是很難醫，但是，**需要家人用「愛心」、「耐心」照本章的方法去治療，幾乎都可以痊癒。** 我相信我姑姑如果能早知道，她兒子的結局可能就完全不一樣。

因此，我在此再次呼籲：有此類病人的家庭，**必須要有「堅定的信念」**！因為，按照劉太醫的方法成功了，患者變成正常人，整個家庭就能恢復正常。如果這幾個月您都堅持不了，那您的家庭可能要痛苦一輩子！病人也沒有挽回的機會。

第十二章
慢性腸炎堵肛門，玉米棒子也矇人

話說1425年初夏，洪熙皇帝朱高熾駕崩了。太子朱瞻基從南京趕回北京繼皇帝位，號稱宣德皇帝。宣德皇帝朱瞻基是個花花公子，從小就愛玩鬧。不過他的玩兒鬧有點出了圈，除了騎馬打獵之外，還愛玩鬥蟋蟀。誰勸也不行，勸惱了，還要殺人。1434年初秋，朱瞻基下旨給蘇州知府況鍾，讓他協助兩個太監捉一千隻大蟋蟀。你看，皇帝不是關心如何安置流民，不是減少賦稅，而是玩兒鬧，讓蘇州知府況鍾發動農忙的農民去捉蟋蟀，而且是捉一千隻大蟋蟀。

這道聖旨差點把蘇州知府況鍾的鼻子氣歪了。禮部儀制司郎中況鍾，1430年被任命為蘇州知府。他在任十分清廉，通過整肅府衙，打擊惡紳，減輕百姓負擔，緩和了社會矛盾，以至於例行升遷時被百姓挽留，以三品官留任知府。京劇《十五貫》，寫的就是他打擊奸吏、平反冤獄的故事。皇帝讓況鍾捉蟋蟀，捉了蟋蟀供皇帝玩兒，這就是蒲松齡寫的小說《聊齋誌異》裡一篇《促織》的故事。

一氣之下，蘇州知府況鍾又拉肚子了。況鍾這個久痢的毛病，平常是好好的，可是不知什麼時候就突然拉肚子，每天從早到晚拉十幾次。起先，知府衙門的醫官認為是毒痢，然而用了清熱解毒的藥物無效，後來又認為是腎陽不足，按照五更瀉去治，還是無效。這次老毛病又犯了，醫官只好給他吃罌粟殼止瀉，雖然好一些，但是依然每天拉三四次。他就以此為藉口，薦抗這道聖旨，不去捉蟋蟀，而是到南京找劉純治病去了。

其實，南京詔獄裡的醫官一直在研究治療久痢的有效方法。製造久痢

模型是容易的。這隊醫官挑選200個男女犯人進行如下處理：

第一步：強迫口服石灰水，造成胃腸道的損傷，降低消化能力。

第二步：吃米飯和蔬菜，造成營養不良。

第三步：每天吃一粒巴豆。

結果怎樣呢？一個月之後，停用巴豆。再看這200個犯人，一個個每天依然要腹瀉幾次。三個月之後，醫官們請劉純驗看，劉純認爲久痢病已經製造成功了，可以進行下一步的試驗治療。怎樣試驗治療呢？醫官們讓全部犯人都喝開胃湯：生山楂四兩，廣木香二兩。同時都喝瘦牛肉湯。於是把200個犯人分爲甲、乙、丙、丁四批，每批5組，分別給予如下處理：

甲批犯人：

第1組：每天喝兩次黃連湯，給予清熱。

第2組：每天喝兩次枸杞湯，給予補腎。

第3組：每天喝兩次黨參湯，給予補氣。

第4組：每天喝兩次沙參湯，給予滋陰。

第5組：每天喝兩次當歸湯，給予養血。

一個月之後，甲批第3組犯人的療效較好。

乙批犯人：

第1組：每天喝兩次黨參、川芎湯，給予補氣活血。

第2組：每天喝兩次黨參、貝母湯，給予補氣化痰。

第3組：每天喝兩次黨參、沙參湯，給予補氣滋陰。

第4組：每天喝兩次黨參、豬苓湯，給予補氣利水。

第5組：每天喝兩次黨參、麻黃湯，給予補氣定喘。

一個月之後，乙批第4組犯人的療效較好。

丙批犯人：

第1組：每天喝兩次黨參、豬苓、酸澀止瀉的烏梅湯。

第2組：每天喝兩次黨參、豬苓、止血止瀉的赤石脂湯。

第3組：每天喝兩次黨參、豬苓、澀腸止瀉的訶黎勒湯。

第4組：每天喝兩次黨參、豬苓、補脾止瀉的芡實湯。

第5組：每天喝兩次黨參、豬苓、止痛止瀉的罌粟殼湯。

一個月之後，丙批第4組犯人的療效較好。

丁批犯人：

第1組：每天喝兩次黨參、豬苓、芡實、芳香化濕的厚朴湯。

第2組：每天喝兩次黨參、豬苓、芡實、溫脾調中的砂仁湯。

第3組：每天喝兩次黨參、豬苓、芡實、破氣行痰的枳實湯。

第4組：每天喝兩次黨參、豬苓、芡實、理氣止痛的香附湯。

第5組：每天喝兩次黨參、豬苓、芡實、調中和胃的小茴香湯。

一個月之後，丁批第1組犯人的療效最好。

劉純親眼看到了丁批第1組犯人的療效，十分高興，立卽讓全體犯人照此治療。結果在三個月之後，久痢的犯人都痊癒了。

這些試驗說明久痢屬於運化失常癥候群，治療這個癥候群應當使用調補脾胃的參苓白朮丸。參苓白朮丸出自宋朝名醫陳師文的著作《太平惠民和劑局方》，是治療運化失常引起久痢的名方。該方有升提中氣的四君子：人參、茯苓、白朮、甘草，有健脾止瀉的白扁豆、蓮子、山藥，薏苡仁，有調氣的砂仁、桔梗等十味藥材，全部藥材是研磨成細粉，再加入蜜爲丸。但是參苓白朮丸調補脾胃的作用很弱，因此，雖然治療運化失常有效，可是不能根治。

劉純和醫官們反覆加減參苓白朮丸處方，研究出一種新的藥物，叫做承利散。主要成分是：兒茶膠、蟬蛻、鹿茸、槐蘑、西紅及其保密成分。

蘇州知府況鍾到了南京，見了劉純，就把宣德皇帝朱瞻基下旨讓他捉蟋蟀的事說了一遍。今年已經71歲的劉純，想不到自己的表外甥孫子如此荒唐。於是劉純留下蘇州知府況鍾治病，不理睬已經到了蘇州衙門，捉蟋蟀的兩個太監的拼命催促。官員擅自離任是有罪的，但是劉純上折子，說況鍾病重，朱瞻基能夠說什麼呢？

劉純讓蘇州知府況鍾先口服加味開胃湯：生山楂四兩，廣木香二兩，豬苓二兩，黨參一兩。每天一劑，水煎頻飲。同時喝瘦牛肉湯。出現飢餓感，再使用承利散。結果不到三個月，況鍾的久痢就好了。但已經是初冬了，田地裡已經沒有蟋蟀了，蘇州知府況鍾就回蘇州府衙了。

◆ 總而言之，劉純認為久痢的病因＝主觀原因＋客觀原因＋誘發條件；其中，主觀原因＝胃氣下降＋營養不良；客觀原因＝脾虛＋內濕；誘發條件＝氣機不順。痊癒＝三分治＋七分養；其中，七分養＝加入黨參、豬苓的開胃湯＋瘦牛肉湯；三分治＝承利散。

現代醫學怎樣解釋久痢問題呢？

久痢就是現代醫學說的慢性非特異性潰瘍性結腸炎。該病的病因至今不清楚。有自身免疫學說，但是使用皮質激素不能根治。有遺傳學說，但是許多病人沒有家族史，而且治癒後不再復發，也排除了先天缺陷。有感染學說，但是使用抗生素無效；有食物過敏學說，但是病人使用特殊食物治療無效；有精神焦慮學說，但是病人使用安定藥物治療無效。因此西醫是糊塗的。

病理解剖學發現，慢性非特異性潰瘍性結腸炎的病變，主要位於直腸與乙狀結腸，可擴展到全結腸。腸粘膜有瀰漫性炎症改變，有水腫、充血、潰瘍、肉芽組織、假性息肉。臨床表現，主要是便秘與腹瀉交替。腹瀉的

時候，可以一天十幾次，大便呈不成形，或者是糊狀，或者是水樣。診斷主要靠結腸鏡檢。西醫沒有好辦法。如果使用柳氮吡啶和強的松無效，就給予手術切除。

但是三分治、七分養治療此病是簡單有效的。以後幾百年的研究使用，發現劉純的這種方法能夠治療現代病名：慢性結腸炎、胃和十二指腸潰瘍等。

◆ 請注意！首先口服加味開胃湯：生山楂100克，廣木香50克，豬苓50克，黨參20克。每天一劑，水煎頻飲。同時喝瘦牛肉湯。一個月之後，如果病情不再發展了。那麼輕症病人不必用藥，重症病人可以加用承利散。

治療期間，應當吃軟食。不要誤認爲是胃寒，而吃熱燙食物，以免燙傷食道、胃的粘膜。禁忌菸酒辛辣。要多吃牛奶、雞蛋、肉類等食物。西醫讓病人吃素食，是不對的。這樣一來，人體缺乏蛋白質，潰瘍面就不會癒合，病情也不會好轉。

療效統計：從1967~1997年，治療慢性非特異性遺瘍性結腸炎1327例，均經過結腸鏡檢查確診，大多數病人，每天腹瀉4~6次，大便呈膿血樣，用藥半年以後，乙狀結腸鏡複查，全部正常。治療胃和十二指腸潰瘍，共1583例；均經過鋇餐造影或者胃鏡檢查確診，用藥半年以後，經過胃鏡複查，潰瘍面亦得到癒合。

（一）慢性非特異性潰瘍性結腸炎（中醫古稱久痢）

病人男性，1928年出生，甘肅省蘭州市火柴廠職員。1979年8月14日凌晨，病人因爲腹瀉不止，在工廠醫務室治療之後，突然腹脹、腹疼。醫生即通知家屬，病人可能是癌症，趕緊找腫瘤專家看一看。於是家屬馬上用擔架抬著病人，當天中午來到甘肅省水電工程局醫院。

　　內科醫生詢問病史，知道病人從1971年夏天開始，經常便秘與腹瀉交替。曾經在甘肅省人民醫院診斷是慢性結腸炎，治療無效。又在甘肅省新醫藥研究所診斷是五更瀉，治療亦無效。今天凌晨，突然腹瀉不止，醫務室醫生迅速處理之後，腹瀉迅速停止，但是腹脹、腹疼難忍。醫務室醫生說長期腹瀉可能是癌症。讓病人趕緊找腫瘤專家看病。病人既然是找腫瘤專家，那就是找院長劉弘章囉，於是內科醫生把我找來了。

　　病人腹脹、腹疼難忍，這是必須立即查明的急症。我敲了敲病人的肚子，的確很脹，但是沒有腹水。那麼肚子裡就是氣體，可是大量的氣體是從哪裡來的呢？是不是病人發生了腸梗阻呢？可是大量腹瀉的病人，腸蠕動是強烈的，怎麼會一下子發生腸梗阻呢？還是要用乙狀結腸鏡查一查。

　　於是我讓護士給病人灌腸，準備做乙狀結腸鏡檢。護士剛把灌腸器的探頭插入肛門，就說：「院長，阻力太大，好像有佔位性物體！」
　　我問：「什麼東西？」
　　護士說：「佔據整個肛門，很硬！」
　　我問：「活動嗎？」
　　護士說：「好像能夠活動！」

　　我立即發出指令：「病人改截石位！你用大止血鉗夾住它，活動一下！」於是護士坐在病人的肛門前，用大止血鉗夾住了這個佔位性物體，向我報告：「院長，活動度很好！」話音未落，突然從病人的肛門裡噴射出大量的液體。我的眼前一片黃色，把我嚇壞了。我迅速定了定神，發現坐在病人肛門前的護士，已經變成了黃色的落湯雞，再看病人已經昏迷了。

　　我立刻又發出指令：「給氧！輸液！搶救休克！」周圍發楞的醫生、護士立即行動起來。那個落湯雞護士，手裡依然拿著大止血鉗，呆呆地坐在凳子上，嚇的眼睛發直。我接過大止血鉗，讓她去洗澡換衣服。大止血鉗

夾著一個黃色的圓柱體，這是什麼東西？我忐忑不安地一邊用自來水沖洗著，一邊用另一個止血鉗小心翼翼地撥弄。啊？這個圓柱體竟然是一個用藥棉包裹的玉米棒子！體積大約是10x3x3厘米，可能是一個玉米棒子的中間部位。

什麼是玉米棒子？就是吃完煮熟的玉米棒之後，剩下的那個圓柱體棒子！為什麼往病人肛門裡塞入玉米棒子呢？噢，我明白了：病人腹瀉不止，可能是醫務室醫生採取了應急措施。高！實在是高！而且還怕病人不舒服，用藥棉把玉米棒子裹起來。啊，真聰明！不！真不是東西。怎麼能夠往肛門裡塞這個東西呢？但是，是不是病人和家屬知道塞入玉米棒子，而不告訴我們呢？

於是我把家屬找來，指著玉米棒子問：「這是誰塞的？」家屬是個家庭婦女，她莫名其妙地說：「大夫，什麼誰塞的！」我說：「裝什麼傻啊？我問你，誰把這個玉米棒子塞進肛門的？」

家屬問：「大夫，您說什麼玉米棒子！」
我說：「我問你，醫務室大夫怎麼瞧的病？」
家屬說：「大夫，醫務室的大夫睡覺了，我們把他叫起來，他說我們討厭，叫我出去，把老頭留下，一會兒老頭就出來了，也沒給藥，過了一個多鐘頭，老頭說肚子脹疼，我們又去醫務室，大夫說，弄不好是癌症，叫我們找專家看看。我們看《甘肅日報》說您是專家，這不就來了嗎？」我明白了，看來，家屬不知道玉米棒子的事。

那麼病人呢？給他肛門塞進玉米棒子，這是很難受的，他是應當知道的。病人已經醒了，躺在搶救床上，肚子已經不脹了，剛才是腹壓驟降，發生了虛脫，吸氧和輸液之後，已經恢復正常。

我問病人：「醫務室大夫怎麼瞧的病？」

病人說：「大夫說，給我屁眼裡上點兒藥就不拉了。」

我問病人：「知道上的什麼藥嗎？」

病人說：「大夫，我不知道！」

我說：「很好，你真的不知道？」於是，我把托盤端過來，指著玉米棒子說：「給你上的就是這個藥！」

病人瞅了瞅：「大夫，這是老玉米棒子！」我說：「對，就是玉米棒子！」

於是，病人罵了起來：「給我屁眼裡老玉米棒子！大夫是治病的，怎麼這麼缺德……」病人氣得臉色通紅。看來，病人和家屬都不知道醫務室大夫的胡作非為。

還得給病人重新灌腸，做一次乙狀結腸鏡檢。鏡檢可見乙狀結腸的粘膜呈瀰漫性充血水腫，粘膜下樹枝狀小血管模糊不清；粘膜表面顆粒狀，觸之出血；有多發性散在分佈的潰瘍面，最大塊潰瘍的面積約2x1厘米；部分結腸袋已經消失。這是一個典型的慢性非特異性潰瘍性結腸炎，沒有癌變。

然而8年來，病人到處求醫卻沒有得到根治，最後懷疑是癌變，被塞進了玉米棒子。我告訴病人和家屬，要口服加味開胃湯：生山楂100克，廣木香50克，豬苓50克，黨參20克。每天一劑，水煎頻飲。同時喝瘦牛肉湯，出現飢餓感，加用承利散。

病人回家了，當然要和醫務室大夫吵架，而且把大夫打了，據說打得不輕。工廠派人找我調查過，來人說：「醫務室大夫說了，這是誤會，是好心當成驢肝肺了。」我說：「很好，讓醫務室大夫來一趟，我給他肛門裡塞進玉米棒子。告訴他，別把我的好心，也當成驢肝肺。」

結果那個大夫一直沒有來，依然當他的大夫。病人呢，倒是經常來找我。半年之後，病人到甘肅省一家醫院複查乙狀結腸鏡，鏡檢報告是直腸和乙狀結腸粘膜正常，又做了一個結腸灌鋇造影也正常。

（二）胃潰瘍（中醫古稱胃脘疼）

病人女性，1940年出生，甘肅省新醫藥研究所護士。1972年開始上腹部疼痛，經常發作，痛時如刀割，飽則嘔吐酸水。曾經在本醫院鋇餐透視診斷是胃潰瘍，醫生給予中藥湯劑黃耆建中湯，西藥普魯本辛、胃舒平等。1978年在蘭州一家醫院，胃鏡檢查發現胃寶部小彎處有一塊2x2厘米的潰瘍，依然診斷是胃潰瘍。依然給予中藥湯劑黃耆建中湯，西藥普魯本辛、胃舒平等。病人幾乎依然在每天飯後兩小時左右胃疼。

1980年1月21日上午，因為工作問題與同事嘔氣，即感到上腹部疼痛加重。午飯後感覺到胃部燒灼，肚子下墜，即去廁所大便，排出黑色稀便。幾乎暈倒在廁所裡。被人扶出後，化驗大便是大量出血。本院診斷是胃潰瘍大出血，即給予胃腸減壓、禁食水、靜脈輸液止血等應急措施。病人拒絕手術切除的治療方案。一週後，化驗潛血陰性，病人就找我來了。病人給我看了八年來的病歷，所吃的藥物無非就是中藥黃耆建中湯，西藥普魯本辛、胃舒平等。

我說：「很好，你為什麼吃中藥呢？」
病人說：「大夫，中藥治本！」
我說：「很好，那你為什麼又吃西藥呢？」
病人說：「大夫，西藥治標！」
我說：「噢，這叫標本兼治？」
病人說：「是呀，大夫！」
我說：「很好，要知道抗戰才抗了八年；你怎麼標本兼治八年，也治不好一個病呢？」

病人說：「大夫，胃潰瘍不好治！」

我說：「很好，難在哪裡呢？」

病人笑了：「您是專家，您說吧。」

我說：「很好，我說給你聽。任何部位的皮膚和粘膜都會出現外傷。你同意嗎？」

病人說：「大夫，我同意！」

我說：「很好，那麼胃粘膜也會出現外傷。你承認嗎？」

病人說：「大夫，很可能，喝點酒，吃點辣椒，就可能造成胃粘膜外傷！」

我說：「很好，有外傷就會出現傷口，傷口不癒合就是潰瘍。你承認嗎？」

病人說：「對，大夫，傷口不癒合就是潰瘍！」

我說：「很好，傷口為什麼不癒合呢？」

病人說：「是啊，大夫，胃潰瘍很難癒合！」

我說：「這是你亂吃藥造成的！」

病人說：「大夫，您說我這個病應當怎麼治？」

我說：「很好，傷口不癒合要增加營養，治療胃潰瘍也要增加營養。要口服加味開胃湯：生山楂100克，廣木香50克，豬苓50克，黨參20克。每天一劑，水煎頻飲。同時喝瘦牛肉湯。出現飢餓感，加用承利散。」

病人說：「啊，大夫，就這麼簡單？」

我說：「是的，當然！」

病人如此治療四個多月，再做胃鏡複查為正常。這是因為如果皮膚的傷口不癒合，那麼增加營養就癒合了。同樣的道理，胃潰瘍八年不癒合，那麼增加營養之後，為什麼不癒合呢？當然胃不舒服就不想吃飯，而承利散能夠讓胃舒服，那麼病人為什麼不想吃飯呢？

許多人，尤其是許多中國人生病之後，想到的第一個問題就是藥物。這個古怪的念頭，造成了藥物市場的巨大繁榮，也造成了許多醫源性疾病。因爲許多疾病不必使用藥物治療，或者不能主要使用藥物治療，以及不能始終使用藥物治療。

比如：消化不良性腹瀉。不必使用藥物治療，只需禁食一天卽可。

又如：癌症。不能主要使用藥物治療，而必須依靠牛蹄筋。

再如：精神病。不能始終使用藥物治療，而是恢復自知力之後，要負重鍛煉大聲叫。

還有許多人，認爲中藥和化學藥物一起吃，甚至在中藥裡邊摻入西藥，認爲只有這樣才能全面治療。錯了，這是因爲許多人，不知道中藥和西藥的區別。中藥和西藥，卽使藥理成分相同，其臨床療效也完全不同。出現這種特性，是由於兩類藥物的結構不同。

中藥不是某一種化合物，它的結構不能用某一個化學分子式表示，因爲它是由許多化合物組成的一個極其複雜的綜合體。這種綜合體，無論是以散劑、還是以湯劑、針劑等形式，進入人體以後，都需要在代謝過程中，極其緩慢地不斷地釋放出藥理成分，而發揮柔和、持久的臨床療效。因此，中藥是天然的緩釋型藥物，適用於慢性病。

而西藥就不同了，它是某一種化合物，它的結構可以用某一個化學分子式表示。這種化合物進入人體以後，迅速影響新陳代謝的某個環節，而發揮強力短暫的臨床療效。因此，西藥是速效型藥物，用於急性病。

中醫對於慢性病，尤其是癌症的療效，已經引起全世界的重視。這種

療效的出現，不僅是中醫使用了辨癥論治，也是中醫使用了天然的緩釋型藥物的結果。因此，中藥和西藥不能混在一起用，不然的話，很難控制藥理過程。可是現在有些醫生，往中藥裡摻和西藥，公開的叫高科技，隱藏的叫特效藥，都是缺德藥。

比如，治療精神病的高科技中藥，摻和了西藥冬眠靈，這就很可能促使病人出現椎體外束綜合症。又如，治療糖尿病的高科技中藥，摻和了西藥優降糖，這就很可能促使病人出現高血脂。再如，治療風濕病的高科技中藥，摻和了西藥強的松，這就很可能促使病人出現肌腱斷裂。

中醫的起源是飲食文化，許多治療方法都是從飲食脫穎而出。從明朝才正式提出三分治、七分養。

西醫的起源是物理化學，許多治療方法都是從物理化學的試驗中發現，從近代才有了診斷、防疫、搶救、手術等四個方面的進步。但是試驗室裡的試管的發明，畢竟離實際生活有一段距離。因此很多試管的試驗結果，只是紙上談兵。

中醫就是中醫，不能拿西醫的治療方法去統一中醫，因為西醫的許多治療方法是錯誤的。只能用現代醫學的解剖生理學去解釋中醫。有一個曾經在大陸折騰很出名的中西醫結合的治癌專家，自己得了肝癌找我來治。

我問他為什麼不自己治？他實話實說：「某某口服液，其實都是糖水。」再問他掙了多少錢？他生氣了，說：「辦什麼事，都得拿錢鋪路，甭提掙錢，把人氣死了。」由於沒有胃氣，我辭謝不治。後來聽說死了。這位聲名顯赫的治癌專家，自己不相信自己的藥，別人還敢吃嗎？許多病人，正是吃了他的所謂的高科技中西醫結合的中成藥，才造成轉移的。

目前，西醫在診斷、防疫、搶救、手術等四個方面是強項，但是不擅長治療慢性病。但是有些人不明白這個道理。什麼病都要找西醫，這就不對了。例如：

①西醫曾經宣布許多疾病是不治之症。18世紀，西醫宣布肺炎是不治之症。那時候誰被宣布得了肺炎，本人寫遺囑，全家惶恐不安；病人發高熱，咳嗽、憋氣，最後憋死為止。可是當時，中國人不怕肺炎，於是外國人得了肺炎，找中醫開幾劑麻杏石甘湯就好了。那時候，在國外的中醫，就使用這種藥物救活了大量的病人，因此中醫得到了世界各地的尊重。可是現在有些人得了肺炎，竟然去找西醫，用青黴素、鏈黴素，打得屁股都是眼，還是咳嗽、痰多，最後，找中醫去清熱化痰，才算好了。

②20世紀50年代，風靡一時的荷爾蒙療法，就是肌肉注射性激素，作為保健方法，因為能夠誘發癌症，而被淘汰了。但是已經誘發了癌症的人找誰說理呢。

③20世紀60年代，風靡一時的組織療法，就是切開屁股肌肉，埋藏動物的內臟，治療一些慢性病，因為不優於安慰療法，而被淘汰了。但是由此而發生的感染、膿毒血症、排異反應的病人找誰說理呢。

④20世紀70年代，轟轟烈烈的手術切除肺葉，治療肺結核的方法，悄悄地被口服雷米封、肌注鏈黴素替代了。但是過去手術後死於結核播散的人找誰說理呢。

⑤20世紀80年代，世界衛生組織又宣布淘汰127種西藥。那麼，使用這些方法已經倒了霉的人，已經被治死的人，是無法討回公道的。

⑥闌尾炎也如此，喝點瀉藥就好了。偏找西醫手術，又花錢，又請大夫吃飯，都是吃飽撐的。而且手術後發生腸沾黏的人，找誰說理呢。

⑦最可笑的是膽道蛔蟲，病人疼得頭撞牆，喝一瓶醋就好了。西醫要做手術，而且相當複雜。我曾經跟西醫開過幾次玩笑，看著大夫護士們忙忙碌碌，看著家屬嚇得直哆嗦。等到病人要進手術室了，我讓家屬買瓶醋來，給病人喝下去。過一會兒，病人不疼了，推到放射科做膽道造影，然後讓大夫念膽道無異常的報告，藉此機會，教育大夫和病人，不要有病就手術，你先問問中醫，有沒有好辦法。而且術後復發的人找誰說理呢。

⑧用降糖藥物治療糖尿病，病人體內的葡萄糖到哪裡去了呢？西醫說變成肝醣元了。那麼病人為什麼出現了動脈硬化？其實，降糖藥物也把葡萄糖變成了血脂，增加了血粘度。倒不如使用中藥「函消散」，又降糖又防止動脈硬化。2000年，有一個著名的電影演員，患糖尿病已經18年，和我談起治療糖尿病的方法，談來談去，他堅持認為，最有效的方法是吃西藥優降糖，同時多吃蔬菜。我說：「這麼一來，您就變成兔子啦？」他聽了不高興：「小孩子家家，說話不中聽。」轉過年來，他死於心肌梗塞。那麼他的家屬找誰說理呢。

⑨原發性高血壓，其本質問題應當是血液黏稠，不是血管緊張素過多。不然，就無法和嗜鉻細胞瘤鑑別。這是因為血液黏稠了，循環阻力增大了，心肌只能拼命收縮，這是沒有辦法的辦法。可是西醫要用阻止心肌收縮的辦法，降低血壓，這就掩蓋了血液黏稠的真相。因此，儘管病人老老實實吃降壓藥，還是要發生腦血栓、心肌梗塞、老年癡呆症。這些事找誰說理呢。

⑩化學藥物，對於肝腎都有損害。有些藥物還有致癌性。例如：阿司匹林、盤尼西林、安替比林、咖啡因等可以產生腎盂癌或者膀胱癌；己烯雌酚產生生殖系統腺癌；甲基睪丸素、康力龍、復康龍等產生肝癌；氯黴素產生單核細胞性白血病。

甚至抗癌藥物也能產生癌症，例如：環磷醯胺產生單核細胞性白血病、膀胱癌；硫唑嘌呤產生惡性淋巴瘤、白血病、唇癌、子宮頸癌；苯丙酸氮芥產生單核細胞性白血病；白消安產生支氣管癌、外陰癌；氨甲喋呤產生腎癌、乳腺癌等等。

但是使用這些藥物，已經得了癌症的人找誰說理呢？

劉氏箴言

慢性腸炎莫胡鬧，調理脾胃病自好；
中西兩醫各神妙，並存分用是正道。

導讀與註釋

本章重點提示及張老師的經驗分享　　張克咸 老師

· ·

一、久痢的病因＝主觀原因＋客觀原因＋誘發條件

久痢歸於「運化失常」癥候群。

主觀原因：胃氣下降、營養不良

客觀原因：脾虛、內濕

誘發條件：氣機不順

二、治療方法：痊癒＝三分治＋七分養

七分養：喝加入黨參、豬苓的開胃湯、喝瘦牛肉湯

三分治：**承利散**

三、療效統計：

　　依據劉弘章老師的統計資料：三十年內治療慢性非特異性潰瘍性結腸炎1327例，用藥半年後，乙狀結腸鏡複查，全部正常。治療胃和十二指腸潰瘍1583例，用藥半年後，胃鏡複查，潰瘍面亦得到癒合。

四、劉太醫觀點，重點摘錄：

◆ 久痢治療期間要吃軟食；不可吃熱食物，以免燙傷食道、胃的粘膜。 禁忌菸、酒、辛辣；要多吃牛奶、雞蛋、肉類。

◆ 標本兼治是藉口，因為中西藥不能混在一起用，會很難控制藥理過程。

◆ 消化不良性腹瀉，不必使用藥物，只需禁食一天。

◆ 癌症不能主要使用藥物治療，而必須依靠牛蹄筋。

◆ 精神病患者要負重鍛煉及大聲喊叫。

◆ 中醫的起源是飲食文化；西醫的起源是物理化學。

◈ 荷爾蒙療法能誘發癌症。

◈ 膽道蛔蟲只要喝一瓶醋就好。

◈ 降糖藥會造成動脈硬化。

◈ 化學藥物對於肝腎都有傷害，甚至會產生癌症。

◈ 西醫不擅長治療慢性病。

五、張老師的經驗分享及總結：

中藥和西藥，即使藥理成分相同，其臨床療效也完全不同。出現這種特性，是由於兩類藥物的結構不同。

中藥不是某一種化合物，它的結構不能用某一個化學分子式表示，因為它是由許多化合物組成的一個極其複雜的綜合體。這種綜合體，無論是以散劑、還是以湯劑、針劑等形式，進入人體以後，都需要在代謝過程中，極其緩慢地不斷地釋放出藥理成分，而發揮柔和、持久的臨床療效。因此，**中藥是天然的緩釋型藥物，適用於慢性病。**

而西藥就不同了，它是某一種化合物，它的結構可以用某一個化學分子式表示。這種化合物進入人體以後，迅速影響新陳代謝的某個環節，而發揮強力、短暫的臨床療效。因此，**西藥是「速效型」藥物，用於急性病。**

中醫對於慢性病，尤其是癌症的療效，已經引起全世界的重視。這種療效的出現，不僅是中醫使用了辨癥論治，也是中醫使用了天然的緩釋型藥物的結果。因此，中藥和西藥不能混在一起用，不然的話，很難控制藥理過程。

此外，**西藥的副作用造成了「醫源性疾病」**。例如：治療精神病的西

藥冬眠靈，很可能促使病人出現椎體外束綜合症。又如：治療糖尿病的西藥優降糖，很可能促使病人出現高血脂。再如：治療風濕病的西藥強的松，很可能促使病人出現肌腱斷裂。

中醫的起源是飲食文化，許多治療方法都是從飲食脫穎而出。從明朝才正式提出三分治、七分養。

西醫的起源是物理、化學，許多治療方法都是從物理、化學的試驗中發現，從近代才有了診斷、防疫、搶救、手術等四個方面的進步。但是試驗室裡的試管的發明，畢竟離實際生活有一段距離。因此很多試管的試驗結果，只是紙上談兵。

「久痢」就是現代醫學說的「慢性非特異性潰瘍性結腸炎」。該病的「病因」至今「不明」，使用藥物治療無效，也就是說沒有徹底治癒的方法。

「病理解剖學」發現，慢性非特異性潰瘍性結腸炎的病變，主要位於「直腸」，與「乙狀結腸」，可擴展到「全結腸」。腸粘膜有瀰漫性炎症改變，有水腫、充血、潰瘍、肉芽組織、假性息肉。臨床表現，主要是**「便秘」**與**「腹瀉」**交替。腹瀉的時候，可以一天十幾次，大便呈不成形，或者是糊狀，或者是水樣。診斷主要靠結腸鏡檢查。西醫沒有好辦法。如果使用藥物無效，就給予**「手術切除」**。

幾年前，我公司一個總經理，他叔叔是西安大學的教授，就有久痢的疾病，發病已超過三十年。他傳病歷給我，幾乎所有大陸有名的醫生都看過了，治療也都無效。由於不知道病因，雖然說對飲食已經非常小心，但都無效，任何時候都有可能不知狀況的瀉肚子，甚至拉水。這就代表西醫，或是民間中醫都束手無策。

其實，拉肚子並不一定是件壞事。這篇文章講的「久痢」（慢性腸炎），

是**持續性拉肚子**。平時偶爾拉拉肚子反而是件好事。就好像「劉太醫全集」中講到，得了盲腸炎，只要讓其拉個稀屎，闌尾炎就痊癒啦。感冒也是，可以拉稀代表感冒要好了。

我本人就有一個特性，只要吃到不衛生、或者不新鮮的食物，尤其是海鮮，可能十分鐘內就會拉肚子。不過，拉完全身就舒服了。

此外，劉太醫在書中苦口婆心的勸說：**一個人有慢性病之後，要千萬記住，治療應該找中醫；但是診斷、防疫、搶救、手術要使用西醫；不過，不要隨便使用化學藥物，這就叫做中、西醫並存分用。**

第十三章

再生障礙性貧血，骨髓移植不要學

話說1435年初，下旨給蘇州知府況鍾，讓他捉蛐蛐的宣德皇帝朱瞻基駕崩了，年僅38歲。死前數月還騎馬，大獵於北京昌平縣的居庸關。回到北京之後就感到十分疲乏、腹疼、便秘、全身震顫而且疼痛、活動遲鈍、步態不穩、臉色萎黃、手指蒼白。太醫院認為宣德皇帝朱瞻基過度勞累，給予「十全大補丸」，但是用後無效。太后張氏急召劉純到北京看視。

劉純到北京之後，宣德皇帝朱瞻基已經死了。死因不明！劉純懷疑皇帝吃了毒藥，要求查看朱瞻基的口腔。得到太后張氏的准許之後，在太監，太醫院的監察下，劉純掰開朱瞻基的口腔，發現齒齦有藍灰色的曲線。這是鉛中毒！劉純立即讓在場的人都來觀看，並且都在查驗報告上簽上了各自的名字。劉純向太后張氏報告，宣德皇帝朱瞻基是鉛中毒而死亡。

太后張氏很驚愕，下旨責問太醫院，太醫院回奏藥方無鉛；下旨責問御膳房，御膳房回奏御膳和食具無鉛；責問太監、宮女，而太監、宮女也說沒有見過含鉛的東西。這就怪了，鉛從何處來？這時東宮侍讀太監王振密報：「一年前，司禮太監范弘，曾經請一個道士給皇帝看病，讓皇帝吃什麼紫霞丹。」劉純聽了大吃一驚：「紫霞丹是鉛製劑！」太后張氏也大吃一驚，立刻傳范弘。

范弘說，一年前，皇上讓他找一個真人來問問神仙事，於是他就找了一個北京白雲觀的道士。那個道士給了皇上一種藥丸子，讓皇上每天飯後吃一個。太后張氏又讓人去白雲觀把那個道士找來，詢問果然是紫霞丹。也就是說，宣德皇帝朱瞻基吃了一年多的鉛製劑紫霞丹，最後死

於鉛中毒！

既然范弘和道士把皇帝毒死了，那麼就應該斬首！可是司禮太監范弘，跪著拿出宣德皇帝朱瞻基給他的免死詔，大聲說：「咱家有免死詔，殺不得！」太后張氏愣住了，不知道怎麼辦才好。劉純大怒，解下寶劍說：「這是先帝賜給我先斬後奏的聖器。上斬大臣，下砍白身。難道不能殺你？」說著，把寶劍遞給王振，讓王振把兩個人押出午門斬首。太后張氏重賞了王振，讓王振擔任了太監職位最高的秉筆太監；卻不料，後來王振讓正統皇帝朱祁鎮，當了蒙古軍隊的俘虜。

宣德皇帝朱瞻基死於慢性鉛中毒。死前出現的症狀是萎黃病，也就是現代疾病—再生障礙性貧血。古人早就知道慢性鉛中毒，能夠造成再生障礙性貧血，但是不知道怎樣治療再生障礙性貧血。

其實，這隊醫官一直在研究治療萎黃病的有效方法，製造萎黃病模型是容易的。這隊醫官挑選200個男女犯人進行如下處理：

第一步，強迫口服石灰水，造成胃腸道的損傷，降低消化能力。
第二步：吃米飯和蔬菜，造成營養不良。
第三步：每天吃一錢鉛霜（就是3.125克醋酸鉛）。

結果怎樣呢？這些犯人陸續出現了便秘、肌肉關節疼、腹絞疼、齒齦邊緣藍色線條等現象；半年之後，又出現了面色萎黃，瞼結膜蒼白，疲乏無力等現象。

醫官們請劉純驗看，劉純認為萎黃病已經製造成功了，可以進行下一步的試驗治療。怎樣試驗治療呢？醫官們讓全部犯人都喝開胃湯：生山楂四兩，廣木香二兩。同時都喝瘦牛肉湯。於是把200個犯人分為甲、乙、

丙、丁四批，每批5組，分別給予如下處理：

甲批犯人：

第1組：每天吃兩次鐵華粉。（就是醋酸鐵。）

第2組：每天吃兩次皂矾。（就是硫酸亞鐵。）

第3組：每天吃兩次紫精丹。（就是硫化亞鐵。）

第4組：每天吃兩次豬肝。（就是鐵蛋白。）

第5組：每天吃兩次豬沙肝。（就是豬脾。）

一個月之後，甲批第4組犯人的療效較好。

乙批犯人：

第1組：每天吃兩次豬肝，喝兩次黨參湯，給予補氣。

第2組：每天吃兩次豬肝，喝兩次枸杞湯，給予補腎。

第3組：每天吃兩次豬肝，喝兩次沙參湯，給予滋陰。

第4組：每天吃兩次豬肝，喝兩次當歸湯，給予養血。

第5組：每天吃兩次豬肝，喝兩次肉桂湯，給予溫陽。

一個月之後，乙批第1組犯人的療效較好。

丙批犯人：

第1組：每天給予兩次豬肝、黨參湯，再用川芎活血。

第2組：每天給予兩次豬肝、黨參湯，再用槐花止血。

第3組：每天給予兩次豬肝、黨參湯，再用貝母化痰。

第4組：每天給予兩次豬肝、黨參湯，再用烏梅酸澀。

第5組：每天給予兩次豬肝、黨參湯，再用牡蠣軟堅。

一個月之後，丙批第2組犯人的療效較好。

丁批犯人：

第1組：每天給予兩次豬肝、黨參、槐花湯，加用枸杞補腎。

第2組：每天給予兩次豬肝、黨參、槐花湯，加用當歸養血。

第3組：每天給予兩次豬肝、黨參、槐花湯，加用沙參滋陰。

第4組：每天給予兩次豬肝、黨參、槐花湯，加用肉桂溫陽。

第5組：每天給予兩次豬肝、黨參、槐花湯，加用枳實破氣。

一個月之後，丁批第2組犯人的療效最好。

這些試驗說明，補血最好的方法是吃鐵蛋白，豬肝是最廉價、有效的鐵蛋白。這些試驗也說明萎黃病屬於脾不統血症候群，治療這個症候群應當使用補氣養血的歸脾丸。歸脾丸出自宋朝名醫嚴用和，字子禮的著作《濟生方》，是治療脾不統血引起慢性貧血的名方。該方由補脾益氣的人參、黃耆、白朮、炙甘草，溫養心血的當歸，養心安神的茯神、酸棗仁、龍眼肉，定志寧心的遠志，理氣醒脾的木香等十味藥材組成，全部藥材是研磨成細粉，再加入蜜為丸。但是歸脾丸糾正貧血的作用很弱，因此雖然治療慢性貧血有效，可是不能迅速糾正病人的貧血狀態。

在歸脾丸的基礎上，劉純和醫官們反覆加減處方，研究出一種新的藥物，叫做安沖散。主要成分是：參三七、血竭、槐花、羚羊角、紫草根及其保密成分。

◆ 總而言之，劉純認為萎黃病的病因＝主觀原因＋客觀原因＋誘發條件；其中，主觀原因＝胃氣下降＋營養不良；客觀原因＝脾腎不足＋血虧；誘發條件＝慢性中毒。痊癒＝三分治＋七分養；其中，七分養＝加入黨參、當歸的開胃湯＋豬肝；三分治＝安沖散。

現代醫學怎樣解釋萎黃病—再生障礙性貧血呢？

病理解剖發現：發生再生障礙性貧血以後，全身骨骼的紅骨髓總量顯著減少，代之以黃色脂肪組織。全身的淋巴組織，包括脾臟、淋巴結等，

都發生了不同程度的萎縮。西醫對於這種情況，只是給予蛋白合成劑、鐵劑，或者骨髓移植的辦法。由於沒有改善骨髓的微循環狀況，因此收效甚微。

安沖散是明朝以來，治療萎黃症比較有效的處方。動物試驗發現：安沖散能夠解除動物的骨髓微血管痙攣，增加骨髓血流灌注，使骨髓微環境得以改善，刺激和滋養了，殘存的造血幹細胞重新增殖。

以後幾百年的研究使用，發現劉純的這種方法能夠治療現代病名：再生障礙性貧血、功能性子宮出血等。

◆ 請注意！首先口服加味開胃湯：生山楂100克，廣木香50克，黨參20克，當歸20克。每天一劑，水煎頻飲。同時吃豬肝、或者牛肝、或者血豆腐。一個月之後。如果病情不再發展了，那麼輕症病人不必用藥，重症病人可以加用安沖散。

有其他合併症，需要口服專科藥物，應該距離本藥半小時使用。禁忌辛辣發物。要多吃肉類等食物。如果能夠吃肥肉了，那麼病情就好轉了。特別強調的是補血問題。口服鐵劑，對於胃有刺激，靜脈輸血，也不安全。比較好的方法，是每天吃煮熟的豬肝，牛或者豬的血豆腐，安全、有效、又便宜。

療效統計：從1967~1997年，治療慢性再生障礙性貧血229例，均經過骨髓塗片確診。能夠在半年之內，使骨髓塗片恢復正常。並沒有給予睪丸酮、苯丙酸諾龍、骨髓移植等。但是，必須長期使用開胃湯，如果出現低熱或者便秘，要加草決明10~50克。另外，治療功能性子宮出血637例，亦能在7天內強力止血。

（一）再生障礙性貧血合併急性黃疸型肝炎（中醫古稱萎黃急黃）

病人女性，1960年出生，北京建築塗料廠職員。因爲發熱7天伴鼻出血、噁心、嘔吐、疲乏，而於1989年5月3日在北京一家醫院住院。病前有化學毒物接觸史。醫生查體：體溫38.9攝氏度，皮膚散布大片淤斑，面色蒼白，鞏膜黃染，心肺正常，肝肋下2厘米，質軟有壓疼，脾未觸及。血常規檢查：白細胞3000/立方毫米，淋巴32％，異淋2％，紅細胞84萬/立方毫米，血紅蛋白3克％，血小板14000/立方毫米。

骨髓塗片：骨髓幾乎都是脂肪組織，只有少數散在的造血細胞。血生化檢查：谷丙轉氨酶500單位/100毫升，麝濁和麝絮正常，血膽紅素2.8毫克％，直接膽紅素2.1毫克％，乙型肝炎表面抗原（+）。診斷是再生障礙性貧血合併急性黃疸型肝炎。醫生卽給予丙酸睾丸酮和輸液保肝治療。

同年6月8日，病人體溫升到39.7攝氏度，全身出現更多的小出血點。複查谷丙轉氨酶升到900單位/100毫升，血紅蛋白降到2.5克％，血小板降到10000/立方毫米。立卽輸鮮血，並請中醫會診，中醫給予清熱涼血藥。

同年7月13日，病人體溫依然不降，全身的出血點依然陸續增多。複查谷丙轉氨酶升到980單位/100毫升，血紅蛋白降到2克％，血小板降到8000/立方毫米。又輸鮮血，並請中醫會診，中醫依然給予清熱涼血藥。醫生要求家屬提供近親同血型骨髓。但是家屬不能提供健康的近親同血型骨髓，家屬急得走投無路。

天無絕人之路，同年7月19日，家屬找我來了。家屬是病人的丈夫，哭哭啼啼地把妻子的病情說了一遍。

我問他：「再障是個老病。過去沒有西醫，也沒有骨髓移植，病人都死了嗎？」

他想了想，不哭了：「是啊，大夫，沒有西醫也得看病啊，可是我找

過中醫呀。您看這是中醫方子。」

我看了看一大堆中醫方子:「都是清熱涼血的藥。錯啦,不能清熱涼血!」

他驚愕地看著我:「大夫,那怎麼辦?」

我說:「怎麼辦?回去跟大夫商量一下,把中藥、西藥都停了,只是每週輸200毫升的鮮血。然後,你每天給她喝藥引子加味開胃湯:生山楂100克,廣木香50克,豬苓50克、厚朴20克。每天一劑,水煎頻飲。同時每天給她喝鯉魚湯和瘦牛肉湯,要特別注意給她吃豬肝。每天還要給她吃變痊散。」

家屬滿腹狐疑:「可是,大夫,她除了有肝炎,還有再障?」

我說:「很好,再障是肝炎引起的,肝炎好了,再障自然就好了。」

家屬說:「是嗎?大夫,還有這麼一說!」

我說:「是的,當然!」

於是家屬高興地走了。

同年9月21日,家屬又找我來了:「大夫,我愛人的黃疸下去了,血紅蛋白上來了。還怎麼辦?」

我說:「很好,怎麼辦?接著治。你說好了不行,要化驗說好才行。」

同年11月11日,家屬再一次找我來了,拿著一大堆化驗單讓我看。血常規檢查:白細胞8000/立方毫米,淋巴22%,無異淋;紅細胞134萬/立方毫米,血紅蛋白15克%,血小板120000/立方毫米。骨髓塗片:骨髓有核細胞8萬/立方毫米,嗜中性中幼粒細胞11%,嗜酸性中幼粒細胞1%,嗜鹼性中幼粒細胞0.1%;原始紅細胞1%,原始淋巴細胞0.3%,原始單核細胞0.2%,原幼漿細胞0.1%,網狀細胞0.8%;粒細胞系統:有核紅細胞=4:1。血生化檢查:谷丙轉氨酶50單位/100毫升,麝濁和麝絮正常,

血膽紅素0.4毫克％，直接膽紅素0.1毫克，乙型肝炎表面抗體（+）。至此，這家醫院的醫生，認爲病人基本痊癒。

這個病人發生了再生障礙性貧血，又合併急性黃疸型肝炎。在許多西醫看來，這個病是狗咬刺猬，無法下手。因爲再障需要給予睾丸酮刺激骨髓再生，但是病人本身就有肝炎，是禁止使用睾丸酮的。於是遇到這種情況，就手足無措。

那麼在許多中醫看來，這個病也是絕症。因爲再障屬於陰虛，要給予滋陰的藥物，而滋陰是不能用於急性肝炎的，因爲急性肝炎需要利濕。於是也搖頭晃腦。

因爲再障不需要使用睾丸酮，也不需要滋陰。而是需要升提胃氣，需要給予鐵蛋白—豬肝、牛肝、血豆腐。這是許多醫生想不到的簡單問題。這個病人升提了胃氣，喝了鯉魚湯和瘦牛肉湯，又吃了豬肝，吃了變疽散治療肝炎。結果肝炎好了，肝臟能夠合成蛋白了，就供給骨髓，骨髓補充了足夠的蛋白，就能利用鐵蛋白生成血蛋白，那麼爲什麼不正常工作呢？骨髓是不會鬧情緒的，它們的要求很簡單，你給我足夠的營養，我就工作。

而有些人卻認爲器官移植是高科技，甚至十分願意接受器官移植手術。1999年，天津有個律師，得了代償期肝硬化，其實使用變疽散就可以了。可是他願意做肝移植，據說可以一勞永逸，而且手術醫生是留美博士。於是花31萬人民幣自費做了肝移植，術後33天就死了。妻子罵他瞎折騰，改嫁了；兒子沒有錢了，未婚妻也吹了。如果他不做肝移植，就是吃中藥，那麼結局又是怎樣呢？因此許多人的人財兩空，都是自找倒楣。

可見，許多疾病的複雜化，是因爲醫生把病人當成機器了，而不知道一個人是有自我調節能力的。在瞎子面前，不必小聲說話，因爲瞎子的聽

力十分敏銳。在聾子面前，不必寫小字，因為聾子的視力十分敏銳。在又瞎、又聾的人面前，不怕飯糊鍋，因為他的嗅覺十分敏銳。這就是人的自我調節能力。

癌症也是如此。如果癌病人合併動脈硬化，又發生了大出血，那麼有些醫生就很為難。止血吧，怕動脈硬化發生血栓；不止血吧，又怕癌症貧血。因此猶豫不決，一邊很小劑量地止血，一邊膽戰心驚地觀察血栓。結果因為癌病人不能被迅速止血，不是造成貧血，就是一命嗚呼。其實，不必猶豫不決，要迅速足量地大止血，就能夠力挽狂瀾。因為癌症是消耗性疾病，病人的血液已經被稀釋了，根本不會形成血栓。

糖尿病也是如此。如果糖尿病人併發了腎功能不全，那麼有些醫生就很為難。利尿吧，怕血糖升高；不利尿吧，又怕發展成為尿毒症。因此左右為難，一邊很小劑量地利尿，一邊又小心翼翼地觀察血糖。結果腎功能不全，由於不能迅速利尿，不是造成尿毒症，就是必須換腎，換腎之後，又要吃排異藥物，一步錯，百步歪，結果不是又發生腎壞死，就是發生癌症。其實，不必猶豫不決，要迅速足量地大利尿，就能夠起死回生。因為控制血糖根本不能使用藥物，而是飲食調節。

然而我的力排眾議的醫療行為，被有些中國同行稱作二愣子，也被有些病人稱作怪醫。許多人認為西醫的治療方法是正確的，而三分治、七分養是奇怪的。

記得小時候，我坐火車，看見對面一個人，甲狀腺十分粗大，就使勁盯著他。他急了，說道：「看啥？瞧你的小細脖子，頂著大腦袋，累死你！」唉！這叫什麼話？難道說，他的粗脖子是對的，我的細脖子反而是錯了？是的，他周圍的人，可能都是粗脖子，他不知道自己是病態，因此他認為自己的粗脖子是對的，而細脖子是不對的。脖子的直徑應當是多少？至今

沒有國際標準。但是，有一個病與不病的區別。

因此，不能認為大家都去做的事情，就是正確的。不能讓周圍的人，決定你的命運。當然，自己走自己的路，是不容易的。

治病也是如此。過去中國人嘲笑外國人吃西藥，因為你周圍的人都使用中藥。後來中國向前蘇聯學習，事情就顛倒了，現在聯合國提倡使用中藥，你又糊塗了，因為你周圍的人，還是使用西藥，只是見他們都死了，你才懷疑。我是世界自然醫學組織副主席，我反對大規模宣傳中藥治病，因為許多中醫有毒。因此你周圍的人，在相當長的時期內，只能使用西藥。也就是說，在細脖子的周圍，都是粗脖子，這就是社會現象的複雜性。

因此，我們不要認為西醫都是完美的，中醫都是錯誤的。不知你是否想過，過去沒有西醫，病人都死了嗎？回答是：不！有些人認為現代許多疾病，都是中醫過去不知道的，這太無知了。因為現代許多醫學名詞，還是沿用中醫名稱。比如，乳癌、肺癌、肝癌的癌字，就是中醫名稱；西醫只不過在癌字前面加上乳、肺、肝而已。嚴格說來，西醫應當使用英文確定病名，這是國際通例，只有我國大陸使用中文書寫西醫病名。

一個人的生存，完全出於自願，沒有人強迫你生存。尤其是，地球上的人口太多了，各種病人的大量死亡，並不能減輕地球的壓力。但是一個家族，有一個人，得了疾病被西醫治死了，那麼其他的人，就不要再犯錯誤；不要讓丈夫續弦，不要讓妻子再嫁，不要讓兒女亂叫爸爸媽媽。這就是我對你的忠告。

（二）功能性子宮出血（中醫古稱崩漏）

病人女性，1939年出生，北京市電池廠職員。1988年斷經。1995年4月8日，陰道突然出血，開始是淋漓而下，量少色淡，還能操持家務。同

年6月13日下午，發生大量出血兩次，每次量約300毫升，血色鮮紅，還有爛肉樣血塊。家屬迅速把病人送到北京一家醫院急診室。

病人沒有高血壓、血液病、癌症、肝病等病史。查血：紅血球250萬/立方毫米，血紅蛋白8克％，即轉婦科急診。婦科刮宮：萎縮型子宮內膜。診斷是功能性子宮出血。即留院觀察，給予靜脈輸入六氨基己酸，肌注安絡血，肌註三合激素。然而6小時之內，又一次大出血，量約400毫升，血色鮮紅，還有爛肉樣血塊。48小時之後，病人又一次大出血，量約500毫升，血色鮮紅，還有爛肉樣血塊。

這家醫院有個醫生是我同學，打電話找我。想讓我用中藥止血。

我說：「很好，中醫有什麼快速辦法呢？你們西醫的招數很多，為什麼不用腦垂體後葉注射液呢？」

老同學說：「啊？老傢伙，腦垂體後葉注射液是用於咳血、嘔血的，怎麼能用於子宮出血？」

我說：「哎，你讀書不求甚解；腦垂體後葉是收縮血管的，還管什麼肺的血管，子宮的血管。」

老同學說：「真的？老傢伙！」

我說：「那是當然！」

老同學說：「老傢伙，我告訴你呀，如果出了事，醫院把我編外了，你得負責接收我。」

我說：「很好，可以！」

病人使用腦垂體後葉注射液靜脈點滴，子宮出血止住了。這個老同學又來電話了。

老同學說：「嘿，老傢伙，真有你的！這個辦法還真管用，真把血止住了。下一步，病人貧血得找你啦。」

我說：「哎，不行啊，你得給她輸幾次血，再交給我。」

老同學說：「嘿，老傢伙，你們中醫不是很有本事嗎，怎麼還得靠輸血？」

我說：「嘿，出了這麼多血，一時半時能補上來嗎！」

於是1995年7月5日，病人輸了400毫升鮮血之後，就找我來了。我讓她每天喝加味開胃湯：生山楂100克，廣木香50克、黨參20克，當歸20克。每天一劑，水煎頻飲。同時讓她每天喝鯉魚湯和瘦牛肉湯。要特別注意的是吃豬肝。每天還要吃安沖散。1995年11月3日，複查紅血球450萬/立方米，血紅蛋白14克％，陰道也不出血了。

診斷、防疫、手術、搶救要靠西醫，中醫不要摻和進去。特別強調的是，使用現代的解剖生理學的理論，去解釋中醫問題，不能叫中、西醫結合，因為解剖生理知識是獨立的基礎醫學。但是在許多西醫的搶救過程中，中醫確實摻和進去了。比如，心臟驟停。西醫有三步復甦處理，要先給氧擠壓心臟，然後除顫，最後克服腦水腫。這些動作是十分迅速的。你中醫摻和什麼？又扎人中穴位，又灌湯藥，笨手笨腳地耽誤事。把病人搶救活了，就大肆宣揚這叫現代中醫。這是中醫發展的方向嗎？我不敢苟同。

又如，休克。西醫要給予擴容、血管活性藥、糾正酸中毒，以及治療併發症。這些程序是十分嚴謹的。你中醫摻和什麼？又扎內關穴位，又灌湯藥，笨手笨腳地耽誤事。把病人搶救活了，就大肆宣揚這叫現代中醫。這是中醫發展的方向嗎？我不敢苟同。

再如，上消化道大出血。西醫要下三腔管，要輸血，要禁食水。這些操作是十分小心的。你中醫摻和什麼？灌什麼湯藥，笨手笨腳地耽誤事。把病人搶救活了，就大肆宣揚這叫現代中醫。這是中醫發展的方向嗎？我不敢苟同。

我記得小孩子打架，有打便宜架的。就是兩個孩子打得難捨難分，旁觀的孩子趁機打這個一拳，踢那個一腳，然後樂滋滋地看熱鬧。旁觀孩子的行為是可笑的，然而旁觀孩子的行為，就是許多現代中醫扮演的角色。在許多醫院裡，西醫搶救病人，中醫也同時搶救這個病人。究竟是西醫的療效，還是中醫的療效，似乎誰也說不清楚。而實際上，這是西醫的療效，因為搶救的時候，不管有沒有中醫，病人的療效依然如此。

劉氏箴言

西醫不能治慢病，宣傳廣告瞎起鬨；
或說移植保性命，恰是人財又兩空。

導讀與註釋

本章重點提示及張老師總結　　張克咸老師

一、萎黃病的病因＝主觀原因＋客觀原因＋誘發條件

再生障礙性貧血 (萎黃病) 屬於「脾不統血」癥候群。

主觀原因：胃氣下降、營養不良

客觀原因：脾腎不足、血虧

誘發條件：慢性中毒

二、治療方法：痊癒＝三分治＋七分養

七分養：喝加入黨參、當歸的開胃湯、吃豬肝、牛肝、血豆腐

三分治：安沖散

三、療效統計：

　　依據劉弘章老師的統計資料：三十年內治療再生障礙性貧血229例，均經過骨髓塗片確診，半年內使骨髓塗片恢復正常。

四、 劉太醫觀點，重點摘錄：

◆ 鉛中毒會造成再生障礙性貧血。

◆ 齒齦有藍灰色曲線就是鉛中毒。

◆ 有其他併發症需要口服專科藥物。

◆ 如果能吃肥肉，代表病情好轉，但是必須長期喝開胃湯。

◆ 每天都要吃煮熟的豬肝、牛肝、血豆腐。

◆ 如果出現低熱或便秘，開胃湯中要加草決明10至50克。

◆ 中醫使用清熱涼血的藥物是錯誤。

◆ 再生障礙性貧血合併急性黃疸型肝炎，禁止使用睪丸酮；也不需要滋陰。

◈ 以為骨髓移植是高科技，是大錯。

◈ 癌症病人合併動脈硬化，又發生大出血，應迅速止血。

◈ 糖尿病人併發腎功能不全，應該迅速利尿。

◈ 子宮大出血要用腦垂體後葉注射液，外加大輸血。

◈ 心臟驟停、休克、上消化道大出血，應該找西醫。

五、張老師總結：

再生障礙性貧血(簡稱再障)，是指骨髓未能生產足夠、或新的細胞，來補充血液細胞的情況。一般來說，貧血是指低的紅血球統計，但患有再生障礙性貧血的病人，會在三種血液細胞種類（紅血球、白血球、及血小板）均出現低統計的情況。

再生障礙性貧血也是一個病因不明的疾病。很多的病例都無法清楚地判斷病因，但再生障礙性貧血有時會與一些物質，如苯、輻射的接觸，或是使用某類藥物，包括氯黴素及苯丁吡唑酮有所關聯，可能會造成骨髓造血細胞的器質性病變，導致造血功能衰竭。

病理解剖發現：發生再生障礙性貧血以後，全身骨骼的紅骨髓總量顯著減少，取而代之以黃色脂肪組織。 全身的淋巴組織，包括脾臟、淋巴結等，都發生了不同程度的萎縮。 西醫對於這種情況，只是給予蛋白合成劑、鐵劑，或者骨髓移植的辦法。 由於無法改善骨髓的微循環狀況，因此成效甚微。

從西藥的歷史來看，幾乎所有的西藥都是經過人體實驗才上市的，為什麼上市後，才發現有那麼多可怕的後遺症？到底問題出在哪裡？對比之下，還是「劉太醫全集」中所提倡的：「有毒的藥物，堅決不可使用」才是真理！

從數據上顯示，自體骨髓移植的五年存活率，大約只是在三成半至四成。但是，現代大多數人還是相信西醫，情願去換骨髓也不相信中醫。

在我來看，是因為眞正的中醫，尙未爲人所知！如果「劉太醫全集」的治療「再生障礙性貧血」的方法及案例能夠廣爲宣傳、推廣，我相信人們的觀念肯定會大幅改變。

第十四章

水腫腎炎尿毒症，胡吃海塞
得怪病

話說1436年，宣德皇帝朱瞻基的兒子～7歲的朱祁鎮當了正統皇帝。7歲的小孩子懂什麼呢？於是他的奶奶—太皇太后張氏，爲他選擇了5個輔政大臣：這就是英國公張輔，禮部尙書胡源沽，大學士楊士奇，大學士楊榮，大學士楊溥。然而1442年，太皇太后張氏去世之後，秉筆太監王振就把這5個大臣逼得先後辭職了。

王振是河北蔚縣的秀才，當了9年教官沒有成績，應當被發配遼東。恰巧永樂皇帝下令，說儒士可以淨身入宮教授宮女。於是王振閹割後進宮，先教授宮女，後侍奉太子朱祁鎮，再後來就被太皇太后張氏提拔當了秉筆太監。所謂秉筆太監就是記錄皇帝的命令，然後讓皇帝過目，無誤後批示蓋印發出聖旨。本來沒有什麼權力。可是正統皇帝朱祁鎮從小就信任王振，當了皇帝後，就讓他代理批答奏章，包括代理批示蓋印發出聖旨。如此一來，大明朝就亂了套，一切都是王振說了算，皇帝如同傀儡。而且朱祁鎮也不想知道什麼天下大事，只是在宮中玩樂。

1449年，蒙古軍隊進攻山西大同，明朝軍隊節節敗退，眼看就要打到北京城，於是全國震驚。正統皇帝朱祁鎮也慌了。在王振的主張下，朱祁鎮帶領50萬大軍御駕親征，讓同父異母的弟弟朱祁鈺留守北京。由於朱祁鎮聽任王振瞎指揮，明軍大敗於河北省懷來縣的土木堡。王振被部下殺死，朱祁鎮被蒙古軍隊俘虜。大明朝不可一日無君。於是，兵部侍郎于謙帶領大臣，要求朱祁鎮的母親—孫太后，讓皇帝的異母弟弟朱祁鈺爲君。朱祁鈺爲君以後，于謙打敗了蒙古軍隊。

可笑的是，1450年，正統皇帝朱祁鎮當了一年俘虜之後，又被蒙古軍隊送回北京。但是異母弟弟朱祁鈺已經當了景泰皇帝，不肯讓出皇位，反而把哥哥尊稱太上皇而關進了南宮。從此，原來的正統皇帝朱祁鎮被囚禁起來，過上了囚徒一樣的生活，甚至原來的正統皇后錢氏，不得不做些刺繡品售賣，賺點錢買點食品。更不幸的是，由於朱祁鎮氣悶睡不好覺，長期吃局方至寶丹之後，又添了水腫、尿少的毛病。

1453年，遠在南京的劉純知道此事之後，就帶著醫官，來到北京求見正統皇帝朱祁鎮的母親—孫太后。孫太后只是被囚禁的朱祁鎮的親生母親，而不是現任景泰皇帝朱祁鈺的親生母親，因此朱祁鈺不聽異母的話。但是給自己的親生兒子治病，孫太后還是理直氣壯的。而且朱祁鈺，也憷頭這位先斬後奏的皇親國戚劉純。在朱祁鈺安排的錦衣衛番子的嚴密監視下，孫太后陪著劉純，給被囚禁的親生兒子—原來的正統皇帝朱祁鎮看病。

原來的正統皇帝朱祁鎮面色蒼白，全身浮腫，瓦罐裡的尿液很少，而且不想吃東西。這是因為長期吃含有硃砂、雄黃等毒藥的局方至寶丹，而引起的石水，也就是現代醫學說的中毒性慢性腎炎。於是劉純讓醫官留下來，按照新研究出來的辦法給朱祁鎮治療。經過半年多的治療，朱祁鎮的石水病痊癒了。朱祁鎮24歲得了石水病，從此接受劉純的長期治療，直至37歲死亡亦未復發。但是劉純深恨景泰皇帝朱祁鈺的卑鄙無情，秘密囑咐孫女婿—大學士李賢見機行事。

古人早就知道長期吃慢性毒藥，能夠造成石水病。但是不知道怎樣治療石水病。幾年前，這隊醫官就在研究治療石水病的有效方法。製造石水病模型是容易的。這隊醫官曾經挑選200個男女犯人進行如下處理：

第一步：強迫口服石灰水，造成胃腸道的損傷，降低消化能力。

第二步：吃米飯和蔬菜，造成營養不良。

第三步：每天吃一錢硃砂（就是3.125克的一硫化汞）

結果這些犯人陸續出現了面目浮腫。醫官們請劉純驗看，劉純認爲石水病已經製造成功了，可以進行下一步的試驗治療。醫官們讓全部犯人每天都喝開胃湯：生山楂四兩，廣木香二兩。於是把200個犯人分爲甲、乙、丙、丁、戊五批，每批4組，分別給予如下處理：

甲批犯人：
第1組：每天喝鯉魚湯。
第2組：每天喝瘦牛肉湯。
第3組：每天吃米飯和蔬菜。
第4組：每天吃米飯和魚肉。
一個月之後，甲批第1組犯人的療效較好。

乙批犯人：
第1組：每天喝鯉魚湯，喝兩次黨參湯，給予補氣。
第2組：每天喝鯉魚湯，喝兩次肉桂湯，給予溫陽。
第3組：每天喝鯉魚湯，喝兩次豬苓湯，給予利尿。
第4組：每天喝鯉魚湯，喝兩次當歸湯，給予養血。
一個月之後，乙批第3組犯人的療效較好。

丙批犯人：
第1組：每天喝鯉魚、豬苓湯，再用黨參補氣。
第2組：每天喝鯉魚、豬苓湯，再用枸杞補腎。
第3組：每天喝鯉魚、豬苓湯，再用當歸養血。
第4組：每天喝鯉魚、豬苓湯，再用肉桂溫陽。
一個月之後，丙批第4組犯人的療效較好。

丁批犯人：

第1組：每天喝鯉魚、豬苓、肉桂湯，再加用枸杞補腎。

第2組：每天喝鯉魚、豬苓、肉桂湯，再加用當歸養血。

第3組：每天喝鯉魚、豬苓、肉桂湯，再加用黨參補氣。

第4組：每天喝鯉魚、豬苓、肉桂湯，再加用川芎活血。

一個月之後，丁批第2組犯人的療效較好。

戊批犯人：

第1組：每天喝鯉魚、豬苓、肉桂、當歸湯，再用枸杞補腎。

第2組：每天喝鯉魚、豬苓、肉桂、當歸湯，再用菊花清熱。

第3組：每天喝鯉魚、豬苓、肉桂、當歸湯，再用川芎活血。

第4組：每天喝鯉魚、豬苓、肉桂、當歸湯，再用槐花止血。

一個月之後，戊批第2組犯人的療效最好。

這些試驗說明，石水病屬於脾虛實熱癥候群，治療這個癥候群應當使用溫陽利水的濟生腎氣丸。濟生腎氣丸出自宋朝名醫嚴用和，字子禮的著作《濟生方》。該方由補腎精的熟地、山萸肉，健脾滲濕的山藥、茯苓，洩腎利水的澤瀉、車前子、牛膝、清肝膽相火的丹皮，溫脾陽的肉桂、附子等十味藥材組成，全部藥材是研磨成細粉，再加入煉蜜為丸。這是治療脾陽不足引起石水的名方，但是濟生腎氣丸溫陽化水的作用很弱，因此雖然治療石水有效，可是不能根治。

在濟生腎氣丸的基礎上，劉純和醫官們反覆加減處方，研究出一種新的藥物，叫做奉水散。主要成分是：澤瀉、白朮、龍涎香、玳瑁、人指甲及其保密成分。

◆ 總而言之，劉純認為石水病的病因＝主觀原因＋客觀原因＋誘發條件；其中，主觀原因＝胃氣下降＋營養不良；客觀原因＝脾陽虛＋內熱；誘發條

件＝慢性中毒。痊癒＝三分治＋七分養；其中，七分養＝加入桂枝、白芍的開胃湯＋鯉魚湯、瘦牛肉湯；三分治＝奉水散。

現代醫學怎樣解釋石水病問題呢？

石水病就是現代的慢性腎炎。動物試驗發現：發生慢性腎炎的時候，腎臟出現了腎小球壞死，或者腎小管被堵塞的病理現象，而腎小球壞死，或者腎小管被堵塞以後，是不能復原的。西醫治療慢性腎炎，是千方百計恢復壞死的腎小球，或者疏通堵塞的腎小管，長期的臨床實踐證明，這種方法是不可能生效的。最終要採取腎透析，然後腎移植。

可見，這種治療是不對的。實際上，一個腎臟，平常只有1/3的腎單位在工作，而2/3的腎單位是處於休眠狀態。奉水散不能使受到破壞的腎單位恢復正常工作，但是能夠激活休眠狀態的腎單位開始工作。因此，奉水散是明朝以來，治療慢性腎炎比較有效的處方。

西醫還要限制腎炎病人的蛋白質攝入，這是非常錯誤的，因為限制蛋白質攝入的後果是腎萎縮。為什麼西醫要限制病人的蛋白質攝入呢？因為尿裡有蛋白。但是如果按照這個邏輯去推論，那麼失血的人不能輸血、失水的人不能喝水。然而西醫對於失血的人要給予輸血，對於失水的人要給予輸液。為什麼要偏偏限制腎炎病人的蛋白質攝入呢？因為西醫認為腎炎病人的腎臟，已經不能保留蛋白。也就是說，病人吃了蛋白也無用。然而事實並非如此，腎炎病人喝了肉湯之後，反而減少了尿蛋白！也就是說，腎臟自身得以強壯，又開始工作了。

以後幾百年的研究使用，發現劉純的這種方法能夠治療現代病名：慢性腎炎、泌尿系結石、心肌病等。

◆ 請注意！首先口服加味開胃湯：生山楂100克，廣木香50克，桂枝10克，白芍20克。每天一劑，水煎頻飲。同時要喝鯉魚湯、瘦牛肉湯。一個月之後。如果病情不再發展了。那麼輕症病人不必用藥，重症病人可以加用奉水散。

飲食結構要以高蛋白，和高維生素為主。瘦肉和蔬菜，應該大量食用，否則就會營養不良。但是，不要吃高澱粉和脂肪，可以吃一些粗糧。已經發生雙腎萎縮，或者做過腎移植的病人，不宜使用本藥。急性心力衰竭的病人，不宜使用本藥。禁忌食用肉皮，包括阿膠、明膠等。慎用含鈉食品，包括食鹽、食鹼等。正在使用皮質激素的病人，不可立即停藥，可以採取隔日停藥的方法，逐步停止使用皮質激素。然後再使用本藥。

療效統計：從1967~1997年，治療慢性腎炎3965例，均能在半年內尿檢正常，一年內血檢正常；但是，必須每晚5粒長期使用。另外，治療泌尿系結石235例，用藥一個月左右，會出現腰痛、尿血，這是排石的開始，應當立刻喝大量白開水，用尿液衝擊結石的排出；結石排出以後，再用藥一個月，沒有新的結石排出，即可停藥。治療心肌病259例，每晚用藥5粒，長期使用，亦能消除心悸、疲乏、虛腫等不適，但是，不能消除心肌肥厚或者擴張的病理變化。

（一）尿毒症合併乙型肝炎（中醫古稱癃閉濕阻）

病人女性，1960年出生，中國水利部職員。1984年1月12日早晨，病人感覺咽疼，即到北京一家醫院門診，醫生診斷是急性咽炎，給予抗菌藥中效磺胺製劑—磺胺甲基異噁唑12片，每片0.5克，每天兩次，每次兩片。病人按照醫囑，在三天之內，吃完了藥，咽部不疼了。1月17日上午，病人噁心，喝水都吐，又出現了無痛性腹瀉，大便如水樣，一會兒就5次。於是病人又到這家醫院門診。醫生診斷是急性腸炎，給予鹽酸黃連素12片，每片0.1克。每天兩次。每次兩片。

然而病人噁心，喝水都吐，水瀉不止，到晚間21點，已經26次；又去這家醫院急診。醫生診斷是急性腸炎併發了脫水，即給予輸液。在輸液之後，病人依然無尿，這就引起了急診室醫生的警覺。立即檢查血液生化：非蛋白氮86毫克%，二氧化碳結合力29.6容積%，鉀4.2毫當量/升，鈉140毫當量/升，氯化物98毫當量/升。血檢：白細胞計數22800/立方毫米，中性81%，淋巴17%，大單核1%；因爲無尿，無法尿檢。立即診斷是尿毒症，轉入病房。

　　病房醫生查體：體溫37.3攝氏度，血壓130/85毫米汞柱，神清嗜睡，腸鳴音活躍，膀胱充盈，全身無水腫。再次血檢，亦診斷是尿毒症。即給予靜脈慢速推注7毫克速尿，50%40毫升葡萄糖；靜脈點滴10%300毫升葡萄糖，5%100毫升碳酸氫鈉，2克維生素C。以後又反覆使用速尿、葡萄糖、碳酸氫鈉、維生素C等，並且加用了三羧甲氨甲烷、青黴素、雙氫克塞等。

　　從1月17日晚間21點至20日早晨9點，病人噁心，喝水都吐，已經36小時無尿。病房醫生即向北京一家醫院的腎透析室求援。腎透析室醫生要求檢查病人的肝功能，如果是乙肝，則拒絕腎透析。病房醫生立即檢查病人肝功能，不幸的是乙型肝炎表面抗原陽性。於是病房醫生通知家屬，準備給病人換腎，並且要求家屬自己找腎。腎臟人人都有，可是誰的腎臟也不富餘。向誰借一個腎臟使使呢？

　　怎麼辦？不能一棵樹吊死。22日早晨，病人家屬聽別人說，劉弘章專治疑難雜症，就找到我家來了。
　　我說：「什麼，尿毒症！吃什麼毒藥啦？」
　　病人的父親說：「大夫，她沒吃什麼毒藥啊！」
　　我說：「糊塗，磺胺甲基異噁唑不是毒藥，什麼是毒藥？」
　　病人的父親說：「那是醫院大夫給的！」

我說：「算了，先別扯什麼毒藥。我問你，她喝水吐不吐？」

病人的父親說：「大夫，她噁心，喝水都吐！」

我說：「很好，你把2%4毫升普魯卡因注射液，加上10毫升的涼開水，給她喝，把吐止住。這叫胃腸道封閉。如果喝了水還吐，你再給她喝普魯卡因，直至不吐為止。然後，你給她喝加味開胃湯：生山楂100克，廣木香50克，桂枝10克，白芍20克。每天一劑，水煎頻飲。同時要喝鯉魚湯。如果她出現了飢餓感，那是死裡逃生，再用奉水散。如果三個月以後，她還是沒有飢餓感，那麼你就別找我了。」

2月21日，病人的父親又找我來了，他哭喪著臉說：「大夫，她全身都水腫啦。」

我說：「哦，吃飯、喝水怎麼樣？」

病人的父親說：「大夫，她倒是能喝魚湯了。」

我說：「很好，還拉肚子嗎？」

病人的父親說：「大夫，她不拉了。」

我說：「很好，撒尿怎麼樣？」

病人的父親說：「大夫，她每天大約400多毫升。」

我說：「很好，那不是有進步嗎？」

病人的父親說：「大夫，可是她原來不水腫，現在水腫啦。」

我說：「很好，水腫是好事啊！」

病人的父親說：「啊？大夫，水腫是好事？」

我說：「對啊，原來，她的腎臟一點也不工作，要靠拉肚子排水。現在她的腎臟開始工作了，可是腎小球壞死了，或者腎小管被堵塞了，所以水排不出去，就水腫啦。」

病人的父親說：「噢，大夫，咱們得把壞死的腎小球復原，或者把堵

塞的腎小管疏通開啊！」

我說：「哎，這可辦不到，已經壞死的腎小球，已經堵塞的腎小管，就沒有辦法復原啦。只能激活休眠的腎單位起來工作。」

病人的父親說：「大夫，能激活嗎？」

我說：「是的，這很簡單！每個人生下來，神經細胞的數量都是一樣的，但是有的人通過看書學習，激活了休眠的神經細胞，因此很聰明能幹；而有的人懶得看書學習，不能激活休眠的神經細胞，因此很愚蠢。其他器官也是如此。一個人大約有2/3的器官細胞都在休眠，因此人的潛能是很大的。」

病人的父親說：「哦，大夫，我聽了您的話，有點信心了。」

我說：「哎，她知道餓嗎？」

病人的父親說：「大夫，她早晨醒了有一點餓。」

我說：「很好，那麼可以吃奉水散了。」

日月如梭，已經是1986年2月21日了。病人已經一切都正常了。西醫說這是瞎貓碰見死耗子，家屬說這是奇蹟，病人說自己命大。然而這一切都是七分養的作用。奉水散能夠激活休眠的腎單位，但是休眠的腎單位，必須有充分的營養才能起來工作。沒有充分的營養，腎單位無法進行新陳代謝。而七分養就是提供了大量的魚湯，這是非常重要的問題。而更關鍵的是，病人能夠吸收奉水散和魚湯，歸根結底又是加味開胃湯的功勞。

我國部分地區的空氣、水源、食品已經遭到了嚴重的污染。

1）我們到農村去巡迴醫療，發現一個奇怪的現象。

農民在交公糧的地裡，噴灑農藥，而在自留地裡不噴灑農藥。這是為什麼呢？因為公糧給別人吃，自留地的糧食給自己吃。你看有毒無毒，他分得很清楚。

2）我們參觀一家飲料廠，發現一個奇怪的現象。

　　廠長給我們品嚐各種各樣的飲料，他卻喝茶水。我們讚揚他廉潔奉公，他卻說：「我不愛喝化學玩意兒。」這就怪了，既然是化學玩意兒，為什麼在標籤上寫著鮮果汁？是他說的一句話，解答了我們多年的疑問：「現代果汁保鮮技術，真的能夠保鮮幾年嗎？不，這是假的。都是化學玩意兒。」你看有毒無毒，他分得很清楚。

3）我們參觀一家養雞場，發現一個奇怪的現象。

　　籠子裡的雞吃化學飼料，飼養40天就達到2公斤，賣給各個菜市場。而場長的小院裡卻放養雞，吃的是小米和蟲子。我們大聲說：「這群雞跑出籠子了。」場長急忙說：「不是跑出籠子，這是我自己吃的。」場長好手段，讓大家吃有毒的雞，他自己吃好雞。你看有毒無毒，他分得很清楚。

4）我們參觀一家大型西藥製造廠，發現一個奇怪的現象。

　　在質量檢驗室裏，技術員正在檢驗一批生產的口服西藥抽樣。他認真地在試管裡，一會兒加這個試劑，一會兒加那個試劑。最後簽字合格。我問：「合格啦？」他抬頭說：「完全合格。」我問：「你沒有吃過，怎麼知道合格？」他愣住了，過了一會兒，說：「我沒聽說過，合格不合格，還要吃。」廠長走過來說：「劉院長跟你開玩笑。幹你的活去。」廠長對我說：「中藥可以嘗，西藥不能嘗。」我明知故問：「西藥為什麼不能嘗？」廠長說：「西藥都有毒性。」我故作驚訝：「有毒還讓病人吃？」這個廠長瞪了我一眼，說：「你也是個西醫，別裝糊塗。」你看有毒無毒，他分得很清楚。

5）一個生產礦泉水的老闆，找我看病。說話之餘，談起了礦泉水。

　　他說：「大夫，您可別喝礦泉水，礦泉水可不是好東西，不然我就給您帶幾箱子了。」我很驚愕，現在領導們開會，都喝礦泉水啊。老闆詭詐地笑了：「大夫，那當然，那當然，那都是真的。」啊？還有假礦泉水嗎？

他說：「大夫，買的不如賣的精。我跟您說，您別跟外人說啊。」他說：「大夫，哪有這麼多的礦泉水啊，大街上的礦泉水都是自來水加礦泉粉勾兌出來的。」啊？礦泉粉！這是化學試劑！這能喝嗎？老闆正色說：「哎，大夫，這叫高科技。」那麼，你喝嗎？他說：「大夫，說真的，我不敢喝。」你看有毒無毒，他分得很清楚。

6）一個經營浴池的老闆，找我看病。說話之餘，談起了浴池。

他說：「大夫，您可別洗浴池，浴池的水不好，不然我就給您拿幾張優惠券啦。」唉，我很少去浴池洗澡。他說：「大夫，您這就對了。」是的，大家在一個池子裡洗澡，容易傳染疾病。他說：「大夫，您說對了一半兒。」噢，還有另一半兒？他說：「大夫，買的不如賣的精。我跟您說，您別跟外人說啊。」他說：「大夫，現在浴池都高科技啦，都是循環水。」啊，什麼叫循環水？他說：「大夫，就是反覆使用幾噸水。」啊，幾噸水能夠反覆使用？他說：「大夫，這個裝置是高科技！」啊？百年老湯啊！他說：「不，大夫，這叫循環水。」你看有毒無毒，他分得很清楚。

7）一個賣水產品的老闆，找我看病。說話之餘，談起了水產品。

他說：「大夫，您可別吃水發海參、魷魚、竹筍，這些東西不乾淨，不然我就給您拿點兒啦。」唉，我知道，你們用火鹼泡發，很討厭。他說：「不，不，大夫，買的不如賣的精。我跟您說，您別跟外人說啊。」他說：「大夫，還得加福爾馬林呢。」什麼？福爾馬林！這是毒藥。加這個幹什麼？他說：「大夫，您不知道，用火鹼泡發以後，肉就糟啦，加點福爾馬林，肉就結實啦。」啊！害人也這麼複雜？他說：「大夫，這怎麼叫害人呢，這不叫害人，這叫食品高科技。」你看有毒無毒，他分得很清楚。

8）一個屠宰廠的廠長，找我看病。說話之餘，談起了注水肉。

他說：「大夫，您可別買注水肉，這些東西不乾淨，不然我就給您拿幾斤啦。」唉，我知道，買肉的時候，用手摸一摸，黏手的就是沒有注水。

他說：「不，不，大夫，買的不如賣的精。我跟您說，您別跟外人說啊。」他說：「大夫，現在用高壓噴槍注射明膠水啦。」什麼？明膠水！加這個幹什麼？他說：「大夫，您不知道，明膠水是黏的，用手摸是黏手的。」啊！騙人也這麼複雜？他說：「大夫，這怎麼叫騙人呢，這不叫騙人，這叫增產增收。」你吃增產增收嗎？他說：「大夫，我們自己吃，不能浪費高壓噴槍的水和電，要節約一滴水、一度電，直接吃就算了。」你看有毒無毒，他分得很清楚。

9）一個糧食批發商，找我看病。說話之餘，談起了糧食。

他說：「大夫，您可別買特別白的麵粉，這東西不地道，不然我就給您拿幾斤啦。」唉，我很少吃麵粉，這裡邊滑石粉很討厭。他說：「不，不，大夫，買的不如賣的精。我跟您說，您別跟外人說啊。」他說：「大夫，現在往麵粉裡邊不只摻滑石粉，還要加點增白劑。」什麼？增白劑！這是化學藥品。加這個幹什麼？他說：「大夫，您不知道，增白劑能夠使麵粉變白。」啊！怪不得麵粉這麼白，化學試劑是有害的。他說：「大夫，這怎麼是有害呢，這叫糧食深加工。」你吃糧食深加工嗎？他說：「大夫，我從小就愛吃加拿大進口麵粉，不愛吃國產麵粉。嗨，這是個壞毛病，習慣啦，沒辦法。」你看有毒無毒，他分得很清楚。

10）一個農民，找我看病。說話之餘，談起了農業大棚。

他說：「大夫，您可別買冬天農業大棚的蔬菜，這東西不好，不然就給您拿幾斤啦。」唉，我冬天很少吃蔬菜，冬天的蔬菜味道不正。他說：「不，不，大夫，買的不如賣的精。俺跟您說，您別跟外人說啊。」他說：「大夫，冬天在農業大棚裡種菜，不僅要上化肥，而且要用農藥煙熏。」什麼？用農藥煙熏！不是噴農藥嗎？他說：「大夫，您不知道，噴農藥不全面，農藥煙熏是全面給藥。」啊！怪不得冬天的蔬菜這麼難吃。這是化學毒藥，這是有害的，能把人熏死。他說：「大夫，這怎麼是有害呢，這叫農業高科技。」你吃農業高科技嗎？他說：「大夫，俺是賣給城裡人換錢。」很好，

城裡人不是人嗎？他說：「大夫，城裡人冬天要吃新鮮蔬菜。俺冬天吃點蘿蔔、土豆就行啦。」你看有無毒，他分得很清楚。

那麼這些東西是誰鑑定合格的呢？許多檢測標準是寬宏大量的，因此，許多東西是粗製濫造的。而且許多東西的檢測是人爲規定的標準。

報告，花生油裡有黃麴黴素！那麼，量大不大？報告，沒多少。那麼，過關！

報告，菠菜裡有農藥！那麼，有農藥味嗎？報告，聞不出來。那麼，過關！

報告，麵粉裡有大量滑石粉！那麼，能蒸饅頭嗎？報告，能。那麼，過關！

中藥的檢測也是如此。於是這些不合格的東西都過關了，把中國人害了。然而這些不合格的東西出口卻成了問題。怎麼外國人這麼挑剔？不是外國人事多，而是中國人已經麻木不仁了。這就是中國的腎病，日益增多的基本原因。

嚴重的污染製造了許多疾病，而且在治療疾病的過程中，濫用藥物又製造了大量的腎病。現在中國的腎炎病人日益增多，據說中國的腎透析機器的數量，已經位居世界首位，而且還不夠用。難道說，中國人容易得腎炎嗎？是的，中國人容易得腎炎。因爲中國人愛吃亂七八糟的食品和藥品，然而許多食品和藥品都是有害的。

許多中國人直至20世紀90年代，才發現農藥是有害的，然而依然不知道食品添加劑的厲害。比如，化學色素。又如，化學香精。再如，化學防腐劑。而且不知道許多中藥是有毒的。比如，牛黃解毒片裡含有毒藥雄黃。又如，牛黃清心丸裡含有毒藥硃砂。再如，龍膽瀉肝丸裡含有毒藥關木通。甚至不知道許多西藥是有毒的。比如，嗎啡確實能夠止痛，但是長

期使用就會危害壽命。又如，皮質激素確實能夠退熱，但是長期使用就會肌腱斷裂。再如，放療確實能夠縮小癌塊，但是長期使用就會正常組織變性。

但是爲什麼有許多人一定要使用呢？這是因爲許多食品確實好吃，許多藥物確實有效。豈不知好吃與健康是兩碼事，療效與壽命也是兩碼事。關於這些問題，我將在以後的幾本書裡詳細說明。因此，一個人不明白一些知識，而得了病，是非常麻煩的事情。得病之後，又使用了有害的治療方法，更是雪上加霜。

許多腎炎病人，不知道自己爲什麼得了腎炎，也不知道如何治療腎炎，那麼讀了這段文章，可能就會慢慢琢磨出味來。那麼怎樣早期發現腎炎呢？很簡單，要看早晨起床第一次撒尿的泡沫，正常尿是沒有泡沫的，而腎功能不好的尿像肥皂水一樣，會出現大量的泡沫。

其次是如果肚子拉稀了，尿量可能會減少，但是24小時尿量少於500毫升，那麼就要去醫院檢查。腎臟是人的下水道，注意不要堵塞了，如果堵塞了，千萬不要找外行修理工—西醫，而是要找中醫疏通。

（二）腎結石（中醫古稱石淋）

病人男性，1953年出生，北京第四印刷機械廠工人。1982年，因爲尿疼、尿血，在北京一家醫院拍X線片，診斷是右腎結石，結石直徑大約2x2厘米。於是病人到處找醫生治療，又吃偏方。

1986年，複查右腎結石直徑依然是2x2厘米。恰巧《北京晚報》刊登了北京一家醫院，使用衝擊炮粉碎腎結石的消息。病人如獲至寶，立即去掛號排隊等候治療。好不容易等到了治療的日子，病人喜滋滋地去了。

護士讓病人坐在一個水池子裡。開動機器之後，先是水波蕩漾，發出了咪嘰咪嘰的聲音，然後水流沖擊著腰部，好像是拳頭一下一下打擊。舒服嗎？好像不舒服。為了治病，還得堅持。於是病人堅持做完了15次。再看這個病人，已經無精打采了。可是複查右腎結石直徑還是2x2厘米。病人氣餒了，不治了，愛怎麼地就怎麼地吧。可是又尿疼、尿血了，不治不行啊。

聽人說劉弘章有兩下子。於是1986年12月3日，病人找我來了。

我說：「腎結石？」

病人說：「是啊，大夫。」

我說：「很好，用衝擊砲？」

病人說：「是啊，大夫。」

我說：「很好，那你為什麼不用原子彈呢？」

病人說：「嘿，大夫，有用原子彈治病的嗎？」

我說：「很好，怎麼沒有，放療不是原子彈嗎？」

病人說：「大夫，我用的是水砲，不是原子彈。」

我說：「很好，兩者都產生了衝擊波。你知道什麼是爆震傷嗎？」

病人說：「大夫，我知道，就是大砲震的。」

我說：「很好，戰場上許多士兵死了，查不出外傷，而內臟破裂了，這就是爆震傷。衝擊砲也能夠產生爆震傷，你知道嗎？」

病人說：「大夫，那為什麼還用來治病？」

我說：「很好，誰用來治病？只有中國的醫生！誰上這個當？只有你這樣的傻子。」

病人說：「大夫，腎結石不好治啊，這不是有病亂投醫嗎？」

我說：「很好，有病亂投醫不是一句好話。這是醫生罵病人胡折騰的壞話，怎麼變成了病人的自我解嘲。哪兒和哪兒的事？」

病人說：「大夫，您告訴我怎麼治腎結石！」

我說：「好，我告訴你，回去喝藥引子加味開胃湯：生山楂100克，廣木香50克，桂枝10克，白芍20克。每天一劑，水煎頻飲。同時要喝鯉魚湯。出現了飢餓感，再用奉水散。你明白其中的道理嗎？」

病人說：「大夫，您說吧。」

我說：「很好，告訴你，喝開胃湯是讓你餓，餓了能充分吸收魚湯，給休眠的腎單位提供足夠的營養。奉水散是激活休眠的腎單位起床上班，這樣排尿就多了。尿多了，就把結石沖刷出來了。明白了嗎？」

病人說：「哎，大夫，這麼大結石排出來，該多疼。」

我說：「是的，治療一段時間，你要腰疼，你要尿血，這時候你要大量喝水，結石就排出來了。怕疼嗎？」

病人說：「大夫，我不怕疼，到時候我吃點止疼、止血藥。」

1987年2月18日，病人又來了，一見面就掏出一個小玻璃瓶：「大夫，您看我排出的結石大不大？」這是一塊蠶豆大的小石頭，帶棱帶角。我問他排石的時候疼不疼？他說他一感覺疼，就吃了點止疼、止血的藥，又喝了三大杯涼開水，等待憋急了，才去廁所。一撒尿就聽見尿盆裡響了一聲，就看見了這塊石頭。

病人說：「大夫，真是不可思議，陰莖的尿口很小，怎麼能尿出這麼大石頭呢？」

為什麼產生腎結石呢？是尿液的成分不正常。許多西藥都會改變尿液的成分。比如，磺胺、羧苯磺胺、醋唑磺胺、維生素D、三矽酸鎂、氮芥、環磷酰胺、氨甲嘌呤、硫基嘌呤、顯影劑、鈣劑等。除此之外，還有一些飲食因素。

但是根本問題還是飲水太少，而造成尿量太少，不能把尿液中的異常

成分沖洗出來。奉水散能夠激活休眠的腎單位，這樣排尿就多了。尿多了，就把結石沖刷出來了。因此北方人喝水少，南方人出汗多，都是造成尿少，而容易發生腎盂結石、輸尿管結石、膀胱結石的原因。怎麼辦？每人每天的喝水量不能少於1500毫升。如果出汗、拉稀，那麼飲水量要增加。

動物試驗發現，腎臟不是均勻地一滴、一滴地生成尿液，而是毫無規律地，一會兒生成一股兒尿液，一會兒生成一股兒尿液。尿液通過腎盂，衝進輸尿管，再進入膀胱。因此腎盂、輸尿管的結石，是可以被大量的尿液沖走的。至於膀胱結石，應當更容易被尿液衝出。然而許多病人卻去開刀取石。

（三）心肌病（中醫古稱心水）

病人男性，1953年出生，北京雙合盛啤酒廠職員。1982年春天，因為上樓氣喘，而去北京一家醫院檢查，扣診發現左心室擴大；心電圖出現ST-T段異常，病理Q波，T波間期大於0.5秒；心音圖證實第三心音增強；超聲心動圖，可見左心室腔明顯擴張，左心室流出道擴大，左心室後壁運動減弱，提示心肌收縮力下降。醫生結合病人飲酒超過10年，診斷為酒精性心肌病。醫囑戒酒，吃西藥心得安。

1987年春天，病人出現胸悶、胸痛，下肢浮腫等症狀，又去這家醫院檢查，聽診心尖部舒張早期奔馬律，兩肺底部濕囉音，觸診肝肋下3厘米；X線顯示兩肺上野紋理增強。醫生診斷為擴張型心肌病併發心功能不全。即給予洋地黃毒甙片和安定、速尿片，消心痛等。1988年春天，病人又出現了端坐呼吸，全身浮腫等症狀，又去這家醫院檢查，心電圖發現病人出現了房顫。家屬害怕了，想找一個中醫看看。

於是同年4月6日，家屬找我來了。

我說：「酒精性心肌病？」

家屬說：「是啊，大夫。」

我說：「很好，還喝酒嗎？」

家屬說：「大夫，不怎麼喝啦。」

我說：「很好，我問你是喝，還是不喝？」

家屬是個家庭婦女，說話吞吞吐吐：「大夫不讓他喝，可是他不喝不行啊！」

我說：「很好，為什麼不喝不行？」

家屬說：「大夫，他是搞業務的，和人談業務，不喝酒怎麼行。」

我說：「糊塗，你走吧，治什麼病？」於是家屬讓我趕走了。

過了大約十幾天，家屬又來了。

家屬說：「大夫，他說他死也不喝酒了。」

我說：「很好，真的？」

家屬說：「大夫，他差點死了，他說他死也不喝酒了。」

我說：「很好，你回去給他喝加味開胃湯：生山楂100克，廣木香50克，桂枝10克，白芍20克。每天一劑，水煎頻飲。同時給他喝鯉魚湯。出現了飢餓感，再用奉水散。」

家屬說：「大夫，還吃西藥嗎？」

我說：「不能吃西藥，按我說的辦。」

於是家屬走了。1989年春天，病人和家屬來了，說吃了我的中藥，精神極了。1996年春天，病人和家屬又來了，說又犯病了，怎麼辦？

我說：「很好，喝酒了沒有？」

病人說：「大夫，過春節喝了一點。」

我說：「很好，狗改不了吃屎，你不是說戒了嗎？」

病人說：「大夫，我就喝了一點點。」

我說：「很好，你回去還喝加味開胃湯：生山楂100克，廣木香50克，桂枝10克，白芍20克。每天一劑，水煎頻飲。同時喝鯉魚湯。出現了飢餓感，再用奉水散。」

時間一晃已經是2000年秋天了。有一天，我和兒子在北京琉璃廠看字畫。看見一個婦女在大街上推銷古玩，模樣很眼熟。這個婦女突然叫：「劉大夫！」

「哦，你是那個心肌病的家屬。病人呢？」

「大夫，這個酒鬼去年冬天死啦！」

「哎，不是吃中藥挺好嗎？」

「哪啊，大夫，病厲害了就不喝酒；病好一點兒就喝。他說他不喝酒，那是騙您呢！唉，沒辦法。」

「你怎麼到這兒賣古玩？」

「大夫，酒鬼死啦，我吃什麼，弄點古玩賣；您看都是真貨，您買點兒吧，給您便宜點兒。」

「很好，我看看。」我發現她賣的都是贗品，但是她很可憐，於是花了高價，買了一張所謂的齊白石的畫。兒子說，您怎麼明知上當兒還買。我說什麼呢，我只覺得她很可憐。

心肌病是比較常見的危險疾病。一些病例常常在沒有出現自覺症狀的時候，就在劇烈運動中突然死亡，而生前體格檢查是正常的，這就是許多運動員在賽場上，許多學生在考場上，許多新郎在洞房裡，突然死亡的原因。

而一些已經確診的病例，往往是由於不能嚴格遵守醫囑而死亡。但是絕大多數的病例，還是西醫治死的。首先，沒有一個心肌病是能吃能喝的人，這說明病人的胃氣已經很弱了，但是沒有一個西醫重視這個問題。其次，沒有一個心肌病是營養良好的人，這說明病人的營養狀況已經很糟糕

了，但是沒有一個西醫重視這個問題。最後，西醫採取對症治療的方法，只圍繞心臟動腦筋，而沒有考慮腎臟問題；要知道解決心肌病的水腫，要靠腎臟，而不是心臟，但是沒有多少西醫重視腎臟問題。

酒精是人類的大敵。許多疾病是酒精引起來的，這是不可掩蓋的事實。

一個人有病之後，必須戒酒。有人說，那麼為什麼中醫還用藥酒治病呢？告訴你，這不是正統的中醫療法。因為任何一本中藥書，都明確地寫著酒有大毒。有人說，那麼為什麼做菜用料酒呢？告訴你，這是廚師害人，想讓顧客得點兒病。有人說，那麼為什麼小孩子愛吃酒巧克力呢？告訴你，這是家長有錢沒處花，想讓孩子得大病。那麼如何戒酒呢？過去中醫讓你嚼檳榔片，因為檳榔片也醉人。現在我提議你喝果汁，因為果汁振奮精神。

近年來，心肌病的發病率有上升趨勢。心肌病是可怕的，有一些病人在隱匿期猝死。而西醫只是在病人死後解剖才能確診。那麼如何早期發現隱匿期心肌病呢？這實際是個亞健康問題。因為美國心臟協會AHA，通過屍體解剖調查死於心肌病的人，發現死前大約半年的時間是處於疲乏、煩躁、食慾不好、便秘、失眠的亞健康狀態。那麼如何糾正亞健康呢？學習養生之道！

生病的人，就是犯了錯誤的人。如果犯的錯誤很嚴重，那麼就很難救治。

一個人不招災、不惹禍，怎麼會得了癌症、尿毒症、肝硬化、高血壓、糖尿病等慢性病呢？這是因為，他犯了生活方式的錯誤。如果犯了輕微的錯誤，那麼醫生是可以糾正的。如果犯了嚴重的錯誤，那麼醫生是無能為

力的。

比如：一個人不應當吸煙。但是如果一個人吸煙，而且是長期吸煙，那麼發生肺癌之後，是極難治療的。因爲你不可能把一隻果木燻烤的鴨子，還原爲一隻生鮮的鴨子。

又如：一個人不應當喝酒。但是如果一個人喝酒，而且是長期喝酒，那麼發生肝硬化之後，是極難治療的。因爲你不可能把一個酒精浸泡的醉棗，還原爲一隻生鮮的紅棗。

再如：一個人不應當吃很多食鹽。但是如果一個人吃了很多食鹽，而且是長期吃了很多食鹽，那麼發生冠心病之後，是極難治療的。因爲你不可能把一塊食鹽醃製的蘿蔔，還原爲一塊生鮮的綠蘿蔔。因此，一個人應當保持正確的生活方式，才能不發生疾病，或者少發生疾病，以輕易治療成功。

劉氏箴言

水腫腎炎心肌病，蓄毒內傷積累成；
平時不去學養生，有病之後難逃命。

導讀與註釋

本章重點提示及張老師的經驗分享　　張克咸 老師

一、尿毒症 (石水病) 的病因＝主觀原因 + 客觀原因 + 誘發條件

尿毒症屬於「脾虛實熱」癥候群。
主觀原因：胃氣下降、營養不良
客觀原因：脾陽虛、內熱
誘發條件：慢性中毒

二、治療方法：痊癒＝三分治 + 七分養

七分養：喝加入桂枝、白芍的開胃湯、喝淡水魚湯、及喝瘦牛肉湯
三分治：奉水散

三、療效統計：

　　依據劉弘章老師的統計資料：三十年內治療慢性腎炎3965例，均能在半年內尿檢正常，一年內血檢正常。治療泌尿系結石235例；治療心肌病259例。療效顯著，長期服用，亦可消除心悸、疲憊、虛腫等不適。

四、劉太醫觀點，重點摘錄：

◈ 西醫千方百計去恢復壞死的腎小球，或者腎小管是不可能的，最後只能採取腎透析、腎移植。

◈ 西醫限制腎炎病人的蛋白質攝入是非常錯誤的！

◈ 尿毒症患者必須以高蛋白、高維生素為主。瘦肉和蔬菜要大量食用。不要吃高澱粉和脂肪。

◈ 雙腎萎縮、做個腎移植的病人，不可使用本藥。

◈ 急性心力衰竭的病人，不可使用本藥。

◆ 禁忌食用肉皮、包括阿膠、明膠等。

◆ 慎用含鈉食品。

◆ 正在使用皮質激素的病人，不可立即停藥。

◆ 不工作的腎臟恢復工作時會造成水腫。

◆ 壞死的腎小球、已經堵塞的腎小管不可能復原，只能去激活其他三分之二處於休眠狀態的腎單位。

◆ 休眠的腎單位必須有充分的營養，才能起來工作。

◆ 奉水散是激活休眠的腎單位起床工作，有腰疼、尿血時要大量喝水，結石就會排出。

◆ 許多西藥改變了尿液的成分，產生結石。

◆ 酒精是人類大敵。

五、張老師的經驗分享及總結：

　　嚴重的食品污染製造許多疾病，而在治療疾病的過程中，「濫用藥物」又製造了大量的腎臟病。石水病就是現代的「慢性腎炎」。動物試驗發現：發生慢性腎炎的時候，腎臟出現了腎小球壞死，或者腎小管被堵塞的病理現象，而腎小球壞死，或者腎小管被堵塞以後，是無法復原的。西醫治療慢性腎炎，是千方百計恢復壞死的腎小球，或者疏通堵塞的腎小管，長期的臨床實踐證明，這種方法是不可能生效的。最終需採取「腎透析」（洗腎），然後「腎移植」。

　　此外，西醫還「限制」腎炎病人的「蛋白質攝入」，這是非常錯誤的。因為，限制蛋白質攝入的後果是「腎萎縮」。為什麼西醫要限制病人的蛋白質攝入呢？因為尿裡檢驗出有蛋白。但是，如果按照這個邏輯去推論，那麼失血的人不能輸血、失水的人不能喝水。

　　然而，西醫對於失血的人要給予輸血，對於失水的人要給予輸液。為

什麼偏偏要限制腎炎病人的蛋白質攝入呢？因爲西醫認爲腎炎病人的腎臟，已經不能保留蛋白。 也就是說：病人吃了蛋白也無用。 然而事實並非如此，腎炎病人喝了肉湯之後，不但減少了尿蛋白！也就是說：腎臟本身得以強壯，又開始工作了。

「尿毒症」也屬於世界級難題。總而言之，得了尿毒症，藥物治療幾乎都無效，最後的宿命就是**「洗腎」**！然後是什麼運動也做不了，很多東西也不能夠吃。最後的希望就是**「換腎」**，否則就是等死。

可見， 這是西醫治療尿毒症方向錯誤的結果，是不可逆的。事實上，一個腎臟，平常只有1/3的腎單位在工作，而2/3的腎單位是處於休眠狀態。唯一的希望就是照劉太醫的七分治、三分養的方法才能解決。奉水散雖然無法使受到破壞的腎單位，恢復正常工作，但是，能夠**「激活休眠狀態」**的腎單位開始工作。 因此，奉水散是明朝以來，治療慢性腎炎比較有效的處方。

心肌病是很常見的危險疾病。 一些病例經常在沒有出現自覺症狀的時候，就在劇烈運動中突然死亡，但是生前身體檢查是正常的，這就是許多運動員在賽場上，許多學生在考場上，許多新郎在洞房裡，突然死亡 (心臟驟停) 的原因。

而有一些已經確診的病例，往往是由於不能嚴格遵守醫囑而死亡。但是，絕大多數的病例，則是西醫治死的。

許多的慢性病都存在營養不良的問題！首先，沒有一個心肌病是能吃、能喝的人，這說明病人的胃氣已經很弱了，但是，沒有一個西醫重視這個問題。 其次，沒有一個心肌病是營養良好的人，這說明病人的營養狀況已經很糟糕了，但是，仍然沒有一個西醫重視這個問題。

最後，西醫採取「對症治療」的方法，只圍繞著「心臟」動腦筋，而沒有考慮「腎臟」問題。要知道解決心肌病的水腫，要靠腎臟，而不是心臟，但是，沒有多少西醫重視腎臟問題。

　　近年來，心肌病的發病率有上升的趨勢。 心肌病是可怕的，有一些病人在隱匿期猝死。 而西醫只能在病人死後解剖才能確診。 那麼如何早期發現隱匿期心肌病呢，這其實際是個「**亞健康**」的問題。

　　因為，美國心臟協會AHA，通過屍體解剖調查死於心肌病的人，發現死前大約半年的時間是處於疲乏、煩躁、食慾不好、便秘失眠的亞健康狀態。 那麼如何糾正亞健康呢？學習養生之道！

　　我們要知道：生病的人，就是犯了錯誤的人。 如果犯的錯誤很嚴重，那麼就會很難救治。一個人如果不招災、不惹禍，怎麼會得了癌症、尿毒症、肝硬化、高血壓、糖尿病等慢性病呢？

　　這是因為：**病人犯了生活方式的錯誤。 如果犯了輕微的錯誤，那麼醫生是可以糾正的。 如果犯了嚴重的錯誤，那麼醫生也是無能為力的。這也是為什麼學習、並落實執行「養生之道」，是如此的重要！**

　　這次新冠病毒的感染，或是普遍性的施打新冠疫苗，造成大量的「心肌炎」暴發。因此建議：目前已經有心肌炎的患者，儘快參考劉太醫對心肌炎的治療方法。安全又有效。

　　由上可知，西醫治療心肌炎的邏輯，是一大錯誤！不但根本無從解決，甚至還可能造成病人的死亡。但是，通過幾百年的實踐，真正的中醫—劉太醫早就發現心肌炎不能單從心臟處去治療，而是要同時處理腎臟的問題，才能真正解決心肌病的水腫。

希望「劉太醫談養生」的出版，尤其對「尿毒症」、「心肌炎」的治療方法，可以真正解救更多因為病毒、或者是施打疫苗導致的後遺症。

第十五章

癌症是個大血包，放療化療殺人刀

　　話說福無雙至，禍不單行。1454年被囚禁的正統皇帝朱祁鎮得了石水病，正在接受劉純的醫官治療，他的小老婆——皇貴妃周淑雲也得了乳岩。1449年，朱祁鎮被蒙古軍隊俘虜。皇貴妃周淑雲帶著兒子朱見深，和婆婆孫太后一起生活。她思念被俘的丈夫朱祁鎮，寢食不安。1450年，丈夫朱祁鎮當了一年俘虜之後，又被蒙古軍隊送回北京。可是被小叔子朱祁鈺關進了南宮。從此朱祁鎮和大老婆錢皇后，過上了囚徒一樣的生活。皇貴妃周淑雲，照樣見不到丈夫，這個滋味更難受。由於皇貴妃周淑雲，長期思念被囚禁的丈夫朱祁鎮，寢食不安，於是得了乳岩。婆婆孫太后，不得不讓劉純再次來北京，給兒媳婦看病。這一次，劉純胸有成竹，手到病除。

　　周淑雲的乳岩得到了長期緩解。她從1454年接受治療，直至1499年死亡，一共生存45年之久。死亡原因也不是乳岩流注，而是驚嚇。1457年，丈夫朱祁鎮在政變之後，又當上了天順皇帝，周淑雲又當上了皇貴妃。1464年，兒子朱見深當成化皇帝，周淑雲就當了太后。1488年，孫子朱佑樘當了弘治皇帝，周淑雲就當了太皇太后。1498年，太皇太后周淑雲住在清寧宮。孫子弘治皇帝朱佑樘寵信太監李廣，李廣勸說皇帝在景山最高峰修一個毓秀亭。誰知，亭子剛修好，朱佑樘的女兒就病死了。沒過幾天，清寧宮又發生了大火，差點兒把周淑雲燒死。周淑雲信佛，和尚說新建的毓秀亭犯了大忌。於是，周淑雲大罵朱佑樘寵信太監李廣。李廣聽了之後，非常害怕，就服毒自殺了。周淑雲也大吃一驚，認為自己害死一條人命，無法向菩薩交代，從此吃不好，睡不好，不到一年功夫就死了。這樣算起來，周淑雲1428年出生，1454年26歲得了乳岩，到死於驚嚇的

1499年，又生存45年，享年71歲。可以說劉純的療效還是不錯的。

那麼劉純用什麼辦法治療乳岩呢？還是鯊魚膽！不過，鳥槍換大砲了。要試驗就得有乳岩病人，沒有乳岩，就要製造乳岩。因此劉純和許多醫官就得想辦法。直至1413年，劉純才確定了誘發200個女犯人乳岩的四個步驟：

第一步：強迫口服石灰水，造成胃腸道的損傷，降低消化能力。

第二步：吃米飯和蔬菜，造成營養不良。

第三步：吃輕粉、蟾酥、雄黃等慢性毒藥，造成慢性損傷。

第四步：吃辣椒、生薑、大蔥等辛辣發物，造成血熱妄行。

經過這樣處理的女犯人，不是馬上出現症狀，而是在兩、三年以後，才會出現下面三種情況：

①有些人出現乳岩。

②有些人出現了噎膈、反胃、繭唇、舌疳、失榮、陰菌等其他癌症；有些人出現了憋氣、咳血、腹脹、腹水、頭疼腦脹等怪病。

③有些人只是極度消瘦，或者只是出現了痔瘡。

為什麼會有不同結果呢？面對這些現象，劉純等人反覆推敲，總結了造成乳岩的五個原因：

①胃氣不足。②食素。③胎病。④蓄毒內傷。⑤血熱妄行。

但是試驗僅僅是開始，重點是研究如何治療。在第一批乳岩誘發成功之後，由於病人很少，醫官們又如法炮製，一批一批地誘發。因此一批一批地研究治療，拖延了許多年。不過，這些乳岩病人都給予藥引子加味開胃湯：生山楂100克，廣木香50克，豬苓50克，杭白菊50克等。每天一劑，水煎頻飲。同時讓病人今天喝鯉魚湯，明天喝瘦牛肉湯。這些乳岩病人，被分為四批依次進行了試驗治療：

第一批犯人

第1組：每天吃鯊魚膽。

第2組：每天吃靑魚膽。

第3組：每天吃熊膽。

第4組：每天吃豬膽。

第5組：每天吃雞膽。

一個月之後，吃鯊魚膽的第1組犯人療效較好。

第二批犯人：

第1組：每天吃鯊魚膽，喝兩次地楡湯，給予止血。

第2組：每天吃鯊魚膽，喝兩次西紅花湯，給予涼血。

第3組：每天吃鯊魚膽，喝兩次川芎湯，給予活血。

第4組：每天吃鯊魚膽，喝兩次當歸湯，給予養血。

第5組：每天吃鯊魚膽，吃兩次豬肝，給予補血。

一個月之後，吃鯊魚膽，喝西紅花湯的第2組犯人療效較好。

第三批犯人：

第1組：每天吃鯊魚膽、西紅花，再用黨參補氣。

第2組：每天吃鯊魚膽、西紅花，再用沉香降氣。

第3組：每天吃鯊魚膽、西紅花，再用枳實破氣。

第4組：每天吃鯊魚膽、西紅花，再用柴胡疏氣。

第5組：每天吃鯊魚膽、西紅花，再用麻黃提氣。

一個月之後，吃鯊魚膽、西紅花，用沉香的第2組犯人療效較好。

第四批犯人：

第1組：每天吃鯊魚膽、西紅花、沉香，加用黃連燥濕解毒。

第2組：每天吃鯊魚膽、西紅花、沉香，加羚羊角息風解毒。

第3組：每天吃鯊魚膽、西紅花、沉香，加白蛇草行瘀解毒。

第4組：每天吃鯊魚膽、西紅花、沉香，加用射干消痰解毒。

第5組：每天吃鯊魚膽、西紅花、沉香，加用金銀花清熱解毒。

一個月之後，吃鯊魚膽、西紅花、沉香，羚羊角的第2組犯人療效較好。

第五批犯人：

第1組：每天吃鯊魚膽、西紅花、沉香、羚羊角，再加用參三七止血定疼。

第2組：每天吃鯊魚膽、西紅花、沉香、羚羊角，再加用防己利尿定疼。

第3組：每天吃鯊魚膽、西紅花、沉香、羚羊角，再加用白芷疏風定疼。

第4組：每天吃鯊魚膽、西紅花、沉香、羚羊角，再加用冰片散熱定疼。

第5組：每天吃鯊魚膽、西紅花、沉香、羚羊角，再加用烏頭麻醉定疼。

一個月之後，吃鯊魚膽、西紅花、沉香、羚羊角、參三七的第1組犯人的療效最好。

製造疾病的目的，是為了研究防治，這是中醫區別於西醫的特點。雖然有些女犯人拒絕試驗被打死了，也有些女犯人在試驗中被折騰死了，但是有些女犯人，還是被開胃湯和複方鯊魚膽救活了。

鯊魚膽，是劉完素向東海漁民學習治療乳岩的藥物。劉完素的後代就是使用鯊魚膽給人家治療乳岩。那時候，人們得了乳岩，百無一生。但是劉家治療乳岩，還是有人活了下來。儘管鯊魚膽有嚴重的上吐下瀉的胃腸道反應，可是還是被劉家奉為至寶。

通過犯人試驗，劉純才認識到鯊魚膽的嚴重副作用。病人吃了鯊魚膽的粉末之後，嘔吐、腹瀉十分可怕。因此，如何減少鯊魚膽的副作用，又消耗了5年的時間。在這5年裡，劉純和醫官們用米醋把鯊魚膽浸泡1年、2年、3年，直至5年，才克服了鯊魚膽的嚴重副作用。

乳岩屬於血熱妄行癥候群，治療這個癥候群應當使用清熱涼血的鯊魚

膽。那麼鯊魚膽配合什麼藥物，才能發揮最大限度的清熱涼血效力呢？劉純和醫官們反覆加減處方，研究出一種新的藥物，叫做控岩散。主要成分是：西紅花、羚羊角、沉香、參三七、鯊魚膽及其保密成分。

以囚試醫的試驗結果，也給普通病人使用。

然而儘管劉純已經總結出治療乳岩，應當使用藥引子加味開胃湯，和喝鯉魚湯、瘦牛肉湯，以及吃控岩散的辦法，但是在腫塊消失的過程中，依然有流注的發生。流注就是現代的癌轉移。這種現象使劉純很苦惱。醫官們曾經試用許多方法，比如，讓乳岩病人吃各種各樣的中藥，吃各種各樣的食物，吃各種各樣的偏方，但是毫無效果。

正當劉純一籌莫展而大發脾氣的時候，一個宰牛人家的婦人得了乳岩，使用加味開胃湯和控岩散卻十分順利。經過詢問才知道，宰牛人喜歡吃牛蹄筋，也給婦人吃牛蹄筋。

難道牛蹄筋真的能夠防止乳岩的流注嗎？於是劉純讓乳岩病人吃牛蹄筋，並且擴大到噎膈，反胃，血鼓，腎岩的試驗，觀察了20多年，得出的結論是喝牛蹄筋湯，不僅能夠控制乳岩的轉移，而且也能阻止乳岩的生長。為此劉純高興地說：「岩者，食牛筋而安。」從此，幾百年來，讓癌病人喝牛蹄筋湯，就成為定規。

然而劉純高興不起來，這個方法的發現，似乎有點遲了。當初表姐永樂皇后徐儀華讓自己治死了，這是終身憾事。這是因為，作為一個醫生，如果不能主動地控制疾病的進程，而是處於被動地防禦地位，那麼就會手忙腳亂，亂中出錯，錯而失敗。

如何立於不敗之地呢？這就要實施七分養。在喝加味開胃湯，確保病

人不會死亡的前提下，在喝牛筋湯，確保病人的腫塊不會發展的前提下，再去緩緩消除腫塊。如果病人百日之內，沒有飢餓感，這是必死無疑了，就應當辭謝不治。這也是避免人財兩空的重要方法。

誰也不會追究永樂皇后徐儀華得了什麼病，這個病是否難於治療，人們只知道徐儀華被劉純治死了，這就是人言可畏之處。而這些人言，一掃劉完素後世的百年聲名，這就是不肖子孫。因此劉純下決心，把各種試驗搞好，不能再讓後代像他這樣尷尬。

◆ 總而言之，劉純認為乳岩的病因＝主觀原因＋客觀原因＋誘發條件；其中，主觀原因＝胃氣下降＋營養不良；客觀原因＝胎病＋血熱妄行。誘發條件＝蓄毒內傷。痊癒＝三分治＋七分養；其中，七分養＝加入豬苓、菊花的開胃湯＋牛蹄筋湯、鯉魚湯、瘦牛肉湯；三分治＝控岩散。

人為什麼得癌症？劉純認為有五個原因。

西醫至今不清楚，而中醫早知道。劉純在《乳岩治例》中說：「乳岩者，生女未必乳岩。非乳岩者，生女未必非乳岩。然則岩疾何來之。先者，胃氣不足也，食素也。後者，胎病也，蓄毒內傷也。血熱妄行也。」也就是說，癌症＝（消化吸收功能減退＋營養不良）／（癌基因＋癌前病變＋毛細血管急劇增多）。這也是癌塊生長和轉移的原因。由於中醫和西醫研究癌症，都是從乳腺癌開始，因此，乳腺癌的病因，也就是癌症的病因。

現代醫學也逐漸發現了癌症的這些問題：

（1）消化、吸收功能減退。是癌塊生長和轉移的第一個原因。

這個問題，西醫早已經注意到，但是至今沒有辦法。癌病人在發病前，在相當長的時期內，吃飯沒有味道，吃飯十分挑剔，沒有飢餓感。究竟是沒有飢餓感才發生了癌症，還是癌症使病人喪失了飢餓感，西醫搞不清楚。

古今中外，沒有一個人飢餓感強烈，而得了癌症；也沒有一個癌病人飢餓感強烈，而死於癌症。個人得了癌症，無論癌塊有多少，全部癌塊加在一起，重量不過半公斤左右，然而這麼一點重量的贅生物，卻能致人於死地。就是因為，癌病人都要經過頑固性的厭食階段，才能出現惡病質、腦損害、大出血、呼吸衰竭、心力衰竭而死亡。可見厭食，是癌病人發生、發展，直至死亡的必經之路。由於西醫無法解決厭食問題，因此只能眼看著病人一天天走向死亡。

（2）營養不良。是癌塊生長和轉移的第二個原因。

　　多年來，這個問題一直困擾西醫。過去，西醫認為高營養，能夠促使癌的生長和轉移，因此要求癌病人，多吃蔬菜和水果。由此造成的手術後，刀口長期不癒合，是司空見慣的事。

　　直至1977年，美國靜脈高營養專家費希爾，經過十幾年的觀察，才發現：「葡萄糖可以促使癌的生長和轉移；但是，蛋白質和脂肪，卻可以阻止癌的生長和轉移。可能是葡萄糖的小分子結構，容易進入癌細胞內，從而加劇了癌細胞的無氧酵解。而蛋白質和脂肪等大分子物質，不能進入癌細胞的液態鑲嵌結構細胞膜，反而阻止了癌細胞膜的通透性，反而限制了癌細胞的營養和生長。當然也不能排除蛋白質和脂肪等大分子物質，對於癌細胞的包裹，阻止了癌細胞膜的流動性，可能限制了癌細胞的阿米巴運動和轉移。」

　　從此，西醫才給癌病人使用白蛋白、人血漿、脂肪乳等，也鼓勵癌病人吃肉和脂肪。但是，不忌口，隨便吃，這又不對了。然而，只有飢餓感淡漠，和營養不良，可以發生貧血、低蛋白質血症、甚至於餓死等，而不一定發生癌症。

（3）癌基因，是癌塊生長和轉移的第三個原因。

這是指一個人生下來，器官結構就不正常。也就是說，一個人生下來，並不是完美無缺的。外表是瞎子、跛子、六指等畸形，很容易發現，而器官的缺陷，就不容易察覺了。

例如，嗓子有先天缺陷，你再培養他唱歌，他也當不了歌唱家；腦子有先天缺陷，你再保送他上大學，他也是跟著混；性器官有先天缺陷，你再給他吃補藥，他也是不能生孩子。而且，不是任何人都能得癌症，有的人很小就得了癌症，有的人生活一百歲也不得癌症。有些慢性病也存在類似問題。

對於先天缺陷，中醫叫胎病，就是說癌症是胎裡帶來的；西醫叫基因病，也就是說，癌病人生下來就有癌基因。因此，應當承認大多數人，器官存在著先天缺陷，這不是人的意志能夠決定的。正因為器官有先天缺陷，才極易受到傷害。

比如，大家都喝酒，有的人出現食道炎，有的人出現慢性胃炎，有的人出現脂肪肝，有的人沒事。癌症也是如此，在相同的誘發條件下，有些動物不得癌症，有些動物得癌症，而且會出現不同器官的癌症。這就是先天缺陷問題，也就是癌症必須長期治療的原因。癌症是先天性缺陷造成的。

應當指出，絕大多數癌病人存在多癌基因，因此癌症是多發的。但是也有極少數癌病人是單癌基因；因此這些癌病人切除單發的癌塊之後，就會終身不再出現癌症。就是這些極少數癌病人的療效，製造了西醫治癌的神話，也迷惑了許多癌病人。

腫瘤是什麼呢？腫瘤就是細胞不正常地生長。

在癌病人的屍體和部分非癌症死亡的屍體內可以發現癌基因結節。這是一毫米左右的硬節。在顯微鏡下觀察，可以發現成纖維細胞十分活躍，極其大量的膠原纖維，像洋蔥頭一樣，層層疊疊地包裹著一些細胞，沒有毛細血管。

觀察這些細胞，和正常細胞沒有什麼區別，但是，爲什麼這些細胞被膠原纖維緊緊包裹在包圍圈裡呢？通過觀察這些細胞核的染色體才發現，這些細胞的染色體，和正常細胞不一樣！它的DNA鹼基因的順序發生了改變，這就叫癌基因。內含癌基因的細胞，就是原始的癌細胞。和正常細胞不同的是，它能夠分泌血管形成因子。因此必須有癌基因，而且癌基因的包圍圈被破壞了，才能發生癌症。怎樣消除它呢？這是先天缺陷，沒有辦法。

癌基因是基因突變嗎？有的人認爲長期接觸放射線，或者吃化學藥物以及環境污染等，就能發生基因突變。可能事實並非如此，癌基因是胚胎形成的。父母雙方遭受放射線、化學藥物、環境污染等傷害，其父母不一定得癌症，而子女可能出現癌基因。日本長崎廣島，就是例子，1945年，很多人死於原子彈的衝擊波和燒燙傷，而受到核輻射的倖存者，並沒有都得癌症。但是他們生育的子女，卻陸續出現了各種各樣的癌症。

動物試驗也發現，給健康的公狗和母狗，吃大量的肉食，同時進行小劑量的放療和化療，那麼公狗和母狗沒有異常表現，其交配產出的小狗，表面上也沒有異常，但是這種小狗極容易誘發出癌症。這就說明癌基因，不是基因突變，而是胚胎形成。

遺憾的是，現代人長期接觸放射線，或者吃化學藥物以及環境污染等，不僅使消化吸收能力下降，有癌基因者容易發生癌症，也造就了下一代的癌基因。可能這就是現代癌症發病率逐年上升的原因。有了癌基因，

不一定就發生癌症，關鍵在於包圍圈。如果消化吸收能力很好，又喝牛筋湯，那麼包圍圈不會破壞。正是因為缺乏硬蛋白，成纖維細胞得不到製造膠原纖維的原料，包圍圈被破壞了，癌基因才能吸取組織液得到足夠的營養，而活躍成癌前病變。

癌前病變的細胞分泌血管形成因子，而和血管接通，得到了血液供應，由此而大肆分裂繁殖，從很小的亞臨床期，到原位癌，又到轉移癌。但是有癌基因，而胃氣好，營養好，也不會得癌症。美國國立癌症研究所的發現：「病理解剖發現，非癌症病人死亡以後，50%的屍體，存在著2~3毫米的癌塊，但是生前並沒有被檢查出來。」也就是說，很多人存在著癌基因，但是胃氣好，營養好，是不會得癌症。不過，由於目前診斷癌症的影像技術，只能查出直徑超過一厘米的癌塊，因此被診斷出癌症的人，要比實際存在的少，也正是因為許多人不知道自己有癌症，才不去胡折騰，反而保存了自己的生命。

預計2010年以後，隨著診斷技術的高速發展，被診斷出癌症的人，將達到人類總數的六分之一。如果不相信這些經驗，一旦發現癌症，就去胡折騰，那麼幾乎人類的每一個家族，都要為了治療癌症，付出慘重的代價！因此掌握防治癌症的知識，是十分重要的。

（4）癌前病變。是癌症的第四個原因。

癌前病變是一毫米左右的硬節，存在於癌病人的屍體，和部分非癌症死亡的屍體內。在顯微鏡下觀察，可以發現包圍圈已經破損，出現了幾條毛細血管。這些細胞，不僅DNA鹼基因的順序發生了改變，而且出現了增生活躍。這就叫癌前病變。包圍圈為什麼被破壞了呢？是營養不良！為什麼營養不良呢？是由於環境污染造成的各種疾病，降低了人的消化吸收能力，是人們長期吃素，是人們使用有毒的方法治病。尤其是，有些人不是有意識地補充硬蛋白。

所謂致癌物質就是有害的東西。這些有害的東西不是直接誘發癌症，而是首先造成癌前病變。很多慢性病，比如，慢性肝炎、慢性胃炎、慢性結腸炎等，都屬於癌前病變，因此治療這些疾病，要避開致癌物質，包括有毒的中藥和西藥。

　　癌前病變是指生存環境，損傷了某個器官的抗病能力，造成了癌基因的活躍，形成了癌前病變。誰給癌細胞這個機會呢？是包裹它們的膠原纖維被破壞了。不過，馬蜂窩還沒有被完全破壞，它們還沒有出來螫人，這只叫癌前病變。癌前病變的產生，主要來自生活環境的污染，以及因此造成的身體內部污染。

　　古代人類的生活環境也存在污染。比如，婦女化妝用的鉛霜；農業殺蟲用的雄黃、砒石；食品中的辛辣；飲料中的酒精；藥品中的劇毒自然藥物等。不過，污染確實很少，對於身體器官損傷也少，因此癌病人很少。

　　現代人類的生活環境，存在著極其大量的污染。1994年，美國癌症協會公佈了十大生活致癌因素。詳細說明人類賴以生存的空氣、水源、食物等，已經受到了嚴重污染，人體在不知不覺當中，受到了慢性損傷：
1）糧食、蔬菜、水果，和飲水中的農藥，尤其是江河湖海的污染，使得水產品成為致病源。造成了肝臟和大腦的慢性損傷。
2）吸菸造成咽喉、氣管的慢性損傷。
3）乙肝病毒造成肝臟的慢性損傷。
4）丈夫的包皮垢，造成妻子的陰道、子宮頸的慢性損傷。
5）酒精造成食道炎、胃炎、脂肪肝。
6）大氣污染，造成身體各部位的損傷。
7）食品添加劑，引誘無知的孩子，從小就發生器官損傷。這是一個相當嚴重的問題。美國把食品和藥品，視為同等重要的事情。而一些發展中國家，只重視藥品的管理，而無視食品的毒害。其實，食品毒害是相當厲害

的。許多愛吃小食品的城市孩子們，其智力和腦力遠遠不如農村小孩，原因就在這裡。

8）在空氣中傳播的放射線，使人們在不知不覺當中，身體受到損傷。

9）經常使用化學藥物，以及毒劇自然藥物，使人體發生慢性中毒。

10）快速進食燙物，造成口腔和食道的慢性損傷。

因此，現代的癌症，要比古代多得多，而且一年比一年增加。有些人得了癌症，總要說身體一直很好，從來不鬧病，這是不可能的，因為沒有癌前病變，就沒有癌症。

比如，拿乳腺癌來說，一定是乳腺長期存在著半個綠豆大小的硬塊；而有些醫生認為這是纖維瘤，告訴病人沒關係。其實，這就是癌前病變。非得長到大於1厘米，拍片子做活檢才能確診。

又如，拿喉癌來說，一定是聲帶長期存在廣基息肉，而有些醫生認為這是良性的，告訴病人沒關係。其實，這就是癌前病變，非得長大了，做活檢才能確診。

再如，拿結腸癌來說，一定是長期存在息肉，而有些醫生認為這是良性的，告訴病人沒關係。其實，這就是癌前病變，非得長大了，做活檢才能確診。

你能說身體一直很好嗎？只是你不知道而已。奇怪的是，現在世界各地的人們，經常發表演說和遊行示威，十分堅決地反對核輻射、化學污染，可是，得了癌症以後，又心甘情願地接受放療、化療的毒害。豈不知，癌症由慢性損傷而引起，再慢性損傷，不就死了嗎？

（5）毛細血管急劇增多。是癌症的第五個原因。

毛細血管急劇增多，促使了癌塊生長和轉移。一些食品和藥品，促進了血管擴張和血流加速。一個人如果無限制地吃補藥、酒精、辛辣等，就會血熱妄行。比如，鼻子熱感、肛門熱感、夜寐熱感、以及皮膚很熱，而體溫不高等現象。但是不同於陰虛內熱，或者實熱上火。這種感覺，吃辣椒可以體驗。因此，得了癌症，使用這些東西，肯定會促進癌組織的毛細血管急劇增多，促進癌塊的生長和轉移，癌塊在長大和轉移之前，一定要充血。觀察乳腺癌，最有啟發。如果乳腺癌病人發熱、吃辣椒、吃補藥等，那麼癌塊就會發紅，就會眼看著一天一天往大裡長。

　　綜上所述，必須同時具備五個條件，才能得癌症。而有些人恰恰具備這些條件，那麼不得癌症，得什麼呢？但是癌塊的生長是緩慢的，要分為漫長的三個階段：

1）第一階段是亞臨床期。

　　瞧，這些癌細胞有了血管供血，開始分裂繁殖了。這是2~3毫米左右的硬節。存在於癌病人的屍體內。在一般顯微鏡下觀察，可以發現包圍圈已經完全破損，但是成纖維細胞還存在。出現了很多毛細血管。這些細胞的體積較大，奇形怪狀，排列混亂，而且細胞核變大，核成分裂狀。這就是癌塊。由於體積太小了，因此臨床很難發現，這叫亞臨床期。

　　為什麼很難發現呢？因為肉眼看不見小於0.1毫米的腫塊，手指摸不著小於1毫米的腫塊，CT掃描不到小於1厘米的腫塊，B超發現不了小於2厘米的腫塊。實際上，即便腫塊真的萬一沒有了，癌基因依然隱藏在細胞中，誰也發現不了，它還要蠢蠢欲動。這就是手術的時候，醫生發現的腫塊往往大於診斷直徑的原因。因此腫塊沒有了的喜訊，只是自欺欺人。因此癌症和動脈硬化一樣，是終身疾病，不可能根治的。在這個時期，病人受癌細胞代謝毒素的影響，可能只有飢餓感下降，沒有其他不適。這就叫癌的亞臨床期。因此原因不明的飢餓感下降，要先喝「開胃湯」，牛蹄筋湯，然後慢慢檢查。問題往往出在這裡，很多人不理睬飢餓感的下降，致

使癌塊很大了，人很難受才去檢查。

2）第二階段是原位癌。

癌細胞有了充分的血管供血就來精神了，你看生長繁殖多快。哪個器官的癌細胞，就在哪個器官生長。這就叫原位癌，其後腫塊直徑大小不等。在一般顯微鏡下觀察，可以發現包圍圈已經不存在，但是成纖維細胞還存在。有極其大量的毛細血管。這就叫原位癌。一發現癌塊，有些人就慌了，恨不得馬上去掉才好。由於失去了冷靜，往往人財兩空。

3）第三階段是轉移癌。

原位癌的直徑超過3厘米就要發生轉移，這是癌症的可惡之處。轉移癌的腫塊直徑大小不等。在一般顯微鏡下觀察，可以發現某個器官的癌細胞，在全身各處的淋巴結和其他器官生長，腫塊周圍有少量的膠原纖維，成纖維細胞還存在。腫塊內部有大量的毛細血管。這些某器官的癌細胞，在其他部位肆無忌憚地生長，就叫轉移癌。

有時候，發現了轉移癌，而找不到原發癌。病人十分焦急，要求進一步檢查，甚至要求組織學分型。其實沒有必要。因為西醫認為，癌症發生了轉移，就不能手術。而組織分型是為了放療、化療，確定放射劑量和藥物種類。

是誰破壞了膠原纖維組織的包圍圈呢？是周圍的正常組織發生了慢性損傷；是病人的飢餓感下降，不能攝入大量的硬蛋白，不能提供製造膠原纖維的原料；是手術、放療、化療，破壞了包圍圈。

瞧，放療、化療給人一個假象：腫塊沒有了。其實，腫塊和周圍的正常組織也都沒有了，尤其是合成膠原纖維的纖維細胞也被殺死了。因此殘存的癌細胞失去了膠原組織包圍圈，其生長和轉移的速度更快了。有些病

人被治死了，這就叫不治之症。有些病人挺過來了，可是過些日子，癌細胞也復活了，這就叫復發。

癌症是急性病嗎？不是！請注意，癌症的發生，要經過癌基因、癌前病變、亞臨床期、原位癌和轉移癌等，漫長的階段，大約需要2~20年，因此癌症是慢性病。其包圍圈，是從厚密到薄弱，其毛細血管的數量，是從無到有，從少到多，最後成為一個毛細血管團。

那麼怎麼治療癌症呢？幾百年前，劉純就知道採取了四個方法治療：
①喝加味開胃湯增強消化吸收功能，同時促使壞死組織的被吸收。
②喝牛蹄筋湯，補充硬蛋白，去再建癌的包圍圈。這是最關鍵的問題。
③吃控岩散消除癌塊。
④長期治療，克服胎病，也就是癌基因。

綜上所述，應當明白防治癌症的真正方法，是三分治、七分養。必須再建癌的包圍圈，消除癌的小血管。用什麼方法？用加味開胃湯和牛蹄筋湯，讓成纖維細胞得到合成膠原纖維的原料，用控岩散對抗癌細胞分泌的血管形成因子。這樣一來，不能分泌血管形成因子的癌細胞，在越來越厚的包圍圈內，只能變性壞死。而壞死產物的消化吸收，又靠加味開胃湯。

使用三分治、七分養去治療癌症，是胡說八道嗎？在美國同行的幫助下，我們使用動物試驗進行了觀察。

【第一是胃氣問題】
世界上，沒有一個癌病人，像餓狼一樣的吃肉，歡蹦亂跳，第二天就突然病死了。這是因為癌病人死亡的必經之路，都是頑固性厭食症。而厭食症，和腫塊大小、生長部位、轉移程度等，並沒有正比關係。癌病人厭食症的產生，是由於癌細胞進行糖的無氧酵解，生成大量的乳酸造成。因

此，癌病人喜歡吃甜食。這就是越吃甜食，病情越嚴重的原因。

荷瘤動物試驗發現，給病狗灌服藥引子加味開胃湯以後，病狗處於飢餓狀態，吃東西容易吸收，而且吞噬細胞活性增強。即便不進行任何治療，病狗也能生存很長時間。如果不給病狗灌服開胃湯，那麼病狗的自然生存期就很短。但是如果給病狗灌服加味開胃湯的同時，又給予放療、化療、有毒的中藥等，去破壞胃氣，那麼病狗也不能出現飢餓狀態，吃東西也不容易吸收，而且吞噬細胞活性也減弱了，病狗的自然生存期也很短。如果不給病狗服開胃湯，而是只給予放療、化療、有毒的中藥等，那麼病狗就很快死了。因此，治療癌症，讓病人喪失飢餓感則失敗，使病人加強飢餓感則成功。

可見癌症是慢性病，在確診之前，已經存在好幾年了。只是由於胃氣不足了，不能攝入大量營養，人體支持不住了，才出現了自我感覺。為什麼一旦確診，就急不可耐呢？其實，不去刺激腫塊，腫塊是不會迅速生長、轉移的。西醫的細胞動力學，只是假說，沒有實用價值。這種機械地推測，癌細胞以幾何倍數遞增的公式；並不能回答，原發癌很小，而轉移癌很大的的原因；也不能解釋，癌病人帶瘤長期生存的現象；更不能說明，癌病人在營養不良的狀態下，腫塊的生長速度是十分快的，幾乎一天一個樣，令人吃驚。因此，確診癌症之後，當務之急是喝加味開胃湯。

胃氣在癌症的治療過程中，不僅增強了飢餓感，使病人充滿了生機，而且氣化作用是十分重要的。由於CT不能發現小於1厘米的腫塊，B超不能發現小於2厘米的腫塊，因此有些病人吃了控岩散之後，某個部位會出現牽拉感、酸痛、局部水腫。這是因為這個部位存在著微小腫塊，這些微小腫塊原來像塊橡皮一樣，不是很硬，但是吃藥之後，腫塊就會縮小變得像個砂粒一樣很硬，就會壓迫附近的血管神經。

因為胃氣不足，口服控岩散會出現兩個副作用：

（一）首先的副作用，是腫塊縮小、變硬有反應。

口服控岩散以後，腫塊縮小、變硬，是從轉移部位開始，而原發部位最慢。腫塊先是變得光滑，然後像核桃，像玻璃珠，像鋼砂，最後看不見了。應該說這是好事，但是也有不好的一面。首先，由於原來的腫塊比較柔軟，可能不會壓迫神經和管道，可是變硬之後，如果腫塊較大，就會壓迫神經和管道，造成各種不適。其次，由於腫塊縮小變硬，會牽拉周圍軟組織。因此，有的病人感覺牽拉感，揪得慌，而有的病人感覺輕微疼痛。這種不適，在用藥以後逐漸出現，經過一段時間才能消失。每個病人，都要出現這種現象，只是程度不同。劉純在《乳岩治例》中說：「藥後岩疼，乃正邪相爭爾。或有疑而不藥者，前功廢矣。」因此，不要認為，原來不疼，現在疼了，就是治壞了。

美國同行病理解剖發現，腫塊在生長過程中，和周圍軟組織廣泛沾黏。如果手術切除腫塊，就必須連同沾黏的周圍軟組織一塊切除。但是，有時癌細胞到處種植，因此，有時手術徒勞無功。如果對於腫塊直接採取放療、化療，那麼由於腫塊和沾黏的周圍軟組織一塊死亡，病人不感覺疼痛，但是病人會因為器官的損傷而死亡。這就是腫塊難以去除的原因。

由於控岩散在再建包圍圈的過程中，只殺死了腫塊裡的毛細血管內皮細胞，癌細胞失去了血液供應被餓死了，因此腫塊是縮小了，但是沾黏的周圍軟組織沒有被傷害，還是好好地存在，因此會出現牽拉現象。為什麼要變硬呢？這是因為，腫塊裡的壞死組織出現的太快，而人體吸收得太慢。這種治療反應，直至腫塊縮小到一定幅度，才能消失。控岩散的這種獨特治療反應，是任何抗癌藥物都沒有的，也是想仿造而不能仿造的，更是世界各地的病人，鑑別真偽控岩散的簡單方法。

如果胃氣很好，那麼腫塊吸收很快，輕微疼痛就不會持續很長時間。

腫塊的自然消失，中醫叫氣化，西醫叫吸收。比如：外傷的血腫、炎症的包塊、體腔積液等，不要輕率地手術處理，尤其是癌症的體腔積液，除非影響了呼吸，不要隨便抽掉，一方面是徒勞，一方面加重了蛋白丟失。因此，只能增強胃氣，使之氣化。

輕微疼痛最常見於直徑超過3厘米的腫塊，尤其是腹腔的大腫塊，以及發生體腔積液的情況，這時候不要亂用藥物，不要按摩，不要加熱等；但是可以採取看電視、聽音樂、聊天等轉移注意力的方法。關於止痛問題，目前中西醫都沒有好辦法。由於止疼藥都有這樣或者那樣的副作用，因此盡量不要用。

可以減少控岩散的劑量，保留一點疼痛。有些病人追求腫塊縮小的速度，不減少控岩散的劑量，執意長期吃中藥，或者西藥止疼片，最後造成肝腎損害，是不應該的。

應當迅速把控岩散的劑量變成第一星期，每天四次，每天4粒。第二星期，每天四次，每天5粒。第三星期，每天四次，每天6粒。以此類推，直至4個月之後，達到每天20粒的最高劑量。當然，第一療程應當從每天20粒算起。

其實很多疾病在好轉的時候，也會出現輕微疼痛。比如：胸腔積液的病人，積液消失以後胸膜沾黏，深呼吸的時候會疼痛。又如，肝炎病人，肝臟小了，由於牽拉肝臟的包膜，病人會感覺疼痛。再如，病人的腿被截肢了，但是他還會說他的腿疼，這叫幻肢疼。

有些病人吃了控岩散以後，身體的其他部位，也感到不舒服，這是怎麼回事呢？有兩個原因，一個原因是牽涉性痛覺過敏。由於內臟的痛覺神經，和皮膚的痛覺神經，都進入同一脊髓節段內。因此內臟疼痛會引起皮

膚疼痛。比如：

①胃癌會引起上腹中部和背部疼痛。

②結腸癌會引起小肚子和肛門疼痛。

③肝膽癌症會引起右上腹中部和右肩部、背部和脖子疼痛。

④腎癌會引起腰部和腹股溝部疼痛。

⑤膀胱癌會引起小肚子疼痛。

⑥子宮癌會引起小肚子和肛門疼痛等等。

另外的原因，可能是其他部位轉移癌，或者未被診斷出來的癌塊，也被縮小變硬了。由於控岩散只破壞癌的毛細血管，因此不必擔心沒病找病，劉純將其叫做正邪相爭。不過，出現了治療反應，要堅持喝開胃湯，讓腫塊加速氣化，西醫叫吸收。

還有些病人，吃了控岩散以後，經過一段時間總愛睡覺，這是怎麼回事呢？這就是劉純說的人胖岩瘦。這是病人要胖了。

還有些病人，吃了控岩散以後，經過一段時間特別愛吃肥肉，見了生的肥肉就想咬一口，這可不是肚子裡有蛔蟲，而是胃氣太盛。那麼，加味開胃湯就別喝了。

（二）其次的副作用，是巨大腫塊消失慢。

有些病人的巨大腫塊，壓迫了重要器官，發生了嚴重的併發症。比如：肺癌發生了縱隔淋巴轉移，巨大腫塊造成了上腔靜脈壓迫綜合症。西醫沒有快速的辦法，三分治、七分養也是十分緩慢的，只能每天脫水，克服上肢和面部的腫脹，等待腫塊縮小之後，才能解除壓迫。

又如，甲狀腺癌的巨大腫塊，壓迫了氣管，出現了呼吸困難，三分治、七分養是十分緩慢的，如果西醫切開氣管，就可以渡過難關，腫塊消失之

後，再縫合切口。

再如，膽囊癌的巨大腫塊，壓迫了十二指腸壺腹，造成了黃疸。西醫沒有快速的辦法，三分治、七分養也是十分緩慢的，只能讓病人每天吃瀉藥，讓膽汁排泄通暢，腫塊縮小之後，才能解除壓迫。

不過，腫塊迅速變硬的副作用，必須避免。

因為對於廣泛轉移的病人，尤其是腫塊靠近神經的病人，是十分不利的，腫塊迅速變硬之後，會壓迫神經和管腔而產生許多壓迫症狀。比如，喉癌的腫塊迅速變硬之後，會壓迫聲帶而產生呼吸困難。又如，腰椎轉移的腫塊迅速變硬之後，會壓迫腰神經而產生下肢麻痹。再如，前列腺癌的腫塊迅速變硬之後，會壓迫尿道而產生排尿困難。這些副作用對於歐美病人是輕微的，而對於我國病人卻是明顯的，因為我們許多病人是在病情危重之後，才找中醫治療。

其實避免這個副作用是容易的。病情危重的病人，在開始使用控岩散的時候，必須從每次一粒開始；經過7天之後，沒有這個副作用，再提高到每次2粒；經過7天之後，沒有這個副作用，再提高到每次3粒；經過7天之後，沒有這個副作用，再提高到每次4粒；經過7天之後沒有這個副作用，再提高到每次5粒。如果感到不適，應當每次減少一粒；還感到不適，應當每次再減少一粒；直至舒服為止。癌症是慢性病，不要追求腫塊的縮小速度。因此喝加味開胃湯使人不死，喝牛筋湯使腫塊不發展是七分，是及格了；而吃控岩散是再加三分，只是個滿分；可是追求滿分是要慢慢來的。為什麼要以7天為觀察的週期呢？因為美國同行發現，控岩散殺死新生血管的最慢速度，大約是在7七天之內。當然如此小劑量用藥，其腫塊縮小的速度是十分緩慢的。

如果不慎出現了這個副作用，應當立即減少控岩散的劑量，同時把加

味開胃湯的藥量加倍，加速腫塊的吸收。

因爲被殺死的新生血管不會復原，所以只能加快壞死組織被吸收的速度。例如：病人男性，1898年出生，中國中央民族事物委員會工作人員。2002年1月，被北京腫瘤醫院診斷爲：前列腺癌，肺轉移，全身多發性骨轉移。因爲已經是94歲高齡，身體又極度瘦弱，只有37公斤，因此醫生拒絕治療，只告訴兒女回家準備後事，可能最多再活一個月。

但是兒女不甘心父親坐以待斃，就打電話找我。我聽說是個94歲老頭子，就說：「我要活到94歲就知足了，治不治有什麼意思呢？」兒女哭了，說：「您怎麼這樣說話呢？我父親多活一天，就是我們一天的福分。您想想辦法吧！」於是我讓他喝加味開胃湯，牛筋湯試一試。沒想到過了20多天，老頭子餓了，能吃能喝了。兒女打電話要控岩散。我又猶豫了，心說：「這個老頭子就是不得癌症，還能活幾年？如果過幾年死了，豈不是往我們劉家臉上抹黑？」於是不給控岩散。兒女急了，到天津找我。看見兒女如此孝順老人，我被感動了，就給他控岩散。可能是求生心切，老頭子用藥急了一些，第三天的藥量就達到了每次3粒。半個月之後，副作用出現了：

①每天尿量只在500~700毫升。
②全身疼痛。
③呼吸困難。
④每天腹瀉水樣大便十幾次。

兒女立即把老人送到北京腫瘤醫院搶救。醫生腹部觸診，發現腹部有許多硬結，而且尿量很少，就告訴家屬已經腹腔廣泛轉移，出現了急性腎功能衰竭，要馬上準備後事。兒女哭哭啼啼給我打電話，問我還有什麼辦法。我笑了，告訴兒女：「別聽西醫胡說八道，這是控岩散的副作用。腹部的硬結是糞便。腹瀉水樣大便是熱結旁流。哪來的急性腎功能衰竭？你

要辦三件事：

①立即把藥量減少到每次一粒。

②把加味開胃湯的藥量加倍。

③每天喝6次牛筋湯的時候，湯裡要加5毫升香油。」

　　兒女半信半疑地照辦了。大概過了七八天，兒女又來電話了，高興地說：「好傢伙，我父親拉了半盆大便，都是硬球，肚子馬上就軟了。尿量也多了。全身也不疼了。您真神了。」後來兒女又來電話，說老人的體重從37公斤增到54公斤。老人樂了，擔心會不會變成大象。我也樂了，說：「變成大象，您就去動物園吧！」儘管如此，老頭子能活幾年，還是個謎。

　　是的，癌病人一出現問題，西醫就認為是惡化了，而不能仔仔細細分析具體情況。不僅癌症如此，其他的疾病也是如此。

①類風濕的病人，只要出現骨關節腫大，那麼就是類風濕樣骨病。使用皮質激素的方法，把病人治死為止。其實仔細看CT片子，就會發現是骨骼的癌變。

②動脈硬化的病人，只要出現偏癱，那麼就是腦血栓。使用擴張血管的方法，把病人治死為止。其實仔細看CT片子，就會發現是腦瘤。

③血液化驗發現T3T4的比值高於正常，那麼就診斷是甲亢。其實如果沒有甲亢的症狀，應當考慮是多碘問題。

　　怎樣解決這兩個副作用呢？一方面要加大加味開胃湯的劑量，另一方面要減少控岩散的劑量。話又說回來了，如果一開始就使用加味開胃湯把胃氣升提的很好，那麼就不會出現這個問題。都是不等胃氣很好，而急於用藥才出現的問題。因此病人調理胃氣，是非常重要的首要步驟。

【第二是牛蹄筋問題】

　　有人總懷疑，癌症是不是缺乏什麼東西？不然怎麼吃什麼藥都不管

用！是的，你猜對了，癌症缺乏硬蛋白。癌病人，為什麼要喝牛蹄筋湯呢？劉純說：「岩者，食牛筋而安。」可是，為什麼喝了牛筋湯，癌症就不生長轉移了呢？劉純沒有解釋。我們發現牛蹄筋，是一種硬蛋白，含有大量的膠原纖維。荷瘤動物吃了牛蹄筋，膠原纖維就包裹了癌組織，抑制了癌細胞的生長轉移。

1974年，我在《紐約時報》宣傳了牛蹄筋能夠包裹癌塊。有些美國癌病人喝了牛蹄筋湯以後，又不放心而放棄了牛蹄筋療法，改用手術切除。但是美國的開刀醫生驚奇地發現，癌塊已經被膠原纖維包裹，確實沒有生長與轉移。因此，美國醫生認為，癌病人喝牛蹄筋湯是必要的。現在有些美國癌病人喝了牛蹄筋湯以後，用PET檢測癌塊是否被包裹。如果癌塊被包裹了，那麼癌塊周圍就會出現完整而光滑的包膜，而包膜內是血流豐富的癌組織。

大家都知道，缺乏維生素A，容易得夜盲。缺乏維生素C，容易得壞血病，缺乏維生素D，容易得軟骨病。但是很多人不知道，癌症也是營養不良性疾病，就是缺乏硬蛋白。

是的，讓癌病人首先喝牛蹄筋湯，而不吃控岩散是困難的，因為病人害怕癌的生長與轉移。錯了！你必須把癌塊包圍起來，才能使用控岩散，否則控岩散就不會關門打狗。這就是首先喝牛蹄筋湯的道理。許多乳腺癌病人說，喝了牛蹄筋湯之後，乳腺部位有一種緊縮的感覺，是的，這就是包裹了。此時，如果去做CT或者B超，那麼就會發現乳腺的癌塊變得光滑了，也沒有長大。我的祖先真了不起，你說：他是怎麼發現了這個偉大的道理！

{ 牛筋分為三種 }
①品質最好的是牛蹄筋，是牛的腳掌部位的塊狀的筋腱，而不是長條的筋

腱，長條的筋腱是牛腿上的牛大筋。一個牛蹄只有一斤左右的牛蹄筋。但是必須把皮去掉。癌病人，一定要買牛蹄筋熬湯喝，這是控制癌的生長轉移的唯一辦法。牛蹄筋要買生的。

但是有些賣牛蹄筋的人，說牛蹄筋都是煮熟的。這是為什麼呢？因為從牛蹄子上剝離筋腱，必須把牛蹄子放在開水裡煮，把牛蹄煮軟之後才能剝離筋腱。如此處理，不會影響牛蹄筋的品質。

但是把牛蹄子放在火鹼水裡煮，這是奸商行為，這破壞了牛蹄筋的品質。這種牛蹄筋非常白嫩，然而臨床作用很弱。飯店裡有一道紅燒蹄筋的菜餚，就是把牛蹄筋放在火鹼水泡一夜，如此1斤牛蹄筋就泡發成3斤。這種有害的紅燒蹄筋，滑嫩可口，然而火鹼害人。

需要注意的是，剝離下來的牛蹄筋是帶著牛皮的。自己買來牛蹄筋之後，必須親自動手把牛皮去掉。這種牛皮，已經無毛，很光滑，包裹在牛蹄筋的外面，用放大鏡去看，牛皮有許多毛孔。而且生牛蹄筋要用自來水泡半天之後，再去熬湯，要去除可能存在的殘留火鹼。

牛蹄筋屬於硬蛋白。除了牛蹄筋之外，牛和豬的骨頭裡面也含有硬蛋白，不過，必須把骨頭用10%的鹽酸浸泡脫鈣，才能得到硬蛋白。從骨頭裡面提取硬蛋白是我多年的夢想。因為牛蹄筋的自然產量很少，而大量的骨頭被人們扔掉了，太可惜了。但是直接熬骨頭湯喝，是無效的。熬出來的，是白色油狀的骨髓溶解物，而不是硬蛋白。動物的板筋也含有硬蛋白，不過極難加熱水解。

遺憾的是，由於世界上吃牛蹄筋治療癌症的人越來越多，牛蹄筋越來越少。怎麼辦？我算了一下，一頭500斤重的牛，只能剝離牛蹄筋4斤左右、牛大筋2斤左右；但是一頭500斤重的牛可以有200多斤的骨頭，可以

提取50斤左右的硬蛋白。我從1973年就研究使用骨膠原，發現骨膠原比牛蹄筋的作用迅速。骨膠原能夠在7天之內迅速包圍癌塊，控制癌細胞的發展和轉移；而牛蹄筋需要一個月左右才能發揮作用，這個現象無法解釋。尤其對於骨折、骨肉瘤、骨轉移等骨損傷，這個骨膠原有很好的修復作用。更奇怪的是，骨膠原也能夠較快地治療骨質疏鬆、骨關節炎、風濕性關節炎、類風濕性關節炎。要知道，僅中國就有六分之一的公眾，患有各種各樣的骨關節炎。

因此大力生產骨膠原，是我們獲得硬蛋白的很好途徑。骨膠原是防治癌症的需要，也是防治關節炎的需要，更有廣闊的市場前途。但是我也害怕濫產骨膠原，又會害人。

②其次是牛大筋，是連接腿部肌肉，和牛蹄的長條部位。牛大筋的藥理作用較弱。癌病人在腫塊消失之後，可以使用。有些賣牛肉的人，說這就是牛蹄筋，這是糊弄客戶，不要受騙。

③再次是牛肌筋，是連接軀幹肌肉，和骨骼的部位，俗稱腱子肉。是熬瘦牛肉湯用的。

牛蹄筋，又分多種，其中犛牛最好，黃牛次之，再次是水牛；壯年牛最好，小牛和老牛次之；好鬥者最好，體重者最好，無病者最好。其實有些動物也含有大量蹄筋，比如：熊掌，駱駝，馬，驢等。只是牛蹄筋易得而已。牛蹄筋要自己在當地購買，一定要買生的牛蹄筋。

由於牛蹄筋經過長時間的加熱水解，變成了氨基酸，極易被人體吸收。這叫無渣流質，吸收率高達80%，這是一個人一天的最低需求量，可以增加，不要減少。腫塊越是巨大，轉移部位越是很多，牛蹄筋的需要量越大。道理很簡單，牛蹄筋少了，很難包裹。牛蹄筋的最大用量可以每天

1公斤。超過這個最大量也不好，因爲牛蹄筋湯黏膩，不容易被吸收，反而腹瀉。因此牛蹄筋的每天用量，應當自己掌握在0.25~1公斤之間。熬湯的加水量，應當是0.25~0.5公斤加兩升水，0.5~1公斤加4升水。牛蹄筋湯熬好之後，晾涼了應當結凍。

有人不習慣喝牛蹄筋湯，怎麼辦？可以把牛蹄筋湯做成西紅柿雞蛋湯，做成小米稀飯。最好少量、多次食用，可以每天喝6次。如果胃氣不好，那麼初始食用，可能要肚子脹，拉肚子，打飽嗝等。因此剛開始牛蹄筋湯要熬得濃度淡一些，喝的次數少一些。總之，以喝了牛蹄筋湯之後，不脹肚子，不打飽嗝，不腹瀉爲準。

有人說，牛蹄筋湯就是蛋白質水解的氨基酸，沒有如此神奇的療效。糊塗，氨基酸有幾十種，各有各的用處。就像氧氣、氮氣、氯氣一樣，都叫空氣，可是氧氣是沒有毒的，而氮氣、氯氣是不能給人呼吸的。有的氨基酸合成的蛋白是溶於水的，例如：雞蛋清是溶於水的，但是用水是煮不化的。有的氨基酸合成的蛋白是不溶於水的，例如：雞肉是不溶於水的，但是用水是可以煮化的。你說雞蛋清和雞肉的成分是一樣的嗎？

正是因爲時至今日，科學家不能明確指出一些組織器官的氨基酸結構，因此不能人工合成組織器官，而必須搞器官移植。但是科學家不明確的東西，並不能阻止人們的使用。就像是科學家至今不知道，喜怒哀樂的神經內分泌基礎，而人們不管其中的科學道理，照樣喜怒哀樂一樣。

有人說動物的皮，也含有膠原組織。能否代替牛蹄筋呢？不行！皮膚的膠原組織是角蛋白，而牛蹄筋的膠原組織是硬蛋白，兩者完全不同，不可混淆。動物的皮熬汁，有擴張血容量的作用，不能用於包圍圈，反而造成癌塊的水腫，因此不能用於癌症。

有的癌病人願意把牛蹄筋和鯉魚共煮，願意把牛蹄筋和瘦牛肉共煮，願意把牛蹄筋和鯉魚、瘦牛肉共煮，這都是可以的，不過要掌握好水量，不要糊鍋。

【第三是小血管問題】

癌塊不是一塊肉疙瘩，而是一個大血包。西醫自從19世紀末期創立腫瘤科以來，全部精力是研究癌細胞的生物學特性。從世界各地匯總的資料堆積如山，好像針對癌細胞的任何方法，都能造成癌細胞的死亡，而病人也隨之死亡。

腫瘤的血管形成，早在1863年，已經被英國人注意。有一個英國醫生發現癌組織裡，有毛細血管急劇增多的現象。但是他用陰莖勃起變硬，是由於海綿體充血，來比喻這種癌的生物學現象，而遭到同行的攻擊。1945年，又有一個英國醫生提出了腫瘤血管形成的假說，認為阻止血管形成，可能是治療癌症的快捷方式，又被人們嘲笑了。

美國學者弗朗克，放棄了對於癌細胞內部的研究，開始觀察癌細胞的周邊環境。經過幾年的生物化學分析，終於在1971年，發現癌細胞能夠分泌，一種血管形成因子TAF，而且各種癌細胞分泌的TAF分子結構是一樣的。所謂TAF，是一種多肽類大分子，能夠刺激癌組織的毛細血管內皮細胞，急劇生長，形成數量極多的毛細血管。癌細胞正是依靠這些毛細血管，得到充足的營養供應，才能迅速生長和轉移。TAF具有極特殊的生物學特性，很難被一般藥物破壞，這就是癌症難治的原因。

弗朗克的發現，引起了世界的注意，很多國家的學者追試，也證實了TAF的存在。並且發現各種癌塊的毛細血管密度是不一樣的，茲舉例如下：
①密度最大的是腦瘤，鱗癌腺癌次之，肉瘤又次之，軟骨肉瘤最小。
②密度最大的是癌塊直徑超過10厘米，小於10厘米的次之，小於3厘米的

又次之，1厘米最小，直徑2~3毫米的極小。

③密度最大的是原發病灶，轉移器官次之，轉移淋巴結最小。

④密度最大的是未分化癌，低分化癌次之，中分化癌又次之，高分化癌最小。

⑤密度最大的是實體性器官癌塊，空腔臟器次之，皮膚癌最小。

⑥密度最大的是素食者癌塊，雜食者次之，肉食者最小。

⑦密度最大的是青少年癌塊，中年人癌塊次之，老年人癌塊最小。

⑧密度最大的是婦女月經期、妊娠期次之，哺乳期又次之，絕經後最小。

⑨密度最大的是高溫環境，氣溫適中次之，低溫環境最小。

⑩密度最大的時候是癌病人體溫超過37攝氏度，感染次之。密度最大的時候是癌病人處於劇烈運動狀態，或者緊張狀態等。

因此，目前世界各國的研究焦點是反TAF，而不是手術、放療、化療，以及免疫藥物等問題。然而30多年來，進展十分緩慢。

最初美國國立癌症研究所嘗試，使用動脈導管栓塞的方法，治療一名肝癌男子。使用特製的導管插入股動脈，通過腹主動脈，準確進入供給癌塊血液的小動脈，然後用彈簧鋼圈栓塞了小動脈。一個月以後，直徑2.5厘米的癌塊竟然消失了。病人沒有不適的感覺，而且恢復了原有的工作。這使得研究人員欣喜若狂。

這個病例是幾十年來，西醫治癌方法的巨大成功。它無可爭辯地證明，治癌不必殺死癌細胞，只要阻止血液供應，就可以使癌細胞不殺而死。

在鐵的事實面前，無數的論文、無數的專家、無數的新聞等，對於手術、放療、化療，這種摧殘身體的治療方法，給予嚴厲的批評。有些人甚至揚言，只要改進導管技術，任何部位的癌塊，都可以迅速消除。然而半年以後，這個病人的癌塊又出現了。輿論界一片譁然。研究人員認真分析

復發的原因，發現癌塊多支動脈供血，只栓塞一支動脈是不行的，而把所有的動脈栓塞是辦不到的。

要想阻止癌的血液供應，只有一個辦法，那就是不讓癌細胞分泌TAF。起先，發現魚精蛋白、血小板因子、4大分子鹼性蛋白、動物軟骨、眼玻璃體等物質，在試管內，有阻止毛細血管內皮細胞生長的作用，但是，荷瘤動物試驗發現，沒有親癌作用，因此極易發生瀰漫性血管內凝血，造成動物的意外死亡。

後來，又在一些親癌物質，比如，四環素、爭光黴素，以及一些親癌同位素的分子結構上，分別附加魚精蛋白等五種物質，荷瘤動物試驗還是收效甚微。因為親癌化合物，對於炎症或者壞死組織，也有親合性。

早在20世紀80年代，美國幾家腫瘤研究機構，已經注意到一些美國人被診斷癌症以後，口服一種叫做控岩散的中藥。這些病人的腫塊逐漸縮小，直至消失。由於是普遍現象，這就引起了研究人員的奇怪。他們在癌細胞試管中，加入控岩散提取液，發現只有穩定癌細胞生物膜現象，限制了癌細胞的流動性和通透性，而癌細胞並沒有被殺死。又給荷瘤動物餵食控岩散，解剖以後，發現腫塊的毛細血管消失了。再給自願受試的癌病人，口服控岩散，也普遍出現了腫塊縮小。

不過，有的受試者，不相信控岩散，他們中途要求切除腫塊。研究人員對於這些手術標本，進行病理組織學檢查，發現腫塊的毛細血管消失了。又進一步生物化學分析腫塊的血液，發現了TAF的分子結構被破壞了。

於是認定控岩散是天然的反TAF物質。然而，使用化學合成的方法，又不能製造成功。這也是控岩散只能使用稀少的鯊魚膽製造的原因。

後來，美國學者發明了反TAF的藥物CDS，已經在動物身上試驗成功，也是一種藥物治療動物的各種癌症。英國學者在老鼠尿中提取了反TAF物質，也是一種物質治療動物的各種癌症。儘管對於人體的毒性太大，但是說明了一個問題，那就是反TAF是治療癌症的好辦法。

由於各種癌細胞分泌的TAF分子結構是一樣的，那麼TAF的藥物結構也應當是針對性的。可見治癌的道路只有一條。

許多人以化療方案為例，要求每種癌病，要使用不同的中藥治療。那麼TAF的發現，就可以說明：治癌的方法，只有一個。有些人認為方法越是很多，那麼越是高超。可能不是這個道理。比如：外傷疼痛的病人，打一針嗎啡就能止痛；可是如果使用芬必得、阿司匹林、阿托品等止痛藥，那麼就是胡鬧，也讓病人疼痛死了。

又如：急性失血的病人，輸血就能補充血液；可是如果使用生理鹽水、葡萄糖注射液、林格氏液，那麼就是胡鬧，也讓病人失血死了。再如：腦水腫的病人，靜脈輸入甘露醇就能止吐；可是如果使用維生素B、安定、扎針灸，那麼就是胡鬧，也讓病人折騰死了。而且化療本來就是胡鬧，已經把癌病人治死了，為什麼還有要以化療方案為例，要求使用不同的中藥？

需要注意的是，許多藥物都能夠破壞小血管，例如，妊娠止吐藥反應停，血管硬化劑魚肝油酸鈉，蛋白沉澱劑白礬等。但是這些藥物不能破壞癌細胞的TAF分子，反而容易造成人體正常小血管的瀰漫性損傷。也正因為如此，尋找反TAF，就像大海撈針一樣難。目前除了控岩散之外，至今沒有發現新的反TAF物質，而控岩散的主要成分鯊魚膽的產量太少了，這就是目前不能大力推廣使用控岩散的原因。

為了節約使用控岩散，歐美醫生採取先喝牛筋湯，把腫塊包裹之後，再局部切除腫塊，然後少量使用控岩散。臨床證明，這個方法是穩妥的。控岩散消除癌的小血管是容易的，因為癌的血管，不是原來就有的，也不是真正的血管，其血管內皮細胞十分脆弱，所謂血管腔，不過是細胞間隙。因此血流速度，只相當於正常血流的15%~30%，這樣一來，癌細胞得不到充足的氧氣交換，本身就處於無氧酵解的不利狀態，因此癌塊不會生長的很大。

也正因為如此，癌塊一般超過3厘米，就會有癌細胞脫離腫塊另謀生路，這就叫轉移。癌塊一般超過10厘米就會自己破潰，造成大出血。我們恨癌的轉移，恨癌的破潰，其實我們應當感謝癌細胞，因為癌塊內部的血流速度十分緩慢。

如果癌塊的血流速度很快，那麼倒是可怕了，就像有的良性腫塊那樣，生長成幾十公斤大，癌病人就會變成大象了。正因為控岩散是反TAF物質，而正常細胞不分泌TAF，所以控岩散不能破壞正常細胞的周圍血管。這是非常奇怪的。母狗懷孕了，我們想通過殺死胚胎血管而達到墮胎目的，結果母狗吃了控岩散以後，照樣生出三隻小狗，也沒有發生畸形。看來控岩散，的確不能破壞正常細胞的周圍血管。

西醫為什麼治療不治之症？

目前，西醫宣布癌症是不治之症。奇怪！既然癌症是不能治療的疾病，那麼西醫為什麼還要去治療呢？西醫要摸索經驗！那麼什麼叫摸索經驗呢？說白了，就是拿人做試驗！然而這個試驗不是拿死囚犯，而是全世界的癌病人！我們中國人喜歡查檔案，那麼我們來查一查西醫的檔案。

西醫是以古希臘和羅馬醫學為基礎，依靠物理、化學的不斷進步，而

逐漸發展起來的。西醫的發展大致經歷了三個階段：

第一階段是公元前6世紀到公元16世紀，主要發展了人體解剖學。什麼病都要手術。這時候，西醫遠遠落後於中醫。得了乳腺癌，西醫是用燒紅的烙鐵燙掉乳房，病人很快死亡。那時候，中醫就讓你吃控岩散。

第二階段是公元16世紀至公元19世紀。主要發展了病因治療學。這時候，西醫防治傳染病方面，超過了中醫。不過，得了乳腺癌，西醫是局部切除腫塊，病人很快死亡。那時候，中醫就讓你吃控岩散。

第三階段是公元19世紀至今，主要發展了醫用物理、化學。這時候，西醫在診斷、防疫、手術、搶救等方面超過了中醫；但是，在治療人類70%的疾病─癌症等慢性病方面，仍然落後於中醫。西醫一直找不到癌症的病因。因此，西醫認為癌症是不治之症。治療癌症的目的，只是為了減輕痛苦，等待死亡，而且西醫的手術、放療、化療的方法，至今沒有得到世界衛生組織的讚揚。實際上，只有我們中國人說手術、放療、化療是治療癌症的三大法寶。

而國際社會沒有如此評價，這是因為西醫根本不會治療慢性病。因此，我們不要認為西醫的一舉一動都是高科技。因為如果病人不適合防疫、診斷、手術、搶救等四個問題，那麼西醫就沒有辦法了。我們不要認為外國的一切東西都是先進的。

那麼手術、放療、化療等治療方法，是怎樣出台的呢？
1）手術很有效，但是捅了馬蜂窩。

1896年，英國醫生霍爾斯傑德，發現局部切除，造成了癌的迅速轉移，因此發明了大範圍切除的方法，叫做無瘤手術方式，這才開始文明切割乳腺癌。是的，局部切除癌塊，就破壞了包圍圈，造成轉移；但是大範圍切除，還是不知道哪裡還有小癌塊。因此，切除範圍再大也是不徹底的。

很多學者反對使用手術切除治療癌症。1977年，美國國立癌症研究所報告：「一名患乳腺癌的美國婦女，腫塊直徑2x2厘米，因為術後轉移，3年之內手術切除38次，還是死亡。」

1981年，美國癌症協會發出警告：「不能認為直徑小於3厘米的癌塊，不存在遠道轉移。事實上，手術創傷破壞了周圍組織對於癌塊的包圍圈。這就是為什麼有些癌病人手術後，其他部位又迅速出現新癌塊的原因。」

20世紀80年代，英國皇家科學院也研究發現，原位癌能夠分泌一種抑制生成因子，阻止其他癌塊的發生。如果切除了這個原位癌，那麼其他部位的微小癌塊就會迅速生長。這就解釋了為什麼手術切除之後又出現更多癌塊的原因。因此，手術切除這種取快一時的治法，會造成癌的迅速轉移。另外，腹部手術造成的腹腔廣泛沾黏，也使得病人不得不一次、一次地再手術。

這就是世界衛生組織要求中醫補充治療癌症方法的原因。

那麼，手術究竟應當用於什麼情況呢？告訴你，手術應當用於腫塊直徑小於3厘米，而且沒有發生轉移的病例。

歐美國家的醫療法規強調防癌普查以便早期發現。因此，歐美醫生要求每個公民每年做一次全身CT檢查，發現可疑腫塊就使用手術切除。因此，發現的腫塊都是小於3厘米。切除腫塊之後就讓病人回家了，沒有放療、化療、免疫療法之說。

因此，歐美醫生每天的主要工作就是看CT片子。但是中國的醫療法規，沒有把早期發現放在第一位。中國醫生每天只是忙於治療，這就脫離了國際軌道。因此，中國醫生臨床發現的癌病人，其腫塊直徑極少小於3厘米。因此，中國人的癌症是危重的，中國醫生的風險是很大的。

2）放療在殺死癌細胞的同時，也破壞了包圍圈。

1932年，由於居里和倫琴發明了射線，西醫使用了放射治療。也是吸取局部治療的教訓，採取一定的面積放射。

很多學者反對使用放射線治療癌症。1936年，德國漢堡修建了一個紀念塔，上面刻著110位為了研究放射線而患癌症死亡的科學家的名字。早在1938年，前蘇聯放射專家，H.H彼得羅夫對於放療產生了疑問。他給23隻猴子的骨內注射同位素；兩年以後，有7隻猴子在注射部位發生了骨肉瘤。從此，放療就成為誘發動物，發生癌症的一種試驗方法。而可憐的病人還用它治病。

由於放射線對於人體有肯定的傷害，因此，安裝使用X光機、放療機的房屋，必須是特殊的，操作人員必須有防護裝備。儘管如此，有些從業人員還是得了癌症。這種取快一時的治法，會造成人體慢性損傷。不錯，放療把癌細胞殺死了，但是把成纖維細胞也殺死了；那麼癌細胞周圍沒有成纖維細胞，就不能把喝進去的牛蹄筋湯，合成膠原纖維，去包裹癌細胞，於是殘存的癌細胞就會瘋長。

同時，放療把吞噬細胞也殺死了，那麼誰去吃掉一堆爛肉呢？而且放療後，病人會出現放射性炎症，這種炎症是不能痊癒的，這種炎症不是放療後馬上出現的，有的是半年之後，有的是一年之後，這種炎症是越來越嚴重的。放射性炎症造成了肺纖維化，把人活活憋死；放射性炎症造成了痿症，使得病人生不如死。

這就是世界衛生組織要求中醫補充治療癌症方法的原因。

那麼放療究竟應當用於什麼情況呢？告訴你，放療用於誘發試驗動物的癌症。

放療是致癌物質，但是放療在我國是普遍使用的。因為我國的醫療法規沒有禁止濫用放療。因此，大量的被國外淘汰的放療設備，被醫院買來。許多從事放療工作的醫生，已經死於放射性損害，這裡包括我的一些同學和好朋友，以及著名專家。他們得了癌症，我是無能為力的，因為長期的放射性損害，已經是病入膏肓。更有許多癌病人，放療後復發，而不可救藥。

3）化療在殺死癌細胞的同時，也破壞了包圍圈。

　　1914年在第一次世界大戰期間，德軍施放芥子氣毒彈，致使很多英軍士兵死亡。英國醫生發現屍體出現了淋巴組織溶解，據此，發明了芥子氣的衍生物氮芥，這才開始癌症的化療。也是吸取局部治療的教訓，採取全身化療。這時候，得了乳腺癌，中醫還是讓你吃控岩散。而西醫不顧幾百年前劉純在《誤治餘論》中的警告：「乳岩開刀，翻花最慘」，「以毒攻毒，庸醫殺人」，還在瞪著眼犯錯誤。

　　很多學者反對使用化學藥物治療癌症。1962年，世界衛生組織的癌化療專業委員會指出：「化療遇到了異常的困難，要做到不傷害健康組織，去殺傷各種類型的癌細胞，是十分困難的。而且對於免疫能力已經下降的癌病人，再使用降低免疫能力的化療，是否給腫瘤學的巨大變革帶來希望，至今不能肯定。」

　　1977年，美國器官移植專家柏恩報告：「追訪9131例腎移植、189例心臟移植的病人，為了克服排異反應，常規使用化療藥物。發現在最初的30個月當中，竟然有1/3的病人發生了網狀細胞肉瘤，或者淋巴肉瘤。」

　　1978年，美國一個警察局報告：「化療藥物已經成為慢性殺人毒藥。一些黑社會組織為了清除不可靠成員，採取一次性大劑量注射化療藥物，使人在短期內死亡。」

這種取快一時的治法，會造成人體慢性中毒。不錯，化療把癌細胞殺死了，但是把成纖維細胞也殺死了；那麼癌細胞周圍沒有成纖維細胞，就不能把喝進去的牛蹄筋湯，合成膠原纖維，去包裹癌細胞；於是殘存的癌細胞就會瘋長。

同時，化療把吞噬細胞也殺死了，那麼誰去吃掉一堆爛肉呢？於是病人就爛死了。或者經過一段時間，好組織復活了，癌細胞也復活了，又分泌血管形成因子；又出現小血管，小血管又給癌細胞提供營養；癌細胞得到營養又瘋狂生長，這就叫復發。

其實任何一種毒藥都能殺死癌細胞，這已經不是什麼祕密。因為如果把病人殺死了，那麼疾病也沒有了。

我經歷了一件事，令人深思。

一個子宮頸癌病人，喝農藥敵百蟲自殺未遂，但是癌塊消失了。這是怎麼回事？病人女性，1950年出生，甘肅省景泰縣紅水公社高墩大隊龍口生產隊農民。1977年，陰道不規則出血。在紅水公社衛生院給予止血藥無效，到景泰縣婦科檢查，懷疑是子宮頸癌。同年10月17日，在甘肅省一家醫院婦科，子宮頸活組織檢查診斷是子宮頸癌。聽到這個診斷以後，夫妻發生吵架，未做任何治療而回家。

吵架的原因是宮腔放置避孕環。1976年7月，公社衛生院要求已經生育兩胎的婦女，必須放置官腔避孕環。當時患者接受了這項避孕措施。但是丈夫認為避孕環像打獵的圈套一樣，能夠把陰莖勒緊，因此不敢性交，並且多次去公社衛生院，要求醫生取出避孕環。醫生拒絕取出避孕環，並且講解避孕環的原理，說明與性交無關。但是丈夫堅持認為避孕環會把陰莖勒緊，並且用筷子在陰道亂捅，試圖取出避孕環，由此造成陰道出血。

因此一年後的今天，患者認為陰道又發生出血，是丈夫造成的；而丈夫認為至今不敢性交，是患者有意刁難。夫妻之間的吵架，導致1977年10月19日早晨7時許，患者口服農藥敵百蟲，劑量大約是200多片，每片0.5克，企圖自殺。當天下午16時許，鄰居發現患者昏迷，即把患者送到甘肅省水電醫院的第七工區醫院搶救。

　　當時，「文化大革命」剛結束，我屬於被迫害的知識分子，被恢復名譽，並且被任命為甘肅省水電醫院的副院長。我聽了這件事，感覺患者很可憐，就讓工區醫院把患者送到總院，安排在幹部病房。當時，醫院給病人治病，不考慮錢的問題。農民治病沒有錢不要緊，到公社開個證明，交給醫院。醫院拿著帳單和公社證明，到衛生局的財務科就能夠報銷。當然醫院不能趁機撈錢，只能報銷一點藥費，其他手術費、診斷費、床位費等，是不能報銷的。當時，住院沒有錢吃飯，也不要緊，人們還是有同情心的，不必號召捐款，大家會主動給她飯吃。我也讓醫院財務科從院長辦公費中撥款，支付患者伙食費。

　　開始，患者的情緒不好，不想吃飯。於是大家先罵丈夫愚蠢，說性交的時候，陰莖離宮腔很遠，根本不可能讓避孕環勒緊，並且讓丈夫向患者承認錯誤。於是患者的情緒一天比一天好。

　　但是患者依然不感覺飢餓，陰道不停地流血水。同年10月25日，使用窺陰器觀察子宮頸，發現菜花樣的癌塊好像變得光滑。請甘肅省人民醫院婦科會診，請蘭州醫學院附屬醫院腫瘤科會診，醫生也感覺奇怪，因為患者沒有接受任何抗癌治療。

　　這是為什麼？有些醫院想把患者接走，但是患者不願意離開我院。於是患者的癌塊，得到了很多醫院的關注。大劑量的農藥敵百蟲，能否治療癌症，成為許多醫生注意的課題。我讓婦科每天詳細記錄病情，每三天使

用窺陰器觀察子宮頸，注意癌塊的變化。嚴禁其他醫院的醫生擅自觀察癌塊。於是患者變成許多醫生的寶貝。

1977年12月14日，患者子宮頸的癌塊完全消失。儘管患者高高興興，儘管患者在醫院裡到處走，但是依然不感覺飢餓，而且陰道不停地流血水，因此不能讓患者回家。儘管使用加味開胃湯，使用牛筋湯，也不能控制體重的不斷下降。患者身高163厘米，入院體重64公斤，住院55天以後，體重變成51公斤。於是我請求各醫院會診。討論的結果是給予靜脈高營養。但是我反對大量給予葡萄糖。於是大家決定每天給予一瓶軍用的凍乾人血漿，每週給予200毫升的鮮血。那時候獻血不必動員，也不給錢，只給7天休假。但是很多人報名，不抽誰的血，誰還不願意。

1978年4月3日，儘管已經使用110瓶軍用的凍乾人血漿，輸入A型鮮血3000毫升，患者的體重依然下降到42公斤。她已經變成皮包骨了，完全不能生活自理。儘管護士精心護理，沒有發生褥瘡，但是患者喝水都費力了。我再一次請求各醫院會診。討論的結果，是放棄一切治療。但是我院的醫護人員不答應，他們自願護理她，自願陪伴她，自願把她的兩個孩子接到自己的家裡。而她的丈夫像傻了一樣，每天只是哭。

1978年5月15日，星期一，凌晨3時20分鐘，患者死了。我沒有經過她丈夫的同意，就把患者抬到手術室，進行了病理解剖。因爲很多中國人不知道病理解剖的重要，一般堅決拒絕解剖親人的屍體。解剖的速度很快，把患者的內臟全部取出，包括腦部，然後用棉花填塞體腔，穿好衣服交給她丈夫。

屍體病理解剖發現：子宮頸癌塊完全消失，全身沒有轉移淋巴結，各臟器沒有轉移病灶。氣管和支氣管腔內有大量粘液，肺水腫；心外膜有點狀出血，部分心肌斷裂，右心房和左心室輕度擴張；腎瘀血水腫；腦水腫。

消化系統的病理改變最嚴重。胃粘膜蒼白，有點狀出血；十二指腸粘膜僵硬光滑如紙，沒有粘液分泌；肝臟和胰腺萎縮變硬。切取十二指腸、肝臟、胰腺等組織，做成病理切片，在顯微鏡下觀察，很難發現這些組織的本來特徵，鏡下只是一片混亂排列的壞死細胞。

很多醫院的醫生，都看了組織切片，一致認為這是典型中毒死亡的病例。可是這個患者吃農藥敵百蟲把子宮頸癌治好的消息，迅速流傳開來。有些人認為不能大劑量使用，要小劑量使用。於是敵百蟲成為當時的暢銷貨。許多癌病人每天吃敵百蟲，然而沒有一個病人的癌塊消失。可是這個吃敵百蟲、無意中讓癌塊消失的甘肅病例，一直成為我心中的疑問。

1982年我被調回北京。1986年我負責推廣導管化療。在1989年，又出現了一個類似的病例。一個肝右葉腫塊直徑5厘米的癌病人，使用導管升壓熱化療，配合加味開胃湯、牛筋湯、控岩散，進行中西醫結合治療。一個月以後，腫塊完全消失。真是神速。有關報紙還給予報導。正當大家高興的時候，他突然昏迷了。我組織醫護人員全力搶救。不過，第二天還是死了，屍體解剖發現，腫塊是沒有了，但是，肝臟卻發生了瀰漫性壞死。

「為什麼使用化療藥，能夠讓癌塊消失，人卻死了呢？」我問父親。

父親唉了一聲，說：「你這個人呀，讀書不求甚解。《乳岩治例》說的明明白白，吃砒霜能夠讓乳腺癌迅速消失。舉一反三，就是說任何毒藥都能夠讓癌塊迅速消失，人也活不長。你分啥中藥、西藥、農藥、耗子藥。怎麼越大越糊塗？」

我說：「可是，現在大家都這麼幹！」

父親說：「這有啥不好？世界人口這麼多，長命百歲幹嘛？活著打群架，早死早消停。」

是的，毒藥就是殺人的藥物；把病人殺死了，病也沒了。癌細胞和正

常細胞一樣，都在進行新陳代謝。任何毒藥都能夠破壞新陳代謝。因此吃毒藥能夠殺死人，也能殺死癌細胞。化療藥物，就是從殺人氣芥子氣演變而來。有機磷農藥敵百蟲，就是從殺人的有毒蘑菇演變而來。不管稱謂如何，只要標籤上註明毒字，人類都不能使用。

遺憾的是，我們在農業、食品業大量使用毒藥，造成人體的慢性中毒而發生癌症；治療癌症又使用毒藥。可悲的是，有些人自稱是講究衛生，要飯前洗手，要餐具乾淨；而吃的卻是有毒食物，喝的是有毒飲料。可氣的是，得了癌症，告訴他不要吃毒藥，他卻說：「這是高科技！」很好，去高科技吧。誰知道此人能夠生存多久？

有人說，人體能夠解毒，小劑量使用毒藥還是可以的。讀過歷史的人應當知道，歐洲的古羅馬是一個強盛的國家，然而後來它衰敗了。衰敗的原因，不是戰爭，不是自然災害，而是鉛錫餐具。古羅馬人使用鉛錫製作吃飯、喝水、飲酒的工具。長期的慢性鉛錫中毒，造成人的體質下降，繁殖的能力下降，因此，強盛的古羅馬衰敗了。

有人說，毒藥能夠消除癌症，為什麼也能夠製造癌症？眾所周知，癌症必須經過癌前病變。所謂癌前病變就是慢性損傷。各種各樣的毒素，作用於人體組織以後，首先損傷的是保衛器官細胞的結締組織，然後才能損傷器官細胞。如果結締組織中的膠原纖維被破壞，而膠原纖維內部有癌基因，那麼就捅了馬蜂窩。因此，放療、化療能夠消除癌塊，也能夠製造癌症。這就是很多癌病人，接受放療、化療以後，又出現新的癌塊的原因。一些西醫說，這是放療、化療的劑量不夠，這完全是胡說八道，因為他製造了新的癌症。

在大自然中，存在著很多毒物。比如，動物中的蛇毒，植物中的馬錢子，礦物中的砒石。人類經過很多人的死亡實例，才知道它們的危害；並

且告誡後人，要遠離毒物。爲什麼現在要人工製造毒物呢？這是因爲有些人，要迎合一些人取快一時的思想。

這就是世界衛生組織，要求中醫補充治療癌症方法的原因。那麼，化療究竟應當用於什麼情況呢？告訴你，化療主要用於器官移植。

化療藥物是致癌物質，但是我們的醫生濫用化療，而且還在不斷地進口各種新的化療藥物。當然，中國人訂購，外國人就生產供貨。這種僞劣科學，卻被中國人推崇是高科技。也難怪被歐美醫生嗤之以鼻。現在是自然療法的世紀了，我們人怎麼還在使用毒藥呢？

4) 神乎其神的激素，用於抗癌是有效的嗎？不，它們刺激癌細胞生長！

1889年，有位英國醫生認爲乳腺是性器官，就想到切除卵巢可能對於乳癌有好處。於是在1896年，使用卵巢切除術，造成人工絕經，去治療晚期乳癌。居然讓病人生存6個月。此後，使用人工絕經的方法去治療乳癌風行一時。

可是，乳癌病人在人工絕經之後，經過一段時間的緩解，又惡化復發了。這是因爲切除卵巢之後，體內女性激素減少了，激惹腦垂體分泌更多的促性腺激素，引起腎上腺皮質功能亢進，促使癌的復發。於是西醫想，能否再切除腎上腺呢？然而切除腎上腺之後，經過大約9個月，癌又復發。

這是因爲切除卵巢和腎上腺之後，體內的女性激素，和腎上腺皮質激素全部消失；因而促使腦垂體分泌大量催乳素，催乳素又促使乳癌惡化。爲此，再切除腦垂體，控制乳癌的惡化。可是腦垂體的下丘腦是人體的攝食中樞。切除了攝食中樞，病人就出現厭食症，就活活餓死了。你說西醫笨不笨？一個簡單的乳癌，竟然把病人折騰得如此死去。

到了20世紀60年代，西醫發現腎上腺皮質激素，能夠溶解淋巴組織。

這使西醫十分激動。因爲化療藥物的發明，就是因爲毒氣芥子氣，有溶解淋巴組織的作用，而化療藥物的毒性太大了。腎上腺皮質激素不僅能夠溶解淋巴組織，而且能夠增強食慾，這應當是理想的抗癌藥物。可是臨床實踐是失望的。

癌病人使用強的松等，人工合成的腎上腺皮質激素之後，食慾很好，滿面紅光；然而經過一段時間，癌塊破潰了，癌塊轉移了，癌病人的死亡率增加了。這是爲什麼呢？因爲腎上腺皮質激素能夠溶解淋巴組織，也破壞膠原纖維。在造成病人的肌腱斷裂的同時，也破壞了癌細胞的膠原纖維包圍圈。但是，腎上腺皮質激素畢竟能夠溶解淋巴組織，而且能夠增強食慾。因此在目前的許多化療方案中，依然使用強的松等。這就是許多癌病人接受化療之後，依然食慾很好的原因。然而經過一段時間，就發生了癌的復發和轉移。

這就是世界衛生組織要求中醫補充治療癌症方法的原因。那麼激素究竟應當用於什麼情況呢？告訴你，激素用於內分泌疾病。但是激素，尤其是腎上腺皮質激素，在我國是濫用的。在許多化療方案裡，幾乎都有腎上腺皮質激素。這種腎上腺皮質激素的最可惡之處，就是破壞膠原纖維，同時溶解淋巴組織。

這就使得癌細胞失去了膠原纖維包圍圈，也殺死了吞噬細胞。這就是癌病人使用腎上腺皮質激素之後，迅速死亡的原因。那麼醫生爲什麼要濫用呢？爲了給癌病人退熱、爲了防止癌病人的化療反應、爲了控制癌病人的消瘦，然而一切都是假象。假象過去之後，就是全面崩潰。

5) 免疫增強劑在刺激免疫細胞生長的同時，也刺激癌細胞生長！

很多西醫認爲，癌症是人體免疫功能下降引起來的，因此反對使用降低免疫功能的手術、放療、化療，去治療癌症。1982年，瑞典的微觀攝

影師尼爾松，用微觀攝影的方法，證實了淋巴細胞能夠吞噬癌細胞，從而獲得了諾貝爾獎金，也鼓舞了腫瘤免疫治療的信心。從此提高腫瘤免疫的藥物五花八門，什麼都有。癌病人也趨之若鶩。起先是單獨使用，由於療效不好，就配合手術、放療、化療使用。那麼刺激淋巴細胞活躍，能夠吃掉癌細胞嗎？事實並非如此。

1982年8月，在日本召開的第三屆國際肺癌會議上，與會者明確指出：「免疫藥物對於肺癌沒有治療作用。儘管在免疫治療中，病人血液裡的免疫指針明顯好轉，但是有促進癌細胞生長的副作用。因此，腫瘤的免疫治療，存在著盲目性和安慰性。」也就是說，如果讓淋巴細胞活躍了，那麼癌細胞也就活躍了。誰吃誰？

2001年11月，天津有一個鄰居得了右腎癌，手術後讓我治。在喝加味開胃湯期間，突然病情惡化。我急忙去問。原來病人肌肉注射了一支國產干擾素，第二天就高熱、腰疼。一周以後，拍CT片報告：右腎區腫物15x23厘米。懷疑是右腎癌術後復發。病人很快喪失了飢餓感，出現腹水，死了。也就是說，如果讓淋巴細胞活躍了，那麼癌細胞也就活躍了。誰吃誰？

臨床使用增強免疫藥物，促使癌病人死亡的病例太多了。但是醫生不停地開處方，癌病人也不停地使用。我說別用，癌病人說：「這是國家批准的藥，你是大夫，他也是大夫，我聽誰的呢？」是啊，聽誰的呢？最後還得聽我的，因為腫塊變大了。

癌病人處於慢性消耗狀態，身體也是十分虛弱；家屬看在眼裡，痛在心上，十分著急，急忙之中，往往好心辦壞事。其實，改變這種不利狀態的唯一辦法，不是吃補藥，而是增強胃氣。俗話說：「藥補不如食補。」這是千真萬確的。

很多人認爲身體虛弱，應該吃補藥，或者打補針，以及輸血、輸血漿。這是強壯身體的誤區。要知道，嬰幼兒是弱小的，吃奶可以長大；產婦是虛弱的，吃營養食物，可以復原；運動員的發達肌肉，不是補藥催化的，而是吃肉，鍛煉出來的。

古今中外，有很多糊塗人，包括帝王將相，亂吃補藥而得病死了。1996年，泰國有一個富翁，吃了多年的補藥，就是小病不斷，十分苦惱，懷疑命中缺金，問我怎麼辦？我說：「不錯，命中是缺金。你馬上停用一切藥物，去買金屬健身器材，請一個教練，然後每天下午去健身，命裡就有金了。」他照辦了。2001年，我去泰國學術訪問，見到這個富翁，身體已經十分健壯。他笑著說：「哪裡是命中缺金，就是要吃肉健身。」因此，沒有病的人，不要亂吃補藥。癌病人也是如此，要堅持喝加味開胃湯，保持強烈的飢餓感，然後多吃高蛋白、高維生素飲食，促進營養的吸收。

1992年，有一個老中醫和我辯論過，認爲開胃湯的方意太簡單，既然癌病人氣血兩虧，就應當加入黨參、當歸。並且他自擬的保健藥裡就有黨參、當歸，長期口服感覺良好。於是，我給一個乳腺癌病人試用。結果不用還好，只用了一天，腫塊的皮膚就變紅了，趕緊停用；並且用冰塊冷敷了一個多星期，才變回顏色。可見，開胃湯是不能變動的，補藥不能隨便吃。因此，不是癌病人在吃控岩散期間不能吃補藥，而是癌病人本身就不能吃補藥。吃補藥，對於再建癌的包圍圈，消除癌的小血管形成，是無濟於事的。

這就是世界衛生組織要求中醫補充治療癌症方法的原因。那麼增強免疫的藥物，究竟應當用於什麼情況呢？告訴你，歐美醫生已經停止使用。但是我們的廠家還在拚命製造，我們的醫生還在拚命開處方，我們的病人還在拚命使用。

6）早被否定的破壞包圍圈的局部治療，我們卻當成高科技崇拜。

　　請注意，西醫很早就知道，癌的局部治療是危險的。而且在以後的各式各樣的嘗試中，例如：局部熱療，局部冷凍，局部射頻，局部化療等，都證明了局部治療，能夠造成組織的壞死；能夠使癌病人發生不可逆的器官損害而死亡。因此手術、放療、化療，都要採取大範圍。而且如果癌塊直徑大於3厘米，或者估計有轉移，是不能採取手術、放療、化療的。

　　可是導管化療、熱療、射頻、冷凍，這些局部治療的方法，居然在21世紀，居然在有些地方，居然如火如荼地遍地開花，真是咄咄怪事。美國國立癌症研究所發明了導管治療，然而又否定了它，因為導管治療不優於全身化療。熱療、射頻、冷凍也是如此。

　　這就是世界衛生組織要求中醫補充治療癌症方法的原因。那麼局部治療究竟應當用於什麼情況呢？告訴你，局部治療應當用於腫塊直徑大約一厘米，而且沒有發生轉移的病例。

　　關於癌症的治療問題，歐美國家的醫生一直爭論不休。腫塊直徑小於3厘米的癌病人，五年生存率只有50%；而大於3厘米的5年生存率僅僅10%。這是因為西醫的治療方法，不能再建癌的包圍圈，也不能消除癌的小血管形成，因此很多學者對於西醫的治療方法，持懷疑態度。

　　目前，我們有些人的思想意識太落後了。

　　就拿治療癌症來說，美國已經認識到放療、化療是致癌物質，而高度重視生飢、食療、慎用藥的中醫方法。但是我們還要極大量地進口和使用，當然外國的藥品商人是十分高興的。於是許多在外國不受歡迎的洋快餐、洋藥品、洋食品，就這樣大量地湧進中國；既賺了中國人的錢，又害了中國人。

當然有些外國病人也要求進行放療、化療，這個醫療手續十分複雜。醫生要把放療、化療的作用和副作用告訴癌病人，然後要簽訂法律文書。也就是說，治死了與醫生無關。

然而我們某些醫院的放療、化療是隨便使用的。癌病人只要交了錢，醫生就給用。治死了就說是不治之症。

許多中國人把三分治、七分養當成老掉牙的東西，而美國人卻誠懇地向我請教。難道我們中國人真是愚蠢至極嗎？不是！只是我們不動腦子想問題。希望你看了我寫的書，能夠反思一些問題。

因為癌症本來是慢性病，你不刺激它，它生長的速度很慢。但是你發現了它，就急忙採取不正當的手段，破壞了膠原組織包圍圈，於是它就迅猛生長。一個慢性病就變成急性病了。

這就是許多人，前幾天還能夠上街玩，可是一旦發現癌症，馬上治療，沒有耽誤，好端端的一個人卻突然奄奄一息，讓鄰居大吃一驚的現象。於是鬧得人心惶惶，都說癌症太厲害了，你看他招誰惹誰啦，得了癌症就這麼快走啦，真是好人不長壽啊。其實不是癌症厲害，而是庸醫厲害。是他的錢包招來了庸醫，因此庸醫把他殺了，把他的錢包拿走了。

如果小偷拿走他的錢包，那麼他可以正當防衛；可是看病的錢包，是他乖乖地給庸醫送去的。這事還沒處說理，你說窩火不窩火？現在的有些醫院，已經放棄了預防為主的醫療方向，而是採取了養虎為患的招數，把醫療的重點放在治療上；致使癌病人到了晚期才被發現。因為治療晚期癌症能夠賺大錢。這叫什麼經濟頭腦？如此的頭腦還是不要為妙。因為按照國際慣例，醫院體檢為主，醫生也整天忙於體檢，保險公司的錢也是主要支付體檢。

進入20世紀60年代，癌病人越來越多，這是西醫始料不及的。很多學者提倡使用自然藥物治療癌症。1960年，美國癌症協會發表文告，宣布：「從1900~1960年，全世界的權威醫學雜誌，共報導1000多例自然消退的癌病人。這些病人，確實經過病理組織學診斷，也確實沒有經過手術、放療、化療，而是使用了某些自然藥物，使腫塊消失。

　　因此，應該承認，使用某些自然藥物，發生癌的自然消退，是客觀存在的，也是人類的未知領域。」可見，西醫治療癌症，自己都沒有信心。至於使用手術、放療、化療，那是沒有辦法的辦法。有些病人，認為全世界都用西醫方法治癌，那麼西醫就是正確的，其實並非如此。

　　那麼做，如何評價西醫的治癌方法呢？1974年，紐約的六爺爺來信，擔心我荒廢中醫學業。我就回了一封信，談了我向父親學習治療癌症的體會，並且說西醫的放療、化療，純粹是殺人的刀。沒想到，六爺爺把這封信在《紐約時報》發表了，並且高興地說我們劉家後繼有人。更沒想到，許多美國同行也紛紛發表文章響應，說應當使用中醫方法抗癌。

　　後來，我兒子給美國同行講了一個中國古代故事：有一個人突然宣稱自己悟出了治療駝背的好辦法。許多駝背人急切地詢問怎麼治？這個人說很簡單，去找兩塊門板，讓駝背人趴在一塊門板上，再用另一塊門板壓住他，然後讓別人站在門板上去踩，那麼駝背自然就伸直了。駝背的人們慍怒了：「那麼，人能活嗎？」這個人說，我只管治駝背，而不管人活不活！駝背的人們終於忍不住了，大罵這個人糊塗。美國同行聽了，大笑起來，說：「鬧（No），鬧（No），這個人不管病人死活，這叫治病嗎？」兒子反問：「閣下！您治療癌症，也管病人的死活嗎？」美國同行的笑聲戛然停止，呆呆地看著兒子，沉默不語，陷入深思。

　　要知道，治療疾病的最簡單方法是把病人殺死。是的，如果把病人殺

死了，那麼疾病也就消失了。許多病人不愛聽這句話，然而這是古代巫醫治病的方法，也是日軍治療霍亂的方法，現代竟然是西醫放療、化療的抗癌方法。而且現在的醫生治死了人，不會被革職、責打、流放、殺頭、滅三族的。只要考試及格，就會由住院醫生，升爲主治醫生，又升爲副主任醫生，再升爲主任醫生。到了主任醫生這一級，就被醫院封爲專家了，有些個專家就開始矇人了。但是如果現在的專家出了差錯，依然被革職、責打、流放、殺頭、滅族，那麼許多專家就會改行賣豆漿去了。

你說大千世界，誰是明白人，誰是糊塗蟲？毒藥不能治病，更不能讓人長命百歲。不過，再糊塗的人，他的下丘腦攝食中樞不糊塗；中毒之後的第一個反應，是飢餓感下降。因此無論你使用什麼仙丹妙藥，只要出現飢餓感下降，這個人應當立卽警覺：有毒！我非常讚賞那些拒絕一切治療的癌病人，因爲他們的壽命，要比瞎折騰的病人長得多。

目前美國國立癌症研究所、英國皇家科學院，已斷然否定了放療、化療治療癌症的作用，正在研究癌的血管問題。

然而在我國，放療、化療已經成爲癌病人首選的治療手段。你看，歐美國家大力發展生物治蟲，而有些中國人大力發展化學殺蟲；歐美國家提倡吃肉食，而有些中國人提倡吃素食；歐美國家大力研究自然藥物治癌，而有些中國人大力研究手術、放療、化療。這就是有些地方至今落後的原因。

而且有些癌病人，只是在復發和轉移之後，才拖著中毒的身體尋找中醫。然而中醫也不是神仙。一個人發生癌症，如果沒有吃過毒藥，還是好治的。如果已經吃了毒藥，那麼就要看有無胃氣。沒有胃氣了，已經快死了，那麼還有必要治病嗎？更可惡的是，一些高科技中成藥，竟然偷偷摸摸摻入一些激素。因此吃了之後，如果食慾很好，滿面紅光，就請你立卽

停用。我一說這些問題，有些人就不高興，好像西醫治癌一無是處。其實，西醫的診斷是太棒了。如果沒有西醫的診斷，中醫也是糊里糊塗。

但是中醫的民間學派治療癌的方法是錯誤的。例如：
①看見癌病人發熱，就使用苦寒清熱的方法，是不對的。因為苦寒清熱的方法，能夠治療急性化膿性炎症，久用則苦寒傷胃，所以不能治療癌症。因為高熱而喝白虎湯致死的癌病人太多了。或者認為是陰虛發熱，而給予清熱滋陰的藥，也是不對的。因為癌症是血熱，病人的皮膚、手心、腳心很燙，但是不出現多渴、多尿的陰虛發熱的特徵；如果給予清熱滋陰，輕則低熱不退，重則腫塊變大。因為體溫不高而手心、腳心很熱，就吃六味地黃丸，結果病情惡化的癌病人太多了。因此癌病人只能使用甘寒退熱的辦法，緩緩退熱。要在開胃湯裡加入金銀花、草決明。

②看見癌病人有體腔積液，就使用瀉下的方法，是不對的。因為瀉下的方法，能夠治療胃腸積熱，久用則敗壞胃氣，所以不能治療癌症。癌病人的體腔積液，是癌塊轉移到體膜之上破裂，而點滴血水造成，這是一個緩慢的過程。使用瀉下的辦法不能制止癌塊的破裂。因為使用大黃、元明粉瀉下的方法，致使病情惡化的癌病人太多了。因此，癌病人只能使用雲南白藥止血，使用牛筋湯，去緩緩制止癌塊的破裂，同時喝開胃湯讓積液氣化。

③看見癌病人畏寒，就使用乾薑、肉桂等熱性藥物，是不對的。因為溫中祛寒的方法，能夠治療痛痹，久用則血熱妄行，所以不能治療血熱妄行的癌症。其實這是癌病人營養不良，而發生的畏寒，喝了大量的魚湯、牛肉湯就不再畏寒。

④看見癌病人疼痛，就認為不通則痛，就使用乳香、沒藥、麝香等促進血液循環的藥物，是不對的。因為活血、化瘀的方法，能夠治療血管栓塞，久用則促進血熱妄行，所以不能治療癌症的疼痛。其實這是癌病人血熱造

成的，使用清熱、涼血的地榆、槐米之後就會好一些。

⑤看見癌病人消瘦，就使用人參、鹿茸等強壯藥物，是不對的。因爲溫補脾腎的方法，能夠治療肌肉萎縮，久用則促進腫塊生長，所以不能治療癌症。其實這些藥物是促癌劑，爲什麼會有人大力宣傳治癌，眞是莫名其妙。

⑥聽說單方一味，氣死名醫，就使用一種藥物治療癌症，是不對的。因爲一種藥物，能夠治療一種症狀，久用則造成症候群的混亂，反而促進癌塊的轉移，所以不能治療癌症。鯊魚膽就是單方一味，劉家曾經使用了100多年，但是副作用太大；直至到了明朝的劉純才變成了複方鯊魚膽—控岩散。而且，劉純還發現控岩散，不能控制癌的轉移；控制癌的轉移卻是牛蹄筋。控岩散只能在牛蹄筋控制轉移的基礎上，才能殺死癌的小血管；而壞死腫塊吸收，又要靠開胃湯的氣化。你說這一環套一環是多麼複雜，這根本就不是單方一味能夠解決的事。

⑦聽說藥酒效力大，就使用中藥泡酒治療癌症，是不對的。因爲酒精能夠促使血熱妄行，所以不能治療血熱妄行的癌症。而且酒精是促癌劑，許多致癌物質都是溶於酒精，而被人體吸收的。爲什麼有人會使用藥酒治癌，眞是莫名其妙。

⑧看見癌病人有腫塊，就使用軟堅化痰的方法治療癌症，是不對的。因爲軟堅化痰的藥物，能夠治療良性腫瘤，久用則造成癌塊的破潰，所以不能治療癌症。各國的近海地區居民，幾乎都是大量吃海產品。海產品含有大量的高碘物質。而高碘物質是癌塊的破潰劑。這是世界上沿海地區是癌的高發區的重要原因。

⑨聽說癌症是毒瘤，注意，這是西醫說的，而不是中醫說的，有些人就使用砒霜、雄黃、蟾酥、輕粉、斑蝥、鴉膽子等毒藥，以毒攻毒。結果癌塊小了，人也死了。這個問題在我國已經成為惡劣風氣。主要是不了解癌的本質問題是小血管，其思想認識還是停留在1977年以前的西醫水平。劉純在1475年就提出了，癌症和痔瘡是一碼事。儘管遭到了許多人的嘲笑，但是1977年以後，歐美醫生證實了癌塊就是小血管網。那麼為什麼還要以毒攻毒呢？真是莫名其妙。

⑩有些方法更是離奇古怪。從20世紀90年代開始，有些人使用蛇毒、蠍毒、蜂毒、蜈蚣毒、螞蟻毒、蜘蛛毒、蟾蜍毒、河豚毒等生物毒素注射，或者叮咬的方法，去治療癌症。其實都是20世紀70年代，歐美一些醫生失敗的嘗試。只要閱讀當時的《美國醫學雜誌》，就很清楚了。為什麼還要大力宣傳呢？真是莫名其妙。

　　這些問題，自古以來就存在，不是現代才發現的。從明朝以來就有人使用溫熱的陽和湯、苦寒的六神丸、活血的犀黃丸等治療癌症。為此，劉純寫了一首控岩賦，十分感慨地說：「乳岩本是氣滯生，並非痰熱瘀血凝。攻補誤殺多少命，千古奇冤誰去評。」為什麼現在有些中醫還重蹈覆轍呢？就是因為不了解三分治、七分養！可見知識面太窄，也是有些醫生感覺癌症很難治的原因。

　　現在，許多不是醫生的人也跟著起鬨說：許多食物能夠抗癌，於是一些食物的身價倍增。例如：
①有人說，大白菜含有維生素C和鉬元素，而鉬元素可抑制人體對於亞硝酸胺的吸收與合成。這是真的嗎？要知道山東人愛吃大白菜，然而山東人照樣得癌症。

②有人說，捲心菜含有葉酸，而葉酸對於大腸癌有輔助療效。這是真的

嗎？要知道歐洲地中海地區的人愛吃捲心菜，然而他們照樣得大腸癌。

③有人說，長期食用菜花，可以減少得肺癌的40％的機會。這個機會是什麼意思？要知道西歐人愛吃菜花，然而他們照樣得肺癌。也就是說，吃菜花也有得肺癌的機會。

④有人說，長期食用西紅柿，可以大幅度減少得癌症的機會。這個機會是什麼意思？要知道秘魯、厄瓜多爾、墨西哥、西班牙、葡萄牙人愛吃西紅柿，然而他們照樣得癌症。也就是說，吃西紅柿也有得癌症的機會。

⑤有人說，長期食用毛豆，可以減少得癌症的機會。這個機會是什麼意思？要知道東北人愛吃毛豆，然而他們照樣得癌症。也就是說，吃毛豆也有得癌症的機會。

⑥有人說，長期食用豆芽菜，可以減少得癌症的機會。這個機會是什麼意思？要知道中國人愛吃豆芽菜，然而他們照樣得癌症。也就是說，吃豆芽菜也有得癌症的機會。

⑦有人說，蘑菇含有抗癌多醣，對於乳腺癌、皮膚癌、肺癌都有一定的防癌、抗癌的效果。這個一定是什麼意思？要知道山西人最愛吃上品蘑菇—猴頭菇，然而山西人照樣得乳腺癌、皮膚癌、肺癌。

⑧有人說，魚腥草治療胃癌有一定的效果。這個一定是什麼意思？要知道貴州人最愛吃新鮮的魚腥草，然而貴州人照樣得胃癌；而且胃癌病人吃了魚腥草，也不能控制病情。

⑨有人說，蘆薈能夠治療癌症。然而蘆薈是有毒的中藥，因為它有活血、瀉下的作用；不知有多少癌病人因為吃了蘆薈而死亡。

⑩有人說，銀耳含有抗癌多醣，能夠抗癌、和防衰老。這純屬胡說八道。因爲癌細胞是最癌的東西，怎麼銀耳既能抗癌，又能防衰老呢？顯然撒謊不圓滿，還是編好了再說。

當然還有許多莫名其妙的宣傳。不能忽視這些宣傳，因爲確實有許多人趨之若鶩。也有許多癌病人誠惶誠恐地吃這些東西；甚至死亡之後，依然可以發現他們的嘴裡含有這些東西。可見他們的求生慾望被戲弄了。因爲他們相信什麼有效率、一定的機會。其實有效率即便是99%，也是一個詭詐的名詞。因爲你的、他的無效，永遠是1%，至於誰是99%，那是一個永遠的謎。我們醫生治病追求的有效率是100%，否則過去就會被革職、責打、流放、殺頭、滅三族；而現在你就會遭臭萬年，使得你的子子孫孫都沒有飯吃。

也正因爲如此，歐美國家的每年防癌普查，是十分嚴格的。如果你拒絕普查，一旦發現癌塊直徑大於3厘米，那麼對不起，醫生有權拒絕治療。

可是你每年接受普查，一旦發現癌塊直徑大於3厘米，那麼也對不起，你可以起訴醫生不負責任，醫生要起訴醫院的設備有問題。這種法律手段，促使醫院每5年更新設備。那麼這些半新的設備到哪裡去了呢？告訴你，一些奸商以垃圾的價格買來，又高價賣給發展中國家。誰買了洋垃圾，誰拿了多少回扣，誰心裡明白。

那麼怎樣預防癌症呢？許多人迷信西醫的CT掃描，和血液檢查，然而漏診率是相當高的。有些人體深部的癌塊極難發現，一旦發現大多已經直徑超過3厘米，此時已經發生了癌的轉移。而轉移癌也是十分隱蔽的，如果醫生忽視了全身的檢查，那麼在治療的過程中，病人就會陸續出現許多癌塊。許多醫生驚呼癌塊怎麼越治越多呢？其實它們早就存在，只是醫生沒有去做全身的檢查。而全身檢查是相當複雜的，這是許多醫患糾紛的

焦點。因此，一旦發現有了癌塊，病人應當做全身CT，這是歐美國家的醫療常規。

癌症的早期信號是什麼？西醫說是出血？是淋巴結腫大？是副癌綜合徵？是體重下降？是疲乏無力？是煩躁不安？是局部疼痛？錯了！這是癌症的中晚期表現。即便使用CT掃描技術，也只能發現直徑大於1厘米的腫塊；而實際上，腫塊的病理解剖直徑已經是2厘米左右。

那麼怎樣預測自己將來是否得癌症呢？劉純在《形神兆病》裡提出三個先兆：

第一：「久不知飢。必生痼疾。若風癆鼓膈是也。」

就是說，長期沒有飢餓感，慢慢的就要出現慢性病，或者腦溢血，或者肺癌，或者肝癌，或者食道癌。這個先兆是準確的。任何一個癌病人，在發病前的兩、三年，甚至更長的時間，飢餓感已經下降了。如果一個人知道飢餓感的重要，那麼及時吃養正散，喝牛蹄筋湯，是能夠阻止癌的出現的。

第二：「趾丫癢，無恙也；病癒也。倘或不治而不癢，必生痼疾。」

就是說、腳癬很癢，是沒有大病，也是病癒的表現。如果腳癬莫名其妙地不癢了，這是發生癌症等慢性病的先兆。這一條可能又把西醫的鼻子氣歪了：「中醫把臭腳癬當成寶貝了？多麼落後！多麼骯髒！」請息怒，是的，很多人都無法解釋這個現象。然而這個先兆是千真萬確的，而且在發生癌的兩、三年前就已經出現。

第三：「癤。小疾也。四時發之，癒之無岩。抑或無名腫毒久不生膿。莫謂無恙。」

就是說，如果你發生毛囊炎，很快出現黃色膿液，說明你的抵抗力很

強，近期不會得癌症。但是如果皮膚感染不化膿，你應當警惕癌症。可見經常發生毛囊炎，不是壞事。不要吃藥，見膿之後外用碘酒就可以了，劉純在《藥治通法補遺》裡，使用新鮮的毛莨，塗在皮膚上，觀察發泡之後是否化膿，來預測體內是否有癌症，就是這個道理。現代臨床也發現這個問題。我曾經仔細詢問病人，沒有一個人回憶發生癌症之前的兩、三年，能夠發生化膿性炎症。

有趣的是，有一個癌症病人，被我宣布不是癌症。病人男性，1969年出生，江蘇省南通市江防鎮農民。1996年5月，被南通市一家醫院診斷是胃癌。當時我去江蘇省常熟市會診，他找我看病，我給他檢查身體的時候，發現他屁股有一個黃色化膿性毛囊炎。我勃然大怒，問：「誰說你是胃癌？」他給我看胃鏡活檢報告，果然是低分化粘液腺癌！這是不可能的。我讓他去南京的腫瘤醫院再去檢查，然後我回天津了。

1996年7月，他給我打電話說：「腫瘤醫院胃鏡活檢報告是萎縮性胃炎，併發腸上皮化生。」怎麼辦！吃點兒養正散，喝點兒牛蹄筋湯，就平安無事了。這樣的病例很多，絕對不能看見腫塊就診斷是癌症。

特別強調的是。得了痔瘡就意味著你缺乏硬蛋白；一方面你要喝牛蹄筋湯治療痔瘡。另一方面你要喝它防止可能發生的癌症。

人的組織是由細胞和膠原纖維構成的。膠原纖維大約佔人體組織的50％；人的內臟含有膠原纖維，人的肌肉也含有膠原纖維，人的骨骼更是含有膠原纖維；甚至連接內臟的韌帶、分離肌肉的筋膜以及連接肌肉與骨骼的肌腱也是膠原纖維。因此膠原纖維對於我們人類太重要了。但是只要我們喝肉湯，就能多少補充一些膠原纖維。因此如果你出現了痔瘡，那麼就意味著你缺乏膠原纖維。

有人說，我平常愛吃肉，怎麼也得了痔瘡？是的，你吃肉了，但是你沒有吃進膠原纖維，或者你沒有消化、吸收膠原纖維。因為膠原纖維很難被煎、炒、烹、炸、烤而分解，只有長時間的熬煮才能被水解。倘若我們按照劉純的方法去補充膠原纖維，那麼誰還得痔瘡？

另外，還有許多疾病，也是缺乏膠原纖維的警告。例如，內臟下垂、疝氣，就是內臟之間的韌帶缺乏膠原纖維了。如果說我們每一個人都含有癌基因，那麼這些疾病就是向你報警：「閣下，你要喝牛蹄筋湯了。」但是你不理它，於是你就有麻煩了。

我爺爺說過：「沒有金剛鑽，甭搞瓷器活；有了金剛鑽，也不許敲詐、勒索。不然的話，大夫就成了劊子手，就成了強盜。」我父親也經常說這句話，我都聽煩了。現在，我也經常說這句話，我兒子也聽煩了。

人活著不是為了錢，也不能拿錢來評價一個事物的好壞。古今中外，性命比錢重要。掙的錢，能把命保住了就夠了。沒有必要為了掙錢，把命丟了。從歷史來看，很多富人和窮人，都不是長壽的人，因為二者都為錢玩命。而小康人家卻是壽星多。

有的病人認為我把癌症說得太容易治療了，於是垂危病人紛紛找我，可是喝加味開胃湯超過三個月，沒有飢餓感。我又說：「人無胃氣不治。」這是不是自相矛盾呢？不是！癌症是慢性病，癌病人不是立即死亡，而是在相當長的時期內，逐漸出現飢餓感下降，先是吃東西沒有味道，然後不願意吃肉，喜歡吃水果、蔬菜等，最後什麼都不想吃了。如果喝開胃湯超過三個月，沒有飢餓感，這說明新陳代謝馬上就要停止了。為了避免人財兩空，應當停止一切治療，只喝開胃湯和肉湯，等待死亡。

實際上，任何疾病的不恰當治療，都可以導致人的死亡，並不是大病

如此。

①感冒是小毛病，可是有多少人因爲輸液，造成肺水腫、西藥過敏、輸液反應而死亡？

我的兩個大學同學，就是因爲感冒發熱，一個輸液四環素過敏死亡，另一個肌注安乃近虛脫死亡。兩個大小伙子，就這樣糊里糊塗死了。開追悼會怎麼說，說他傻？說他不幸？說他活該？其實，無論是感冒，還是非典型肺炎，或是肺炎，喝點麻杏石甘湯就可以了。

②近視眼是小毛病，可是有多少人因爲戴隱形眼鏡、手術划痕、儀器矯正而瞎了眼？

我的一個大學女同學，就是因爲嫌戴眼鏡不好看，去北京友誼醫院找俄國專家做手術划痕，半年之後，什麼也看不見了。你說她傻？說她不幸？說她活該？其實，無論是近視眼，還是遠視眼，或是散光眼，配個眼鏡就可以了。

③禿頭是小毛病，可是有多少人因爲外用生髮靈而發生了皮膚癌？

我的一個遠房侄子，就是因爲女朋友嫌他頭髮少，就長期塗搽生髮靈而發生了皮膚癌。你說他傻？說他不幸？說他活該？其實，男子漢無論是禿頭，還是禿眉，只要有一身肌肉就是美。

曾幾何時，有人提出了癌症不等於死亡的口號，這只是自欺欺人的豪言。這是一句外行話。劉純說：「飲開胃湯，逾百天，不知飢者不治。」是有道理的。不過我現改成「三個月」了。

實際上，下述情況的癌症等於死亡，而且沒得商量：
1）有嚴重的消化系統疾病。長期沒有飢餓感的人。胃氣不足，使用加味開胃湯，超過三個月不能出現飢餓感，癌症等於死亡。其實，癌病人有無胃氣，看舌頭就知道了。

　　中醫看舌頭，主要是看胃氣。如果舌質淡紅；舌苔是薄薄的一層白色，顆粒均勻，不乾不濕，那麼就是有胃氣。癌病人不必讓算命的瞎子預測生死，經常看看自己的舌頭就知道了。

　　如果舌質淡白，像煮熟的雞肉一樣；沒有舌苔，而且舌面光滑如鏡子，那麼就是沒有胃氣。這個人必死無疑。如果出現這種舌頭，那麼就要警惕人財兩空。

2）下丘腦部位的癌變。極難生存。因爲下丘腦是攝食中樞。

3）買不到牛蹄筋或者牛蹄筋的用量不足。而不能控制癌的發展。癌症等於死亡。

4）嬰幼兒的癌症等於死亡。因爲體內嚴重缺乏硬蛋白，不可能瞬間補充。因此腫塊的發展不能控制。這是最令人痛心的事，家長抱著愛子到處求醫，最後肯定是人財兩空，父母亦痛不欲生。癌症的年齡趨於幼齡化，是污染地區的特點。癌基因無法防止，但是在哺乳期，有意識地給嬰兒餵牛蹄筋湯是重要的。我們劉家的孩子，從小不餵人參、化學維生素、人造果汁、保健品等；而是一出生，喝的第一樣東西是山楂水，直至排淨胎便，才給奶吃；過了三個月，山楂水里加入牛筋湯，就一直喝下去了；過了百歲兒，就給嬰兒做體操；能自己跑了，就讓他搬重東西；到了五歲才學字。由於強調吃肉健身，因此我們劉家歷代沒有出現一個神童，有的只是飯桶和老翁。

5）終身吃素的人。得了癌症等於死亡。有些人由於信仰、貧困、偏見、家庭習慣等因素，從小吃素，體內嚴重缺乏硬蛋白，這是癌症的起因，也是腫塊極難控制的原因。這些人，不願意也不習慣喝牛蹄筋湯，也不可能迅速補充硬蛋白。對於他們來說，癌症等於死亡。

6）癌病人必須避房。也就是禁止性交；如果不避房，那麼癌症等於死亡。因為每次性交都是一次劇烈運動，其血液循環的速度不亞於百米衝刺。要知道，加速血液循環就意味著加速血熱妄行。因此癌塊發展轉移的速度十分迅速。這就是有些癌病人的病情迅速惡化，而找不出原因的原因。但是我是明白的，病人也是明白的，只是難於啟齒而已。癌病人在性交的時候偷著樂，而轉過頭來就是痛哭。因此，色是刮人的鋼刀，在癌病人身上最為突出。當然，癌塊消失之後，病人是可以性交的。

有人說，這是拉不出屎賴茅坑，是醫生治不好病賴病人。其實不然，這是真的，而且中醫叫避房。過去，皇帝病了，太醫院要通知敬事房避房，皇帝必須遵守；而且伺候皇帝的妃子應當衣不解帶，否則哪個妃子勾引皇帝，哪個妃子倒楣。你想權勢極大的皇帝都要遵守避房，何況是普通病人呢？這本來是個常識問題，但是現在有些癌病人不聽這一套，據說這叫夫妻感情太深了，而由此引發的悲劇也是太多了。

中醫的避房規矩，被古人引申到很多地方：
①夫妻雙方有一方生病。
②夫妻雙方有一方十分勞累。
③夫妻雙方有一方情緒不好。
④夫妻雙方有一方不願意性交。
⑤妻子來月經期間。
⑥妻子懷孕期間。
⑦妻子哺乳期間，如果不避房，就會發生踩奶的意外。所謂踩奶，就是奶水突然消失了。
⑧國喪期間。
⑨家里辦喪事期間。
⑩家裡出了不愉快的事件。

那麼，古代夫妻雙方用什麼方式去傳達避房的信息呢？用戒指。也就是說，如果一方戴上了戒指，那麼另一方就得到了避房的信息。這是古人使用戒指的方法，也是戒指被稱作戒指的原因。

同樣的道理，癌病人劇烈運動也不好，這樣也會加速血液循環；而且如果腫塊大於3厘米，就會發生破潰。但是一個人應當每天活動一下，否則就會全身難受。如果癌病人要活動，那麼最好的方式就是散步。上午、下午各一次，不要累著，累了就休息。

7）精神負擔過重，而頑固性失眠的人，得了癌症等於死亡。人生下來，就意味著死亡。但是有些人總想活，而不考慮死亡的問題，因此一有風吹草動，就嚇倒了。在疾病面前如此，在其他的複雜環境下也是如此。

怕死為什麼活不成呢？因為大腦皮層的混亂，引起下丘腦的混亂，這就是人們常說的：「睡不著，吃不了。」不能吃飯了，那還能活嗎？病人應當有知情權，醫生應當向病人說明病情。實際上，家屬隱瞞病情是自欺欺人。不是癌症，帶著病人到腫瘤醫院幹什麼來了？不是癌症，放療、化療幹什麼？應當如實告訴病人：「您得了痔瘡，這個痔瘡長在肺裡。」

8）急於求成的人，得了癌症等於死亡。癌症在自己身上存在幾年了，不知道、不著急，知道了就要畢其功於一役。這些人的死亡率極高。他們可以勸說別人有病慢慢治，但是自己得了癌症，就惶惶不可終日。然而，不用腦子尋找治療方法，只是用眼睛和耳朵去道聽塗說，真所謂：「機關算盡太聰明，反誤了卿卿性命。」這個現象不在於文化水平，而在於人的思想方法。實事求是的人就會想，腫塊切下去了，就要轉移了。既然反對原子彈，為什麼要放療呢？既然反對化學污染，為什麼要化療呢？再說，癌症為什麼死亡率這麼高呢？既然古代就有癌症，那麼古代怎麼治呢？難道古人得了癌症就等死嗎？人活百歲也是死，我不治行不行，省得人財兩空！哦，三分治、七分養有道理，我試一試。結果呢，反而活了。這就叫：

「有心栽花花不活，無心插柳柳成蔭。」

9）有些嚴重疾病的人。得了癌症等於死亡。比如，尿毒症又發現癌症，心力衰竭又發現癌症，器官移植以後又發現癌症等。這真是狗咬刺蝟，無法下口。顧此失彼，必死無疑。但是有些所謂的嚴重疾病，對於癌症的治療沒有影響。例如：糖尿病又發現癌症，反而容易治療，因為飢餓感很強；肝炎又發現癌症，與預後沒有關係，因為都要增強胃氣；慢性腸炎又發現癌症，這很好，因為腹瀉不會造成癌塊的水腫。

10）病情越危重，越要找西醫進行放療、化療的人。或者尋求仙丹妙藥的人。癌症等於死亡。因為破壞了癌細胞周圍的纖維細胞，即便喝牛蹄筋湯，也不能合成膠原纖維；癌細胞沒有膠原纖維的包裹就會瘋長。

11）長期從事放射物質，和化學製造業的人。得了癌症等於死亡。因為身體長期處於慢性中毒狀態，不可能在短期內調整過來。這叫雪上加霜。我治療過許多從事放射物質，和化學製造業的專家，他們對我非常崇拜，但是非常遺憾，因為沒有一個人能夠長期存活。

12）拒絕忌口的人。癌症等於死亡。因為血熱妄行在不斷加劇。

13）胡亂吃補藥的人。癌症等於死亡。因為破壞了有效的治療。這些病人的突出表現，是腫塊不斷生長，而牛蹄筋湯不能控制。最能刺激腫塊的藥物，是所謂的免疫增強劑，諸如：干擾素、核糖核酸、生長素、細胞介素……，以及一些所謂的中藥補品。

　　這些藥物的刺激性十分強烈，甚至在停藥之後，每月測量腫塊依然在生長。如果每月測量一次，腫塊依然生長，連續三個月都是如此，那麼癌症等於死亡。當然如果你吃的是假藥，那麼就算你走運。

14）癌病人吃活血化痰的藥物，癌症等於死亡。因爲活血化痰的藥物能夠促使癌塊的轉移與破潰。

15）百歲老人，得了癌症等於死亡。因爲百歲老人的胃氣很差。

16）轉移癌，在手術切除之後。癌症等於死亡。因爲捅了馬蜂窩，會造成癌塊的瘋狂轉移。

17）癌病人併發了腦部轉移。而且轉移癌塊直徑大於3厘米。癌症等於死亡。因爲原發癌尚未控制，腦部轉移癌的腦水腫極難克服，病人必定死於腦水腫。

18）慢性肝炎合併原發性肝癌。不是大問題。但是失代償期肝硬化，出現了肝腹水，又合併原發性肝癌，癌症等於死亡。因爲肝臟已經失去了基本功能，其低蛋白血症就足以致病人於死地，談不上再去治療肝癌。

19）癌病人併發了上腔靜脈壓迫綜合症。癌症等於死亡。因爲上腔靜脈壓迫綜合症，將造成腦缺血而猝死。

20）胸腔積液，腹腔積液，並不可怕。但是心包積液在一些邊遠小鎮就是很可怕。因爲一些邊遠小鎮的醫生，不敢穿刺心包抽液。因此，在一些邊遠小鎮的合併心包積液的癌病人，癌症等於死亡。因爲心包積液能夠在短期內造成心臟驟停。

　　總之，面對許多症狀，諸如癌症的疼痛、失眠、胸水、腹水、心包積液、腦水腫、精神失常、癲癇、上腔靜脈壓迫綜合症、截癱等問題，我是無能爲力的。而且實際上，許多垂危病人已經沒有起死回生的可能，也只能使用七分養的方法去延長生命。

綜上所述，癌症不是能夠輕易痊癒的疾病。應當指出，一個人有生病的自由，一個醫生也有拒絕治療的自由。這種拒絕是為了避免病人的人財兩空和醫患糾紛。歐美的醫生拒絕手術治療大於3厘米的癌塊；許多中國高級西醫也拒絕手術治療大於3厘米的癌塊，這是非常正確的。同樣的道理，我也是拒絕治療七分養一個月之後，不能控制病情的病人。這不叫見死不救，而是實事求是，因為醫生不是萬能。因此一個人平常必須養生，避免病入膏肓才去看病。

我父親治療癌症，遇到的困難比我小。那時候醫院十分重視體檢，而且西醫還是規矩的，腫塊大於3厘米，或者有了轉移就拒絕治療了。因此胃氣不是大問題，倒是缺乏肉食，把病人餓得很饞。買牛蹄筋是很困難的，必須去國營的屠宰場求人，或者到國營的飯館求人，尤其是小酒館的牛蹄筋很多。

我遇到的困難比父親大。首先是現在每年做體檢的人越來越少了，因此一旦確診，腫塊往往大於3厘米，或者發生了轉移。腫塊直徑大於3厘米，就意味著全身發生了轉移，而且醫生又不做全身的CT掃描。因此，在使用控岩散的治療過程中，由於全身各個部位的腫塊縮小、變硬，就會出現一會兒這疼，一會兒那疼的現象。又由於胃氣很差，腫塊氣化速度很慢，就會出現壓迫症狀。

最嚴重的壓迫症狀是骨轉移。避免壓迫症狀的唯一辦法，是大量使用加味開胃湯和食療，而緩慢增加控岩散的劑量。寧可慢，也要避免壓迫症狀。劉純強調三分治、七分養，但是對於腫塊直徑大於3厘米的癌病人，我看不妨強調一分治、九分養。因此，絕對不是腫塊越大，而控岩散的劑量越大。恰恰是相反，是升提胃氣和食療的比例要加大。這一原則也適用於其他疾病。

因此，胃氣不好的病人、營養不良的病人，腫塊直徑大於3厘米的病人，發生全身轉移的病人，要特別重視七分養，而要把三分治放在次要的地位。

控岩散的劑量保持在每天四次，每次一、兩粒即可。千萬千萬不要大劑量使用控岩散。根據我的臨床經驗，如果發生全身轉移的病人，大劑量使用了控岩散，那麼麻煩事就會接踵而來。

例如：病人男性，1964年出生，南京軍區某部軍官。2002年8月，在每年例行體檢時候，發現右肺癌，腫塊直徑2x2厘米。即在軍區總醫院給予手術切除，然後進行放療、化療。同年12月出現胸椎轉移，壓迫胸神經而下肢輕度麻木。

病人經過別人推薦，使用三分治、七分養。由於恨病吃藥，不是每七天遞增控岩散劑量，而是從第一天開始，就是每天四次，每次五粒。於是十幾天之後，下肢癱瘓。這時候他應當迅速減少控岩散劑量，而加大加味開胃湯劑量。

但是他不聽我的勸告，反而去南京骨科醫院，手術切除了胸椎轉移癌塊。術後發生了腦部轉移癌、全身骨轉移癌。更要命的是，術後化療使他發生了頑固性厭食症，於是他死了。癌症是慢性病，在醫生發現之前已經存在許多年了。但是，為什麼許多年不著急，而一旦發現就急不可耐呢？因此自己的思想，決定了自己的命運。

1994年，我在網站宣傳三分治、七分養之後，就特別注意病人的胃氣問題。實際上，我的電話和電子信箱，已經成為死亡熱線。
①有的病人不相信「人無胃氣不治」，打電話的目的就是爭論。
其實沒有必要爭論，因為很多人知道劉家是中國唯一的瘤科世醫。

②有的病人認為加味開胃湯、牛蹄筋湯、控岩散沒有通過國家的鑑定；喝加味開胃湯超過三個月沒有飢餓感，就必死無疑，是沒有科學根據的。

其實，世界上至今沒有鑑定中成藥的方法。中國人可以出國看一看了，可以買一點國外的中成藥，看一看有沒有當地國家的批號。你會驚奇地發現，中成藥統統沒有批號。例如：美國的牛黃丸、新加坡的正紅花油、印度的雄油等。只有中國要對中成藥進行所謂的科學鑑定，而這種西醫式的鑑定是不被國際社會承認的。

③有些病人認為國營醫院不會騙人。

其實目前國營醫院已經從國營轉制到私營，這是與國際接軌，也是無可非議的；但是醫生追求金錢是不對的。

④病人是無辜的，有病之後，應當得到醫生的正確治療。

買電器的人，不必成為電器專家；買服裝的人，不必成為服裝專家；同樣的，病人不必成為醫學專家。但是應當具備最起碼的生活常識，這個常識就是民以食為天。任何妨礙吃飯的治療方法，都是有害的。但是有些病人不信這一套，經過治療不能吃飯了，喝加味開胃湯超過三個月，也不能誘發飢餓感，怎麼辦呢？我勸他繼續喝加味開胃湯和肉湯，等待死亡。

⑤實際上，接受死亡是痛苦的。

許多家屬在電話裡嚎啕大哭，我只能勸他節哀：「人活一百年也是死，不讓病人受痛苦，是件好事。」放下電話，我心裡也不是滋味。癌症不是要命的病。人類最可怕的病，是喪失胃氣，而很多人渾然不知。這樣的人不死，那麼誰死呢？即便是百歲壽星，也是喪失胃氣而死，何況是有病的人呢？

⑥有些家屬不信這一套，依然抬著病人到處亂求醫，而有些醫生乘機賣出高價而無效的藥物，造成家屬的人財兩空。

這是非常糊塗的。尤其是一些大家族，人口眾多，娘家人向著娘家人，婆家人向著婆家人，吵得一塌糊塗。我只能出主意，誰說能治，誰掏錢。這場爭論馬上停止。因為參加爭論的人，心裡都明白病人要死了，只是想讓對方多花冤枉錢。

我是一個中國人，然而我不能挽救我的許多同胞。這是什麼滋味呢？這就像電影裡，壞人要殺你的父親，而你不能救他；壞人要用刀捅你的弟弟，而你不能救他；壞人要強姦你的妻子，而你不能救她。是的，許多中國的癌病人經過西醫的摧殘，向我哭訴，要我救他；我真是欲哭無淚。我只能讓他七分養之後，再看效果。你說我們中國人怎麼變得如此愚蠢呢？即便不知道我的三分治、七分養，那麼不知道挨刀疼嗎？不知道放療是原子彈嗎？不知道化療是毒藥嗎？不知道醫院是收費站嗎？為什麼不愛惜自己的身體？為什麼不愛惜自己的性命？

不僅癌症如此，許多疾病也是這樣。

比如，類風濕性關節炎，長期吃激素強的松，造成了全身骨質疏鬆而病理骨折，已經臥床不起。怎麼辦？不要亂投醫，只能等待死亡。

又如，糖尿病，長期吃降糖藥，併發了四肢脈管炎，只能截肢；截肢之後不知改悔，依然吃西藥，併發了心肌梗塞。怎麼辦？不要亂投醫，只能等待死亡。

再如，動脈硬化性心臟病，給予心臟移植，長期使用化療藥物產生了癌症。怎麼辦？不要亂投醫，只能等待死亡。因為如果自己要找死，那麼別人無法救他。就像一個人執意要自殺，那麼誰也阻擋不了。這是見死不救嗎？不！醫生治病的目的，是為了保障病人的生存質量和自然壽命，不單純是為了解除病人的痛苦。歐美一些國家提出了安樂死，我認為是對

的。人活百歲也是死，病人到了垂死掙扎的地步，何必再受難忍的痛苦。

有人說，你是個醫生，管這種閒事幹什麼？對你有什麼好處？好像說實話是奇怪的，坑害人反而是正常的。其實中國的傳統中醫就是如此，歐美的醫生也是如此。

許多癌病人被治死了，而許多不是癌的人，也被誤診是癌症。這在國內已經不是稀罕事。

①把肺膿瘍誤診是肺癌。

病人女性，1918年出生，蘭州市政府官員。1979年2月5日，受涼後發熱，體溫高達39.6攝氏度，伴發頭疼、鼻塞、流涕、咳嗽、吐泡沫痰。在醫務室給予安乃近之後，體溫正常。一周後，咳嗽加劇，2月12日在醫務室拍X光片，未見異常，即給予青黴素肌注。3月24日，咳嗽有血絲，偶爾吐鮮血幾口。在醫務室拍X光片，發現右肺中葉有5x3厘米腫物，懷疑是惡性腫瘤。即轉到甘肅省一家醫院住院。

醫院檢查，淺表淋巴結不腫大，氣管不偏移，X光片報告：右肺中葉有5x3厘米腫物。醫生意見：病情發展迅速，是低分化肺癌，即給予放療。每週五次，每次DT180cGy；三週後，拍X光覆查，發現腫塊縮小到2x2厘米。但是病人出現了極度厭食，很快死亡。

5月5日，醫院的屍體解剖證實：右肺中葉肺膿瘍。這就叫誤診！因為癌症是慢性病，其腫塊的形在成要經過2~20年的漫長過程。不可能2月12日拍片沒有癌塊，而一個月之後，突然出現癌塊；而且癌塊直徑已經超過了3厘米，卻不發生淋巴轉移，這就違背了癌的發展規律。那麼怎樣解釋腫塊縮小問題呢？因為放療、化療能夠殺死一切生物組織，直至把一個大活人殺死。因此，不能一見腫物，就診斷是癌症；也不能認為放療、化療把腫物縮小了，腫物就是癌症。

②把結核病誤診是淋巴肉瘤。

　　病人男性，1934年出生，甘肅省軍區軍官。1978年開始疲乏，進行性消瘦。1980年4月17日，因感冒發熱不退，住進醫院。住院檢查發現鎖骨上、肺門、縱膈，及腹腔多發性腫塊。鎖骨上淋巴結活檢，病理診斷是淋巴肉瘤，卽給予化療藥物—環磷酰胺大劑量衝擊療法。每週一次，每次一克。7月5日，出現呼吸困難，X光片發現右側胸腔積液。醫生抽液發現液體清亮，不是血性。繼續給予環磷酰胺大劑量衝擊。但是病人出現了極度厭食，很快死亡。

　　8月9日，醫院的屍體解剖證實：淋巴結核乾酪性壞死。這就叫誤診！因爲癌病人出現胸腔積液，是胸膜轉移的癌塊破裂了，是癌塊裡的小血管在滲血，不可能沒有血；第一次抽液應當抽出像靜脈血那樣的黏稠的血水。而省醫生抽出的液體是清亮的，不是血性，這就違背了癌症的規律。那麼怎樣解釋醫院的活檢報告呢？錯誤。

③把十二指腸潰瘍，誤診是腸道原發性淋巴肉瘤。

　　病人男性，1928年出生，中國外交部駐外使館人員。1982年初，開始出現右上腹陣發性疼痛，吃點餅乾卽緩解。11月5日回國後，在北京一家醫院就診。B超發現膽囊結石，卽給予膽囊切除。術中發現十二指腸內有腫物。因術前未做準備，所以僅切除膽囊，而結束手術。術後兩個月，鋇餐檢查：十二指腸腸腔狹窄，充缺，粘膜紊亂，長約5厘米，考慮是十二指腸淋巴肉瘤。纖維胃鏡檢查：考慮是十二指腸潰瘍惡變。醫生又給予手術切除，術後活檢報告：淋巴肉瘤。術後給予化療。但是病人出現了極度厭食，很快死亡。

　　1983年2月19日，這家醫院再次覆核術後活檢組織切片，證實是十二指腸潰瘍。這就叫誤診！因爲十二指腸是非常短的腸段，如果此處發生癌變，就必定阻塞膽汁和胰液的分泌，就必定造成消化吸收功能的障礙，就

必定造成體重的迅速下降。可是病人沒有消瘦，更沒有黃疸。而是腹部疼痛，吃點餅乾就能緩解。這是典型的十二指腸潰瘍症狀。那麼如何解釋第一次的術後活檢報告呢？錯誤。

④把慢性結腸炎誤診是升結腸癌。

病人女性，1944年出生，航天工業部醫院醫生。1980年夏季開始，受涼後腹泄水樣大便，一天2~3次；在醫院多次檢查大便未見異常。臨床懷疑是過敏性腸炎。1983年7月11日，受涼後又腹泄水樣大便，病人害怕發生腸癌，即在醫院B超檢查，發現右下腹有6x4厘米腫物。鋇餐灌腸檢查發現升結腸有11厘米的充盈缺損，與B超腫塊符合。臨床診斷：升結腸癌。病人哭得死去活來，要求領導找專家會診。在北京的西醫腫瘤專家同意這個診斷。

於是領導又找我這個中醫會診。8月13日上午，我去給她會診。一見面，我發現這個人滿臉痤瘡，於是就仔細看她的臉，把她看毛了。她說：「你不看病歷，看我的臉幹什麼？」我說：「我問你的時候，你再說話。」在許多痤瘡當中，我找到一個膿包。於是我笑了，問：「誰說你是癌症？」旁邊的醫生馬上拿出檢查的報告，說：「你看看病歷！」我說：「這是一堆廢紙！她不是癌症！給我準備車，我回家去。」在我面前的一群人都嚷嚷起來，有的說：「從哪兒找來一個二百五，不看病歷就胡說八道…」有的說：「這小子是走江湖的吧，別給他會診費…」我一拍桌子，大吼：「閉嘴！你們一群白大褂混蛋。」說完揚長而去。

1984年6月21日，該領導來電話，說：「上次您會診的病人，經過化療以後死了。做了屍體解剖，確實是慢性結腸炎。當時您怎麼斷定不是癌呢？」我說：「廢話，膿包與癌不共存。」

為什麼說她不是癌症呢？因為急性化膿性炎症與癌症不共存。誰說

的？劉純！爲什麼B超檢查和鋇餐灌腸檢查，都說有腫塊呢？可能結腸袋裡的糞便，很難通過灌腸清除乾淨，這是一個解剖常識。也就是說，那群大夫把糞便當成癌塊了。爲什麼罵那群大夫是混蛋呢？那些把糞便說成癌塊的大夫，難道不是混蛋嗎！

⑤把遊走脾誤診是卵巢癌。

病人女性，1960年出生，人民日報社職工。1985年5月3日，懷孕後，到北京一家醫院做產科檢查，腹部門診發現，右下腹有腫物。B超檢查發現有非均質性腫塊15x12厘米。懷疑是卵巢癌。可是她沒有不適的症狀，只是站立時間長了，感覺肚子脹。這個判決，好像一盆涼水澆在小倆口的頭上，兩個人都嚇傻了。鎮靜之後，他們決定找我重新判決。

這是一個身體修長而瘦弱的女子，好像是一個古典美人，柔弱無力。蒼白而美麗的面孔上，有一雙驚恐的大眼睛。右下腹的確有一個腫物。但是這個腫物能夠稍微活動。如果是癌症，那麼直徑超過10厘米的癌塊，應當出現腹水，而她沒有腹水。這很可能是內臟下垂！是腎下垂或者是囊腫？是卵巢囊腫？還是腸系膜囊腫？我不敢肯定。那麼首先要明確地排除癌症！我問她平常長癤子嗎？她說臉上經常長。於是我告訴她，每天用大蒜塗搽額部的一個固定地方，直至化膿再找我。

6月8日，她來了，美麗的面孔上，額部出現一個小膿包。她笑了，她丈夫笑了，我也笑了。一個膿包，把病人逗笑了？是的！內行明白膿包的重大意義，而外行覺得愚昧可笑。實際上，這非常重要，這說明體內沒有癌症。下一步怎麼辦呢？繼續懷孕！再下一步怎麼辦呢？在生產的時候要採取剖腹產，順便把這個腫塊切除了！1986年1月11日，經過剖腹產，她生下一個女兒；同時醫生把那個腫塊切除了。誰也想不到，這個腫塊竟然是個遊走脾，這是內臟下垂造成的。內臟下垂到這個地步，說明腹肌太薄弱了。於是我又告訴她，再下一步應當是喝牛蹄筋湯！

⑥把宮外孕誤診是絨癌。

　　病人女性，1956年出生，北京外國語學院教員，已婚。1986年3月18日末次月經。4月23日開始陰道出血，量少色黑。5月10日陰道又出血。在北京一家醫院檢查姙免試驗陽性；子宮診刮發現蛻膜組織；三次檢測促絨毛素，均大於正常值；B超檢查發現右下腹出現4x3厘米腫物。臨床診斷：絨癌併發右側卵巢轉移。即給予化療。第一次化療後的第八天，病人突然劇烈腹疼。又到另一家醫院急診，B超發現有腹水，抽腹水是鮮血。懷疑是內出血，即剖腹探查。打開腹腔一看，原來是右側輸卵管宮外孕。這是哪兒和哪兒的事！診斷的錯誤，險些把病人的命要了。

⑦把肺結核球誤診是肺癌。

　　病人女性，1926年出生，北京市西城區家庭婦女。1987年7月3日，受涼後發熱、胸疼、咳嗽。在北京一家醫院X光透視，發現右上肺腫物，懷疑是肺癌。第二天，家屬即領著病人到北京另一家醫院就診。CT檢查發現右上肺腫物6x6厘米，癌胚抗原CEA大於正常值。於是確診：肺癌。給予導管化療。一次化療之後，病人胸部疼痛難忍。決定改用中醫治療。花了6萬多元人民幣，買了一些現代高科技中成藥；吃了之後，病人極度衰弱，臥床不起。

　　1988年11月2日，家屬拿著病例資料找我諮詢。我仔細看最原始的片子，發現這是一個非常光滑的腫物；再看最近拍的片子，也是一個非常光滑的腫物；而且兩者直徑是一樣的。如果是癌症，那麼直徑大於3厘米，肯定會轉移，可是這個腫物至今沒有轉移。儘管血檢癌胚抗原CEA大於正常值，也不能排除其他抗原物質的干擾，更不能只憑一項指標就肯定是癌症，而應當考慮是結核球。為什麼化療後疼痛加劇呢？是毒藥傷害了正常組織。

　　於是我告訴家屬不是癌症，而是結核球。想不到家屬急了，說：「人

家醫院是國家醫院，有CT報告，有驗血報告，不會胡說八道吧！您就按照癌症治吧！」

我笑了：「這個病人是你親媽，還是後媽？」他不解地說：「是我親媽呀！」我說：「既然是親媽，就別胡折騰。先用加味開胃湯、牛蹄筋湯，把你媽養壯實再說。那些中藥別吃了。」

他又說：「嘿，那些藥多貴呀！不吃，可惜了的。」

我說：「扔了是可惜。那麼你吃吧，反正什麼病也治不了。」看見家屬還是猶豫不決，我說：「你要是不放心，就到結核病醫院去。就說你媽是老結核，來複查。看大夫怎麼說。」

11月8日，家屬來電話說：「真讓您說對了。我領著我媽去北京結核病醫院，說老結核複查。您猜大夫說什麼？巨大結核球！」怎麼治呢？還是開胃湯、牛蹄筋湯。可是病人超過三個月不出現飢餓感，最後活活餓死了。

結核病是古老的疾病。公元前5世紀，西醫的鼻祖希波克拉底用消耗性疾病命名結核病。中國漢朝名醫張仲景用虛勞命名結核病。在四千多年前的埃及木乃伊身上的腰椎結核鈣化灶，在兩千多年前的中國長沙馬王堆漢墓女屍身上的肺結核鈣化灶，都說明結核病是古老的疾病。但是醫學家發現，在18世紀以前，結核病沒有大流行，可能是當時人們以肉食為主，而且人口流動性很低。結核病的大流行，是從19世紀工業革命開始，由於大量農民移居城市，人口密集了，而畜產品少了，掙錢多了而營養不良了。例如，1801年，英國結核病的死亡人口，佔總死亡人口的30％以上。

但是肺結核，尤其是非典型的肺結核球，與肺癌很難區分。對於西醫來說，這是必須區分的，如果誤診就要治死人。然而對於中醫來說，兩者都是血熱妄行，治法都是一樣的；因此中國人過去不怕結核病。

可是現在結核病在中國非常多見，據說已經有450萬患者，而且每年新發病人150萬，肺結核也非常多見，因此，把結核病與癌症混淆的病例太多了。但是中醫認為結核病，與癌症的治療方法是一樣的，其區別就在於結核病不必終生治療。

⑧把扭曲的肝門靜脈誤診是肝癌。

病人男性，1911年出生，中共中央顧問委員會顧問。1988年3月3日，在北京一家醫院例行體檢時，發現肝區非均質性腫塊2x2厘米。懷疑是肝癌。有脂肪肝病史，可是血檢正常，也沒有不適的症狀。

家屬不相信西醫，把我叫去諮詢。事先秘書囑咐我：「該說的說，不該說的別說。」我一見老頭子，就發現他滿面紅光，哪裡像個病人呢？吃飯很能吃，不吃餓得慌。僅憑這一點，就能否定癌的診斷。可是西醫憑什麼診斷是肝癌呢？只是一張CT片子！於是我仔細看CT片子。這個腫塊不規則，好像是個三角形，但是沒有毛刺。這是什麼東西呢？我懷疑這是一段肝門靜脈扭曲造成的。

只有讓肝臟充血，才能克服門靜脈的扭曲現象。怎樣讓肝臟充血呢？使用壓頸試驗！就是壓迫頸淺靜脈，造成肝臟的充血。不過，對於老年人來說，壓頸試驗有一定的危險。我把試驗方法跟老頭子說了，老頭子還沒說話，秘書趕緊說：「這得跟保健局打個招呼。」老頭子不願意了，對秘書說：「這點兒事報上去，不知猴年馬月才批下來。你把大夫找來，咱們說幹就幹。」

於是我和大夫準備了氧氣瓶和搶救措施，在B超監測下，進行了壓頸試驗！試驗結果證明：如果肝臟不充血，那麼肝區就會出現腫塊。而如果肝臟充血，那麼肝區腫塊就模糊了。也就是說，這個腫塊是一段扭曲的肝門靜脈。這段肝門靜脈在肝臟充血的時候，能夠被擠壓伸直。這種情況經

常見於慢性肝炎、脂肪肝、肝硬化。這是美國臨床影像專家發現的。老頭子笑了，聲音洪亮地說：「這叫什麼肝癌？這叫反動派的寧可錯殺一千，不能放過一個。現在什麼都是癌，你說邪門不邪門！」

⑨把肺肉芽腫誤診是肺癌。

病人男性，1934年出生，北京順義縣木林鄉農民。於1990年9月，出現低熱、胸疼、咳嗽、咳血絲痰。在北京一家醫院拍CT片，發現右上肺腫物5x3厘米。懷疑是肺癌。10月17日，病人到北京另一家醫院就診。CT檢查發現右上肺腫物5x3厘米，縱膈淋巴結轉移，血檢癌胚抗原CEA大於正常值。於是確診：肺癌。即給予化療。四次化療之後，依然低熱不退，改用中醫治療。吃中藥之後，病人出現厭食症，臥床不起。

1991年4月3日，家屬電話找我諮詢。我告訴他，先喝加味開胃湯、喝牛筋湯。兩個月之後，病人食慾迅速好轉，但是依然低熱不退。不是下午低熱，而是一天到晚都低熱。那麼這種熱型，就不是癌症特有的吸收熱，而是感染！於是我讓病人去做支氣管鏡。北京一家醫院的支氣管鏡活檢報告是：壞死性肉芽腫。怎麼辦？喝加味開胃湯、喝肉湯，再吃一點兒和風散。那麼怎麼解釋縱隔淋巴結轉移呢？無中生有！那麼怎麼解釋血檢癌胚抗原CEA大於正常值呢？胡說八道！

⑩把腦血栓誤診是腦膠質細胞瘤。

病人男性，1957年出生，遼寧省沉陽市客車製造廠職工。1998年9月，出現頭疼。在潘陽市一家醫院拍CT片發現腦內腫物，即到北京一家醫院就診。這家醫院確診是腦膠質細胞瘤。即給予伽瑪刀照射。術後出現腦水腫。在搶救過程中，病人出現厭食症，臥床不起，逐漸衰竭而死亡。1999年4月6日，醫院屍體解剖證實：腦血栓。

我曾經把良性腫瘤，誤診為惡性腫瘤。

1977年，打倒了四人幫，我31歲，當了甘肅省水電工程局職工醫院的副院長，戴上中西醫結合腫瘤專家的帽子，身邊拍馬屁的人多起來，自己也變得傲慢了。然而一場醫療事故，使我感覺自己的知識太膚淺。

病人女性，1944年出生，甘肅省水電工程局職工大學教員。1977年12月3日，因右膝外側股骨髁腫塊疼痛入院。X光拍片顯示，骨質破壞，懷疑是骨肉瘤。醫生會診時，我決定先手術切除，再用中藥控制轉移。病人同意，家屬同意，醫生們也同意。手術我主刀，先取活檢，病理科快速組織學報告：骨肉瘤。於是做了右大腿截肢術。術後準備吃中藥。

不料，病理科內部發生了爭議。有些人認為不是骨肉瘤，而是軟骨瘤。這還了得！骨肉瘤是惡性的，要截肢，要肺轉移，要死亡！而軟骨瘤是良性的，不需要截肢，沒有肺轉移，不會死亡！兩者的治療方法完全不同。

於是家屬拿著組織切片，到蘭州醫學院、北京醫學院、上海第一醫學院去確診，結果一致報告是軟骨瘤！更奇怪的是，我院病理科的骨肉瘤報告，也偷偷地換成了軟骨瘤，其險惡用心就是說：「你劉弘章的手術是錯誤的。」眼看一場風暴就要鬧起來，可是病人家屬拿著我院病理科骨肉瘤的報告。因此，家屬告的是病理科，而不是我。最後由醫院出面解決一切問題。

父親知道之後，諷刺說：「31歲當專家，呵！了不起啦。呸！你差得遠啦！你爺爺31歲，被蔣中正說成是國寶，那真有兩下子。現在誰說你是國寶啦，你是一個活寶。好好一個大活人，讓你把大腿給卸了，你真行。你真不是東西。病人能吃能喝，哪來的癌症？」

是的！教訓是深刻的：「病理報告不是絕對可靠的。」回想這個病人，發病的時候，飯量很大，沒有飢餓感下降的問題。我怎麼沒有耐心觀察一

個月呢？我爲什麼不用三分治、七分養呢？我爲什麼急急忙忙做手術呢？我眞是蠢透了！

爲什麼會頻頻出現誤診癌症的現象呢？

誤診癌症的現象，是一個世界性的問題，也是一個令人頭疼的問題。即便是歐美的大醫院，也會出現這種不愉快的事情。1994年的《美國醫學雜誌》曾經激烈地討論過這個問題。出現這個問題，不完全是醫生缺乏責任心，而是診斷方法存在一定的困難。目前癌症的診斷主要依靠影像技術，和組織活檢。影像技術很難斷定是癌症，因爲許多不典型的腫物，其外觀是相似的。而組織活檢不能用於一切癌症的診斷，例如懷疑是腦瘤，就不能取出一塊看一看。

病理組織活檢，很難區分癌症和慢性炎症。因爲癌細胞和慢性炎症細胞的組織形態極其相似，也就極易誤診。癌細胞有三個特徵：
①癌細胞體積大，細胞奇形怪狀，大小不均勻，排列混亂。
②癌細胞核變大，細胞核呈分裂狀。
③癌細胞漿內含色素顆粒。

但是有些慢性炎症細胞，例如肉芽腫，也有癌細胞有的三個特徵。因此，病理學家一再提請臨床注意，千萬不能根據病理形態的改變，而作出癌細胞的診斷。遺憾的是，許多醫生，只是根據細胞的病理形態，就輕率地診斷癌症。爲什麼不診斷是慢性炎症呢？據說還是小心爲妙。而且切除了慢性炎症，病人能夠長期生存。這就是西醫的不世之功。這就是有些人被診斷是癌症，而拒絕任何治療，能夠長期生存的原因。這就是有些癌病人，經過西醫折騰之後，能夠長期生存的原因。然而碰上眞正的癌症，如法炮製就不會成功。這就是醫、患雙方都納悶的原因。那麼怎樣區分癌症，和慢性炎症呢？只有發生轉移之後，才能判定！然而誰也不願意發生

轉移。因此病理組織活檢，也很難區分境界瘤，和良性腫瘤。

腫瘤分為三種：惡性、良性、境界性。

人們認為惡性的可怕。因此西醫說腫塊是良性的，病人就放心了。可是切除之後，又復發了，病人就嘀咕了。但是又一次切除，西醫又一次證明是良性。可是不久又復發了。於是像割韭菜一樣，割了一茬又一茬。

西醫累了，病人煩了。這究竟是怎麼回事呢？劉純在《誤治餘論》裡說得好：「瘤者，痰瘀留滯也。非留瘀，焉生瘤乎。癥瘕者，非痰瘀留滯，乃血熱妄行，而不流注。若從瘤治，開刀活血之後，旋即再發，誤人矣。」也就是說，良性腫瘤，是血流不暢造成的。比如：血管瘤、囊腫、疣等。而大部分所謂的良性腫塊，都是境界瘤，切除之後，還要復發。

其實，境界瘤和惡性腫瘤，都是和痔瘡相似。尤其是境界瘤，更類似痔瘡。比如：息肉、增生、分泌瘤等。這是典型的缺乏硬蛋白造成的。由於沒有膠原纖維的約束，因此細胞的增生可以很大。但是由於沒有癌基因，因此不會轉移。我們常說的腦膠質細胞瘤、惡性多發性骨髓瘤、皮膚基底細胞癌等，就是境界瘤，可以生長很大，但是不轉移。

那麼如何區分腫塊的惡性、良性、境界性呢？
①良性腫瘤是血瘀造成的。

比如：搬運工肩膀的脂肪墊，是重物壓迫肩膀造成；婦女乳房的脂肪壞死，是乳罩壓迫乳房造成；少年膝蓋的無菌性骨壞死，是膝關節勞損造成。

②境界瘤是組織增生造成的。

比如：脂肪瘤，是脂肪細胞增生造成；婦女乳腺增生，是乳腺細胞增生造成；膝蓋的軟骨瘤，是軟骨細胞增生造成。

③癌症是癌基因造成的。

比如：脂肪肉瘤，是脂肪細胞有癌基因；婦女乳腺癌，是乳腺細胞癌基因；膝蓋的軟骨肉瘤，是軟骨細胞有癌基因。

你看，同樣是脂肪腫塊，有脂肪墊、脂肪瘤、脂肪肉瘤的區分；同樣是乳房腫塊，有脂肪壞死、乳腺增生、乳腺癌的區分；同樣是軟骨腫塊，有無菌性壞死、軟骨瘤、軟骨肉瘤的區分。

然而使用病理組織活檢，能夠輕易地區分惡性與非惡性，卻很難區分境界瘤、與良性腫瘤的不同，因為境界瘤、與良性腫瘤的細胞，都是異常的肥大。

有人說，境界瘤是癌前病變，是會惡變的。錯了！腦膠質細胞瘤是境界瘤，誰見過該瘤到處遊逛轉移？有人說這是因為有血腦屏障。很好，那麼皮膚的基底細胞癌也是境界瘤，為什麼不轉移？還說什麼呢？境界瘤就是境界瘤。至於把所謂的脂肪瘤切除之後，出現了脂肪肉瘤，很可能是一個誤診，人家本來就是脂肪肉瘤。

關於境界瘤產生的原因，西醫的推測很多。其中有一個假說比較貼切。細胞生物學認為，人體每天大約有幾兆億個細胞分裂，用於補充不斷壞死的細胞。如果新生細胞出現了畸形，就會被吞噬細胞吃掉。但是如果沒有被吞噬細胞吃掉，那麼這些畸形細胞就會生存下來，並且非規則生長。這個假說的有趣之處，是把細胞擬人化，人的生產能夠出廢品，細胞分裂也出廢品。難能可貴的是，居然提到了吞噬細胞問題，也就是胃氣的問題。這是可以信服的。至於有人推測，境界瘤是細胞受到某種刺激所然，是不足信的。首先無法解釋，為什麼只有這幾個細胞受刺激？其次，為什麼受刺激之後，細胞不去壞死，而偏偏要增生？還是應當相信中醫說的血熱妄行，只是不流注而已。

治療良性腫瘤，使用局部切除的方法是對的。但是也不一定必須切除。比如：子宮肌瘤，這是典型的瘀血留滯，幾乎50%的婦女都有。每次來月經的時候，堅持吃五天中藥益母草膏，就可以讓瘤體慢慢消失。

那麼怎樣治療境界瘤呢？在所有的良性腫塊當中，境界瘤是最多見的。這是許多醫生和病人都感到困惑的問題。它不是良性腫瘤，而是不會轉移的癌症。但是切除境界瘤就像割韭菜一樣，割了又長，這是令人非常惱火的。因此，治療境界瘤，要與惡性腫瘤一樣，只要殺死小血管就不會再長了。

境界瘤病人要喝加味開胃湯，要喝牛蹄筋湯，但是控岩散的劑量，不必很大；應當按照第二療程的方法，每天兩次，使用2~4年就可以了。也可以切除腫塊之後，只喝加味開胃湯，只喝牛蹄筋湯，防止復發。比如：有些人得了軟骨瘤，於是切除了軟骨，不久又復發了。但是如果切除之後，喝加味開胃湯，喝牛蹄筋湯，那麼就不會復發。如果不想切除，那麼在喝加味開胃湯，喝牛蹄筋湯的同時，吃點兒控岩散就行了。

境界瘤真正治癒之後，一般不復發，不必強調終身治療。例如：患者男性，1977年出生，遼寧省營口市廢品回收站職工家屬。1983年8月3日，被北京一家醫院診斷是腦膠質細胞瘤，並且做了切除手術。但是切除了腦瘤不等於治癒。

1984年初，腦膠質細胞瘤又復發了。同年4月11日找我治療。可是父母沒有錢，於是賒帳吃藥。小孩子的用藥劑量很小，沒有花多少錢。1987年初，CT掃描未發現腫塊，就停藥了，就失去聯繫了，我也把他忘了。1994年9月5日，突然有兩個中年婦女找我，而且要看我的身份證。豈有此理，看我的身份證幹什麼？原來孩子的父親發財了，要還藥錢。這樣的例子是很多的。尤其是小孩子的病，家長要注意，不要胡治。可是有

些糊塗家長，確實把孩子的前途毀滅了。

總之，病理組織活檢，很難區分癌症、與慢性炎症的不同，也很難區分良性腫瘤、與境界瘤的不同。歐美的醫生爲了避免誤診，都是主張手術切除3厘米以下的腫塊，而不輕易使用放療、化療。20世紀80年代，聯合國主張盡量使用自然療法治療癌症。其原因也有一個避免誤診的問題。

因此，一個人被宣布是癌症，不必哭天抹淚，不要輕易接受放療、化療。因爲也許是癌症，也許是慢性炎症。不要被診斷嚇死，更不要聽信庸醫的高科技，不要被毒死。要首先把自己保護起來，要升提胃氣，要喝牛蹄筋湯，喝肉湯；先把自己養壯實了，再說下一步怎麼辦。

同樣的道理，一個人被宣布是良性腫瘤，也不要掉以輕心，因爲也許是良性腫瘤，也許是境界瘤。這就是醫生越幹越膽小的原因，因爲疾病的診斷實在是太複雜。

值得注意的是，我們有些醫生有一個普遍存在的壞毛病，這就是滿足於某個器官的癌症診斷，而不做進一步的全身檢查。這是違反國際慣例的。

例如，使用CT掃描肺部發現了肺癌，就不再做全身的CT掃描，搜索其他部位是否還有癌塊。這種診斷方法，不僅是不全面的，也爲治療埋下隱患。臨床證明，癌症都是多發癌，而且腫塊大於3厘米會出現轉移癌。在治療過程中，往往發現切除了肺癌，卻出現了腦瘤，或者出現了肝癌，以及出現了腸癌。這些現象就是因爲治療之前的診斷不完全。

而美國醫生不是這樣，不僅每年體檢是全身的，即便是癌症診斷也是全身的。因此，能夠接受美國西醫治療的癌病人，不是很多的。許多癌病

人，經過全身診斷，被美國西醫懷疑有轉移癌，或者是多發癌，就請病人找自然醫生治療。這是美國癌病人五年生存率，達到50%的原因之一；因為美國醫生選擇病例，是十分苛刻的。而我國癌病人五年生存率只有3%，可能還有水分；因為我們的醫生，不選擇病例，是有求必應的土地爺。

為什麼發現了某個器官的癌症，還要做全身檢查呢？因為癌基因是多發的。

一個人被發現了一個器官的癌症，說明這個人是癌症體質，在體內的其他器官，還有癌基因。因此，經過許多年之後，又出現了其他器官的癌症。這個新癌症不是轉移癌，而是新的原發癌。這就是許多癌病人，一輩子提心吊膽，不斷地檢查身體，不斷地手術切除新癌塊的原因。

癌症必須終生治！

為什麼腫塊沒有了，還要復發呢？因為所謂腫塊沒有了，是說小於0.1毫米的腫塊，肉眼看不見了；小於1毫米的腫塊，手指摸不著了；小於1厘米的腫塊，CT掃描不到了；小於2厘米的腫塊，B超發現不了。實際上，即便腫塊真的萬一沒有了，癌基因依然隱藏在0.7微米的細胞中，誰也發現不了；它還要蠢蠢欲動。這就是手術時候，醫生發現腫塊大於診斷的原因。因此腫塊沒有了的喜訊，只是自欺欺人。癌症雖然有急性的臨床表現，但是和動脈硬化一樣，是終身疾病，不可能根治。

劉純在《乳巖治例》一書中說：「乳巖者，胎病也。蓄內傷也。以藥徐徐攝之，盡享天命。或言藥畢不復，誤人矣。」可見，古人就知道，癌病人的器官有先天缺陷，有慢性損傷。癌症必須終身治療。不能好了傷疤、忘了疼。而且也不複雜，這比又復發，自己受罪，折騰別人好。其他慢性病也是必須終身治。例如：慢性肝炎、糖尿病、原發性高血壓、慢性腎炎、

類風濕性關節炎等等。因此癌症的治療，只能說緩解，而不能說根治。就像糖尿病人的血糖正常了，你能說根治嗎？不能！只是緩解了，因爲血糖還要升高。也像高血壓病人的血壓正常了，你能說根治嗎？不能！只是緩解了，因爲血壓還要升高。癌症也是如此。

當然使用三分治、七分養，防止復發是簡單的。腫塊消失以後，每週喝一副加味開胃湯，每週兩次牛蹄筋湯，每晚吃一次控岩散。堅持下去，就可以不復發了。因爲劉家幾百年來，就是如此防止癌症的復發。因此許多癌病人，使用三分治、七分養，照樣活到一百多歲。因此劉家說，癌症與壽命沒有關係；因此，三分治、七分養治療癌症的方法，至今在世界各地流傳。

癌症病人要忌口！

關於癌症的忌口問題，祖祖輩輩積累了豐富的經驗。而西醫在20世紀70年代以前，只讓癌病人吃水果蔬菜。而20世紀70年代以後，又讓癌病人隨便吃。這是不對的。其實，中醫對於食品的藥理性能，研究得很透徹。不是癌病人在吃藥期間要忌口，而是癌病人本身就要忌口。

①不要吃辛辣。

比如：辣椒、薑、胡椒、生蔥、生蒜等辛辣發物，極易造成血熱妄行。1976年，內蒙古通遼市公安局一個幹部，得了胃癌，使用控岩散兩年以後，胃鏡檢查已經正常。1982年3月16日，突然死於上消化道大出血，原因就是一個西醫腫瘤專家告訴他，癌症沒有必要忌口。於是他好像得了大赦，十分放肆地吃狗肉辣椒。死啦，怎麼解釋？世界各地，有很多人愛吃素，愛吃辛辣發物，愛喝酒，並且自稱是地方特色，是不對的。比如：煎餅大蔥、熱饅頭夾辣醬、米飯拌辣椒，甚至不吃辣椒，就不願意吃飯等。就是這些壞毛病，造成了血熱妄行。更可氣的是，有病了，讓他改，他

說寧死也不改。那麼只有死。這不是說氣話，這種情況，是大有人在的。做飯為什麼要使用辛辣，我一直不明白。有些人家，做飯離不開大蔥、大蒜、大茴香、花椒、薑、桂皮、辣椒、丁香、草果、香葉、料酒等辛辣之物。有些飯館也是如此。有些賣熟肉的鋪子更是如此。有些癌病人的病情總是控制不住，其原因就在於在家吃的飯菜，在飯館吃的飯菜，上街買的飯菜，都是辛辣之物。怎樣讓食物鮮美呢？不要用這些辛辣之物提味，要用老湯。最簡單的老湯，就是把鯉魚和雞熬化了，用這種湯去做菜。

②不要吃壯陽食物。

比如：羊肉、狗肉、鵝肉、鴿子、麻雀、烏雞等。許多動物體內含有激素。豬的脖子有甲狀腺，人吃了就要中毒。因此，賣豬肉的時候，必須把它去掉。因此，有些動物，古人早已知道屬於發物。有些人說牛和肉雞，也屬於發物，尤其是肉雞屁股不能吃，書上沒有記載。

③不要吃高碘食物。

癌病人吃了海產品，比如：螃蟹、蝦、無鱗魚、海帶等，包括加碘食品和加碘鹽，腫塊會破潰。碘劑廣泛存在於海水之中，碘劑能夠促使軟組織溶解，因此具有化痰作用，對於良性腫瘤，和血管硬化有好處。

但是對於出血性疾病和癌症，歷來是忌用的。芬蘭和挪威是缺碘國家，曾經使用加碘鹽，後來發現怪病增多，就取消了加碘鹽，把碘放在藥店賣了。中國沿海地區屬於高碘地區，不知為何補碘。因此，癌病人要買醃菜鹽吃。

④特別強調的是，不要飲酒。

酒是米、麥、黍、高粱等，和酒麴釀成的飲料，世界各地都能製造。凡是酒類都含有乙醇。中國在明朝以前是低濃度的酒，因此《水滸傳》裡宋朝的武松打虎，三碗不過崗，純屬虛構。到了明朝才有了蒸餾造酒，酒精

的濃度大幅度提高。這就是癌症從明朝開始增多的原因。飲酒以後出現的興奮，並非真興奮，而是大腦被抑制的結果。飲酒以後，臉色發紅，給人一種健康的假象，其實是皮膚血管擴張，能夠增加凍死的危險。飲酒以後，90％的乙醇在肝臟氧化，極易造成肝損傷；其餘的通過肺、腎排出。因此飲酒的人，呼吸有酒味。酒在中藥學裡，歷來標明有毒，不提倡飲用。高濃度酒還會造成口腔、食道、胃的慢性損傷。任何濃度的酒都會造成血熱，尤其是喝藥酒，更容易造成血熱妄行。西醫也認為酒精可以促進有毒物質的吸收，是一種促癌劑。

⑤不要吃熱燙食物。

中國河南省林縣地區，是食道癌高發地區。西醫認為，病因與生活環境有關，是食物中含有亞硝胺，和黃麴黴素等。我認為不完全如此。因為國內外，很多吃綠色食品的城市官員，也得這種病。1983年，我去河南省許昌出診，順便到林縣農村看一看，發現一種奇怪的風俗習慣，就是婦女把餃子煮好以後，讓男子先吃，而婦女吃剩下的不熱燙的餃子。於是男子邊吃熱燙的餃子，邊喝高濃度的酒，還吃大蒜，還興高采烈地說：「餃子就酒，越吃越有。」

我問他們，是不是天天如此吃飯。他們說，這裡的婆娘都是吃剩飯。噢！我恍然大悟：「餃子就酒，越吃越有。有什麼？有食道癌！」四棵大白菜，加半斤肉，用五斤麵粉包餃子，十幾個人吃，基本屬於素食。熱燙的餃子，高濃度的酒，吃大蒜等，對於口腔、食道、胃、肝臟等，造成了慢性損傷。酒精對於食道的局部麻醉作用，使就食者失去了食道被燙傷的痛覺。這可能就是該地區男子容易得食道癌，而婦女發病率低的原因。因此不要吃熱燙食物，喝熱燙的水。另外，抽煙、吃粘膩、堅硬食物等，都是應該避免的。

⑥現在，曾幾何時又時髦吃冬蟲夏草、人參精、鹿茸精、桂圓、黃耆、枸

杞、西洋參，又時髦注射干擾素、胸腺肽等補品。

　　有些人認為這些藥物能夠使自己強壯。錯了！這些藥物能夠促使你消耗。能夠促使癌病人的腫塊迅速生長和轉移。還有人提倡吃烏龜王八海參，這是滋陰化痰的東西，適用於慢性氣管炎。癌病人吃了以後，腫塊就要水腫破潰。

⑦不要亂吃中藥。

　　癌病人亂吃中藥，造成腫塊的發展和破潰，越來越多見了。主要原因是賣藥的認為，癌症是不治之症，治死了沒關係。其次是買藥的認為死馬當活馬治，也許萬一出現奇蹟呢？雙方就是這樣自欺欺人，這就造成了中國藥品市場的繁榮。然而都是曇花一現。如果要吃藥，應當問一句：「這個藥治療痔瘡嗎？」

⑧不要亂吃西藥。

　　許多癌病人把西藥的維生素當成強壯身體的寶貝。其實有毒，因為這是化學合成的東西。西醫有足夠的證據說明，化學合成的維生素對於內臟器官的損傷。應當吃自然的維生素，蔬菜汁、水果汁等。

⑨不要吃燒烤的食物。

　　任何使用木炭、煤炭、煤氣燒烤的食物，都含有致癌物質苯丙芘，誰吃了誰倒楣。要吃就吃電燒烤。不過，燒烤食物有什麼好吃的，能夠讓人吸收多少，我一直不明白。

⑩有些家屬，認為病人活不長了，病人想吃什麼就吃什麼。

　　或者親友認為什麼好就吃什麼，不注意忌口，反而刺激了腫塊的生長轉移，促使病人早死。不如使用加味開胃湯，注意忌口，多活些日子。這不吃，那不吃，讓癌病人吃什麼呢？

可吃的東西很多。比如，豬肉、牛肉、牛雜碎、牛奶、雞肉、雞蛋、鴨肉、鴨蛋、驢肉、有鱗的河魚、蔬菜、水果、黃豆、蠶豆、花生、瓜子等等。還可以在熬好的魚湯、牛肉湯、牛筋湯裡加入蔬菜，與小米、玉米麵等共煮。還有窩頭、小米飯等，但是一定要熟爛。

癌症是慢性營養不良性疾病，除了治療之外，大部分工作要由家屬去做。因此家庭調養是十分重要的。應當指出，家屬的主要工作就是熬加味開胃湯，熬牛蹄筋湯，熬肉湯，壓榨果汁。這是非常繁忙的工作。

然而回報是可觀的，這就是病人體重的增加。胃氣很好的病人，每月體重可以增加一公斤。這是癌細胞不再發展，不再消耗宿主的徵兆。但是癌病人不會肥胖，體重也不會無限制增加。但是如果採取吃皮質激素類藥物強的松，同時靜脈高營養，那麼也會出現體重增加的現象。但是這種體重的增加，是水鈉的滯留，而不是真正的營養改善，癌塊也是迅速生長和轉移。

同樣的，缺乏人奶的嬰兒喝肉湯能夠生長，瘦弱的老年人喝肉湯能夠健壯，急性病人喝肉湯能夠較快復原。因此胃氣和肉湯，是求生的關鍵；尤其是危重病人，沒有六、七十天的調養，是不能進行治療的。

有人擔心，不讓病人吃普通食物，只喝肉湯，或者用肉湯做麵湯、米粥等半流食，會把病人餓壞了。其實不然，嬰兒吃母奶就能長大，母親把他餓死了嗎？這種飲食不會把病人餓壞了，病人的體重是可以增加的。

癌病人，尤其是消化道有癌塊的人，絕對禁止吃普通食物。因為即便是一小塊餅乾、一小塊芹菜、一小塊肉皮，在通過狹窄的癌塊縫隙時，也要摩擦癌塊；由此而造成的癌塊刺激，引發了消化道的疼痛；由此而造成的癌塊水腫，引發了消化道的不全梗阻；由此而造成的癌塊破裂，引發了

消化道的大出血。這都是臨床十分常見，而不應當出現的急症。當然，癌塊消失了，該吃什麼就吃什麼。

有人擔心，癌病人身體十分虛弱，極易被細菌感染。這種憂慮是正確的，但是在病室裡噴化學消毒液是錯誤的。因為化學消毒液本身是有毒的，這就是國外醫院不噴化學消毒液的原因。我國的一些醫院依然噴灑，這對於醫護人員，和病人都是很大的傷害。

正確的做法是每天早晚打開窗戶十分鐘，讓空氣流通。另外屋裡要有通氣裝置。而且盡量減少探望的人員。可是反過來，家屬知道病人身體十分虛弱，為什麼要給病人做放療、化療呢？也是不可思議。

有人擔心，有病不住院，會不會有危險。古代沒有住院一說，即便是皇帝也是在家治療。現在的國外醫院，主要是手術後留院觀察。按國際慣例，住院一個月就要出院，因為要避免交叉感染和營養不良。不過有些家屬確實心中無數，總是提心吊膽，害怕癌病人突發新的症狀，措手不及。其實按照本書去做，不要自作主張，是平安無事的。

如何護理癌病人？家屬要注意10個問題。
第一、飲食。
癌病人要強調三高一低的飲食：高蛋白、高維生素、高纖維、低熱量。這就是喝牛蹄筋湯，喝果汁，吃粗糧，不吃細糧、和脂肪。許多癌病人的病情極難控制，其原因就在於攝入的熱量太多。因此，如果癌病人每天吃饅頭、米飯、麵包、糯米、糕點、糖果、巧克力、動物油、植物油等，那麼他就會疼痛，就會發燒，就會腫塊變大。為什麼？因為癌症是熱性病。癌病人吃了這些東西就是火上加油。如果是肝癌病人，那麼絕對不能吃硬東西，否則就會刮破食道靜脈而大出血。

第二、氣惱。

因爲極度的憤怒、悲傷、恐懼等，會使人喪失飢餓感。不能正常地吃東西，營養不良了，病情就會迅速發展。這就是民間流傳的，所謂癌症是氣出來的說法。遇到這種情況，要多喝開胃湯。

第三、出血。

如果內出血，就要在加味開胃湯裡加入地楡20克；槐米20克，同時吃雲南白藥可以緩解這個症狀。血止之後，要繼續使用7天。雲南白藥每小瓶4克，自己分成8份，每份0.5克。每天吃四次，每次一份。放在嘴裡，用加味開胃湯沖服。但是根本問題是喝牛蹄筋湯，讓膠原纖維包裹破潰的癌塊。如果乳腺癌、陰莖癌、淋巴肉瘤破潰滲血，也要內服、外用雲南白藥。

第四、疼痛。

癌症的疼痛是因爲血熱所致，使用清熱瀉下就可以緩解。有些中醫按照中醫的不通則痛的規則，使用活血化瘀的藥物，能夠止疼，但是促進了轉移。有些西醫給予麻醉藥物，又抑制了下丘腦的功能，使癌病人喪失了飢餓感。

那麼癌病人如何止痛呢？最有效的方法是在開胃湯裡加入金銀花100克、草決明20克，去拉稀屎。也就是說，每天必須拉2~3次軟便。爲什麼要拉稀屎？因爲疼痛是由於癌塊的水腫造成的。

如果還疼痛，那麼可以使用滾燙的加味開胃湯沏番瀉葉，劑量是5~20克，要自己掌握。以每天大便不超過三次爲準。如果每天大便水瀉超過三次，就要暫停番瀉葉。

另外可以外用薄荷酊。自己到大的中藥店去買：薄荷冰50克，醫用酒精500毫升。把薄荷冰放在酒精皇溶化，用棉籤塗搽疼痛部位，面積要大

一些。利用薄荷冰的清涼作用，使病人舒服一些。注意，薄荷冰也叫薄荷腦、薄荷精，是溶於酒精的粗針樣無色透明固體。

或者把麻花椒一斤，放在三斤花生油裡，用小火煎炸至黑；然後把油用紗布過濾晾溫，再加入薄荷冰50克，塗擦在疼痛部位。以及用毛巾包住冰塊放在痛處，當然最關鍵的是，不吃細糧和脂肪。

第五、發熱。

癌病人經常發熱。由於身體虛弱，遇到天氣變化，極易發熱。一般每到下午開始發熱，這是因為在午後16點左右，人體的代謝率最高的。要持續很多天，此時癌塊要發展。原因有二：首先考慮是管道閉塞造成腔內積液，造成了繼發感染，這時可以使用清熱解毒的中藥。其次是癌細胞壞死，引起的吸收熱。

鑑別這兩種症狀是困難的，由於癌病人的全血下降，因此白血球不會上升。應當在加味開胃湯裡加入金銀花100克、草決明20克。如果體溫超過38攝氏度，還要加薄荷葉5克。注意：體溫正常之後，要繼續治療7天。另外，家屬患了感冒，不要接觸癌病人。

第六、積液。

癌病人的體腔積液，是因為癌細胞生長到體腔膜上，致使體腔膜破潰而成。積液是一滴、一滴滲血而形成的。制止滲血的方法就是止血。要立即吃雲南白藥。當然要加大牛蹄筋湯的用量，使癌細胞迅速被包裹。但是不要腔內化療。我使用各種、各樣的化療藥物腔內注射，治死了很多人。大量的積液一定要抽出，尤其是心包積液一定要抽出；少量的積液不必管它，喝加味開胃湯就能氣化。

第七、補鈣。

骨髓瘤、骨癌、骨轉移，一定要吃鈣片，最好是葡萄糖酸鈣片。以防止病理性骨折。

第八、咳嗽。

咳嗽要在加味開胃湯裡，加用麻黃10克、甘草片10克；痰多不要亂用化痰藥，要用加味開胃湯砌膨大海3~5個。我曾經使用化痰的中西藥，促進了腫塊的長大。而且屋裡不能乾燥，要用霧化器吸入濕氣，加濕器也行。憋氣要使用醫用氧氣瓶，通過濕化瓶，間斷吸氧。不要使用氧氣枕頭，也不要使用氧氣發生器等。

第九、便秘。

癌病人當中，最不應當便秘的是直腸癌病人。這是因為癌塊是不能按摩的。但是堅硬的糞塊通過直腸癌塊時，因為劇烈摩擦擠壓癌塊，而刺激癌塊迅猛生長轉移。也就是說，許多直腸癌病人是因為便秘而死亡。因此，直腸癌病人絕對不能便秘，這是直腸癌病人特別需要注意的問題。

然而許多直腸癌病人不懂得這個道理，結果癌塊被堅硬的糞塊按摩大了，按摩轉移了，病人也被糞塊按摩死了。直腸癌病人可以每天吃生芝麻糊50克。所謂生芝麻糊就是用粉碎機，把生芝麻粉碎為糊狀。不可喝香油，也不要用熟芝麻。

讓癌病人拉稀屎的辦法，在7天左右不僅可以止痛，還可以克服腦水腫、肺水腫、食道不全梗阻、胃幽門水腫、腸管不全梗阻等。應當每天早飯後，喝50~100毫升20%甘露醇注射液。但是，已經喪失餓感的病人不要使用，因為垂危病人禁不住如此打擊。

如果出現縱隔淋巴結轉移，並發上腔靜脈壓迫綜合症，病人會出現頭面部和雙上肢腫脹，這叫冰棍體徵。腫塊壓迫喉返神經，會引起聲音嘶啞。

腫塊壓迫食道，會引起吞嚥困難。腫塊壓迫頸叢神經結，會引起頸交感神經麻痺，發生睜眼困難。腫塊壓迫臂叢神經，會引起上肢疼痛。腫塊壓迫迷走神經，會引起心率緩慢。

面對這些複雜症狀，也應當早飯後，喝50~100毫升20%甘露醇注射液，讓腫塊脫水。不過，喝甘露醇注射液的時候，要在加味開胃湯裡加入黨參20~50克，以防氣虛。

第十、擠壓。

特別強調的是，口腔癌、舌癌、唇癌、牙齦癌、食道癌等癌病人，以及這些術後的病人，之所以不容易控制，或者容易復發，就是因為食物的擠壓、摩擦癌塊，而刺激了癌塊的發展。因此，這些病人一定要吃流食、半流食。尤其是舌癌病人要經常口含冰塊，少說話。

如果腫塊直徑大於3厘米，那麼極易發生破潰，甚至坐車震動一下，也會發生內出血。尤其是胰腺癌，如果破潰，就是死亡。因為胰液是強鹼性，會腐蝕腹腔，迅速致病人於死地。

臨床常見一些糾紛，比如，腿被人打了一下，第二天就腫脹起來，到醫院拍片子，醫生認為是外傷血腫，可是越治越腫，最後發現是骨肉瘤。又如，全身不舒服，讓人按摩幾次，越按摩越疼，到醫院拍片子，才發現是惡性骨髓瘤。

不要針吸活檢。癌塊與瘡癤、牙齦炎、痔瘡等炎症腫物類似。如果我們對於瘡癤、牙齦炎、痔瘡實行針吸活檢，那麼就會造成這些腫物的急劇生長。因此醫生不能刺激這些腫物，甚至對於合併牙齦炎的病人，也要拒絕拔牙。

　　但是，醫生對於癌塊要進行針吸活檢，這顯然是個錯誤。臨床發現，針吸活檢之後，癌塊迅猛增大，甚至發生轉移。因此這種診斷方法很危險，還是禁止為好。其實，有經驗的醫生，看見CT、B超的腫塊周邊有毛刺，或者不規則，即可確認是癌塊。因此堅持針吸活檢的醫生，可能是經驗不足。

　　病人在七分養一個月之後，必須檢查身體，然後再確定三分治的時機。劉純在《乳岩治例》中說：「余以養生之道去病，謂之三分治、七分養。乃上工絕妙之策。然則有不效者，何故？病家或曰，醫者治病，豈有養病乎；何其愚也。病何來？自誤也。故七分養者，糾誤也。病家不誤，病又何來之？故七分養過月，余必親視病家。明察岩之不長，再授控岩散。如此，則應手而癒矣。」

①七分養是基礎治療，其目的是為了升提胃氣和包裹癌塊。

　　只有把癌塊包裹了，才能關門打狗；然後再使用控岩散，去破壞血管生成因子而殺死新生小血管。因此，檢查病人的身體的目的，就是要看癌塊是否真的被緊緊包裹。如果癌塊被包裹了，那麼CT、B超就會顯示癌塊變得光滑了，沒有變大。當然這要與一個月之前的CT、B超對比。

②對於病人來說，因為他們不遵守養生之道，所以生病。因此，讓他們學習七分養有一個適應過程。是否真的學會了七分養？需要考核一下。這個考核就是檢查病人的身體。否則，他們以後也不會堅持七分養。

③病人是否能夠正確使用加味開胃湯，和牛蹄筋湯？

④病人目前是否還存在其他疾病？

⑤癌症是多發的。病人原先的局部診斷是否不全面？

⑥病人原先做的手術是否刺激了癌細胞，使之發生轉移？

⑦病人原先做的放療，其反應是漸進性的，有的在半年之後才出現，因此，放療反應是否在漸進？

⑧病人原先做的化療，是否損害了造血系統，以及其他器官？

⑨病人原先做的介入化療，是否損害了介入器官？

⑩病人原先吃的中藥，是否造成了癌塊的生長與轉移？

臨床實踐證明，有些病人確實沒有認真七分養，而是拿自己生命開玩笑。他們認為這種方法應當配合西醫或者中醫去進行，而不認為這是一種獨立的治療方法。他們認為我太自私了，因此排斥其他療法。

甚至他們認為我不懂西醫，也不懂科學是在不斷進步，純粹是一個頑固不化的老古董，純粹是敝帚自珍。你說我怎麼辦？我只能拒絕治療。但是確實有些病人由於病情太嚴重，一個月的七分養時間太短了。我會耐心指導他的養生，讓他平安度過危險期，慢慢地控制病情的發展。

總之，劉純的這種方法能夠治療各種惡性實體瘤和境界瘤。

◆ 請注意。首先用加開胃湯，生山楂100克，廣木香50克，豬苓50克，杭白菊50克。每天一劑，水煎頻飲。同時要喝牛蹄筋湯。一個月之後，病情不再發展了。願意帶瘤生存者不必用藥；願意消除腫塊者可以加用控岩散。

用藥期間，每年體檢。在第一療程內，每三個月一次。在第二療程內，

每半年一次。在第三療程內，每年一次。

療效統計：詳見《北京中醫》雜誌1998年第一期。自1967~1997年，單純使用控岩散，治療國內、外癌病人18963例。隨訪一年生存率91.7%，三年生存率73.4%，五年生存率57%；其中，腫塊直徑小於3厘米的6174例，五年生存率100%，五年以上生存率，正在隨訪過程中。

（一）肺癌

病人女性，1920年出生，北京市進出口公司職員。1967年1月21日，無明顯誘因，咳出少量血絲痰。2月2日，在北京一家醫院胸部X線拍片，發現右下肺腫塊7x5厘米。同年2月9日，進行右胸探查術。術中發現右下肺葉基底段腫塊約鴨蛋大小，與右下肺靜脈直接浸潤沾黏；肺門淋巴結腫大。遂進行了右下肺葉切除和淋巴結清掃。

術後標本病理：肺泡細胞癌。術後一個月，給予放療、化療。5個月以後，開始憋氣，全身多處骨疼。在該醫院複查：肺癌術後復發，右側胸腔積液，脊椎骨轉移。醫生讓家屬準備後事。

8月29日，病人的兒子求治於我父親。病人雖然有飢餓感能夠吃肉，但是，父親認為病情嚴重，拒絕接診。我當時在北京醫學院醫療系上學，和病人的兒子是初中同學。知道此事以後，就把父親的控岩散偷出一袋，讓她邊喝加味開胃湯，喝牛蹄筋湯，邊吃控岩散。

病情緩解以後，才找父親繼續治療。三個月以後，病人到這家醫院複查，胸部X線拍片：心肺未見異常；脊椎骨拍片仍然有骨轉移陰影。不過，父親怕我再偷藥，就把藥櫃鎖上了。這個病人兩年以後，脊椎骨拍片未見異常。至今病人已經80多歲了。

肺癌是古老的疾病，中醫古稱癆病。

肺癌又叫原發性支氣管肺癌。從支氣管到肺泡都可以發生。臨床分爲：鱗狀細胞癌，容易咳血；腺癌，未分化癌（大細胞癌、小細胞癌、燕麥細胞癌）等容易血行轉移；還有細支氣管肺泡癌，容易破潰出現胸腔積液。肺癌發生在小支氣管以上部位的，叫中心型，可以用支氣管鏡和培養確診；而發生在小支氣管以下的，叫周圍型，早期沒有症狀，可能在胸部透視時被偶然發現。肺癌右側多，上葉多。

肺癌的本質又是什麼呢？是一塊肉疙瘩嗎？不是！請注意，肺癌經過癌基因、癌前病變、亞臨床期、原位癌、轉移癌等五個漫長的階段，大約需要2~20年，其膠原纖維的包圍圈越來越薄弱，其毛細血管的數量，是從無到有，從少到多，最後成爲一個毛細血管團。也就是說，癌症是毛細血管急劇增多症，是缺乏硬蛋白，是慢性病，是馬蜂窩。

過去，中醫認爲咳嗽、低熱、消瘦是肺癆，其實肺癆之中就有肺癌；不過中醫認爲肺癆是血熱妄行，治療方法和乳癌是一樣的。因此歪打正著，許多肺癌也得到了正確治療。

西醫害怕肺病，不管是急性的或者是慢性的，只要用聽診器一聽是鑼音，就說沒有辦法。病人只能等死。到了20世紀30年代，倫琴發明了X射線。西醫使用X光能夠診斷肺癌，但是不能治療。到了20世紀40年代，西醫嘗試使用毒氣芥子氣的衍生物氮芥，去治療肺癌，療效並不好。到了20世紀50年代，西醫能夠做開胸手術，這才開始切除肺葉。

古人治癌同痔瘡，這是胡說八道嗎？

儘管家裡祖祖輩輩，從明朝就使用三分治、七分養治療癌症，而且馳

名中外；我也是從小就背誦中醫條文。但是，前蘇聯援華醫學家說我父親是反科學，而且還是中醫的惡霸。因此，高中畢業以後，我不去考中醫，而是上了西醫的北京醫學院醫療系；並且，學院的老師也說癌症是治不好的。為此，父親很惱火，和我說話，總是氣哼哼的。

可是，1967年，這個同學的母親得了肺癌，我親眼看著她一天天好起來，不得不思考誰是誰非。難道偉大英明的前蘇聯專家錯了？難道這麼多西醫都錯了？難道我念的大學教材也錯了？我糊塗了。

可是這個病人的經歷，使我改變了對於父親的看法。一天早晨，等待父親練完太極拳，我說：「爸，您說肺癌到底是什麼東西？」

父親說：「你說痔瘡是啥東西？」

我說：「問您肺癌，您怎麼說痔瘡啊？」

父親說：「肺癌就是肺裡長痔瘡了。」

我一聽，嚇了一跳：「您瞎說！痔瘡不會死人，癌症是要死人的。」

父親說：「表面上看，痔瘡和癌症沒啥關係，但是癥候群都是血熱妄行，都是熱性病，都要出血，都要水腫，因此治療方法是一樣的。」

我說：「治療痔瘡可以吃地榆槐角丸，治療癌症也能吃這種藥？」

父親笑了：「市面上的藥只能治小病，治大病要靠秘方；都公開了，咱們家就得要飯去了。」

癌症和痔瘡是一回事？！我聽了又新鮮、又好奇，可能真理偶然掌握在少數人手裡。從此，我開始在父親指導下，認真學習祖先的「成化咸寧景厚家學」了。

我是一個刨根問底的人，父親說癌和痔瘡類似，我聽著很彆扭。因為

癌症能夠死人，而痔瘡不會死人，兩者怎麼一樣呢？

劉純在《乳岩治例》中也說：「乳岩，前賢方論皆言不治。余用控岩散，開胃足食以活人，涼血失養而去毒，無不應手而癒。何其易也。徵同痔瘡，皆血熱妄行矣。」古人認爲癌和痔瘡都屬於血熱妄行的癥候群，因此兩者是類似的疾病；治療都要喝加味開胃湯，喝牛蹄筋湯。這是什麼道理呢？如果說癌症有包圍圈，和小血管的問題，那麼痔瘡也應當有類似問題。

這是眞的嗎？我解剖了大量的屍體，發現好發於肛門的齒線上，和直線下的地區。該地區有豐富的毛細血管網，就像陰莖的海綿體一樣。血管網被周圍大量的膠原纖維包裹著。正常人的血管網是不充血的，但是在咳嗽、負重、便秘、吃辣椒以後，就大量充血。如果該地區的膠原纖維堅韌，就不會破裂。

可是一個人如果缺乏硬蛋白，造成膠原纖維破損，那麼充血的血管網就會突出，形成血腫，這就是痔瘡。如果痔瘡裡有癌基因，就會新生更多的毛細血管，這就是肛管癌。

痔瘡的表面現像是血腫，本質是膠原纖維破損。肛管癌的表面現像也是血腫，本質也是膠原纖維破損。不過肛管癌的有些毛細血管是新生的。痔瘡不轉移，肛管癌會轉移。但是轉移現象不是癌症的特殊生物學行爲。許多疾病也有遷徙現象。

例如：發生了扁桃腺炎，也會出現頷下淋巴結腫大；出現了膿毒血症，也會發生肺膿腫、肝膿腫、胸腹腔的膿腫。但是誰也不認爲這是不治之症。

但是肛管癌的轉移，不同於炎症的彌散，而是因爲癌細胞能夠分泌血管形成因子。癌細胞突破了膠原纖維的包圍圈，又在其他部位分泌血管形

成因子而建立了毛細血管網；而其他部位也缺少膠原纖維，又不能包圍它，因此愈演愈烈。但是痔瘡不會分泌血管形成因子，因此不轉移。這是癌症和痔瘡的根本區別。

治療痔瘡的關鍵，是喝牛蹄筋湯，再建膠原纖維的包圍圈；治療癌症的關鍵，也是喝牛筋湯，再建膠原纖維的包圍圈。兩者都是缺乏硬蛋白。與痔瘡不同之處是，治療肛管癌，要靠控岩散消滅血管形成因子；要靠加味開胃湯，激活吞噬細胞，去吃掉壞死的癌組織；並且有癌基因，因此要終身治療。可見古人說癌和痔瘡同類病，是有一定的病理基礎，都是大血包。其區別在於有無血管形成因子。

古人說癌和痔瘡同類病，有什麼意義呢？

如果你得了痔瘡，就是身體告訴你缺乏硬蛋白了，你要喝牛蹄筋湯了。一方面你要用牛蹄筋湯治療痔瘡，另一方面你要防止可能發生的癌症。不過，古人治癌同痔瘡這句話，差點兒把前蘇聯專家的鼻子氣歪了。

1953年，前蘇聯專家在中國的衛生部，召集中醫名流開會。開胃湯為什麼能夠提高飢餓感呢？父親說：「山楂、木香都是促進消化的東西。」前蘇聯專家反駁說：「那麼使用胃蛋白酶就可以了，為什麼偏要用山楂、木香呢？無稽之談！」

牛蹄筋為什麼能夠控制癌的發展呢？父親說：「可能是黏的東西，把癌塊粘住啦。」前蘇聯專家反駁說：「那麼使用膠水就可以了，為什麼偏要用牛蹄筋呢？無稽之談！」

控岩散為什麼能夠消除癌塊呢？父親說：「癌症是血熱妄行，用控岩散清熱涼血就行啦。」前蘇聯專家反駁說：「癌症的原因至今不清楚，為什

麼偏要用清熱涼血呢？無稽之談！」

父親只知道使用，卻不知道原理。前蘇聯專家是向歐美學習的西醫，他們認為只有手術、放療、化療，能夠延緩癌病人的死亡；但是他們不去研究中醫，只用三個無稽之談，就把我父親定為反科學。當時前蘇聯專家在中國內地是專橫跋扈的，他們認為只有他們的前蘇聯是偉大、英明、光榮、正確的，而中國內地一切都是落後的。你看，前蘇聯專家是不是傻厲害！

可是美國人不同。

1974年9月6日，甘肅省外事辦公室，給我送來一封公函和一張飛機票，讓我明天飛到北京，晚上7點鐘到北京飯店，去和美國駐華大使館的美國人談談腫瘤治法。我知道，這是紐約六爺爺幹的事；可是不知道，葫蘆裡賣的是什麼藥。到了北京，回到家裡跟父親一說，父親也納悶。我準時到達北京飯店，中國外交部的兩個人，領著我見到了四個美國人。見面說了幾句客氣話，那個翻譯官就念一份病歷。

原來，一個美國婦女得了乳腺癌，腫塊直徑只有1.5厘米，問我能不能治。我當然能治了。接著又提出了各種問題，我都仔細做了回答。最後，一個美國人用英語咕嚕了一句話，屋裡的六個人，一下子都盯著我。

那個翻譯官看我不懂英語，就衝著我說：「你說話要負責任！你知道治療失敗的後果嗎？」我一聽，火冒三丈，拍桌子罵起來：「閉嘴！好言攔不住該死的鬼！癌症就是痔瘡！懂嗎？知道嗎，癌症都是嚇死的，毒死的，餓死的。願意死，死去！跟我有什麼關係？一群糊塗漿子！」

說完，我怒目而去。回到家裡，把經過向父親說了一遍，我以為要挨

罵。父親卻說：「美國人是直性子，罵他沒關係。我估摸，這個病人有心治，不然不會找你。」

1975年2月11日，正好是大年初一，我收到了六爺爺通過美國駐華大使館轉來的一封信，看了之後才明白。原來，這個女病人是個美國的官員，得了乳腺癌以後，精神負擔很重。六爺爺以同事的身份，勸她吃控岩散。她半信半疑，就委託別人，找我談一談。我罵人的話，她第二天就聽到了。聽了錄音，她高興的哭了，說原來癌症就是痔瘡，馬上就找六爺爺治療；三個月以後，腫塊就完全消失了。既保住了乳房，又沒有受到放療、化療的損傷，她十分驚喜，於是讓我給許多歐美官員治病。

（二）子宮內膜癌

病人女性，1929年出生，蘭州大學教員。1969年，丈夫發現其右乳房腫塊約黃豆大小，即給予按摩。1973年2月，該腫塊進行性增大，局部皮膚隆起，發紅，繼而潰爛、流血水、疼痛；同時腋下也出現腫塊；陰道白帶增多，略有臭氣。

同年6月3日，住進甘肅省一家醫院，術前診斷：乳腺癌，腋窩淋巴結轉移，慢性子宮頸炎。住院以後，進行右乳腺癌根治術。術後標本病理：右乳腺單純癌，侵及周圍皮膚組織，伴發同側腋下淋巴結轉移。術後一個月，開始化療。不料，化療當日下午，陰道突然出血，量約200毫升；持續數日不止。

婦科多次會診，發現子宮體稍大，宮口少量出血。經過抗炎、止血治療以後，陰道出血停止。病人回家一個月以後，又出現陰道出血。再次入院，進行診斷性刮宮，病理診斷：子宮內膜腺癌。這是由於手術放療、化療破壞了癌的包圍圈，又不管癌的小血管形成，因此越治越壞。

1973年10月5日，因為病人的姐姐在甘肅省水電局醫院工作，病人卽到該院住院化療。當時我大學畢業，分配到這家醫院，於是自告奮勇，要求給病人治療。病人也抱著死馬當活馬治的心態，讓我試一試。我讓病人停止化療。先口服加味開胃湯，喝牛蹄筋湯，直至21天，病人才知道餓，能夠吃肉了，這時再用控岩散。三個月以後，再到甘肅省一家醫院刮宮複查：子宮內膜未見異常。這是再建了癌的包圍圈，又消除了癌的小血管形成的結果。

　　病人和家屬十分高興，找來很多癌病人讓我治。這個病人至今已經70多歲了。子宮內膜癌是古老的疾病，中醫古稱血帶。子宮內膜癌，又叫子宮體癌，發生於子宮體的腺上皮組織學分爲：鱗腺癌、腺癌、棘腺癌。原發癌分爲彌散型和局限型。大多數病人是絕經期婦女，常見症狀是白帶增多，和陰道出血。確診以活檢準確。

　　過去，中醫認爲發熱、消瘦、和陰道血帶的症狀，屬於血熱妄行癥候群，治療方法和乳癌是一樣的。因此，子宮內膜癌得到了正確治療。

　　而西醫認爲這是慢性出血，沒有好辦法，病人只能等死。到了20世紀初期，西醫嘗試大範圍切除子宮，這才開始治療子宮內膜癌。子宮內膜癌的腫塊小於3厘米，而且沒有轉移，可以手術切除，但是由於破壞了癌的包圍圈，而容易激惹轉移；切除之後，不做放療、化療；如果復發了，再切除。

　　這個病人的乳癌直徑雖然小於3厘米，但是，出現了腋下淋巴轉移，按照西醫的規矩是不能治療的。但是當時的西醫認爲大清掃是可以根治的，於是就做了手術，並且做了放療、化療。而且手術、放療、化療以後，眞的激惹了第二癌—子宮內膜癌的發展。

（三）胃癌

病人男性，1919年出生，蘭州煉油廠職員。1973年起，上腹部持續隱痛、返酸、呃逆、飽脹感，按照胃潰瘍治療無效。同年8月初，出現噁心、嘔吐，每天黑色大便1~2次。8月11日住進蘭州一家醫院。9月12日進行剖腹探查術，術中發現腹腔內約有1500毫升血性腹水；上腹腔呈冰凍狀，大網膜有不規則固定硬塊；全胃如皮革狀，幽門胃竇處有一拳大腫塊，質硬；腸系膜根部有一個4x3厘米結節，小腸系膜面有2x1厘米黃色結節，多數散在分佈；盆腔可觸及小結節。無法切除，僅做大網膜活檢結束手術。術後標本病理：大網膜轉移性低分化腺癌。術後診斷：低分化胃腺癌，腹腔盆腔廣泛轉移。

同年10月18日進行化療，不再嘔吐。1974年2月8日開始放療，設定上腹中部約14x11厘米。放療三次以後，病人開始嘔吐，小便量少，雙下肢輕度水腫。同年3月21日超聲檢查發現，右下腹腔出現均質性腫塊和大量腹水。抽出腹水檢查：黃色微混，有腺癌細胞。考慮出現腹腔廣泛轉移。該醫院認為無法繼續治療。

1974年4月2日，病人到甘肅省水電局醫院治療。先用加味開胃湯，喝牛蹄筋湯，51天以後，病人出現飢餓感，才開始使用控岩散。4個月以後，超聲檢查報告：腹水消失，但是腹腔內依然存在均質性腫塊。兩年以後，超聲檢查報告：腹腔未見異常。胃鏡檢查報告：胃粘膜未見異常。至今病人已經80多歲了。

胃癌的發病部位以幽門粘膜上皮最多。臨床分型：淺表型、腫塊型、浸潤型、潰瘍型等。組織分型：：乳頭狀腺癌、腺管狀腺癌、印戒細胞癌、粘液結節型腺癌、低分化腺癌、未分化腺癌、潰瘍癌變等。確診以胃鏡活檢準確。

胃癌是古老的疾病，中醫古稱反胃。和乳癌是一樣，屬於血熱妄行癥候群，治療方法是一樣的。西醫認爲吃什麼、吐什麼，這是嚴重的胃病，沒有好辦法，病人只能等死。到了20世紀初期，西醫嘗試大範圍切除胃，這才開始治療胃癌。

（四）乳腺癌

病人女性，1941年出生，蘭州市工人醫院醫生。1972年6月，洗澡時偶然發現：右下有兩個腫大淋巴結，約3x2厘米，2x2厘米，質硬，無沾黏，可以活動。此後，漸感右上肢外展及伸直時候疼痛。同年7月20日住進蘭州一家醫院，檢查發現右乳房外下象限，有一個2x1厘米腫塊，質硬，與皮膚沾黏。7月28日，在全麻下先行右乳房腫塊活檢。快速報告：乳腺單純癌。卽進行了右乳腺癌根治術。術後一個月使用放療、化療。

1973年1月，又發現左下小腫塊。1974年4月，左乳房也發現腫塊，被診斷左乳腺癌。又進行了左乳腺癌根治術。術後一個月給予化療。同年7月3日，病人開始咳嗽、氣促、胸痛。胸部透視發現：雙側胸腔積液。同年10月11日，心電圖導聯發現：QRS波低電壓傾向。臨床懷疑心包積液。這是由於手術、放療、化療破壞了癌的包圍圈，又不管癌的小血管形成，因此越治越壞。

10月14日，應病人要求，我去會診。由該醫院負責支持療法和吸氧。喝加味開胃湯，喝牛蹄筋湯，喝到51天，病人才知道飢餓感，這時才給控岩散。三個月以後，胸腔、心包積液消失。病人的飯量大了，體重增加了，能夠上、下樓了。以後繼續少量使用控岩散。至今病人60多歲了。

乳腺癌是古老的疾病，中醫古稱乳岩。

乳腺癌，是體表癌症，無論中醫還是西醫，研究癌症都是從乳腺癌開

始。乳腺癌發生在外上方最多見。一般都是一個腫塊。由於癌塊與皮膚沾黏，阻礙淋巴回流，而出現特有的橘皮樣改變。乳頭溢液不是乳腺癌的特徵，因為導管內乳頭狀瘤、乳腺囊性增生等良性腫物也會溢液。確診要靠針吸活檢。

乳腺癌是古老的疾病，中西醫都知道乳腺癌。不過中醫稱作乳岩。西醫從公元前5世紀，就使用燒紅的烙鐵去掉乳腺癌。那時候西醫的麻醉方法，是用棍子把人打昏，這是非常殘酷的。到了19世紀才使用麻醉藥。但是術後，病人很快死亡。

到了1896年，西醫嘗試大範圍切除乳腺癌，這才開始把兩年生存率提高到20%；從20世紀40年代開始，提倡早期發現早治療，乳腺癌的五年生存率提高到60%，然而五年以上生存率只是10%，依然是婦女畏懼的疾病。

（五）胰腺癌

病人男性，1939年出生，陝西省西安航空工業學校教員。1970年以來，感覺腹部劍突下疼痛，以飯前和夜間加重，進食以後可以緩解。1974年6月23日午飯後，劍突下刀割樣疼痛，在校醫室注射阿托品緩解。1975年1月開始腹瀉，每天4~6次，腹脹腹疼，並且牽涉到背部。同年2月3日，在西安市一家醫院，胃鏡檢查發現：十二指腸球部潰瘍。口服中藥無效。

同年2月8日晚，嘔出醬油樣物約400毫升，立即送進這家醫院住院。外科會診擬進行：十二指腸潰瘍和胃次全切手術。術中發現：十二指腸球部及降結腸部，與大網膜及橫結腸沾黏，形成8x7厘米腫塊；左肝葉有黃豆大小結節，右肝葉有雞蛋大小腫塊；全部胰腺質地硬，呈結節狀；腸系膜根部有數個腫大淋巴結。無法切除，取活檢以後關腹。

術後標本病理：胰頭及胰尾未分化腺癌，網膜淋巴結轉移癌肝轉移癌。術後，病人感到劍突下疼痛，較術前加重，而且頻度也增加。術後一個月，給予化療，馬上出現鞏膜黃染，少量腹水，極度厭食。這是由於手術、化療破壞了癌的包圍圈，又不管癌的小血管形成，因此越治越壞。

1975年5月7日，病人到甘肅省水電局醫院治療。當天口服加味開胃湯，喝牛蹄筋湯，住院22天，病人出現飢餓感，這時才給控岩散，鞏膜黃染逐漸消失。不料，一個月以後，鞏膜黃染又出現，再三追問病人，是否犯了忌口，或者使用了其他藥物？病人家屬才說，因爲是回民，感覺舒服一點兒，就吃了點兒涮羊肉。再三囑咐病人忌口以後，治療比較順利，鞏膜黃染又逐步消失。半年以後，超聲檢查報告：腹腔腫塊明顯縮小。三年以後，腹腔腫塊完全消失。至今病人60多歲了。

胰腺癌，從胰頭到胰尾都可以發生。組織學分爲：導管細胞癌、腺泡細胞癌等。胰頭癌，主要表現是黃疸；胰體癌和胰尾癌，以疼痛爲突出。

過去，中、西醫都不知道胰腺癌。中醫直至胰腺癌出現黃疸，叫作陰黃，才去治療。而且認爲陰黃和乳岩一樣，都屬於血熱妄行癥候群，治療方法是一樣的。

西醫認爲黃疸、腹疼、消瘦，這是嚴重的胃病，沒有好辦法，病人只能等死。到了20世紀初期，西醫嘗試大範圍切除胰腺，這才開始治療胰腺癌。

（六）惡性黑色素瘤

病人男性，1927年出生，甘肅省酒泉鋼鐵公司職員。1975年8月，發現頭部枕後腫塊伴發出血。同年9月9日到甘肅省一家醫院就診。體查：胸部、背部、腹部，及左膝多個散在皮膚結節，大者3x2厘米，小者黃豆粒大；

頭部枕後腫塊，呈乳頭狀突起、約4x3厘米、色黑、尖端有毛髮。胸部X線拍片：右肺下葉可見4x3厘米陰影。超聲檢查：右肝後葉有非均質腫塊。枕後腫塊穿刺塗片：惡性腫瘤細胞，細胞內有棕黃色素顆粒。確診爲惡性黑色素瘤，內臟及皮膚廣泛轉移。病人和家屬拒絕西醫治療。這是由於癌的包圍圈已經破壞，癌的小血管已經形成，因此拒絕西醫再破壞是對的。

11月2日，病人來我院治療。由於存在飢餓感，能夠吃肉，馬上邊喝加味開胃湯，喝牛蹄筋湯，邊吃控岩散。兩年以後，腫塊消失。至今病人70多歲了。這是再建了癌的包圍圈，又消除了癌的小血管形成的結果。

惡性黑色素瘤，不發生在帶毛的色痣上。發生惡性黑色素瘤的色痣，生長在表皮和眞皮之間，是無毛的光滑的，幾乎都是發生在口唇、手腳、生殖器、肛門、頭頸部等易摩擦的部位。任何色痣突然增大鼓出，顏色加深，局部瘙癢，潰爛出血，即刻要做病理檢查。如果發現細胞不規則，細胞核分裂，細胞質有黑色的色素顆粒，即可確診。

過去，中西醫都知道惡性黑色素瘤。不過中醫稱作翻花瘡。由於翻花瘡有流注內臟的現象，和乳癌是一樣，屬於血熱妄行癥候群，因此治療方法是一樣的。西醫不會治療惡性黑色素瘤，因此很多病人得不到治療而死了。到了1896年，西醫嘗試大範圍切除瘤體，但是，惡性黑色素瘤病人的生存率依然很低。

（七）結腸癌

病人男性，1927年出生，北京大學教員。1979年10月，無意中發現右下腹有一個雞蛋大腫塊。1982年2月，發現全身皮膚多處結節，大小約1x1厘米，暗紅色，無痛癢，不流水。同年3月，出現右下腹間歇疼痛，大便每日3~5次，稀黃。在校醫院抗炎治療無效。

同年4月3日，大便出現鮮紅色血液約400毫升，馬上住進北京一家醫院。體查：重病容，較消瘦，全身淺表淋巴結腫大；全身皮膚散在結節，壓痛，邊界清楚，不活動，呈暗紅色；右下腹輕度隆起，未見腸型，明顯壓痛，無反跳痛，可觸及深部腫塊兩個，分別為7x6厘米、4x3厘米，邊界清楚；肝脾未能觸及；無移動性濁音；胸部X線拍片：右上肺尖約5x3厘米陰影。入院診斷結腸癌，右肺轉移癌，皮膚多發轉移癌。

1982年5月，病人自動出院，參加氣功學習班。同年8月，病人腹部逐漸增大，到這家醫院B超檢查：腹水。這是由於癌的包圍圈已經破壞，癌的小血管已經形成。而氣功不能再建癌的包圍圈，也不能消除癌的小血管。

1982年8月27日，病人到北京長城瘤科技術研究院康復中心治療。這時，我已調回北京，擔任這個康復中心的首席顧問。病人的飢餓感已經淡漠。先給加味開胃湯，喝牛蹄筋湯，直到23天，才出現飢餓感，此時開始控岩散治療。兩年以後，一切正常。至今病人已經70多歲了。這是再建了癌的包圍圈，又消除了癌的小血管形成的結果。

結腸癌臨床分為：右半結腸癌，和左半結腸癌兩種。右半結腸腔內大便是液體，腫塊多為局部的塊狀潰瘍，因此，主要症狀是腹瀉，伴發貧血。左半結腸腔內大便是半固體，腫塊多為浸潤型，因此，造成了腸腔狹窄，會出現不全梗阻。確診要用纖維結腸鏡。

過去，中醫不知道結腸癌。不過中醫稱腹部結塊、腹疼、消瘦是腸結，和乳岩一樣，屬於血熱妄行癥候群，因此治療方法是一樣的。

同樣的，過去西醫不知道也不會治療結腸癌。因此很多病人得不到治療而死了。到了1896年，西醫嘗試大範圍切除結腸癌，但是結腸癌病人

的生存率依然很低。

瘤體小於3厘米，沒有轉移，可以手術切除，但是由於破壞了癌的包圍圈，而容易激惹轉移；切除之後，不做放療、化療。這個病人的瘤體大於3厘米，而且出現了淋巴轉移，和內臟轉移，按照西醫的規矩是不能治療的。

有人認為做氣功是保養身體的好辦法。還是那句話：「要想馬兒跑得好，又想馬兒不吃草，沒有這麼便宜的事。」有許多人體現象，人類至今搞不清楚，因此不能輕易說氣功是迷信。但是說氣功能夠治療癌症，我找不到史料。

氣功分為兩種：一種是硬氣功，用於強身健體；另一種是軟氣功，用於修心養性。世界各國都有這種類似的運動，只是叫法不同。中國叫氣功，印度叫瑜伽功，英國叫催眠術，法國叫呼吸調節術等。

這種使用暗示的方法，發揮潛能的運動，必須建立在本能的基礎上。一個人如果喪失了攝食本能，已經快死了，就不能發揮什麼潛能了。而且許多慢性病不是心理疾病，是實實在在的器質性疾病。

中醫的有些理論，西醫是不理解的，但是也不能離譜啊，總得說出點道理，讓中醫也能理解啊！不能藉口人體現象是個謎，就胡說八道！人類的祖先發明了氣功，從未說過能夠治療癌症，軟氣功只是一種鍛煉身心的方法。

劉純在《誤治餘論》中說過：「市井之徒以導引之術，誘病家忌醫，死者眾矣。」可見，古人就知道，氣功只是養生之術。就是在封建社會，一個中醫膽敢說氣功治病，就會被官府吊銷執照；如果吹噓他的藥物帶著氣

功，也會被當作妖人判罪。可是，現在有些人，卻說氣功能治癌症，竟然在報紙上鼓吹，在書上胡說，還辦氣功醫院，致使很多癌病人一邊唸著咒語，一邊咽了氣。

不過，現在有些醫院，又興起了安裝結腸套管的歪風。就是用鳥巢狀的支架把結腸固定。據說能夠讓結腸暢通。這個方法太奇怪了。腹腔裡掉一個手術剪子、一團紗布、一根針都是醫療事故，因為能夠造成組織增生，而形成沾黏性腸梗阻。這是顯然錯誤的方法。而且安裝支架的病人，沒有一個不發生沾黏性腸梗阻。

（八）陰莖癌

病人男性，1959年出生，香港元朗體育路華人。1985年5月，龜頭包皮出現丘疹和疼痛。在當地私人診所抗炎治療一月，疼痛加劇，丘疹破潰；潰瘍面黃豆大小，呈分葉狀，凹凸不平，有少許膿性分泌物。同年7月8日，在香港一家醫院診斷為龜頭炎，給予口服消炎藥。兩週以後症狀加重，龜頭左上方燒灼樣疼痛，潰瘍面增大，表面有奇臭的膿性分泌物。該醫院要求再繼續抗炎。治療兩週以後，潰瘍面又增至栗子大，並且出現贅生物，左側腹股溝淋巴結腫大。

病人拒絕再進行抗炎治療，要求病檢。病檢報告：龜頭中分化鱗癌。該醫院擬進行陰莖癌切除術，然後安裝假體，遭到病人拒絕。這是由於癌的包圍圈已經破壞，癌的小血管已經形成，因此拒絕手術再破壞是對的。

1985年9月14日，病人通過我在香港的親戚，和我聯繫。由於病人存在飢餓感，能夠吃肉，馬上邊喝加味開胃湯，喝牛蹄筋湯，邊吃控岩散。兩個月以後，龜頭和包皮的潰瘍癒合，左側腹股溝淋巴結縮小。不料，1985年12月7日，病人急電，說龜頭又開始潰爛，又疼、又癢，怎麼辦？經過追問才知道，病人擔心身體虛弱，而使用了很少量的人參、鹿茸、冬

蟲夏草等強壯藥物。

我立即囑咐病人停止胡亂用藥，重新開始控岩散第一療程。以後順序治療，陰莖癌痊癒。1989年，病人結婚。次年生子，一家七口人，來北京和我相會。至今病人已經40多歲了。這是再建了癌的包圍圈，又消除了癌的小血管形成的結果。

陰莖癌多爲鱗狀細胞癌，主要見於陰莖龜頭。剛開始是一個紅色的小硬結，癢疼，潰爛，成菜花狀。很好確診。

過去，中醫知道陰莖癌。不過中醫稱作腎岩，和乳岩一樣，屬於血熱妄行癥候群，因此治療方法是一樣的。

同樣的，過去西醫也知道陰莖癌。不過從公元前5世紀就採取切割的方法。那時候中醫是給人喝蒙汗藥之後，再切割，那是爲了製造太監。而當時西醫是用棍子把人打昏，然後去切割，如此治療陰莖癌，是殘酷的，也破壞了癌的包圍圈，促使癌病人死亡。到了1896年，西醫嘗試大範圍切除陰莖癌，但是陰莖癌病人的生存率依然很低。

（九）甲狀腺癌

病人男性，1928年出生，台灣高雄南亞塑料公司職員。1970年3月，發現頸前部腫塊。同年4月10日，住進台北一家醫院。體查：甲狀腺右葉可觸及9x6厘米腫塊。質堅硬，結節狀，表面不光滑，與氣管關係密切，無壓痛，隨著吞嚥上、下移動；甲狀腺左葉無異常；頸部未觸及腫大淋巴結。間接喉鏡下可見雙側聲帶活動正常。

同年5月28日，在局麻下進行甲狀腺峽部，及右葉部分切除。術中見甲狀腺右葉巨大腫塊，約7x6厘米，質硬，與周圍組織、帶狀肌及氣管明

顯沾黏。術中活檢快速報告：甲狀腺高分化癌。即進行甲狀腺峽部，及右葉部分切除及腫塊摘除。

術後標本病理：甲狀腺高分化癌。術後給予甲狀腺素口服，並且進行放療、化療。經過21年，即1991年10月，又發現頸前部腫塊。仍然到該醫院複查：頸右側及頸前區腫塊4x3厘米，腫塊呈分葉狀固定，皮膚紅腫。採取標本病理報告：甲狀腺低分化癌。病人找當地中醫治療。

1992年1月，頸部腫塊達到8x7厘米，上界達頜下，下界達鎖骨上，內側跨正中線，氣管受壓，呼吸困難，聲音嘶啞。這是由於癌的包圍圈已經破壞，癌的小血管已經形成，而手術、放療、化療是再破壞，有些中醫又不明白治癌的道理，因此越治越壞。

1992年6月17日，通過病友介紹，病人打電話和我聯繫。先囑病人在當地醫院，吸氧和口服加味開胃湯，喝牛蹄筋湯。同年8月4日，病人電話說知道餓了，即讓紐約的六爺爺郵寄控岩散。次年1月4日，病人電話說，腫塊已經縮小一半，即減半量繼續服用。直至1995年初，病人的腫塊全部消失。至今病人70多歲了。這是再建了癌的包圍圈，又消除了癌的小血管形成的結果。

甲狀腺癌組織分型有四類：乳頭狀腺癌、濾泡狀腺癌、未分化癌、髓樣癌等。甲狀腺癌容易診斷，不是整個甲狀腺腫大，也不是單發腫塊，而是幾個小硬結。

過去，中醫知道甲狀腺癌。不過中醫稱作石癭，和乳岩一樣，屬於血熱妄行癥候群，因此治療方法是一樣的。

同樣的，過去西醫也知道甲狀腺癌。不過從公元前5世紀就採取切割

的方法。當時西醫是用棍子把人打昏，然後去切割甲狀腺，如此治病是殘酷的，也破壞了癌的包圍圈，促使癌病人死亡。到了1896年，西醫嘗試大範圍切除甲狀腺癌，但是甲狀腺癌病人的生存率依然很低。

（十）惡性淋巴瘤

病人男性，1934年出生，美國紐約華人。1989年2月，發現左側扁桃體腫大，吞嚥疼痛。在當地私人診所按照扁桃體炎，給予青黴素治療，無效。逐漸出現頸部多個無痛性腫大淋巴結，腹股溝淋巴結無痛性腫大。同年5月，到紐約一家醫院，進行腹股溝腫塊穿刺。

病理報告：惡性淋巴瘤，T細胞性，瀰漫性。給予CHOP方案化療，病情緩解。1992年初，出現貧血、低熱不退。經過西醫給予激素等治療無效。這是由於癌的包圍圈已經破壞，癌的小血管已經形成，而化療是再破壞，因此越治越壞。

7月8日，病人發傳真和我聯繫。傳真報告：貧血、消瘦、行動需人扶持；左頜下兩個腫塊，分別為4x3厘米，3x3厘米；雙側腹股溝淋巴結腫大，分別5x3厘米，3x2厘米；左牙齦潰爛；肝脾各在肋下2厘米。由於病人飢餓感淡漠，先給加味開胃湯，加草決明，和金銀花口服，喝牛蹄筋湯。

不料一個月以後，病人發傳真說，出現嘔吐、腹瀉症狀。仔細詢問才知道，病人認為加味開胃湯不治療癌症，害怕拖延病情，在口服加味開胃湯的同時，又到醫院進行化療。我讓他停止化療，他又發來傳真說，既然化療不好，為什麼全世界通用。

我說化療好，為什麼世界衛生組織讓中醫去補充？因為放療、化療是殺人刀。聽了我的解釋，病人開始認真喝加味開胃湯，經過24天才出現飢餓感，能夠吃肉了，這時才口服控岩散。半年以後，全身腫塊縮小一半。

1994年7月11日傳真報告說，一切都正常了。至今病人已經70多歲了。這是再建了癌的包圍圈，又消除了癌的小血管。

癌症有極少數的是單基因癌，全身只有一個癌基因，把這個癌基因切除了，病人不會再發生第二個癌症。但是癌症絕大多數是多基因癌，全身有許多器官有癌基因，把這個癌基因切除了，那個癌基因活躍了。這不是轉移，而是第二癌、第三癌等等。

而惡性淋巴瘤卻無法分辨是單基因癌，還是多基因癌，也不能確定原發部位。淋巴組織分佈在扁桃體、淋巴結、胸腺、肝脾、胃腸道、支氣管、骨髓等，一處癌基因活躍，就迅速在各處淋巴組織生長。

1965年惡性淋巴瘤國際會議把它分為兩類：
①淋巴細胞屬於T細胞的，叫作何杰金氏病。
②淋巴細胞屬於B細胞的，叫作非何杰金氏病。
每類又分成四型：
1）淋巴細胞是主型的預後最好。
2）結節硬化型較好。
3）混合型較差。
4）淋巴細胞消減型最差。

惡性淋巴瘤的本質又是什麼呢？請注意，惡性淋巴瘤經過癌基因、癌前病變、亞臨床期、原位癌、轉移癌等五個漫長的階段，大約需要2~20年，其膠原纖維的包圍圈越來越薄弱，其毛細血管的數量，是從無到有，從少到多，最後成為一個毛細血管團。也就是說，癌症是毛細血管急劇增多症，是缺乏硬蛋白，是慢性病，是馬蜂窩。

過去，中醫知道惡性淋巴瘤。不過中醫稱作失榮，和乳岩一樣，屬於血熱妄行癥候群，因此治療方法是一樣的。

同樣的,過去西醫也知道惡性淋巴瘤。不過從公元前5世紀就採取切割的方法。那時候西醫是用棍子把人打昏,然後去切割,如此治療惡性淋巴瘤,是殘酷的,也是無效的。從20世紀40年代開始,西醫才使用放療、化療,但是惡性淋巴瘤的生存率依然很低。

惡性淋巴瘤是全身的淋巴系統疾病,現代西醫認為無法手術切除。瘤體小於3厘米,可以放療、化療。但是由於破壞了癌的包圍圈,而容易激惹轉移;放療、化療使好、壞組織共同死亡了,使人誤認為治癒了,但是正常組織恢復了活力,那麼癌組織也復發了。

這個病人的扁桃體出現腫脹破潰,使用抗生素超過7天無好轉,醫生應當立即想到惡性淋巴瘤,因為扁桃體是淋巴器官。直至全身淋巴結腫大,醫生才懷疑是惡性淋巴瘤。而且西醫認為化療藥物和皮質激素,能夠溶解淋巴組織,因此,認為使用化療是十拿九穩的。這個病人也認為必須化療。

然而事實並非如此。許多人,包括一些顯要人物,都被化療治死了。可是有些人為什麼依然相信化療,或者以毒攻毒呢?這是因為這些醫生有一套荒誕的歪理,而且把思想膚淺的病人,騙得暈頭轉向。如果冷靜想一想,就會感覺不對頭,腫塊很快縮小了,它到哪裡去了呢?三分治,七分養,是讓病人靠胃氣慢慢吸收。

放療、化療之後,病人的胃氣已經喪失了,靠什麼吸收呢?有些病人吃了毒藥,咳嗽出爛肉,或者大便出爛肉,於是醫生就解釋說,把癌塊排泄出體外了。那麼潰瘍面怎麼辦?皮膚爛掉一塊,其癒合都是困難的。內臟爛掉一個洞,怎樣癒合?於是病人在緩解之後,依然不幸逝世。

古代也有這個問題。劉純在《誤治餘論》裡說:「有業醫者,心存貪得

之心，謂求富莫如治難。以取快一時之術，使沉痾頓起，病家旋即斃命。倘有族人索命，乃正色對曰：氣數已盡矣。論之，咎於病家，急功近利使然。」這就是說：有的醫生很貪財，認為治療疑難病才能迅速富起來。他使用取快一時的方法，讓病情迅速好轉。可是病人很快就死了。如果家屬來講理，他就一本正經地說，病人的壽命就是如此。分辨責任，應當責怪病人的急於求成。你看，現在有些醫生和病人，不是依然如此嗎？

（十一）食道癌

病人男性，1931年出生，清華大學教員。1992年3月，出現聲音嘶啞。經過間接喉鏡檢查，發現左側聲帶萎縮，原因不明。同年6月又出現進食梗阻，呈進行性加重。開始尚可進食稀飯麵條，到8月21日只能進食流汁，且伴發噁心、嘔吐，胸前區脹疼。

同年8月29日住進北京一家醫院。食管鏡檢查：距門齒25~30厘米處，管腔明顯狹窄，充氣尚擴張，黏膜灰白，食管壁僵硬，蠕動減弱，組織彈性很差。CT掃描：氣管左側縱膈腔緻密，氣管受壓，左緣變平直，血管接口不清楚。胸部X光拍片：左上肺少許斑片狀陰影。

同年9月3日進行開胸探查術。術中見左上肺與縱膈胸膜沾黏；前上縱膈可觸及質硬腫物，呈結節狀，侵犯主動脈弓上緣，並包繞主動脈弓。術中進行腫塊穿刺；快速活檢報告：發現癌細胞。無法切除而縫合切口。

術後診斷：食道癌，肺癌，縱膈轉移。病人拒絕西醫治療。這是由於癌的包圍圈已經破壞，癌的小血管已經形成，而手術、放療、化療是再破壞，因此拒絕西醫治療是對的。

1992年11月8日，病人到北京長城瘤科技術研究院醫院治療。先口服加味開胃湯，喝牛蹄筋湯。15天以後出現飢餓感，開始口服控岩散。由於

食道極度狹窄，不能吞嚥膠囊，就把膠囊的藥粉取出來沖服。兩個月以後，食道已經通暢。兩年以後，複查食管、肺、縱膈正常。至今病人已經70多歲了。這是再建了癌的包圍圈，又消除了癌的小血管形成的結果。

食道癌發生在食道的三個狹窄處：
①中部支氣管主動脈狹窄區最多。
②下部隔狹窄區次之。
③上部頸部狹窄區較少。

由於食物通過這三個狹窄的速度十分緩慢，因此刺激性物體容易損傷食道。診斷最好是食道吞鋇拍片，不要用食道拉網，避免再損傷。組織學分爲：鱗狀細胞癌、腺癌、未分化癌。

過去，中醫知道食道癌。不過中醫稱作噎膈，和乳岩一樣，屬於血熱妄行癥候群，因此治療方法是一樣的。民國時代，在中國的土地上，有西方的教會醫院，有本人的東人醫院。他們診斷出食道癌之後，都讓病人到天津水閣醫館，找我爺爺治療。

這是因爲，過去西醫也知道食道癌，但是不會治療，因此很多病人得不到治療而死了。從20世紀50年代開始，開始手術切除，但是食道癌病人的生存率依然很低。

20世紀50年代，我國醫生有句口頭語，叫作：「中醫吹，西醫推。」意思是說，很多疾病，西醫推辭不治，而中醫包打天下。是有點羨慕中醫的意思。到了20世紀70年代，醫生又有一句口頭語，叫作：「金眼科，銀外科，破銅爛鐵是內科；唧唧喳喳小兒科，偷偷摸摸婦產科，點頭哈腰口腔科。」可見，當時醫生最羨慕的是眼科。

到了20世紀90年代，醫生的口頭語變了：「要想發大財，大家去治癌。」於是不管學的是什麼科，大家一窩蜂去治癌。各種各樣的方法，各種各樣的藥物，鋪天蓋地而來。

現在西醫又流行在食道安裝擴張器的方法。可是西醫沒有考慮，如果食道癌塊消除了，那麼如何取出擴張器。問題就出在這裡。許多病人安裝食道擴張器以後，惹出許多麻煩事。

例如，病人男性，1936年出生，天津市塘沽區西沽中學原校長。2001年12月28日，被天津市腫瘤醫院診斷是食道中段癌。因為合併糖尿病，不宜手術，於是安裝一個食道擴張器。2002年1月7日，病人找我治療。同年5月，病人已經能吃普食，並且能夠練習武術。到天津市腫瘤醫院使用食管鏡複查報告：食管壁光滑。病人和家屬很高興。

同年8月3日中午，病人突然腹疼，到天津市一家醫院急診，發現是急性腸梗阻。立即手術。在麻醉過程中，突發心肌梗塞死亡。腸梗阻的原因，就是食道擴張器掉落在小腸裡。其實中醫解除食道的不全梗阻，是很容易的，根本不必安裝擴張器。

（十二）卵巢癌

病人女性，1939年出生，日本川口華人。1992年2月起，感覺腹脹，飯後加重，食慾差，乏力。同年3月，腹部逐漸增大。4月15日，住進日本東京一家醫院。體查：惡病質，左鎖骨上可觸及3x2厘米腫大淋巴結，質硬，可活動；腹部膨脹，如7月孕大；左下腹可觸及3月孕大的腫塊，邊界不清，質硬，凹凸不平，活動受限；移動性濁音（+）。

左鎖骨上腫塊穿刺，發現轉移癌細胞；腹水穿刺找到癌細胞；B超檢查：左側卵巢8x7厘米。診斷：卵巢癌，淋巴結轉移，癌性腹膜炎。病人拒絕

西醫治療。這是由於癌的包圍圈已經破壞，癌的小血管已經形成，而手術放療化療是再破壞，因此拒絕西醫治療是對的。

6月21日，病人家屬通過傳真聯繫，要求我給予治療。先囑口服加味開胃湯，喝牛蹄筋湯。23天以後出現飢餓感，再通過紐約的六爺爺郵寄控岩散。4個月以後，在當地醫院複查：左側卵巢4x3厘米，左鎖骨上淋巴結消失，少量腹水。兩年以後，病人恢復了正常。至今病人已經60多歲了。這是再建了癌的包圍圈，又消除了癌的小血管形成的結果。

卵巢癌是西醫療效最差的病種。究其原因在於卵巢位置十分隱蔽，腫塊大於3厘米才能被CT掃描發現，而平常又沒有特殊症狀。組織學分為：漿液性腺癌、粘液性腺癌、未分化腺癌、顆粒或者卵泡膜細胞癌、無性小細胞癌、惡性畸胎瘤等。

過去，中醫不知道卵巢癌。不過中醫認為陰道出血、腹塊、消瘦的症狀，和乳岩一樣，屬於血熱妄行癥候群，因此治療方法是一樣的。

過去，西醫也不知道卵巢癌，也不會治療，因此很多病人得不到治療而死了。從20世紀50年代開始，開始手術切除，但是卵巢癌病人的生存率依然很低。

我們的醫生，只有很少的人敢說：「對不起！我不會治您的病。」
有些醫生，一定要把錢掙到手以後，才說：「病人很危險，可能活不了一個月。」這是人話嗎？

小時候，父親教導我：「知之為知之，不知為不知。會治的，要治好。不會治的，要辭不治。」聽起來，父親的話不對。醫生就是治病的，怎麼能夠知難而退呢？但是仔細琢磨就很有道理。醫生治病的目的，是讓人長

命百歲。如果不能讓他長命百歲，那麼折騰他幹什麼？我希望醫生們，見到這種情況，都要辭謝不治，不要趁火打劫。

（十三）睪丸精原細胞瘤

病人男性，1972年出生，新加坡巴耶黎巴華人。1992年10月，無意中發現右下腹腫塊。去美國加州一家醫院檢查，右下腹可觸及15x10厘米腫塊，表面結節狀。診斷爲右側隱睪惡變，腹膜後淋巴結轉移。

同年11月25日，在硬膜外麻醉下，進行右側隱睪切除術。術中發現腹腔廣泛性膜沾黏，腹部腫塊與血管關係密切。只能進行右側隱睪手術切除。術後標本病理：睪丸精原細胞瘤。一個月以後，進行放療、化療。

1993年2月，又出現腹疼。回該院複查：腹部可觸及22x14厘米腫塊，活動受限。診斷：睪丸精原細胞瘤復發，腹腔廣泛轉移。病人拒絕西醫治療。這是由於癌的包圍圈已經破壞，癌的小血管已經形成，而手術、放療、化療是再破壞，因此拒絕西醫治療是對的。

3月4日，病人和我聯繫。由於存在飢餓感，馬上邊喝加味開胃湯，喝牛蹄筋湯，邊吃控岩散。4個月以後，傳眞報告：腹腔腫塊縮至4x3厘米。兩年以後，腹部腫塊完全消失。至今病人30多歲了，已經娶妻生子。這是再建了癌的包圍圈，又消除了癌的小血管形成的結果。

睪丸精原細胞瘤，又叫生殖細胞癌。我國的發病率高於國外。由於睪丸腫大疼痛，極易誤診爲急性睪丸炎。

過去，中醫知道睪丸精原細胞瘤。不過中醫稱作腎囊瘤，和乳岩一樣，屬於血熱妄行癥候群，因此，治療方法是一樣的。

過去，西醫也知道睪丸精原細胞瘤，但是不會治療，因此很多病人得不到治療而死了。從20世紀50年代開始，開始手術切除，但是睪丸精原細胞瘤病人的生存率依然很低。

（十四）膀胱癌

病人男性，1924年出生，澳門東望洋斜巷華人。1982年5月，出現無痛性血尿。同年7月，在澳門一家醫院懷疑是腎結核，經過抗結核治療，仍然反覆出現血尿。1986年1月23日，住進香港一家醫院，診斷爲膀胱腫瘤。進行膀胱腫瘤切除術。術後標本病理報告：膀胱乳頭狀鱗癌。術後用噻替哌沖洗膀胱。半年以後，膀胱鏡複查發現：右輸尿管口有一腫塊約2x1厘米。給予電烙切除，然後放療。三個月以後複查，發現腫塊復發。此後，交替使用放療、化療。

1988年6月，膀胱鏡複查，發現膀胱頸部出現乳頭狀腫塊。再次手術切除。術後用絲裂黴素灌洗膀胱。但是尿中一直有血。1989年2月，施行膀胱全切術，迴腸代替膀胱。術後傷口化膿，尿道分泌物塗片找到癌細胞。

1989年5月，住進北京一家醫院進行放療。緩解以後回澳門。1994年8月，出現呼吸困難，大便次數增多。在當地澳門山頂醫院檢查，胸部拍片：兩肺散在粟粒樣結節陰影，大便培養僅見奇異變形桿菌。診斷：膀胱癌術後肺轉移，放射性腸炎。這是由於癌的包圍圈已經破壞，癌的小血管已經形成，而手術、放療、化療是再破壞，因此越治越壞。

9月28日，病人通過傳眞和我聯繫，進行遠程治療。先囑病人在當地醫院進行支持療法、吸氧等，同時口服加味開胃湯，喝牛蹄筋湯。直至10月13日，病人傳眞報告：出現飢餓感，開始使用控岩散。兩個月以後，病人傳眞報告：兩肺陰影消失，大便每天1~2次。半年以後，傳眞報告：一切正常，只是每天的膀胱護理，十分麻煩。而且，心裡十分後悔，早知道

治療癌症這麼容易，何必受這麼大罪，花這麼多錢呢？許多病人都要發出如此的感慨，但是哪裡賣後悔藥呢？至今病人已經80多歲了。這是再建了癌的包圍圈，又消除了癌的小血管形成的結果。

膀胱癌好發於膀胱三角區，起源於上皮黏膜。組織學分爲：移行細胞癌、鱗狀細胞癌、腺癌。最早的症狀是無痛性尿血，出血量可大可小。此外，還有尿急、尿頻、尿疼，甚至於排尿困難等症狀。診斷可以通過尿脫落細胞檢查，也可以用膀胱鏡。

過去，中醫知道膀胱癌。不過中醫稱作溺血，和乳岩一樣，屬於血熱妄行癥候群，因此，治療方法是一樣的。

過去，西醫不知道膀胱癌，也不會治療，因此很多病人得不到治療而死了。從20世紀50年代開始，開始手術切除，但是膀胱癌病人的生存率依然很低。

科學是不斷進步的。現在西醫的診斷是十分明確的，中醫應當以此爲準。但是西醫的治療方法太不可行了，治不好，也不想別的辦法，還要重覆再治，治死爲止，這是不能學習的。一個人走進死胡同，不回頭，還要走，你會嘲笑說：「這個人，腦子有毛病。」可是西醫胡鬧了，有些人卻拍馬屁：「這是高科技。」歐美國家的醫生發明了手術、放療、化療，現在人家又斷然否定了它們，真令人佩服。

（十五）惡性骨髓瘤
病人男性，1924年出生，中國人民大學教員。1972年4月，無明顯誘因，感覺腰背疼痛。次年3月，出現雙側肋疼。1974年1月，腰背疼痛明顯加重，伴發雙下肢麻木感。在校醫院拍腰椎片，診斷爲骨質增生，給予鈣片和中藥治療。同年2月8日，因爲右髖部劇疼，到北京一家醫院住院。

拍片證實爲右股骨粗隆間骨折。按照外傷性骨折牽引治療6週，拍片複查無好轉。此時，腰背部疼痛加重。

同年6月11日，出現大小便失禁，和下肢癱瘓。拍片報告：第八胸椎及椎弓根破壞。7月15日進行椎管探查減壓術。術中見椎管內梗阻，腫瘤侵融到椎管內、硬膜外。遂進行第八胸椎體切除術。術後標本病理：漿細胞瘤。術後診斷：惡性多發性骨髓瘤，右股骨粗隆間病理性骨折，雙下肢癱瘓。術後進行放療、化療，病情得到長期緩解，而停止一切治療。

經過20年，即1995年1月，病人發生鼻血、腹脹，雙側腹股溝出現2x2厘米腫塊，又住進北京一家醫院。骨髓穿刺報告：骨髓增生，以大量骨髓瘤細胞爲主。B超報告：肝內瀰漫性病變。骨同位素報告：頭顱的頂部、枕部、上下頜骨、左右肱骨上端、左右髖關節、股骨上端均可見放射物濃集。診斷：多發性骨髓瘤術後復發。這是由於癌的包圍圈已經破壞，癌的小血管已經形成，而手術放療化療是再破壞，因此，好壞組織都死了。腫塊沒有了，給人一個假象。經過20年，壞死組織恢復了活力，癌症就復發了。

1995年2月13日，病人家屬和北京長城瘤科技術研究院聯繫。因爲我住在天津家中，家屬又和我家聯繫。我先讓病人口服加味開胃湯，喝牛蹄筋湯。32天以後出現飢餓感，然後口服控岩散。半年以後，雙下肢可以自己屈膝，踝關節可以自己活動，可以自己拉著牽引繩坐在床上。三年以後，骨髓穿刺報告：塗片未見異常。CT掃描報告：全身骨骼輕度骨質疏鬆。至今病人已經80多歲了，可以扶雙拐緩慢步行。這是再建了癌的包圍圈，又消除了癌的小血管形成的結果。

惡性骨髓瘤不是癌症，而是境界瘤，是骨髓腔內的漿細胞無限增生造成的。惡性骨髓瘤沒有轉移現象，因爲瘤細胞裡沒有癌基因。癌細胞好發

於中軸骨，即顱骨、脊椎、胸骨、肋骨、盆骨等處。首發症狀是局部疼痛。休息後減輕，使人誤認為勞損，找人按摩，越按摩越疼。後來就出現腫塊。由於骨髓是造血組織，因此，病人貧血。由於骨髓的癌組織直接侵犯骨小樑，因此極易發生骨折，由此發生神經損傷。惡性骨髓瘤絕大多數是在全身多處骨髓發病；極少數是在一處骨髓發病。

惡性骨髓瘤經過組織增生的漫長階段，大約需要2~20年，其膠原纖維的包圍圈越來越薄弱，因此，骨髓瘤能夠增長很大。也就是說，惡性骨髓瘤是缺乏硬蛋白。

過去，中醫知道惡性骨髓瘤。不過中醫稱作骨疽，和乳岩一樣，屬於血熱妄行癥候群，因此治療方法是一樣的。

過去，西醫也知道惡性骨髓瘤，但是不會治療，因此很多病人得不到治療而死了。從20世紀40年代開始，使用放療、化療治療惡性骨髓瘤，但是生存率很低。

惡性骨髓瘤不能手術切除，但是發生了病理性骨折，一定要清除碎骨；不能放療、化療，因為放療、化療使好壞組織共同死亡了，使人誤認為治癒了。但是正常組織恢復了活力，那麼癌組織也復發了。這個病人，接受了放療、化療，病情緩解了。但是雙下肢癱瘓，變成了殘疾人。這就降低了生存質量。

（十六）鼻咽癌
病人男性，1940年出生，中山醫學院附屬醫院醫生。1993年5月8日，感覺右耳閉塞。在本院檢查，懷疑中耳炎。穿刺抽液兩次，無效。又肌肉注射青黴素，治療兩個月之久，無效。同年12月，出現頭痛，口服止痛藥片能夠暫時緩解。

　　1994年1月7日，在醫院進行鼻咽部活檢，診斷爲鼻咽鱗癌三級。病人和家屬馬上和我聯繫，要求使用控岩散。但是要求提供詳細處方，防止出現毒副作用。被我拒絕以後，病人在醫院採用根治性放療。36次、64天，鼻咽部腫塊消失，頭疼緩解。

　　同年8月3日，出現右眼複視，外展障礙。CT掃描報告：蝶鞍區骨質疏鬆，右側卵圓孔擴大，邊緣模糊，海綿竇區模糊，頸動脈鞘區緻密。醫院考慮：放療以後顱底復發，右側前組顱神經損傷。再採取放療。共27次、38天，顱神經損傷仍未恢復。

　　1995年2月7日，在醫院複查，發現病人吞嚥困難，伸舌偏右，右側舌肌萎縮。3月27日，頭疼，聲音嘶啞，右耳流膿，雙側頸部軟組織纖維化，右側顱神經損傷；給予消炎對症治療。4月21日頭疼加劇，昏睡，右眼視力明顯下降，右下肢無力。CT顱腦掃描報告：放射性壞死。這是由於癌的包圍圈已經破壞，癌的小血管已經形成，而手術、放療、化療是再破壞，因此越治越壞。

　　1995年4月27日，病人家屬再次和我聯繫，希望我想辦法。我認爲這個病人的最好結局，可能是植物人，因此拒絕治療。但是家屬表示，只要有一口氣活著，也願意終身陪伴。看來夫妻感情是深厚的。於是，先喝加味開胃湯，喝牛蹄筋湯，同時在該院給予克腦迷、激素、能量合劑、甘露醇脫水、吸氧、防止褥瘡等治療。

　　經過23天，家屬來電話說，病人能說餓了，馬上郵寄控岩散。5個月以後，病人能夠起床，被人扶著走路了。兩年以後，鼻咽癌沒有復發。這是再建了癌的包圍圈，又消除了癌的小血管形成的結果。只是完全癡呆了，每天只是傻吃傻喝。至今病人60多歲了。一個西醫如此餘生，太可惜了。

鼻咽癌，主要發生在東南亞地區。組織學分爲：高分化的鱗狀細胞癌和腺癌、低分化癌、未分化癌等三種。鼻咽癌的早期症狀是鼻塞，然後是鼻涕帶血，頸淺淋巴結腫大。確診要用鼻咽鏡活檢。

鼻咽癌是古老的疾病，中醫古稱眞頭痛。

過去，中醫不知道鼻咽癌。不過中醫認爲眞頭痛和乳岩一樣，屬於血熱妄行癥候群，因此治療方法是一樣的。

過去，西醫也不知道鼻咽癌，也不會治療，因此很多病人得不到治療而死了。從20世紀50年代開始，使用放療、化療治療鼻咽癌，但是鼻咽癌病人的生存率依然很低。

（十七）腦膠質細胞瘤

病人女性，1926年出生，加拿大渥太華華人。1994年10月，感覺頭暈，前額疼痛，記憶力減退，注意力不集中，晚間失眠多夢。同年12月3日住進華盛頓一家醫院。檢查發現肌張力增高，左側椎體束陽性。腦血流圖報告：腦血管緊張度中度增加。腦CT掃描報告：丘腦神經膠質細胞瘤，腫塊直徑4x3厘米。腦脊液檢查：細胞蛋白分離。病人拒絕西醫治療。這是由於癌的包圍圈已經破壞，癌的小血管已經形成，而手術放療化療是再破壞，因此拒絕西醫治療是對的。

1995年2月4日，病人給我發傳眞，要求控岩散治療。由於存在飢餓感，就邊喝加味開胃湯，喝牛蹄筋湯，邊吃控岩散，並且間斷喝甘露醇脫水。三個月以後，傳眞報告：腦CT掃描腫塊已經縮至2x2厘米。

5個月以後，病人突然傳眞報告：出現腦血栓！經過仔細詢問才知道，這個病人是研究腫瘤的西醫。她認爲控岩散是反TAF藥物，於是就用止血的西藥—魚精蛋白配合治療。然而反TAF藥物不是止血藥物，於是出現腦

血栓。只能迅速減少控岩散用量，停用止血藥物，繼續抗癌治療。直至四年以後，病人傳真報告：腦CT掃描未見異常。瘤子和血栓都消失了。至今病人70多歲了。這是再建了癌的包圍圈，又消除了癌的小血管形成的結果。

腦瘤是古老的疾病，中醫古稱腦風。

腦膠質細胞瘤，不是癌症而是境界瘤，不發生轉移。瘤細胞無限增生造成壓迫症狀，是腦瘤的危害。腦瘤可以發生在任何年齡，但是10歲和40歲是高峰。兒童多見於小腦幕之下，成人多見小腦幕之上。病理學分爲：神經膠質細胞瘤、腦膜瘤、胚胎組織腫瘤、間葉組織腫瘤、垂體腺瘤。

腦膠質細胞瘤經過組織增生的漫長階段，大約需要2~20年，其膠原纖維的包圍圈越來越薄弱，因此，瘤塊能夠生長很大。也就是說，腦膠質細胞瘤，是缺乏硬蛋白。

過去，中醫知道腦膠質細胞瘤。不過中醫稱作腦風，和乳岩一樣，屬於血熱妄行癥候群；因此治療方法是一樣的。

過去，西醫也知道腦膠質細胞瘤，但是不會治療。因此很多病人得不到治療而死了。從20世紀50年代開始，使用手術、放療、化療，但是腦膠質細胞瘤病人的生存率依然很低。

腦膠質細胞瘤可以手術，但是破壞了膠原纖維包圍圈，促使瘤塊再發。這個病人是個西醫，知道手術、放療、化療是無濟於事的，因此她要使用中藥，而且要使用正宗的中藥。

（十八）前列腺癌

病人男性，1940年出生，中國國務院機關事務管理局職員。1993年

10月，感覺尿急、尿頻、尿疼；小腹部、會陰部、腰骶部、腹股溝部脹疼。在北京一家醫院診斷為前列腺炎。經過消炎治療，無緩解。1994年1月，出現排尿困難，尿流逐漸變細以至滴尿。又在醫院肛門指檢，發現前列腺有小硬結。診斷為前列腺肥大。擬進行手術切除。術中發現前列腺與膀胱和直腸周圍廣泛沾黏，無法切除。取活檢以後縫合切口。術後標本病理：前列腺癌。

病人拒絕西醫治療，自己購買藥店出售的治癌中成藥。1994年5月，出現呼吸困難，聲音嘶啞。再去北京醫院複查，胸部X線拍片：前列腺癌肺轉移。這是由於癌的包圍圈已經破壞，癌的小血管已經形成，有些中醫又模仿西醫的辦法殺癌去治癌，因此越治越麻煩。

5月27日，病人要求我治療。先給加味開胃湯，喝牛蹄筋湯，並且吸氧。11天以後，出現飢餓感，開始口服控岩散。半年以後，CT掃描報告：肺部未見異常。肛門指檢報告：前列腺表面光滑。至今病人60多歲了。這是再建了癌的包圍圈，又消除了癌的小血管形成的結果。

前列腺癌，組織學分為：腺癌和鱗狀細胞癌。早期症狀只是排尿困難，極易誤診為前列腺肥大。但是，飢餓感下降，出現的較早。診斷靠肛門指檢和CT掃描。

過去，中醫知道前列腺癌。不過中醫稱作癃閉，和乳岩一樣，屬於血熱妄行癥候群，因此治療方法是一樣的。

過去，西醫不知道前列腺癌，也不會治療，因此很多病人得不到治療而死了。從20世紀50年代開始，開始手術切除，但是前列腺癌病人的生存率依然很低。

瘤體小於3厘米，沒有轉移，可以手術切除，但是由於破壞了癌的包圍圈，而容易激惹轉移；切除之後，不做放療、化療。這個病人拒絕西醫的治療是對的，但是自己盲目治療是不對的，結果造成了肺轉移。有些癌病人不相信中醫，也不相信西醫，而是走極端，要自己想辦法。這是可笑的。

前列腺癌的誤診太多！如果醫生給予肛門指檢，就會發現問題，然而誤診就出現在這裡。沒有一個男人出現尿頻、尿急、尿疼，甚至排尿困難，尿流變細，而不去找醫生。但是許多醫生對於前列腺炎、前列腺肥大，並不去肛門指檢。因此，前列腺癌大多是醫生誤診。

過去我管理醫院，對於這個問題反覆強調。凡是不給前列腺炎、前列腺肥大的病人肛門指檢，一律讓藥房扣押處方，讓醫生重新檢查，並且把醫生的獎金轉發藥房。如此一來，確實發現了許多早期的前列腺癌。但是，有很多醫院，還是馬馬虎虎，因此前列腺癌的誤診太多了。

（十九）膽囊癌

病人女性，1949年出生，香港金巴利道華人。從小不吃早餐。1980年10月，因食油膩食物，突然感到右上腹疼痛，向背部放射。住進香港一家醫院，診斷爲急性膽囊炎，給予消炎治療而緩解。1992年在深圳一家醫院診斷爲膽石症，即在深圳一家中醫院進行排石治療。

1995年3月出現食慾不振、腹脹、進行性消瘦、鞏膜輕度黃染。住進廣州一家醫院，診斷爲膽囊癌。擬進行手術切除。術中發現膽囊腫大，堅硬，表面結節狀；肝左葉、胰頭、腹腔淋巴結廣泛轉移，無法切除。摘取淋巴結以後縫合切口。術後標本病理：淋巴結轉移癌。術後診斷：膽囊癌，腹腔淋巴結轉移，肝胰轉移。由於病人合併有：慢性氣管炎、類風濕、糖尿病、冠心病等，不宜進行放療、化療。這是由於癌的包圍圈已經破壞，癌的小血管已經形成，而手術、放療、化療是再破壞，因此拒絕西醫治

療是對的。

1995年6月6日，病人電話和我聯繫。先口服加味開胃湯，喝牛蹄筋湯。用至51天出現飢餓感，即開始控岩散治療。半年以後，CT掃描報告：肝、胰、腹腔淋巴結未見異常，膽囊腫大。兩年以後一切正常，堅持早餐，體重增加了12公斤。至今病人已經50多歲了。這是再建了癌的包圍圈，又消除了癌的小血管形成的結果。

膽囊癌組織學主要是腺癌。膽囊癌是古老的疾病，不過中醫稱作膽脹，和乳岩一樣，都屬於血熱妄行癥候群，治療方法是一樣的。

西醫認為膽囊癌是嚴重的疾病，沒有好辦法，病人只能等死。到了20世紀初期，西醫嘗試大範圍切除膽囊癌，這才開始治療膽囊癌。如果膽囊癌沒有轉移，就可以手術切除，但是由於破壞了癌的包圍圈，而容易激惹轉移。切除之後，不做放療、化療。這個病人的癌塊出現了淋巴轉移，按照西醫的規矩，這是無法治療的。

膽囊癌往往到晚期才能確診，大多數病人由於惡病質，而失去治療機會。這個責任在醫生，因為病人不斷求醫。如果醫生在膽囊造影的時候，不要只注意膽囊的收縮幅度，而是注意膽囊內黏膜是否缺損，類似結石的東西是否周邊也缺損，那麼就能輕易判斷是炎症、是結石，還是癌塊。遺憾的是，很多醫生看見膽囊裡面有東西，就說是結石；或者自圓其說，猜測是死蛔蟲。這就把病人耽誤了。

（二十）肝癌

病人男性，1941年出生，美國美齡投資集團職員。從1962年開始，每天飲酒。1985年6月發現脂肪肝。1995年3月，發現鞏膜輕度黃染，即到華盛頓一家醫院進行全面檢查。CT掃描報告：結節性肝癌。病人拒絕

西醫治療。這是由於癌的包圍圈已經破壞，癌的小血管已經形成，而手術放療化療是再破壞，因此拒絕西醫治療是對的。

1995年9月11日，病人通過傳真和我聯繫。先用加味開胃湯，喝牛蹄筋湯。27天以後出現飢餓感，然後由紐約的六爺爺發藥，開始控岩散治療。5個月以後，CT掃描報告：肝臟未見異常。至今病人已經60多歲了。這是再建了癌的包圍圈，又消除了癌的小血管形成的。

肝癌，臨床分為：巨塊型、結節型、瀰漫型。巨塊型為單個腫塊，或者是多個結節匯集而成，常位於右肝。結節型是多個結節，分佈在全肝。瀰漫型很難確診，死後解剖發現。肝癌是亞洲和非洲地區的高發病，呈乙肝→肝硬化→肝癌的發病過程。由於我國的乙肝病人，包括乙肝病毒攜帶者，約占我人口的10%，因此肝癌的發病率呈逐年上升趨勢。確診靠CT掃描。至於化驗指標，並不準確。

肝癌通過四種方式擴散：
①在肝組織內，癌細胞向全肝直接侵犯。
②肝的癌細胞進入淋巴系統生長，叫淋巴轉移，胸內是支氣管旁、肺門、縱隔淋巴結；胸外是鎖骨上、腋下，和上腹部淋巴結。
③肝的癌細胞進入血液系統生長，叫血行轉移，可以在肺、骨等處生長。
④醫源性轉移，是西醫手術時，肺癌細胞被種植在胸腔內，或者在切口上，比較多見。

肝癌是古老的疾病，不過中醫稱作血鼓，是肝癌出現腹水，才能確診，才去治療。而且認為血鼓和乳岩一樣，都屬於血熱妄行癥候群，治療方法是一樣的。

過去，西醫也知道肝癌，但是沒有好辦法，病人只能等死。到了20世

紀80年代，西醫嘗試大範圍切除肝臟，這才開始治療肝癌。

你想一想，過去，中醫沒有先進的診斷方法，肝癌出現了腹水才去治療，而且能夠讓病人長期生存。現在西醫有了先進的診斷方法，在腹水出現之前就能確診，但是偏偏要嚇唬病人，竟然說肝癌是什麼癌中之王。痛痛快快地說不會治，誰也不會笑話你。

肝癌的腫塊小於3厘米，沒有轉移，可以手術切除，但是，由於破壞了癌的包圍圈，而容易激惹轉移。切除之後，不做化療。這個病人的癌塊直徑小於3厘米，按照西醫的規矩可以切除。但是病人拒絕西醫的治療，而是找我治療。

肝癌之所以難治，在於它同時存在肝炎。因此，任何造成肝臟損害的藥物，都會使病情惡化。但是，使用七分養是安全的，這也是劉家治血鼓，歷來是第一的原因。

不會治，不可恥。我不會治皮膚病。因此許多病人向我諮詢皮膚病的問題，我非常坦然地說：「別問我了，我壓根兒不會治。」因為劉純不會治。

但是不會治，而偏要去治，才是可恥的。當然在大學裡，在醫院裡，我也知道許多治皮膚病的方法，可是我認為都是糊弄人。

凡是肝癌病人，不管是原發，還是轉移，其放屁和糞便都有類似中藥檀香的氣味。這是非常準確的。

促使病人就診的症狀，大多是肝區的疼痛，這種疼痛以夜間為重。不要相信超聲波的診斷，要做CT掃描。即便CT掃描，也只能發現直徑超過1厘米的腫塊。過去沒有CT掃描，也沒有B超，但是中醫卻能夠發現早期

肝癌。甚至在CT掃描沒有發現腫塊的時候，中醫憑大便的氣味就能確定。這就是檀香肝。劉純在《形神兆病》裡說：「病家屎氣如檀香，必發血鼓，是曰檀香肝。」

1994年，有一個顯要人物，胃不舒服，請我去看病。我一進屋就聞出有檀香的氣味，我請他去做肝臟的CT掃描。結果掃描未見肝臟異常。他笑著說：「你們這幫大夫，唯恐人家沒病。」於是照樣喝酒。1996年，他肝區疼痛，到北京一家醫院做肝臟的CT掃描，發現是結節型肝癌。他又叫我去給他治。提起兩年前的事，他很奇怪：「你怎麼懷疑我肝有毛病？」我說：「中醫治血鼓幾百年了，比西醫有經驗。我一進屋就聞見檀香味了，還用您說話？」多少年來，我使用這種方法，發現了很多早期肝癌。你說中醫笨嗎？但是這種氣味怎樣產生的？我不清楚。

如果你沒有使用養生之道，而被西醫診斷出癌症，那麼怎麼辦呢？首先你要大笑三聲：「真是邪門，我的痔瘡跑到內臟去了。」然後去買加味開胃湯，買牛蹄筋，自己熬湯喝。不必再問劉弘章，因為他這兩下子，你是知道的。等待出現強烈飢餓感，再找劉弘章，因為控岩散畢竟是劉家的藥。

劉氏箴言

古人治癌同痔瘡，開胃涼血喝肉湯；
多少病家欠思量，取快一時找死亡。

本章重點提示及張老師的經驗分享　張克咸老師

一、癌症的病因＝主觀原因 + 客觀原因 + 誘發條件

癌症屬於「血熱妄行」癥候群
主觀原因：胃氣下降、營養不良
客觀原因：胎病、血熱妄行
誘發條件：蓄毒內傷

二、治療方法：痊癒＝三分治 + 七分養

七分養：喝加入豬苓、菊花的開胃湯、喝牛蹄筋湯、淡水魚湯、及瘦牛肉湯
三分治：控岩散

三、療效統計：

　　依據劉弘章老師的統計資料：自1967至1997三十年間，使用控岩散治療國內外癌症病人18963個，一年存活率91.7％；三年存活率73.4％；五年存活率57%。癌塊小於三公分的有6174例，五年生存率100％。

　　以上可以對照西醫治療的存活率，是完全不同的。而且重點是：劉太醫的治療方法，不會造成病人的痛苦。根據統計，西醫治療癌症，腫塊直徑小於3公分的癌病人，五年存活率只有50%；而大於3公分的，五年存活率僅剩下10%。

　　由上述的統計數據可證明：**西醫治療癌症的效果很差，因此造成了很多人普遍的認為、甚至相信：人只要得了癌症，死亡就是應該的、正常的，**

卻從來不會去「懷疑西醫治療方法」是否是錯誤的？！而有些不使用西醫的
治療方法，而最終「康復」了的病人，只會懷疑：當初的醫生做的檢查與診
斷，是不是錯誤的 (誤診)？

四、人爲什麼會得癌症？

1) 消化、吸收功能的減退。這是癌塊「生長」和「轉移」的第一個原因。

　　這個問題，西醫早已經注意到，但是至今仍沒有解決辦法。癌病人在
發病前，已經有相當長的時間，吃飯沒有味道，吃飯十分挑剔，沒有飢餓
感。究竟是沒有飢餓感，才發生了癌症；還是癌症使病人喪失了飢餓感，
西醫並不清楚。

　　古今中外，沒有一個飢餓感強烈的人，得了癌症；也沒有一個癌病
人飢餓感強烈，而死於癌症的。 因爲，**癌病人都會經過「頑固性的厭食」
階段，才會出現惡病質、腦損害、大出血、呼吸衰竭、及心臟衰竭而死亡。
可見「厭食」是癌病人「發病至死亡」的必經之路。** 由於西醫無法解決厭食
問題，因此，只能眼眼睜睜看著病人一天天走向死亡。

2) 營養不良。 是癌塊生長和轉移的第二個原因。

　　多年來，這個問題一直困擾著西醫。 過去，西醫認爲高營養，會促
使癌的生長和轉移，因此，只要求癌病人，多吃蔬菜、和水果。因而，造
成手術之後，傷口長期無法癒合。

　　直至1977年，美國靜脈高營養學專家費希爾，經過十幾年的觀察發
現：**葡萄糖可以「促使」癌的生長和轉移。但是，蛋白質和脂肪，卻可以「阻
止」癌的生長和轉移。** 從此，西醫才開始給癌病人使用白蛋白、人血漿、
脂肪乳等，也開始鼓勵癌病人吃肉、和脂肪。但是，不必忌口，隨便吃，
這又不對了。

3) 癌基因 (遺傳因子)，是癌塊生長和轉移的第三個原因。

這是指一個人生下來，器官結構就不正常。也就是說，一個人生下來，並不是完美無缺的。外表是瞎子、跛子、六指等畸形，很容易發現，而器官的缺陷，就不容易被察覺了。

對於「**先天缺陷**」，中醫叫「**胎病**」，就是說：癌症是從胎裡帶來的。西醫叫「**基因病**」，也就是說：癌病人生下來就有癌基因。因此，有些人的器官天生就存在著先天缺陷，這不是人的意志所能夠決定的。 正是因為器官有著先天缺陷，才極容易受到傷害。

4) 癌前病變。 是癌症的第四個原因。

癌前病變是一毫米左右的硬節，存在於癌病人的屍體，和部分非癌症死亡的屍體內。在顯微鏡下觀察，發現「包圍圈」已經破損，出現了幾條毛細血管。這些細胞，不僅DNA鹼基因的順序發生了改變，而且出現了增生、活躍。這就叫做癌前病變。

包圍圈為什麼被破壞了呢？是因為「營養不良」！為什麼會營養不良呢？是由於「環境污染」造成的各種疾病，降低了人的消化、吸收能力、是人們「長期吃素」、及「使用有毒的方法治病」。 尤其，有些人不是有意識地「補充硬蛋白」。

所謂「致癌物質」就是「有害的東西」。 這些有害的東西不是直接誘發癌症，而是首先造成「癌前病變」。 很多慢性病，比如：慢性肝炎、慢性胃炎、慢性結腸炎等，都屬於癌前病變。因此，治療這些疾病，要避開致癌物質，包括有毒的中藥和西藥。

癌前病變是指：生存環境，損傷了某個器官的抗病能力，造成了癌基因的活躍，形成了癌前病變。是誰給癌細胞這個機會呢？是因為包裹它們

的「膠原纖維」被破壞了。不過，馬蜂窩還沒有被完全破壞，它們還沒有出來蟄人，這只叫癌前病變。 癌前病變的產生，主要來自「生活環境的污染」，以及因此所造成的「身體內部污染」。

5) 毛細血管急劇增多。 是癌症的第五個原因。

毛細血管急劇增多，促使了癌塊生長和轉移。一些食品和藥品，促進了「**血管擴張**」和「**血流加速**」。一個人如果無限制地吃補藥、酒精、辛辣 (熱性食物) 等，就會「**血熱妄行**」。比如：鼻子、肛門、夜寐的熱感，以及皮膚發熱，而體溫卻不高等現象。

但是，「血熱妄行」不等同於「陰虛內熱」，或者「實熱上火」。這種感覺透過吃辣椒可以體驗。因此，得了癌症，使用這些東西，肯定會促進癌組織的毛細血管急劇增多，促進癌塊的生長和轉移。因爲，**癌塊在長大和轉移之前，一定要「先充血」**。

五、癌症的發展進程

綜上所述，**必須「同時具備」以上的五個條件，才會得癌症**。而有些人具備了這些條件，卻不得癌症 (暫時)，得什麼呢？

我們必須了解：**癌塊的生長是「緩慢」進行的，可分爲「漫長」的三個階段**：

1) 第一階段是「亞臨床期」。

在亞臨床期階段，由於癌塊的體積太小了，因此，臨床很難發現。爲什麼很難發現呢？因爲肉眼看不見小於0.1毫米的腫塊，手指摸不著小於1毫米的腫塊，CT掃描不到小於1厘米的腫塊，B超也發現不了小於2厘米的腫塊。事實上，即便臨床上檢查確定腫塊沒有了，癌基因依然會「**隱藏在細胞中**」，誰也發現不了它，因此，它可能還會隨時蠢蠢欲動。

因此，腫塊沒有了的喜訊，只是自欺欺人。因此，**癌症和動脈硬化一樣，是屬於「終身疾病」，不可能根治的。** 在此時期，病人受到癌細胞代謝毒素的影響，可能只有「飢餓感下降」，而沒有發生其他的不適感覺。這就叫癌的亞臨床期。

因此，**如果發生了「原因不明」的飢餓感下降，就要先喝「開胃湯」、及「牛蹄筋湯」，然後再慢慢地檢查。** 問題往往就出在這裡：很多人**不去理睬飢餓感的下降，**致使癌塊發展成很大了，人的身體感到很難受了，才去檢查。

2)第二階段是「原位癌」。

癌細胞有了充分的血管供血，其生長、繁殖的速度就加快了。一般而言，哪個器官的癌細胞，就在哪個器官生長，這就叫做「原位癌」，癌腫塊的直徑大小不等。在一般顯微鏡底下觀察，會發現包圍圈已經不存在，但是，「成纖維細胞」還存在，有極其大量的「毛細血管」。

一旦發現了癌塊，有些人就慌張了，恨不得馬上去除掉它才好。由於，失去了冷靜，經常匆促地做下錯誤決定，結果往往是「人財兩空」。

3)第三階段是「轉移癌」。

原位癌的直徑「超過3厘米」，就會「發生轉移」，這是癌症的可惡之處。 轉移癌的腫塊直徑大小不等。 在一般顯微鏡下觀察，會發現某個器官的癌細胞，開始在全身各處的淋巴結，和其他的器官生長。

腫塊周圍有少量的膠原纖維，成纖維細胞還存在，腫塊內部有大量的毛細血管。這些某器官的癌細胞，在其他部位肆無忌憚地生長，就叫做「轉移癌」。

有時候，發現了轉移癌，卻找不到原發癌。 病人十分焦急，要求進一步檢查，甚至要求組織學分型。 其實並沒有這個必要。因爲西醫認爲，癌症發生了轉移，就不能手術了。 而組織分型只是爲了進行放療、化療時，需確定「放射劑量、和藥物種類」。

到底是誰破壞了膠原纖維組織的包圍圈呢？其原因是：周圍的正常組織發生了「慢性損傷」；是病人的「飢餓感下降」了，無法攝入大量的「硬蛋白」，導致無法提供製造膠原纖維的原料；是「手術、放療、化療」，破壞了包圍圈。

放療、化療給了人們一個假象：腫塊沒有了。其實，腫塊和周圍的「正常組織」也都沒有了。尤其，是合成膠原纖維的纖維細胞也被殺死了。 因此，殘存的癌細胞失去了「膠原組織包圍圈」，導致其生長和轉移的速度更快了。因此，有些病人被治死了以後，西醫就將癌症稱之爲「不治之症」。 有些病人雖然挺過來了，可是過了些日子，癌細胞也復活了，這就叫做「復發」。

癌症是急性病嗎，當然「不是」！請注意：癌症的發生，需要經過癌基因、癌前病變、亞臨床期、原位癌、和轉移癌等，漫長的階段，其發展大約需要2~20年。因此，「癌症是屬於慢性病」。 其包圍圈，是從厚密到薄弱，其毛細血管的數量，是從無到有，從少到多，最後會成爲一個毛細血管團。

總而言之，癌症的形成不是短時間造成的。是至少需要二至二十年。是由於自己不留意自己的身體，不懂得養生，被環境污染誘發所導致的。

早在1994年，美國癌症協會就公布了十大致癌因素，表示致癌因素首先造成了癌前病變，然後就會產生癌症。其中包含了：環境污染、輻射

暴露、濫用藥物、遺傳因素……等。**令人不解的是：長久以來，人們「反對幅射環境」，卻又心甘情願地接受西醫的化療、放療的毒害。**

六、劉太醫如何治療癌症呢？

早在幾百年前，劉純就知道採取以下四個方法治療癌症：

1) 喝「**加味開胃湯**」增強**消化**、**吸收**功能，同時促使壞死組織的「氣化」(被吸收)。

2) 喝「**牛蹄筋湯**」，「**補充硬蛋白**」，再 (重) 建「**癌的包圍圈**」。 這是最關鍵的問題。

3) 吃「**控岩散**」消除癌塊。

4)「**長期治療**」，克服「**胎病**」，也就是「**癌基因**」。

綜上所述，防治癌症的真正方法是：「**三分治、七分養**」。 必須「**再建癌的包圍圈**」，「**消除癌的毛細小血管**」。用什麼方法呢？用「**加味開胃湯**」和「**牛蹄筋湯**」來讓成纖維細胞得到「**合成膠原纖維**」的原料，用「**控岩散**」對抗癌細胞分泌的血管形成因子。如此一來，無法再分泌血管形成因子的癌細胞，在越來越厚的包圍圈內，只能變性壞死。 再靠著喝「加味開胃湯」來消化、吸收壞死的產物。

總結劉太醫的「**治癌程序**」：首先，用開胃湯提升胃氣，增強消化、吸收功能，同時促使壞死組織的被吸收；其次，大量喝牛蹄筋湯，補充硬蛋白，包圍癌細胞，不讓其生長及轉移；最後，用控岩散消除癌塊。這就是：「**治癌三步曲**」，是經過四百多年的驗證的。

七、西醫為什麼還在治療「不治之症」？

目前，西醫宣布癌症是不治之症。 奇怪！既然說癌症是無法治療的疾病，那西醫為什麼還要去治療呢？因為，西醫要摸索、累積經驗！那麼

什麼叫摸索、累積經驗呢？說白了，就是拿病人來做試驗！然而，這個試驗不是拿死囚犯，而是把全世界的癌症病人都當成白老鼠了！

八、西醫的手術、放療、化療……等治療癌症方法的剖析。

1)「手術」表面上很有效，但是捅了馬蜂窩。

1896年，英國醫生霍爾斯傑德，發現「局部切除」，造成了癌的迅速轉移。因此，發明了大範圍切除的方法，叫做**「無瘤手術」**方式。局部切除癌塊，就破壞了包圍圈，而造成轉移；但是大範圍切除，還是**不知道哪裡「還有」小癌塊**。

因此，**切除範圍再大，也是不徹底的。因此，手術切除這種「取快一時」的治法，會「造成癌的迅速轉移」**。那麼手術究竟應當應用於什麼情況呢？**手術應當用於「腫塊直徑小於3厘米」，而且「沒有發生轉移」**的病例。

2)「放療」在殺死癌細胞的同時，也「破壞了包圍圈」。

由於放射線對於人體有確定性的傷害，因此，安裝使用X光機、放療機的房屋，必須是特殊的，操作人員必須有防護裝備。儘管如此，有些從業人員還是得了癌症。

這種**「取快一時」的治法，，會造成人體的「慢性損傷」**。放療雖然把癌細胞殺死了，但是把「成纖維細胞」也殺死了。由於癌細胞周圍，沒有成纖維細胞，就無法把喝進去的牛蹄筋湯，合成膠原纖維，去包裹癌細胞，於是殘存的癌細胞就會瘋狂生長。

同時，「放療」把「吞噬細胞」也殺死了，那麼誰去吃掉一堆爛肉呢，**而且治療後，病人會出現「放射性炎症」，這種炎症是「無法痊癒」的。**這種炎症**不是放療後，馬上會出現的**，有的是半年之後，有的是一年之後，

而且，這種炎症是會越來越嚴重的。 **放射性炎症造成了「肺纖維化」，使得病人生不如死。**

3)「化療」在殺死癌細胞的同時，也「破壞了包圍圈」。

很多學者反對使用化學藥物治療癌症。1962年，世界衛生組織的癌化療專業委員會指出：**「化療遇到了異常的困難，要做到不傷害健康組織，去殺傷各種類型的癌細胞，是十分困難的。而且對於免疫能力已經下降的癌病人，再使用降低免疫能力的化療，是否給腫瘤學的巨大變革帶來希望，至今無法肯定。」**

這種「取快一時」的治法，會造成「人體慢性中毒」。化療把癌細胞殺死了，但是把成纖維細胞也殺死了。由於癌細胞周圍，沒有成纖維細胞，就不能把喝進去的牛蹄筋湯，合成膠原纖維，去包裹癌細胞，於是殘存的癌細胞就會瘋狂生長。

同時，**「化療」把「吞噬細胞」也殺死了，**那麼誰去吃掉一堆爛肉呢？於是病人就死了。或者經過一段時間後，好的組織復活了，癌細胞也復活了，又分泌血管形成因子、又出現小血管，小血管又給癌細胞提供營養，癌細胞得到營養又瘋狂生長，這就叫做**「復發」**。

其實，任何一種「毒藥」都能殺死癌細胞，這已經不是什麼秘密。是的，**「毒藥」就是「殺人的藥物」，治療疾病的最簡單方法是把病人殺死。是的，如果把病人殺死了，那麼疾病也就消失了。**

癌細胞和正常細胞一樣，都必須進行新陳代謝。而任何的毒藥都能夠破壞新陳代謝。 因此，吃毒藥能夠殺死人，也能殺死癌細胞。化療藥物，最初就是從「殺人氣─芥子氣」演變而來的。

4) 神乎其技的「激素」，用於抗癌是有效的嗎？

20世紀60年代，西醫發現「腎上腺皮質激素」，能夠溶解淋巴組織。這使得西醫十分激動。因爲，化療藥物的發明，就是因爲毒氣—芥子氣，有溶解淋巴組織的作用，然而，化療藥物的毒性太大了。

腎上腺皮質激素不僅能夠溶解淋巴組織，而且，能夠增強食慾，好像應當是理想的抗癌藥物。可是臨床實踐卻是失望的，因爲它們**「刺激癌細胞生長」**！在許多的化療方案裡，幾乎都有**「腎上腺皮質激素」**。這種腎上腺皮質激素的最可惡之處，就是**破壞膠原纖維，同時溶解淋巴組織。**

這就**使得癌細胞失去「膠原纖維包圍圈」，也殺死了「吞噬細胞」。**這就是爲何癌病人使用腎上腺皮質激素之後，迅速死亡的原因。那麼醫生爲什麼還要濫用呢？是爲了給癌病人退熱、防止癌病人的化療反應、爲了控制癌病人的消瘦，然而**「一切都是假象」。假象過去之後，就是「全面崩潰」。**

5)「免疫增強劑」，用於抗癌是有效的嗎？

1982年8月，在日本召開的第三屆「國際肺癌會議」上，與會者明確指出：**免疫藥物對於肺「沒有治療作用」。**儘管在免疫治療中，病人血液裡的免疫指針明顯好轉，但是，有**「促進癌細胞生長」**的副作用。因此，腫瘤的免疫治療，存在著**「盲目性」**和**「安慰性」**。"也就是說，如果讓淋巴細胞活躍了，那麼癌細胞也就活躍了。也就是說：**「免疫增強劑」在刺激免疫細胞生長的同時，也「刺激癌細胞生長」！**

綜而言之，毒藥無法治病，更不能讓人長命百歲。不過，再怎麼糊塗的人，他的**「下丘腦攝食中樞」**卻不會糊塗，**「中毒」**之後的第一個反應，就是**「飢餓感下降」**。因此，無論您使用什麼仙丹妙藥，只要出現飢餓感下降，我們就應當**立即警覺：有毒**！劉弘章老師非常讚賞那些，懂得拒絕

西醫一切治療的癌病人，因爲他們的壽命，要比瞎折騰的病人長得多。

目前美國國立癌症研究所、英國皇家科學院，已經斷然否定了放療、化療治療癌症的作用，正在研究癌的血管問題。然而在台灣，放療、化療卻儼然成爲癌病人首選的治療手段。

然而有些癌病人，只有在復發和轉移之後，才拖著中毒的身體來尋找中醫。可是中醫也不是神仙。一個人發生癌症以後，如果沒有吃過毒藥，還是好治的。如果已經吃了毒藥，那麼就要看看還有沒有胃氣。

如果已經沒有胃氣了，已經快死了，那麼還有必要治病嗎？更可惡的是，一些號稱高科技中成藥、營養食品，竟然還偷偷摸摸地摻入一些「激素」。 因此，奉勸您吃了之後，如果讓人的食慾很好，滿面紅光，就請你立即停用。劉老師說：每次一提到上面這些問題，有些人就不高興了，好像「西醫治癌一無是處」。其實，倒也不是如此，西醫的**「診斷」是太棒了**。 如果沒有西醫的診斷，中醫也是糊里糊塗。

九、請注意：中醫的「民間學派」治療癌的方法也是錯誤的

1) 看見癌病人發熱，就使用「苦寒清熱」的方法，是不對的。

　　因爲**「苦寒清熱」的方法，能夠治療「急性化膿性炎症」，久用則「苦寒傷胃」，所以不能治療癌症**。或者認爲是「陰虛發熱」，而給予**「清熱滋陰」的藥，也是不對的**。因爲，癌症是血熱，病人的皮膚、手心、腳心很燙，但是不會出現多渴、多尿的陰虛發熱的特徵。如果給予清熱滋陰，輕則低熱不退，重則腫塊變大。 因此，癌病人只能使用「甘寒退熱」的辦法，緩緩退熱。 要在開胃湯裡加入金銀花、草決明。

2) 看見癌病人有體腔積液，就使用「瀉下」的方法，是不對的。

　　因爲「瀉下」的方法，能夠治療「胃腸積熱」，**久用則「敗壞胃氣」**，所以不能治療癌症。癌病人的**「體腔積液」**，是癌塊轉移到體膜之上破裂，而點滴血水造成，這是一個緩慢的過程。 使用瀉下的辦法並**無法「制止癌塊的破裂」**。 因此，癌病人只能**使用「雲南白藥」止血，使用「牛蹄筋湯」**，去緩緩制止癌塊的破裂，**同時喝「加味開胃湯」讓積液氣化**。

3) 看見癌病人畏寒，就使用「乾薑、肉桂」等熱性藥物，是不對的。

　　因爲「溫中祛寒」的方法，能夠「治療痛痺」，久用則「血熱妄行」，所以不能治療血熱妄行的癌症。 其實，這是因爲癌病人的營養不良，而發生的畏寒，喝了大量的魚湯、牛肉湯，就不再畏寒了。

4) 看見癌病人疼痛，就認爲不通則痛，就使用「乳香、沒藥、麝香」等，促進血液循環的藥物，是不對的。

　　因爲「活血、化瘀」的方法，能夠治療「血管栓塞」，久用則「促進血熱妄行」，所以不能治療癌症的疼痛。 其實，這是癌病人血熱所造成的，使用清熱、涼血的地榆、槐米之後就會好一些。

5) 看見癌病人消瘦，就使用「人參、鹿茸」等強壯藥物，是不對的。

　　因爲「溫補脾腎」的方法，能夠治療「肌肉萎縮」，久用則「促進腫塊生長」，所以不能治療癌症。 其實，這些藥物是**「促癌劑」**，爲什麼還會有人大力宣傳治癌。

6) 聽說「單方一味」，只使用一種藥物就能治療癌症，是不對的。

　　因爲一種藥物，只能夠治療一種症狀，久用則「造成癥候群的混亂」，反而「促進癌塊的轉移」，所以不能治療癌症。 鯊魚膽就是單方一味，劉家曾經使用了100多年，但是副作用太大。一直到了明朝的劉純才變成了複方鯊魚膽─控岩散。

而且，劉純還發現控岩散，不能控制癌的轉移；控制癌的轉移卻是牛蹄筋。 控岩散只能在牛蹄筋控制轉移的基礎上，才能殺死癌的小血管；而壞死腫塊吸收，又要靠開胃湯的氣化。 你說這一環套一環是多麼複雜，這根本就不是單方一味能夠解決的事。

7) 聽說「藥酒」效力大, 就使用中藥泡酒治療癌症，是不對的。

因為酒精能夠**「促使血熱妄行」**，所以不能治療血熱妄行的癌症。而且**酒精是「促癌劑」**，許多致癌物質都是溶於酒精，而被人體吸收的。

8) 看見癌病人有腫塊，就使用軟堅化痰的方法治療癌症，是不對的。

因為軟堅化痰的藥物，能夠治療**「良性腫瘤」**，久用則**「造成癌塊的破潰」**，所以不能治療癌症。 各國的近海地區居民，幾乎都是大量吃海產品。海產品含有大量的高碘物質。 而**「高碘物質」是「癌塊的破潰劑」**。 這是世界上沿海地區是癌的高發區的重要原因。

9) 聽說癌症是「毒瘤」[注意：這是西醫說的，而不是中醫說的]，有些人就使用砒霜、雄黃、蟾酥、輕粉、 斑蝥、鴉膽子等毒藥，「以毒攻毒」。結果癌塊小了，人也死了。

這個問題：主要是不了解**「癌的本質問題」**是小血管，其思想認知還是停留在1977年以前的西醫水平。 劉純在1475年就提出了，**癌症和痔瘡是同一碼事。** 儘管遭到了許多人的嘲笑，但是1977年以後，歐美醫生證實了**癌塊就是「小血管網」**。 那麼為什麼還要以毒攻毒呢？

10) 有些方法更是離奇古怪。

從20世紀90年代開始，有些人使用蛇毒、蠍毒、蜂毒、蜈蚣毒、螞蟻毒、蜘蛛毒、蟾蜍毒、河豚毒等生物毒素注射，或者叮咬的方法，去治療癌症。 其實這些都是20世紀70年代，歐美一些醫生失敗的嘗試。只要閱讀當時的《美國醫學雜誌》，就很清楚了。 為什麼還要大力宣傳呢？

此外，**民間流傳的很多食物，可以治療癌症，也都是沒有根據的**。比如：大白菜、捲心菜、菜花、西紅柿、毛豆……等。

以上提到的這種種問題，自古以來就長期存在，不是現代才發現的。從明朝以來就有人使用溫熱的陽和湯、苦寒的六神丸、活血的犀黃丸等來治療癌症。

爲此，劉純就曾經寫了一首「**控岩賦**」，十分感慨地說：「**乳岩本是氣滯生，並非痰熱瘀血凝。攻補誤殺多少命，千古奇冤誰去評。**」爲什麼現在有些中醫還是不斷地重蹈覆轍呢？就是**因爲其不了解「三分治、七分養」**！可見**「知識面太窄」，也是有些醫生感覺癌症很難治療的主要原因**。

十、癌症的早期信號是什麼？

西醫說是「出血」？是「淋巴結腫大」？是「副癌綜合癥」？是「體重下降」？是「疲乏無力」？是「煩躁不安」？是「局部疼痛」？**錯了！**這些都是**「癌症的中、晚期表現」**。即便使用CT掃描技術，也只能發現直徑大於1厘米的腫塊。而實際上，腫塊的**「病理解剖直徑」**已經是2厘米左右。

那麼要怎樣才能**預測自己**將來**會得癌症**呢？

劉純在《形神兆病》裡提出三個先兆：

第一：「久不知飢。必生痼疾。若風癆鼓膈是也。」

就是說：「**長期沒有飢餓感，慢慢的就要出現慢性病，或者腦溢血、肺癌、肝癌、或者食道癌**」。這個先兆是準確的。任何一個癌病人，在發病前的兩、三年，甚至更長的時間，其飢餓感就已經開始下降了。**如果一個人「知道飢餓感的重要」，那麼及時吃養正散，喝牛蹄筋湯，是能夠阻止癌的出現的。**

第二：「趾ㄚ癢，無恙也；病癒也。倘或不治而不癢，必生痼疾。」

　　就是說：腳癬很癢，是沒有大病，也是病癒的表現。 如果腳癬莫名其妙地不癢了，這是發生癌症等慢性病的先兆。 這一條可能又會把西醫的鼻子給氣歪了：「中醫把臭腳癬當成寶貝了！多麼落後！多麼骯髒！」請息怒，是的，很多人都無法解釋這個現象。 然而，這個先兆是千真萬確的，而且在發生癌的兩、三年前就已經出現。

第三：「癬。小疾也。四時發之，癒之無岩。抑或無名腫毒久不生膿。莫謂無恙。」

　　就是說：如果您發生了毛囊炎，很快的出現黃色膿液，說明您身體的抵抗力是很強的，近期內不會得癌症。但是，如果皮膚感染不化膿，您就應當警惕「癌症」了。可見經常發生毛囊炎，並不是壞事。絕對不要吃 (消炎) 藥，見膿之後使用外用碘酒 (消毒) 就可以了。

　　劉純在《藥治通法補遺》裡，使用新鮮的「毛茛」，塗在皮膚上，觀察皮膚發泡之後是否化膿，來預測體內是否有癌症，就是這個道理。 現代的臨床經驗也發現及證實這個問題。劉弘章老師曾經仔細詢問過其病人，沒有一個人回憶發生癌症之前的兩、三年，病人身上能夠發生「化膿性炎症」的狀況。

　　之後，劉弘章老師補充了第四個癌症的先兆。

第四：特別強調：得了痔瘡就意味著你「缺乏硬蛋白」。一方面你要喝「牛蹄筋湯」治療痔瘡。 另一方面你要喝它，防止可能發生的癌症。

　　人的組織是由「**細胞**」和「**膠原纖維**」構成的。 膠原纖維大約佔人體組織的50%；人的「**內臟**」含有膠原纖維，人的「**肌肉**」也含有膠原纖維，人的「**骨骼**」更是含有膠原纖維。甚至，連接內臟的「**韌帶**」、分離肌肉的「**筋膜**」，以及連接肌肉與骨骼的「**肌腱**」，也是膠原纖維。 因此，**膠原纖維對於我們人類太重要了**。 但是，只要我們喝肉湯，就能多少補充一些膠

原纖維。 因此，如果你出現了「**痔瘡**」，那麼就意味著您「**缺乏膠原纖維**」。

有人說，我平常愛吃肉，怎麼也得了痔瘡？是的，您吃肉了，但是，您沒有吃進膠原纖維，或者您沒有消化、吸收膠原纖維。 因爲膠原纖維很難被煎、炒、烹、炸、烤而分解，**只有長時間的熬煮才能被水解**。倘若我們按照劉純的方法去補充膠原纖維，那麼誰還得痔瘡？

此外，還有許多疾病，也是缺乏膠原纖維的警告。 例如：**內臟下垂、疝氣**，就是**內臟之間的「韌帶缺乏膠原纖維」**了。如果說我們每一個人都含有癌基因，那麼這些疾病就是向您拉警報：「閣下，您需要喝牛蹄筋湯了。」但是，如果您不理會它，於是您很快就會有大麻煩了！

十一、癌病人爲什麼要喝牛蹄筋湯？

癌症缺乏硬蛋白。劉純說：「岩者，食牛筋而安。」可是，爲什麼喝了牛筋湯，癌症就不生長、轉移了呢？劉純沒有解釋。在美國同行的幫助下，劉弘章老師使用動物試驗進行了觀察後，發現**牛蹄筋是一種硬蛋白，含有大量的膠原纖維。 荷瘤動物吃了牛蹄筋，膠原纖維就包裹了癌組織，抑制了癌細胞的生長與轉移。**

大家都知道：缺乏維生素A，容易得夜盲症。 缺乏維生素C，容易得壞血病。缺乏維生素D，容易得軟骨病。 但是，很多人不知道，**癌症也是「營養不良性疾病」，就是「缺乏硬蛋白」**。

目前發現牛蹄筋含有豐富的硬蛋白。1974年，劉弘章老師在《紐約時報》宣傳了**牛蹄筋能夠包裹癌塊**。當時有些美國癌病人喝了牛蹄筋湯以後，因不放心而放棄了牛蹄筋療法，改用「手術切除」。但是，美國的醫生開刀後驚奇地發現：癌塊已經被膠原纖維包裹，確實沒有生長與轉移了。因

此，美國的醫生認爲：**癌病人喝牛蹄筋湯是必要的。**

十二、什麼情況的癌症等於死亡？

有人提出了「癌症不等於死亡」的口號，這只是「自欺欺人」的豪言。也是一句外行話。劉純說：「**飲開胃湯，逾百天，不知飢者，不治。**」是有道理的。不過，劉弘章老師後來把百天，改成「**三個月**」了。

請注意：下述情況的癌症等於死亡：

1) 有嚴重的消化系統疾病。「長期沒有飢餓感」的人。胃氣不足，使用加味開胃湯，超過三個月，不能出現飢餓感，癌症等於死亡。

其實，癌病人有無胃氣，看舌頭就知道了。中醫看舌頭，，主要是看胃氣。 如果舌質淡紅，舌苔是薄薄的一層白色，顆粒均勻，不乾不濕，那就是有胃氣。

如果舌質淡白，像煮熟的雞肉一樣，沒有舌苔，而且舌面光滑如鏡子，那就是沒有胃氣。 這個人必死無疑。

2)「下丘腦部位的癌變」。 極難生存。 因爲下丘腦是「攝食中樞」。

3) 買不到牛蹄筋，或者牛蹄筋的用量不足。 而不能控制癌的發展。癌症等於死亡。

4) 嬰幼兒的癌症等於死亡。
因爲體內嚴重缺乏硬蛋白，不可能瞬間補充。 因此腫塊的發展不能控制。 癌症的年齡趨於幼齡化，是污染地區的特點。 癌基因無法防止，但是在哺乳期，有意識地給嬰兒餵牛蹄筋湯是重要的。

5) 終身吃素的人。 得了癌症等於死亡。

有些人由於信仰、貧困、偏見、家庭習慣等因素，從小吃素，體內嚴重缺乏硬蛋白，這是癌症的起因，也是腫塊極難控制的原因。 這些人，不願意、也不習慣喝牛蹄筋湯，也不可能迅速補充硬蛋白。 對於他們來說，癌症等於死亡。

6) 癌病人必須「避房」。

也就是「禁止性交」；如果不避房,那麼癌症等於死亡。 因為每次性交都是一次劇烈運動，其血液循環的速度不亞於百米衝刺。 要知道，**加速血液循環就意味著「加速血熱妄行」**。 因此，癌塊發展轉移的速度十分迅速。 這就是有些癌病人的病情迅速惡化，而找不出原因的原因。

同樣的道理，**癌病人「劇烈運動也不好」，這樣也會加速血液循環，而且，如果腫塊大於3厘米，就會「發生破潰」**。 但是一個人應當每天活動一下，否則就會全身難受。 如果癌病人要活動，那麼最好的方式就是「散步」。 上午、下午各一次，不要累著，累了就休息。

7) 「精神負擔」過重，而「頑固性失眠」的人，得了癌症等於死亡。

有些人總想活，而不考慮死亡的問題。因此，一有風吹草動，就嚇倒了！「怕死」為什麼活不成呢？因為大腦皮層的混亂，引起了下丘腦的混亂，這就是人們常說的：**「睡不著、吃不了。」**

不能吃飯了，那還能活嗎？病人應當有知情權，醫生應當向病人說明病情。實際上，家屬隱瞞病情是自欺欺人。不是癌症，帶著病人到腫瘤醫院幹什麼來了？不是癌症，放療、化療幹什麼？應當如實告訴病人：「您得了痔瘡，這個痔瘡長在肺裡。」

8) 急於求成的人，得了癌症等於死亡。

　　癌症屬於「慢性病」，其實已經在自己的身上存在幾年了，從來不知道、也不著急。可是一但知道了，就想要「畢其功於一役」。這些人的死亡率極高。

　　他們常常會**勸說「別人」**，**「有病慢慢治」**，但是一但自己得了癌症，就惶惶不可終日。然而，不使用腦子尋找治療的方法，而是用眼睛和耳朵去**「道聽塗說」**，真所謂：「機關算盡太聰明，反誤了卿卿性命。」

　　這個現象不在於文化或水平的高低，而在於人的「思想邏輯」。一個「實事求是」的人就會想：腫塊一但切下去了，就會要轉移了。既然，反對原子彈，為什麼要進行放療呢？既然反對化學污染，為什麼要進行化療呢？再說，癌症為什麼死亡率這麼高呢？既然，古代就有癌症，那麼古代怎麼治呢？

　　難道古人得了癌症就等死嗎？人活百歲也是死，我不治行不行呢？省得人財兩空！喔，「三分治、七分養」似乎有點道理，我來試一試。結果呢，反而活了。這就叫：「有心栽花花不活，無心插柳柳成蔭。」

9) 有些嚴重疾病的人。得了癌症等於死亡。

　　比如：尿毒症又發現癌症、心力衰竭又發現癌症、器官移植以後又發現癌症等。顧此失彼，必死無疑。

　　但是，有些所謂的嚴重疾病，對於癌症的治療並沒有影響。例如：糖尿病又發現癌症，反而容易治療，因為飢餓感很強。肝炎又發現癌症，與預後沒有關係，因為都要增強胃氣。慢性腸炎又發現癌症，這很好，因為腹瀉不會造成癌塊的水腫。

10) 病情越危重，越要找西醫進行放療、化療的人。或者尋求仙丹妙藥的人。癌症等於死亡。

因爲攝入有毒物質、進行放療、化療的人，破壞了癌細胞周圍的纖維細胞，即使喝牛蹄筋湯，也無法合成膠原纖維，癌細胞沒有膠原纖維的包裹就會瘋狂生長。

11) 長期從事放射物質，和化學製造業的人。 得了癌症等於死亡。

因爲身體「長期處於慢性中毒狀態」，不可能在短期內調整過來。 這叫「雪上加霜」。

12) 拒絕忌口的人。 癌症等於死亡。因爲血熱妄行在不斷地加劇。

13) 胡亂吃補藥的人。癌症等於死亡。

因爲破壞了有效的治療。 這些病人的突出表現，是腫塊不斷生長，而牛蹄筋湯無法控制。最能刺激腫塊的藥物，是所謂的**「免疫增強劑」**。諸如：干擾素、核糖核酸、生長素、細胞介素…，以及一些所謂的營養食品、中藥補品。

14) 癌病人吃活血化痰的藥物，癌症等於死亡。因爲「活血化痰」的藥物，能夠「促使」癌塊的「轉移」與「破潰」。

15) 百歲老人，得了癌症等於死亡。因爲百歲老人的「胃氣很差」。

16) 轉移癌，在手術切除之後。癌症等於死亡。因爲捅了馬蜂窩，會造成癌塊的瘋狂轉移。

17) 癌病人併發了腦部轉移。而且轉移癌塊直徑大於3厘米。 癌症等於死亡。

因爲原發癌尚未控制，腦部轉移癌的腦水腫極難克服，病人必定死於腦水腫。

18)「慢性肝炎」合併「原發性肝癌」。不是大問題。但是失代償期肝硬化，出現了肝腹水，又合併原發性肝癌，癌症等於死亡。

因爲肝臟已經失去了基本功能，其低蛋白血症就足以致病人於死地，談不上再去治療肝癌。

19) 癌病人併發了「上腔靜脈壓迫綜合症」。癌症等於死亡。因爲上腔靜脈壓迫綜合症，將造成腦缺血而猝死。

20) 胸腔積液、腹腔積液，並不可怕。但是心包積液在一些邊遠小鎮就是很可怕。因爲一些邊遠小鎮的醫生，不敢穿刺心包抽液。因此，在一些邊遠小鎮的合併心包積液的癌病人，癌症等於死亡。因爲心包積液能夠在短期內造成「心臟驟停」。

綜上所述，癌症不是能夠輕易痊癒的疾病。一個人有「生病」的自由，一個醫生也有「拒絕治療」的自由。這種拒絕是爲了避免病人的人財兩空、和醫患糾紛。

歐美的醫生拒絕手術治療大於3厘米的癌塊；許多中國高級西醫也拒絕手術治療大於3厘米的癌塊，這是非常正確的。同樣的道理，劉弘章老師也是拒絕治療「七分養一個月」之後，不能控制病情的病人。這不叫見死不救，而是實事求是！因爲醫生並「不是萬能」的。因此，一個人「平常」必須要「講究養生」，避免「病入膏肓」了，才去看病。

十三、爲什麼會頻頻出現「誤診」癌症的現象呢？

由於癌症是重大疾病，千萬不要被誤診了！劉弘章老師在行醫過程中發現被誤診的案例甚多！

◆ 把肺膿瘍誤診是肺癌

◆ 把結核病誤診是淋巴肉瘤

◆ 把十二指腸誤診是原發性淋巴肉瘤

◆ 把慢性結腸炎誤診是結腸癌

◆ 把游走脾誤診是卵巢癌

◆ 把子宮外孕誤診是絨癌

◆ 把肺結核誤診是肺癌

◆ 把扭曲的肝門靜脈誤診是肝癌

◆ 把肺肉芽腫誤診是肺癌

◆ 把腦血栓誤診是腦膠質細胞瘤

　　誤診癌症的現象，是一個世界性的問題，也是一個令人頭疼的問題。即便是歐美的大醫院，也經常會出現這種不愉快的事情。1994年的《美國醫學雜誌》曾經激烈地討論過這個問題。 **出現誤診的問題，不完全是「醫生缺乏責任心」，而是「診斷方法存在一定的困難」。**

　　目前癌症的診斷，主要依靠**「影像技術」**，和**「組織活檢」**。 影像技術很難斷定是癌症，因為許多不典型的腫物，其外觀是相似的。 而組織活檢不能用於一切癌症的診斷，例如：懷疑是腦瘤，就不能隨便把腦剖開，取出一塊檢體來看一看。

　　此外，**病理報告不是絕對可靠的**。病理組織活檢，很難區分**「癌症」**和**「慢性炎症」**。因為癌細胞和慢性炎症細胞的**組織形態極其相似，也就極易誤診**。有些慢性炎症細胞，例如：肉芽腫，也有癌細胞的三個特徵。

　　因此，病理學家一再提請臨床注意：**千萬不能只根據病理形態的改變，就作出癌細胞的診斷。** 遺憾的是，許多醫生，只是根據細胞的病理形態，就輕率地診斷癌症。

總而言之，如果病人能吃能喝，是癌症的機率就很低。雖然現代醫學的檢測儀器越來越先進，但還是有很多盲點，因此，要多方面去檢查、分析、判斷。絕對不要隨便「輕信」醫生的診斷、及治療建議，造成無法挽回的遺憾！

十四、腫瘤的分類

　　那麼如何區分「癌症」，和「慢性炎症」呢？一般只有發生轉移之後，才能判定！然而，誰也不願意發生轉移。因此，**透過病理組織活檢，也很難區分「境界瘤」，和「良性腫瘤」。**

　　腫瘤分為三種：惡性、良性、境界性。良性腫瘤，是「血流不暢通」所造成的。 比如：血管瘤、囊腫、疣等。 而大部分所謂的良性腫塊，都是境界瘤，切除之後，還會復發。

　　其實，**境界瘤和惡性腫瘤，都和「痔瘡」相似。尤其是「境界瘤」更類似痔瘡。這是典型的「缺乏硬蛋白」造成**的。由於**沒有「膠原纖維的約束」**，因此，細胞的增生可以很大。 但是，由於**「境界瘤沒有癌基因」，因此「不會轉移」**。

　　那麼如何區分腫塊的惡性、良性、與境界性呢？
1) 良性腫瘤是「血瘀」造成的。
　　比如：搬運工肩膀的脂肪墊，是重物壓迫肩膀造成；婦女乳房的脂肪壞死，是乳罩壓迫乳房造成；少年膝蓋的無菌性骨壞死，是膝關節勞損造成。

2) 境界瘤是「組織增生」造成的。
　　比如：脂肪瘤，是脂肪細胞增生造成；婦女乳腺增生，是乳腺細胞增

生造成；膝蓋的軟骨瘤，是軟骨細胞增生造成。

3) 癌症 (惡性腫瘤) 是「癌基因」造成的。

比如：脂肪肉瘤，是脂肪細胞有癌基因；婦女乳腺癌，是乳腺細胞癌基因；膝蓋的軟骨肉瘤，是軟骨細胞有癌基因。

同樣是脂肪腫塊：有脂肪墊、脂肪瘤、脂肪肉瘤的區分；同樣是乳房腫塊：有脂肪壞死、乳腺增生、乳腺癌的區分；同樣是軟骨腫塊：有無菌性壞死、軟骨瘤、軟骨肉瘤的區分。

然而，使用病理組織活檢，能夠輕易地區分「惡性」與「非惡性」，卻很難區分「境界瘤」、與「良性腫瘤」的不同，因為境界瘤、與良性腫瘤的細胞，都是異常的肥大。

十五、如何處理良性腫瘤與境界瘤？

1) 治療良性腫瘤，使用「局部切除」的方法是對的。但是，也不一定必須切除。比如：子宮肌瘤。這是典型的「瘀血留滯」，幾乎50%的婦女都有。只要在每次來月經的時候，堅持吃五天中藥益母草膏，就可以讓瘤體慢慢消失。

2) 怎樣治療境界瘤 (組織增生) 呢？在所有的腫塊 (腫瘤) 當中，境界瘤是最多見的。這是許多醫生和病人都感到困惑的問題。它不是良性腫瘤，而是**「不會轉移的癌症」**。但是，切除境界瘤就像割韭菜一樣，割了又長，這是令人非常惱火的。因此，**治療境界瘤**，要與惡性腫瘤一樣，**只要「殺死小血管」就不會再長了。**

境界瘤病人要喝**「加味開胃湯」**，要喝**「牛蹄筋湯」**，但是控岩散的劑

量，不必很大。也可以在切除腫塊之後，只喝加味開胃湯，及喝牛蹄筋湯，防止復發。如果不想切除，那麼在喝加味開胃湯，喝牛蹄筋湯的同時，吃點兒控岩散就行了。境界瘤眞正治癒之後，一般「**不復發，不必強調終身治療**」。

十六、如何避免被誤診？

由於病理組織活檢，很難區分癌症、與慢性炎症的不同，也很難區分良性腫瘤、與境界瘤的不同。歐美的醫生爲了避免誤診，都是主張：**手術切除3厘米以下的腫塊**，而**不輕易使用放療、化療**。20世紀80年代，聯合國主張盡量使用「**自然療法**」治療癌症。其原因也是「**避免誤診**」的問題。

因此，請記住：**當一個人被宣布是癌症，不必哭天喊地，不要輕易接受放療、化療。因爲，您有可能也許是癌症，也有可能只是「慢性炎症」。千萬不要被醫生的診斷結果給嚇死，更不要聽信庸醫的高科技，不要被毒死了。 首先要把自己「保護」起來，要「升提胃氣」，要喝「牛蹄筋湯」、「喝肉湯」，先把自己「養壯實了」，再來思考下一步該怎麼辦？**

同樣的道理，當一個人被宣布是「良性腫瘤」，也「**不要掉以輕心**」，因爲也許是良性腫瘤，也有可能是境界瘤。 因爲疾病的診斷實在是太複雜了。

十七、爲什麼發現了某個器官的癌症，還需要做全身檢查呢？

值得注意的是：有些醫生滿足於某個器官的癌症診斷後，卻不幫病人做進一步的全身檢查。其實，這是違反國際慣例的。我猜想主要是因爲西醫的科別分類所造成，幾乎每一科別的醫生，只關注自己的專業，至於其他器官的問題，與他毫無關聯。

　　例如：使用CT掃描肺部發現了肺癌，就不再做全身的CT掃描，搜索其他部位是否還有癌塊。 這種診斷方法，不僅是「不全面」的，也為其治療埋下了隱患。臨床證明，**癌症都是「多發癌」**，而且**腫塊大於3厘米會出現「轉移癌」**。

　　在治療過程中，往往發現切除了「肺癌」，卻出現了「腦瘤」，或者出現了「肝癌」，以及出現了「腸癌」。 這些現象就是因為**「治療之前的診斷不完全」**。 而美國醫生不是這樣的，不僅每年的**體檢是「全身」**的，即便是**癌症診斷也是全身**的。

　　為什麼發現了某個器官的癌症，還需要做全身檢查呢，因為「癌基因是多發的」。一個人被發現了一個器官的癌症，說明這個人是**「癌症體質」**，在體內的其他器官，可能還有癌基因。因此，經過許多年之後，又出現了其他器官的癌症。這個新癌症**不是轉移癌，而是「新的原發癌」**。 這就是許多癌病人，一輩子提心吊膽，不斷地檢查身體，不斷地手術切除新癌塊的原因。

十八、癌症必須終生治療

　　得了癌症必須有「終生治療」的思想，也就是不間斷地喝開胃湯及牛蹄筋湯。

　　為什麼腫塊沒有了，還會復發呢？因為，所謂的腫塊沒有了，是說小於0.1毫米的腫塊，肉眼看不見了。小於1毫米的腫塊，手指摸不著了。小於1厘米的腫塊，CT掃描不到了。小於2厘米的腫塊，B超發現不了。

　　實際上，即便腫塊真的萬一沒有了，癌基因依然隱藏在0.7微米的細胞中，誰也發現不了，它還要蠢蠢欲動。 這就是手術時候，醫生發現：

腫塊往往會大於其原先診斷大小的原因。 因此，腫塊沒有了的喜訊，只是自欺欺人。 **癌症雖然有急性的臨床表現，但是和動脈硬化一樣，是終身疾病，不可能根治。**

此外，**其他的慢性病也是必須終身治療。** 例如：慢性肝炎、糖尿病、原發性高血壓、慢性腎炎、類風濕性關節炎等等。 因此，癌症的治療，**只能說：「緩解」，而「不能說根治」。** 就像糖尿病人的血糖正常了，你能說根治嗎？不能！ 只是緩解了，因爲血糖還要升高。 也像高血壓病人的血壓正常了，你能說根治嗎？不能！ 只是緩解了，因爲血壓還要升高。癌症也是如此。

十九、癌症病人要忌口

其實，中醫對於「食品的藥理性能」，研究得很透徹。 **不是癌病人在吃藥期間要忌口，而是癌病人本身就要忌口。**
1) 不要吃辛辣。

比如：辣椒、薑、胡椒、生蔥、生蒜等**「辛辣發物」，極易「造成血熱妄行」。**

2) 不要吃壯陽食物。

比如：羊肉、狗肉、鵝肉、鴿子、麻雀、烏雞等。 許多動物體內含有激素。 豬的脖子有甲狀腺，人吃了就要中毒。 有些人說牛和肉雞，也屬於發物，尤其是肉雞屁股不能吃。

3) 不要吃高碘食物。

癌病人吃了**「海產品」**，比如：螃蟹、蝦、無鱗魚、海帶等，包括加碘食品、和加碘鹽，腫塊會破潰。 碘劑廣泛存在於海水之中，**碘劑能夠「促使軟組織溶解」，因此具有「化痰」作用，對於「良性腫瘤」，和「血管硬化」**

有好處。

　　但是，對於出血性疾病、和癌症，歷來是忌用的。 芬蘭和挪威是缺碘國家，曾經使用加碘鹽，後來發現怪病增多，就取消了加碘鹽，把碘放在藥店賣了。

4) 特別強調：不要飲酒。

　　酒是米、麥、黍、高粱等，和酒麴釀成的飲料，世界各地都能製造。凡是酒類都含有乙醇。飲酒以後，臉色發紅，給人一種健康的假象，其實是皮膚血管擴張，能夠增加凍死的危險。飲酒以後，90%的乙醇在肝臟氧化，極易**造成「肝損傷」**。其餘的通過肺、腎排出。 因此飲酒的人，呼吸有酒味。

　　高濃度酒還會造成口腔、食道、胃的**「慢性損傷」**。 任何濃度的酒都會造成**「血熱」**，尤其是喝藥酒，更容易**造成「血熱妄行」**。 西醫也認為酒精可以促進有毒物質的吸收，是一種**「促癌劑」**。

5) 不要吃熱燙食物。

　　吃熱燙的餃子，高濃度的酒，吃大蒜等，對於口腔、食道、胃、肝臟等，造成了**「慢性損傷」**。 酒精對於食道的局部麻醉作用，使就食者失去了食道被燙傷的痛覺。因此，不要吃熱燙食物，喝熱燙的水。另外，抽煙、吃粘膩、堅硬食物等，都是應該避免的。

6) 現在，曾幾何時又時髦吃冬蟲夏草、人參精、鹿茸精、桂圓、黃耆、枸杞、西洋參，又時髦注射干擾素、胸腺肽等補品。

　　有些人認為這些藥物能夠使自己強壯。 錯了！這些藥物能夠促使你消耗。能夠**促使癌病人的腫塊迅速生長和轉移。** 還有人提倡吃烏龜、王八、海參，這是滋陰化痰的東西，適用於慢性氣管炎。 癌病人吃了以後，

腫塊就要「水腫破潰」。

7) 不要亂吃中藥。

癌病人亂吃中藥，**造成腫塊的「發展」和「破潰」**，越來越多見了。主要原因是賣藥的認為，癌症是不治之症，治死了沒關係。其次是買藥的認為：「死馬當活馬治」，也許萬一出現奇蹟呢？雙方就是這樣自欺欺人，這就造成了藥品市場的繁榮。然而，都是曇花一現。如果要吃藥，應當問一句：「這個藥能治療痔瘡嗎？」

8) 不要亂吃西藥。

許多癌病人把西藥的維生素當成強壯身體的寶貝。其實「有毒」，因為這是化學合成的東西。西醫有足夠的證據說明，化學合成的維生素對於內臟器官的損傷。應當吃自 (天) 然的維生素，蔬菜汁、水果汁等。

9) 不要吃燒烤的食物。

任何使用木炭、煤炭、煤氣燒烤的食物，都含有致癌物質苯丙芘，誰吃了誰倒楣。要吃就吃電燒烤。不過，燒烤食物有什麼好吃的，能夠讓人吸收多少，我一直不明白。

10) 有些家屬,認為病人活不長了,病人想吃什麼就吃什麼。

或者親友認為什麼好，就吃什麼，不注意忌口，反而刺激了腫塊的生長、轉移，促使病人早死。不如使用加味開胃湯，注意忌口，多活些日子。

二十、應該讓癌病人吃什麼呢？

可吃的東西很多。比如：豬肉、牛肉、牛雜碎、牛奶、雞肉、雞蛋、鴨肉、鴨蛋、驢肉、有鱗的河魚、蔬菜、水果、黃豆、蠶豆、花生、瓜子等等。還可以在熬好的魚湯、牛肉湯、牛蹄筋湯裡加入蔬菜，與小米、

玉米麵等共煮。　還有窩頭、小米飯等，但是一定要熟爛。

　　癌症是「慢性營養不良」性疾病，除了治療之外，大部分工作要由家屬去做。　因此，「**家庭調養**」是十分重要的。家屬的主要工作就是：熬**「加味開胃湯」**，熬**「牛蹄筋湯」**，熬**「肉湯」**，**「壓榨果汁」**。　這是非常繁忙的工作。

　　然而，**「回報」**是可觀的，**就是「病人體重的增加」**。　胃氣很好的病人，每月體重可以增加一公斤。　這是癌細胞不再發展，不再消耗宿主的徵兆。但是，癌病人不會肥胖，體重也不會無限制增加。

　　但是，如果採取吃皮質激素類藥物—強的松，同時靜脈高營養，那麼也會出現體重增加的現象。　但是，這種體重的增加，是水鈉的滯留，而不是眞正的營養改善，癌塊也是迅速生長、和轉移。

　　同樣的，缺乏人奶的嬰兒喝肉湯能夠生長，瘦弱的老年人喝肉湯能夠健壯，急性病人喝肉湯能夠較快復原。　因此，**胃氣和肉湯，是求生的關鍵**。尤其是危重病人，沒有經過六、七十天的調養，是不能進行治療的。

　　有人擔心，不讓病人吃普通食物，只喝肉湯，或者用肉湯做麵湯、米粥等半流食，會把病人餓壞了。其實不然，嬰兒吃母奶就能長大，母親把他餓死了嗎？這種飲食不會把病人餓壞了，病人的體重是可以增加的。

　　癌病人，尤其是**「消化道有癌塊」**的人，絕對**「禁止吃普通食物」**。因為，卽便是一小塊餅乾、一小塊芹菜、一小塊肉皮，在通過狹窄的癌塊縫隙時，也要摩擦癌塊。因而造成了癌塊的刺激，引發了消化道的疼痛。因而造成了癌塊水腫，引發了消化道的不全梗阻。因而造成了癌塊破裂，引發了消化道的大出血。這都是臨床十分常見，而不應當出現的急症。如果當然，癌塊消失了，該吃什麼就吃什麼。

二十一、如何護理癌病人？

護理癌患者要注意的十個問題及解決方法：

第一、飲食。

癌病人要強調「三高一低的飲食」：高蛋白、高維生素、高纖維、低熱量。 這就是喝牛蹄筋湯、喝果汁，吃粗糧、不吃細糧和脂肪。 許多癌病人的病情極難控制，其原因就在於「攝入的熱量太多」。

因此，如果癌病人每天吃饅頭、米飯、麵包、糯米、糕點、糖果、巧克力、動物油、植物油等，那麼他就會「**疼痛**」，就會「**發燒**」，就會「**腫塊變大**」。 爲什麼？因爲「癌症是熱性病」。 癌病人吃了這些東西就是火上加油 (造成血熱妄行)。 如果是肝癌病人，那麼絕對不能吃硬東西，否則就會刮破食道靜脈而大出血。

第二、氣惱。

因爲**極度的憤怒、悲傷、恐懼等，會使人喪失飢餓感。** 不能正常地吃東西，營養不良了，病情就會迅速發展。 這就是民間流傳的，所謂「**癌症是氣出來的**」說法。遇到這種情況，要多喝開胃湯。

第三、出血。

如果內出血，就要在加味開胃湯裡加入地榆20克、槐米20克，同時吃雲南白藥，可以緩解這個症狀。 血止之後，要繼續使用7天。雲南白藥每小瓶4克，自己分成8份，每份0.5克。 每天吃四次，每次一份。

放在嘴裡，用加味開胃湯沖服。 但是，根本問題是喝牛蹄筋湯，讓膠原纖維包裹破潰的癌塊。 如果乳腺癌、陰莖癌、淋巴肉瘤破潰滲血，也要內服、外用雲南白藥。

第四、疼痛。

癌症的疼痛是因爲血熱所致，使用**「清熱瀉下」**就可以緩解。 有些中醫按照中醫的不通則痛的規則，，使用「活血化瘀」的藥物，雖然能夠止疼，但是「促進了轉移」。 有些西醫給予麻醉藥物，又抑制了下丘腦的功能，使癌病人喪失了飢餓感。

那麼癌病人該如何止痛呢？最有效的方法是在開胃湯裡加入金銀花100克、草決明20克，去拉稀屎。 也就是說：每天必須拉2~3次軟便。爲什麼要拉稀屎？因爲**疼痛是由於「癌塊的水腫造成」**的。

如果還疼痛，那麼可以使用滾燙的加味開胃湯沏番瀉葉，劑量是5~20克，要自己掌握。 以每天大便**「不超過三次」**爲準。如果每天大便水瀉超過三次，就要暫停番瀉葉。

另外還可以外用薄荷酊。自己到大的中藥店去買：薄荷冰50克，醫用酒精500毫升。把薄荷冰放在酒精皇溶化，用棉籤塗搽疼痛部位，面積要大一些。 利用薄荷冰的清涼作用，使病人舒服一些。薄荷冰也叫薄荷腦、薄荷精，是溶於酒精的粗針樣無色透明固體。

或者把麻花椒一斤，放在三斤花生油裡，用小火煎炸至黑。然後把油用紗布過濾晾溫，再加入薄荷冰50克，塗擦在疼痛部位。 以及用毛巾包住冰塊放在痛處。當然**最關鍵的是：不吃「細糧和脂肪」**。

第五、發熱。

癌病人經常發熱。 由於身體虛弱，遇到天氣變化，極易發熱。 一般每到下午開始發熱，這是因爲在午後16點左右，人體的代謝率是最高的。要持續很多天，此時癌塊要發展。 原因有二：首先考慮是管道閉塞，造成腔內積液，造成了繼發感染。這時可以使用「清熱解毒」的中藥。 其次

是：癌細胞壞死，引起的吸收熱。

鑑別這兩種症狀是困難的，由於癌病人的全血下降，因此白血球不會上升。 應當在加味開胃湯裡加入金銀花100克、草決明20克。 如果體溫超過38攝氏度，還要加薄荷葉5克。注意：體溫正常之後，要繼續治療7天。另外，家屬如果患了感冒，不要接觸癌病人。

第六、積液。

癌病人的體腔積液，是因為癌細胞生長到體腔膜上，致使體腔膜破潰而成。 積液是一滴、一滴滲血而形成的。 制止滲血的方法就是「止血」。要立卽吃雲南白藥。 當然要加大牛蹄筋湯的用量，使癌細胞迅速被包裹。

但是「不要腔內化療」。 劉弘章老師說他曾經使用各種、各樣的化療藥物腔內注射，治死了很多人。**大量的積液一定要抽出，尤其是「心包積液」一定要抽出。**少量的積液不必管它，喝「加味開胃湯」就能氣化。

第七、補鈣。

骨髓瘤、骨癌、骨轉移，一定要吃鈣片，最好是葡萄糖酸鈣片。以「**防止病理性骨折**」。 山楂與雞蛋殼同煮可補鈣。

第八、咳嗽。

咳嗽要在加味開胃湯裡，加麻黃10克、甘草片10克；痰多不要亂用化痰藥，要用加味開胃湯沏膨大海3~5個。 劉弘章老師說他曾經使用化痰的中、西藥，因而促進了腫塊的長大。 而且屋裡不能太乾燥，要用霧化器吸入濕氣，加濕器也行。 憋氣要使用醫用氧氣瓶，通過濕化瓶，間斷吸氧。 不要使用氧氣枕頭，也不要使用氧氣發生器等。

第九、便秘。

　　癌病人當中，最不應當便秘的是直腸癌病人。 這是因爲癌塊是不能被刺激的。 當堅硬的糞塊通過直腸癌塊時，因爲劇烈地摩擦擠壓癌塊，而刺激癌塊迅猛地生長、轉移。 也就是說：許多直腸癌病人是因爲便秘而死亡的。 因此，**直腸癌病人絕對不能便秘**，這是直腸癌病人特別需要注意的問題。

　　然而許多直腸癌病人不懂得這個道理,結果癌塊被堅硬的糞塊刺激長大了，被刺激轉移了，病人也就死了。 直腸癌病人可以每天吃生芝麻糊50克。 所謂生芝麻糊就是用粉碎機，把生芝麻粉碎爲糊狀。 不可以喝香油，也不要用熟芝麻。

　　讓癌病人**「拉稀屎」的辦法**如下，在7天左右不僅可以止痛，還可以克服腦水腫、肺水腫、食道不全梗阻、胃幽門水腫、腸管不全梗阻等。在每天早飯後，喝50~100毫升20％甘露醇注射液。 但是，已經喪失飢餓感的病人不要使用，因爲生命垂危的病人，禁不住如此打擊。

　　如果出現「縱隔淋巴結轉移」，併發「上腔靜脈壓迫綜合症」，病人會出現頭面部和雙上肢腫脹，這叫「冰棍體徵」。 腫塊壓迫喉返神經，會引起聲音嘶啞。 腫塊壓迫食道，會引起吞嚥困難。 腫塊壓迫頸叢神經結，會引起頸交感神經麻痹，發生睜眼困難。 腫塊壓迫臂叢神經，會引起上肢疼痛。 腫塊壓迫迷走神經，會引起心率緩慢。

　　面對這些複雜症狀，也應當早飯後，喝50~100毫升20％甘露醇注射液，讓腫塊脫水。不過，喝甘露醇注射液的時候，要在加味開胃湯裡加入黨參20~50克，以「防氣虛」。

第十、擠壓。
　　特別強調：口腔癌、舌癌、唇癌、牙齦癌、食道癌等癌病人，以及這

些術後的病人，之所以不容易控制，或者容易復發，就是因爲**食物的擠壓、摩擦癌塊**，而**刺激了癌塊的發展**。因此，這些病人一定要吃流食、半流食。尤其是舌癌病人要經常口含冰塊，少說話。

如果腫塊直徑大於3厘米，那麼極易發生破潰，甚至坐車震動一下，也會發生內出血。尤其是胰腺癌，如果發生破潰，就會死亡。因爲胰液是強鹼性，會腐蝕腹腔，迅速致病人於死地。

不要進行「針吸活檢」。癌塊與瘡癰、牙齦炎、痔瘡等炎症腫物類似。如果我們對於瘡癰、牙齦炎、痔瘡實行針吸活檢，那麼就**「會造成這些腫物的急劇生長」**。因此醫生不能刺激這些腫物，甚至對於合併牙齦炎的病人，也要拒絕拔牙。

此外，醫生對於癌塊進行針吸活檢，這顯然也是個錯誤。臨床發現，針吸活檢之後，癌塊迅猛增大，甚至發生轉移。因此，這種診斷方法很危險，還是禁止、避免爲好。其實，一個有經驗的醫生，看只要見CT、B超的**「腫塊周邊有毛刺」**，或者**「不規則」**，即可確認是癌塊。因此，堅持針吸活檢的醫生，可能是經驗不足。

二十二、張老師的經驗分享及總結：

現代人聞癌色變，有太多的癌症患者，不是聽到自己得了癌症被嚇死，就是被西醫給治死了。癌症是現代人必須直面的重大疾病！恐懼解決不了癌病！西醫的手術、化療、放療方式，只是在增加病人的痛苦，存活率很低。但是，因爲恐懼、無助，讓多數人失去理智，容易被西醫恐嚇、說服、打動，接受西醫那些傷害人的治療建議方法。

我在2020年因爲新冠疫情回到了台灣，當時遇到兩個肺腺癌病患，

一個住花蓮，一個在台北。兩個人幾乎在同時間依照我給的建議方法去執行，初期都很有成效。

幾個月後，我正好去花蓮幫一些脊椎病人做「無痛整復」，花蓮那個癌症患者特地趕過來看我，以表示感謝之意。可是，後來他的太太聽了主治西醫的建議，就逼著癌病人開始去做化療、放療，結果一個多月後，病人就死了。而台北的患者，至今都還健康地活著。

在大陸，一樣也有太多類似的案例。我曾經碰到一個劉性的骨癌病人，我當時建議她：依照劉太醫治癌的方法，再結合氫水的應用，她執行以後的效果非常好，整個人已經不再受疼痛的困擾。但是，由於她跟我表示還有頭痛的問題，我懷疑她有可能已經轉移至腦部，所以建議她：到醫院做詳細檢查，事後證實是真的轉移了。

她的西醫醫生告訴她說：都已經轉移到腦部了，妳還不做化療嗎？由於她非常地相信我，就找我諮詢、要我幫她拿個主意。由於依照劉太醫所說的，癌細胞如果轉移到腦部，是沒有治療方法的。但是，我又說不出口。

結果，她開始進行化療，剛開始她還與我在通訊軟體上有幾次的談話。後來，就只剩下留一些短訊息，內容都說她的身體非常地難受。不到一個月左右，這個病人就死了。

這件事讓我非常地懊悔。因為，雖然我治不了她，但是如果當初建議她不要再去做化療，繼續依照原本我建議她的方式，好好的養生就好，至少她就不必經歷「化療過程」的痛苦，或許也可能可以多活些時間。

劉太醫：「有胃氣則生；無胃氣則死！」。在癌症的治療上，尤其是如此。一個癌症患者，如果有胃氣，根本不要去做什麼化療、放療；如果沒

有胃氣，那患者去做了，「必死無疑」，還不如放下心情，好好地享受人生。甚至等待奇蹟的出現。

我的親大哥四十年前得了骨癌，在上海他去檢查過的所有醫院都判他死刑，說是活不過三個月。我大嫂在醫院拿到醫生的診斷書後，因為太傷心了，下樓時不小心從二樓滾了下去。

當時的西醫也是建議他做化療、放療。但是，我大哥在徹底了解化療、放療之後，拒絕了西醫的治療建議。他開始研究中醫，自己熬藥喝，戒菸，每日鍛鍊，補充蛋白質。

他每個月都會去一次醫院，只是為了檢查癌細胞的狀況，結果，到第六個月時發現，癌細胞徹底消失。他一直活到了現在。當時他的主治醫師，還特意要了他的X光片等資料，說是想做醫學研究。

另一個案例是：我姊夫的二哥是西醫，是上海醫學會的會長，也算是個名醫。由於經常做健康檢查，突然發現自己得了癌症，還只是第一期。就立刻安排動手術，之後再接受化療、放療。結果不到兩年，就死了。

西醫不但治死了許多癌症病人，連他們自己也同樣被治死。因為，他們根本不相信別的醫學，結果就被自己所迷信的醫學給害死了。奇怪的是，現在世界各地的人們，經常發表演說和遊行示威，十分堅決地**「反對核輻射及化學污染」**。

可是，得了癌症以後，又心甘情願地接受放療、化療的毒害。豈不知，**癌症由慢性損傷而引起，一但接受了化療、放療，就再繼續的進行慢性損傷，過不了多久，人不就死了嗎？**

在20世紀60年代，癌病人越來越多，這是西醫始料不及的。於是很多學者開始提倡**「使用自然藥物治療癌症」**。1960年，美國癌症協會發表文告，宣布：從1900~1960年，全世界的「權威醫學雜誌」，共報導了1000多例自然消退的癌病人。這些病人，確實經過了「病理組織學診斷」，也確實**「沒有經過手術、放療、化療」**，而是使用了某些自然藥物，使腫塊消失。

因此，應該承認：使用某些自然藥物，能發生癌的自然消退，是客觀存在的事實，也是人類的未知領域。由此可見，西醫治療癌症，自己都沒有信心。至於使用手術、放療、化療，那是沒有辦法的辦法。可悲的是，現今大多數的病人及其家屬，總是認為全世界都在使用西醫的方法治癌，所以西醫就是專家，也是正確的。但是，事實卻並非如此。

有了癌症之後，最怕的是：「自己有恐懼感」，那就沒辦法醫了。只要心理的壓力克服了，我們就可以按照劉太醫治療癌症的方法執行，事實上，治癒的機會還是非常高的。

劉太醫是治療癌症的世家！其方法看似簡單，其實邏輯非常完整，足有成效。八百年前，劉完素向東海漁民學習用鯊魚膽去治療乳癌。直到劉純花了數年的努力，終於克服了鯊魚膽的嚴重副作用。

因為癌症屬於血熱妄行癥候群，清熱涼血的鯊魚膽非常適合。但要，發揮最大限度的效力，還需要配合更多藥物，經過數年的實驗，終於製成一種治癌良藥—控岩散。

之後又經過二十多年的試驗，發現喝牛蹄筋湯不僅能控制癌症的轉移，還能控制癌細胞的生長。

對於癌症，西醫將其分成一、二、三、四期，所有的癌症，幾乎只要可以動手術的，就肯定先動。然後不管動了手術與否，一律要病人做化療、放療。至於最終結果會如何，他們卻從來不考慮。

　　而「劉太醫全集」的主軸，是以患者有沒有胃氣，做為能不能得以治療的標準。不管病人得的是什麼癌症？是第幾期？也不管癌細胞是不是已經擴散或轉移？

　　我是「台灣脊椎健康推廣協會」的第一任理事長。相同地，二十年來我看過太多的脊椎有問題的病人，原本只是普通的椎間盤突出、椎管狹窄、曲度消失等問題，可是，因為相信西醫的診斷建議而動了手術。

　　結果，產生最壞的情況就是——終生癱瘓；好一點的狀況則是，雖然暫時「緩解」了疼痛，不過依舊永遠不可能恢復到手術以前的正常的狀態。而且，過沒多久就「復發」，不但沒能解決問題，甚至還衍生了比之前更嚴重的問題。這都是因為西醫把人體當成了「機器」一般的進行「維修」、及「更換零件」的概念。

　　其實治療脊椎病的邏輯很簡單，只要脊椎神經沒有斷，擁有一張「符合自己脊椎曲線」的床墊、及頸枕，加上執行幾個「脊椎運動」，就能透過每天晚上睡覺的時間，進行保養，讓脊椎維持、或者恢復為正常應有的健康曲線，重獲活力與健康。

　　因此，其中的道理大同小異。**人體的「自我修護能力」是非常奇妙的，絕對不要輕易讓西醫「拆卸、毒害」我們的身體！而是要想辦法「啟動人體的自癒能力」。千萬記住：只要有胃氣，就不會有癌症。如果可以恢復胃氣，癌症就可以治。**

　　本章的內容極爲豐富，對各種癌症在治療中出現的多種症狀、及解決方法，關於牛蹄筋的挑選、熬法、與喝法也都有解說，詳細內容請參照原著。

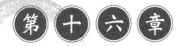

外行防治氣管炎，蒼蠅踢人是謊言

　　話說劉純治好了被軟禁的正統皇帝朱祁鎮的腎病，並且接受了朱祁鎮拜自己為義父的請求。於是劉純派人照顧和保護朱祁鎮。景泰皇帝朱祁鈺心裡不願意，但是沒有去阻攔，因為哥哥得了絕症，能活幾年？於是逐漸放鬆了戒備。不料，1457年初，在劉純的孫女婿—大學士李賢的鼓動下，翰林學士徐有貞、武清侯石亨、九門都督張軌、左都御史楊善、太監曹吉祥等五人，趁著景泰皇帝朱祁鈺有病，突然發動兵變，逮捕了朱祁鈺；而讓被軟禁7年的正統皇帝朱祁鎮重新登上了皇位，改年號稱作天順。但是，朱祁鎮登上皇位之後，馬上殺了保衛北京的功臣于謙，並且派人勒死了29歲的同父異母的弟弟朱祁鈺。時年94歲的劉純知道之後，也是唏噓不已：「唉，這兄弟兩個的心眼都太小了。」

　　劉純曾經囑咐孫女婿—大學士李賢見機行事，讓正統皇帝朱祁鎮重新登上皇位。但是1457年初，李賢真的鼓動大臣發動兵變，讓朱祁鎮重新登上皇位之後，劉純又囑咐李賢以自己患痰喘病為名，閉門養病，疏遠兵變大臣。

　　這是因為發動兵變的大臣，必然要得到皇帝的封賞，而僥倖得到提升的這些大臣，必然是貪得無厭。那麼皇帝和兵變大臣之間，必然要發生衝突，甚至於又要發動第二次兵變。因此劉純囑咐李賢，必須密切注意軍隊的動向。

　　時局的混亂，不幸被劉純言中。發動兵變的五個大臣之中，除了被封為太平侯的九門都督張軌，被封為興濟伯的左都御史楊善，這二人比較滿

足之外，其他三個大臣，被提升爲兵部尚書的翰林學士徐有貞，很不滿足；被提升爲忠國公的武清侯石亨，很不滿足；被提升爲司禮監太監的太監曹吉祥，很不滿足。而且這三個大臣之間，又發生了爭權奪利的鬥爭。

天順皇帝朱祁鎮不知道怎麼辦才好，就問大學士李賢。李賢知道朱祁鎮優柔寡斷，而且皇帝身邊有曹吉祥的親信，於是咳嗽了一會兒，才氣喘吁吁地說：「唵，慢！唵，慢！」李賢這個沒頭沒腦的回答，讓朱祁鎮摸不著頭腦。石亨和曹吉祥知道以後，也認爲李賢是個自顧不暇的病秧子。

1459年，忠國公石的侄子—定遠侯石彪在山西大同招兵買馬，引起了天順皇帝朱祁鎮的懷疑。皇帝將石彪逮捕之後，錦衣衛抄家發現石彪私造龍衣，這是謀反之罪。這時忠國公石亨的家僕，也告發主人私造龍衣。於是1460年，忠國公石亨和定遠侯石彪，都被處決。石亨一死，司禮監太監曹吉祥，預感厄運也會降落到自己頭上，決定發動叛亂。

1461年夏天，曹吉祥利用軍隊調動換防的時機，和侄子昭武伯曹欽一起，召集親信軍官幾十人喝血酒，起誓叛亂。其中，李賢安插在軍隊中的軍官馬亮，從酒席上悄悄溜出來，密報李賢。李賢聞變不驚，立卽讓他稟報皇宮值班大臣恭順侯吳瑾，調動軍隊平息叛亂。在混戰中，李賢也被砍傷。最後，是懷寧伯孫鏜，倉促召集士兵2000多人，才平息了這次小股叛軍。當然，參加叛亂的人都被殺死了。

通過審訊曹吉祥，皇帝才明白，四年前，是李賢鼓動政變，讓自己重新登上皇位；四年後的現在，又是李賢及時發現了曹吉祥的叛亂。天順皇帝朱祁鎮也感謝李賢，是李賢使自己重新登上皇位，又避免了國家的混亂。皇帝想重用李賢，但是擔心李賢患有嚴重的痰喘病。可是李賢笑了，說他的病早已被劉純治好了，以前總是咳嗽、氣喘，說不出一句完整的話，那是欺君之罪。朱祁鎮也苦澀地笑了。於是李賢擔任了首輔內閣大臣。

後來，老皇帝朱祁鎮死了，李賢發現小皇帝朱見深不是東西，於是就告老還鄉了，當然又是以痰喘病為理由。有的史書說李賢死於成化二年。錯了！成化二年是李賢告老還鄉。可能是李賢說的一句話：「人之哀，莫大於心死。」引起人們的誤解，以為李賢死於心臟病。其實李賢這句話的原意是：人的最大悲哀是心灰意懶。有些中醫說，內不治喘，外不治癬。可是李賢卻說他的病，是被劉純治好了，這是真的嗎？

　　痰喘病是古老的疾病。治療痰喘病的方法很多，但是療效都不是很好。因此中醫歷來有內不治喘，外不治癬之說。難道痰喘病真的治不好嗎？一隊醫官一直在研究治療痰喘病的有效方法。製造痰喘病模型是容易的。這隊醫官挑選200個男女犯人進行如下處理：

第一步：強迫口服石灰水，造成胃腸道的損傷，降低消化能力。
第二步：吃米飯和蔬菜，造成營養不良。
第三步：每天在監舍內，用濕柴點火生煙。

　　結果怎樣呢？這些犯人在一個月之後，陸續出現咳嗽、氣喘的症狀。醫官們請劉純驗看，劉純認為痰喘病已經製造成功了，可以進行下一步的試驗治療。

　　怎樣試驗治療呢？醫官們讓全部犯人每天都喝開胃湯：生山楂四兩，廣木香二兩；同時喝瘦牛肉湯。但是把200個犯人分為甲、乙、丙、丁、戊五批，每批4組，分別給予如下處理：

甲批犯人：
第1組：每天喝川貝母湯，止咳化痰。
第2組：每天喝葶藶子湯，利尿化痰。
第3組：每天喝淡竹茹湯，涼血化痰。

第4組：每天喝海蛤殼湯，軟堅化痰。

一個月之後，甲批第1組犯人的療效較好。

乙批犯人：

第1組：每天喝川貝母湯，再喝錦燈籠湯，平喘止咳。

第2組：每天喝川貝母湯，再喝百部湯，潤肺止咳。

第3組：每天喝川貝母湯，再喝洋金花湯，止疼止咳。

第4組：每天喝川貝母湯，再喝五味子湯，斂肺止咳。

一個月之後，乙批第1組犯人的療效較好。

丙批犯人：

第1組：每天喝川貝母、錦燈籠湯，再加檀香行氣止疼。

第2組：每天喝川貝母、錦燈籠湯，再加薤白行氣寬胸。

第3組：每天喝川貝母、錦燈籠湯，再加厚朴行氣平喘。

第4組：每天喝川貝母、錦燈籠湯，再加陳皮行氣化痰。

一個月之後，丙批第1組犯人的療效較好。

丁批犯人：

第1組：每天喝川貝母、錦燈籠、檀香湯，加用沉香降氣。

第2組：每天喝川貝母、錦燈籠、檀香湯，加用柿蒂降氣。

第3組：每天喝川貝母、錦燈籠、檀香湯，加用公丁香降氣。

第4組：每天喝川貝母、錦燈籠、檀香湯，加用生赭石降氣。

一個月之後，丁批第1組犯人的療效較好。

戊批犯人：

第1組：每天喝川貝母、錦燈籠、檀香、沉香湯，鹿角膠補血。

第2組：每天喝川貝母、錦燈籠、檀香、沉香湯，人參補氣。

第3組：每天喝川貝母、錦燈籠、檀香、沉香湯，狗脊補腎。

第4組：每天喝川貝母、錦燈籠、檀香、沉香湯，沙參補陰。

一個月之後，戊批第1組犯人的療效最好。然而痰液黏稠的問題，依然不是藥物能夠解決的，讓病人吃肉皮凍之後，痰液才能稀釋。

這些試驗說明：痰喘病屬於痰熱壅肺癥候群，治療這個癥候群應當使用清熱化痰的二陳湯。二陳湯出自宋朝名醫陳師文的著作《太平惠民和劑局方》，是治療痰熱壅肺引起氣喘病的名方。該方由燥濕化痰的半夏、利氣降痰的陳皮、滲濕化痰的茯苓、清熱和中的生甘草等四味藥材組成。但是二陳湯的清熱、化痰作用很弱，因此雖然治療痰喘病有效，可是不能根治。

在二陳湯的基礎上，劉純和醫官們反覆加減處方，研究出一種新的藥物，叫作納氣散。主要成分是：川貝母、錦燈籠、檀香、沉香湯、鹿角膠及其保密成分。

◆ 總而言之，劉純認為痰喘病的病因＝主觀原因＋客觀原因＋誘發條件。其中，主觀原因＝胃氣下降＋營養不良；客觀原因＝肺熱＋痰液黏稠；誘發條件＝煙霧刺激。痊癒＝三分治＋七分養。其中，七分治＝加入沙參、瓜蔞的開胃湯＋肉皮凍；三分治＝納氣散。

那麼現代醫學怎樣解釋痰喘病—慢性支氣管炎問題呢？

病理解剖發現：死於慢性氣管炎的病人，由於呼吸性細支氣管、和肺泡管、肺泡囊，及其附有的肺泡，發生了纖維組織的增生，已經不能回收粘膜分泌物，致使痰液積聚堵塞，影響了通氣功能。

而這種病理改變，是不能復原的。因此，西醫使用止咳、化痰藥物，是不能解決肺組織纖維化這個根本問題的。只能採取肺移植的辦法。動

物試驗說明，正常肺臟只有1/3的肺泡在工作，而2/3的肺泡是處於休眠狀態。納氣散不是止咳、化痰藥物，而是激活休眠的肺泡去工作，這樣，病人的呼吸功能就得到了恢復。所以說，納氣散是明朝以來，治療老痰、頑喘比較有效的處方。

以後幾百年的臨床使用，發現劉純這個方法能夠治療現代病名：慢性氣管炎及其併發症、支氣管哮喘、支氣管擴張等。

◆ 請注意！首先口服加味開胃湯：生山楂100克。廣木香50克，沙參50克。瓜蔞50克。每天一劑，水煎頻飲。同時要吃肉皮凍。一個月之後，如果病情不再發展了。那麼輕症病人不必用藥，重症病人可以加用納氣散。

飲食結構要以高蛋白，和高維生素為主。瘦肉和蔬菜應該大量食用，否則就會營養不良。但是，不要吃高澱粉和脂肪，可以吃一些粗糧。有其他合併症，需要口服專科藥物，應該距離本藥半小時使用。禁忌辛辣發物。慢性氣管炎是終身疾病，必須堅持終身治療。

療效統計：從1967年至1997年，治療慢性氣管炎，及其併發症大約一萬餘例。其中，單純型慢支1326例，喘息型慢支2587例，肺氣腫4635例，慢性肺心病1562例，慢性呼吸衰竭253例，均能在半年之內，消除呼吸困難症狀，加大呼吸量。病人脫離了缺氧的危險狀態，一些不適症狀隨之消失，但是，發生纖維化的那些肺組織，依然存在；依然不能改變肺紋理增粗的影像體徵。

因此，症狀緩解以後，仍然必須堅持用藥，每天一次，每次五粒，終身治療。另外，治療支氣管哮喘1327例，治療支氣管擴張675例，亦取得了滿意療效。

（一）慢性呼吸衰竭（中醫古稱肺痿）—氣喘

病人女性，1911年出生，北京家庭婦女。1967年「文化大革命」的時候，我們家被抄家了。不但抄走了東西，而且把我們家的院子當了托兒所。九間房子只給我們家留下三間東廂房。又過了一個來月，來了幾個人，用木板把這三間東廂房打了一個一間的隔斷，開了一個小門，搬進來老兩口。於是原來安靜的院子變得熱鬧了。

白天是孩子們的亂嚷嚷，晚上是隔壁的老婆婆不停地咳嗽。當時，我在北京醫學院唸書，學院里大喇叭整天喊革命，無法看書；家院裡也亂哄哄的，無法看書。天下幾乎沒有一張書桌。然而比較安靜的地方，是天壇公園。

於是1968年的暑假，我夜間住在家裡，白天到天壇公園，在一棵大樹底下看書。有一天晚上，我回家吃飯，發覺隔壁很安靜，這是怎麼回事？母親說，這個老婆婆病重了，送到醫院去了。我想，今天晚上能睡個安穩覺啦。不料，半夜裡，老婆婆又被抬回來啦，而且唉呦，唉呦，鬧個不停。我實在忍不住了，就穿上衣服推開屋門。

父親問：「幹什麼去？」
我說：「我給她治治。」
父親說：「你給我老實待著！」
母親說：「讓他練練手也好。」

於是我轉身敲開隔壁的門。原來老倆口無兒無女，老頭子是托兒所的採購員，老婆婆是家庭婦女。老婆婆長期患氣喘病，最近厲害了，剛才去北京中蘇友誼醫院看病，醫生說是雙肺纖維化，造成了呼吸衰竭，沒有什麼好辦法，回家準備後事吧。我剛學了劉純的《藥治通法》第十四條：痰喘治法。手心癢癢，想拿老婆婆試試。

老頭子說：「死馬當活馬治。」

老婆婆說：「治死比憋死好。」

於是我讓老婆婆口服加味開胃湯：生山楂100克，廣木香50克，沙參50克，瓜蔞50克。每天一劑，水煎頻飲。同時要吃肉皮凍。出現飢餓感，應當使用納氣散，可是抄家之後，沒有納氣散了，那麼就長期喝藥引子吧。

如此治療一個來月，老婆婆不咳嗽了，尤其是夜裡不咳嗽了，而且能夠上街玩去了。老倆口非常高興，怎麼感謝我呢？老頭子就是托兒所的採購員，於是經常藉花獻佛，給我們家送來魚、肉、水果。母親呢，照收不誤。因為托兒所不交房租，而且我們家的銀行存款被凍結了，工廠工資也降為每人20元了。

然而三年後的1971年，老婆婆依然死於慢性呼吸衰竭。據父親說，只用加味開胃湯、肉皮凍，不用納氣散，是不能斷根兒的，只能湊合活著，活一天是一天。於是這個老婆婆多活1000多天。

（二）慢性氣管炎（中醫古稱痰喘）

病人男性，1920年出生，甘肅省蘭州市政府武裝部官員。因為長期抽菸，得了慢性氣管炎。時值「文化大革命」，各地都成立了攻克慢性氣管炎小組，一個一個的研究喜訊，不斷地在報紙上公佈。

什麼吃核桃枝，什麼吃螞蟻，什麼吃毒蛇，什麼吃龜餐，什麼吃癩蛤蟆，什麼吃乳香、沒藥，什麼吃鹵鹼，什麼吃木耳，什麼吃靈芝，什麼吃蘑菇，什麼吃白花蛇舌草，什麼甩手療法，什麼喝涼水，什麼讓蜜蜂蟄，什麼肌肉注射雞血（注意要公雞，不要母雞）……。這個病人非常認真地一個、一個試，最後厭煩了。1975年11月10日上午，他找我來了。

我說：「咦，慢性氣管炎。現在到處都治氣管炎，你照方抓藥就是啦，找我幹什麼？」

病人說：「大夫，這些方法我都試過啦。」

我說：「很好，你喝涼水啦？」

病人說：「大夫，我喝啦。」

我說：「很好，你讓蜜蜂蟄啦？」

病人說：「大夫，我讓蜜蜂蟄啦。」

我說：「很好，你打雞血啦？」

病人說：「大夫，我打啦。」

我說：「很好，是公雞血嗎？」

病人說：「大夫，沒錯，是公雞血。」

我說：「很好，你讓蒼蠅踢啦？」

病人說：「大夫，我沒讓蒼蠅踢。」

我說：「很好，那你說都試過了？」

病人說：「哎，大夫，我不知道還有這個方法？」

我說：「很好，你等著，你等報紙一公佈，你就去試。」

病人說：「大夫，蒼蠅把人踢兩腳，能治病嗎？我不信！！」

我說：「很好，你說蒼蠅把人踢兩腳，為什麼不治病？」

病人說：「大夫，您想，一個大活人能夠讓蒼蠅踢兩腳嗎？再說蒼蠅把人踢兩腳管個屁用。」

我說：「對嘍，同樣的道理。你喝點兒涼水管個屁用，你讓蜜蜂蟄一下管個屁用，你打點兒雞血管個屁用。」

病人說：「可是，大夫，您說哪來的這麼多偏方？」

我說：「是啊，西醫不會治療慢性氣管炎，有些中醫也不會治療慢性氣管炎，於是有些外行就出主意，這是無可非議的。但是病人相信外行的

話，就是瞎胡鬧了。」

病人說：「大夫，您快給我看病吧。」

我說：「很好，你口服加味開胃湯：生山楂100克，廣木香50克，沙參50克，瓜蔞50克。每天一劑，水煎頻飲。同時要吃肉皮凍。出現飢餓感，再使用納氣散。」

轉眼就是1977年了，這個病人9月7日又找我聊天來了。

病人說：「大夫，您的方法很簡單，把我的慢性氣管炎治好了；可是X線胸透還是肺紋理增強，還是沒有去根兒。」

我說：「是的，這個方法只能激活休眠狀態的肺泡工作，而不能改變病態肺泡的組織形態。因此，病人的呼吸功能雖然得到了恢復，但是X線胸透還是肺紋理增強。」

病人說：「大夫，能不能改變病態的組織形態呢？」

我說：「可以呀，你去換一個肺。」

病人說：「換肺？大夫，您是不是又說瘋話啦？」

我說：「很好，誰跟你說瘋話。1967年12月3日，在南非的開普敦醫院，巴納德醫生給一個53歲的男性冠心病人，移植了一個死於車禍的25歲女人的心臟，生活18天以後死了。」

病人說：「大夫，費這麼大勁，就活18天，有什麼用呢？」

我說：「唉，這是個信號，以後什麼病都要移植了，移植以後要長期吃化療藥物，人的壽命反而短啦。」

病人說：「大夫，動不動就移植也不是好事。您想，如果爸爸的腦袋換在狗身上，那麼兒子管狗叫什麼？」

我說：「啊，就叫狗爸爸唄。那麼給你換一個狗肺，人家管你叫什麼呢？」

病人說：「大夫，謝謝您！我活得挺好，什麼都不換。」

是的，病人往往追求治療的完美。然而許多治療的結局並不完美。比如，手術切除會留下皮膚瘢痕；骨折癒合會留下骨骼粗隆；肌腱縫合會留下肌腱變形。而且人類自身的構造，也不是十分完美的。又如，人類的眼睛只生長在同一個平面上，其視野只有180度。為什麼不像青蛙那樣生長在兩側，而達到360度呢？

再如，人類的牙齦只生長了一條，其牙齒只有一排。為什麼不像鯊魚那樣生長多條牙齦，而有多排牙齒呢？還有，人類的尾已經蛻化，其闌尾沒有合成蛋白質的功能，為什麼不像牛那樣有很長的闌尾和盲腸，而有合成蛋白質的功能呢？

因此，小時候，老師說：「人類的進化是最完美的。」
我立刻舉手提問：「老師，人的手指為什麼不長毛？」
老師奇怪的說：「人的手指為什麼要長毛？」
我說：「手指長毛就不用買牙刷啦！」
老師說我無理取鬧。我說老師吹牛皮。是的，人類除了大腦發達之外，有些地方不如動物。但是如果一個人大腦也是糊里糊塗，那麼就全部不如動物了。

我們的醫院是人滿為患。這是醫院太少嗎？都是急於治療的疾病嗎？不！大部分是小傷、小病在起鬨。什麼是小傷、小病呢？比如，感冒流鼻涕了，腰腿疼了，睡眠不好了等等。於是醫生乘機開了很多藥，於是病人罵大街了：「看一個感冒花了幾百塊，這叫什麼玩意兒？」

明知山有虎，偏向虎山行，你說這怨誰？明知狗咬人，偏要逗它挨咬，你說這怨誰？放著食療、體療不去做，偏要吃毒藥，你說這怨誰？我們不

能埋怨醫生亂開藥，因爲完不成經濟指標，院長不給他發工資。病人只能埋怨自己糊塗。

（三）慢性肺心病（中醫古稱肺水）

病人男性，1928年出生，北京大華陶瓷廠職員。病人長期從事粉塵作業，在1981年被診斷是職業病矽肺。1983年8月6日，因爲發熱、氣急、雙下肢水腫，而住進北京一家醫院，醫生檢查：體溫攝氏37.6度，脈搏130次/分，呼吸38次/分，輕度紫紺，頸靜脈輕度怒張，兩肺呼吸音粗糙，濕鑼音，以左肺背部多。心率130次/分，心尖區一級收縮期雜音。肝肋下二指，脾未及，杵狀指，下肢水腫。

血檢：白細胞8300/立方毫米，中性81%，紅細胞418萬/立方毫米，血色素9克%；總蛋白5.2克，白蛋白3.2克%，球蛋白2.2克%；血清谷丙轉氨酶正常，尿常規（－）：血沉70毫米/第一小時。靜脈壓205毫米汞柱，大循環29秒，小循環10秒。X線胸片：肺門陰影增大，肺紋理扭曲變形，兩肺內中帶散在矽結節陰影；兩肺野透明度增強；右心室增大。心電圖：肺型P波，右心室增大。診斷：矽肺併發慢性肺心病。

治療：吸氧、青黴素、氯化銨、酚妥拉明等。一個月之後，症狀好轉而出院。但是一個月之後，症狀復發又住院。如此反覆，就到了1984年。聽說劉弘章能夠治療疑難雜症，於是1984年3月6日上午，病人找我來了。

我說：「噢，矽肺併發慢性肺心病，你口服加味開胃湯：生山楂100克，廣木香50克，沙參50克，瓜蔞50克。每天一劑，水煎頻飲。同時要吃肉皮凍。出現飢餓感，再使用納氣散。」

病人說：「大夫，開胃湯能報銷嗎？」

我說：「很好，中草藥可能不報銷。」

病人說：「大夫，肉皮凍能報銷嗎？」

我說：「很好，買食品可能不報銷。」

病人說：「大夫，納氣散能報銷嗎？」

我說：「很好，香港藥品可能不報銷。」

病人說：「大夫，我是職業病。」

我說：「是的，我只管看病，不管報銷。」於是病人走啦。

過了一個多月，病人領著工會主席來了。問明了情況，工會主席當場拍板，決定病人購買加味開胃湯，憑處方准許報銷。

又過了一個多月，病人領著工會主席、廠長來了。問明了情況，廠長當場拍板，決定病人購買肉皮凍，憑發票由工會主席以生活補助的名義給予報銷。

大概又過了一個多月，病人領著工會主席、廠長、副局長來了。問明了情況，副局長當場拍板，決定病人購買納氣散的費用，由工會主席以生活補助的名義給予報銷。

很好，報銷問題終於解決了。於是病人開始治療了。可是過了一個多月，病人又領著工會主席來了。因為賣肉皮凍的不給開發票。真是欺人太甚！把病人氣得直哆嗦。怎麼辦？工會主席要求醫院做點兒肉皮凍賣。

我一聽，忙說：「真是個好主意！不過，你工會主席要辛苦一些嘍。」

工會主席說：「沒關係，大夫，都是為了病人麼。」

我說：「很好，你拿20萬元，辦一個工商執照，租幾間房子，開一個肉皮凍加工廠⋯⋯。」

工會主席急了：「大夫，吃點肉皮凍，還這麼費事嗎？」

我說：「是啊，咱們要正規化，不然哪來的發票？沒有發票怎麼報銷？」

於是，工會主席拉著病人走啦。

我追在後面喊：「別忘了，肉皮凍加工廠的工人，要去防疫站檢查身體……。」

大概又過了一個多月，工會主席自己來了。

我問：「肉皮凍加工廠辦得怎麼樣？」

工會主席說：「大夫，我沒開肉皮凍加工廠。」

我說：「你看，你對待病人是什麼態度？」

工會主席說：「大夫，病人死啦！」

我問：「喲，怎麼這麼快就死啦？」

工會主席說：「嗨，大夫，賣肉皮凍的，不給他開發票。他一氣之下又住院啦。住院十幾天就死啦。」

我說：「噢，病人死啦，那你找我幹什麼？」

工會主席說：「嗨，大夫，病人剛死，他老婆就鬧起來了，要求補助去同仁堂買藥的出租車錢，要求補助熬開胃湯的煤氣錢，要求補助買肉皮凍的錢……，可是都沒有發票，您說叫我怎麼入帳？您能不能幫個忙，給我寫一張中藥發票。」

我問：「哎，他們家生活很困難嗎？」

工會主席說：「嗨，大夫，他兒子是大款，自己買了兩輛高級小轎車，您說生活困難嗎？」

我問：「哦，為什麼讓我開發票呢？」

工會主席說：「哎，大夫，不是您讓他買開胃湯、吃肉皮凍嗎？」

我一聽，忙說：「這一下子你就升官啦！」

工會主席說：「嗨，大夫，他死了，我升哪門子官兒？」

我說：「哎，哪裡話，你要升總經理嘍！你讓廠長拿出一點錢。」

工會主席說：「哎，大夫，您又讓我辦工廠？」

我說：「不，不，不，總經理辦什麼工廠。」

工會主席說：「是啊，大夫，別辦工廠啦。您總拿我取樂兒。」

我說：「是呀，不能辦一個小工廠。你拿著200萬元，辦一個大公司，你就是總經理，下設出租汽車分公司，下設煤氣分公司，下設肉皮凍分公司，這樣各種發票都有啦，你隨便開，給病人家屬的補助金，就能報銷幾百萬元…。」

哎，工會主席哪兒去啦？你跑什麼？你再忙也要把話聽完吧。

我這是編故事嗎？不是。許多病人，至今認為自己的身體是國家的，因此，不注意保護自己，因此吃肉皮凍要求給予報銷。他是沒有錢嗎？不是。沒有錢能夠買小轎車嗎？但是一聽說是食療，哪怕是幾塊錢，也要求給予報銷。因為有些人至今認為，食療應當由國家掏錢。這就是三分治、七分養，不能在我國推廣普及的一個原因。

（四）支氣管哮喘（中醫古稱氣喘）

病人女性，1965年出生，北京燕京飯店職員。病人從小就有支氣管哮喘的毛病。她爸爸有點權勢，就把寶貝閨女安排在大飯店裏當個統計員。可是支氣管哮喘的毛病，影響閨女搞對象。她爸爸有點發愁了，就到處打聽好大夫，於是打聽到我。1986年10月8日上午，她爸爸領著她，坐著高級轎車找我來啦。

我說：「支氣管哮喘？」

她爸爸說：「是啊，大夫，你是幹部病房的嗎？」

我說：「很好，我不是。」

她爸爸說：「大夫，你能給我看病嗎？」

我說：「哎，你掛我的號，我為什麼不給你看病？」

她爸爸說：「不，大夫，你給領導看過病嗎？」

我說：「噢，你是當官的。你是什麼官啊？」

她爸爸說：「大夫，我是局長。」

我說：「噢，一個大局長。你看，我當過省長保健醫，我給中央政治局委員看過病，我給副總理看過病，還給外國的總統、首相、大臣看過病，人家的官都比你大吧。你不過是中國的一個小小的芝麻官，我為什麼不能拿你練練手？」

她爸爸說：「大夫，我給您道歉了。」

我說：「很好，我有資格給你看病嗎？」

她爸爸說：「大夫，您給我看病吧？」

我說：「慢點兒，我為什麼給你看病呢？」

她爸爸說：「大夫，我掛您的號啦。」

我說：「對嘍，不管你是乞丐，還是官員，都要吃飯，都要拉屎，都要放屁，在我面前都是病人。我給你看好了病，你能讓我多活10年嗎？」

她爸爸說：「唉，大夫，不能！不能！」

我說：「是啊，那麼你在我面前擺什麼譜兒？」

她爸爸說：「大夫，咱不多扯啦，您說怎麼治吧？」

我說：「很好，誰是支氣管哮喘？」

她爸爸說：「大夫，是我閨女。」

我說：「很好，她也是大局長？」

她爸爸說：「不，不，大夫，她是飯店的統計員。」

我說：「很好，要口服藥引子加味開胃湯：生山楂100克，廣木香50克，沙參50克，瓜蔞50克。每天一劑，水煎頻飲。同時要吃肉皮凍。出現飢餓感，再使用納氣散。」

（五）支氣管擴張（中醫古稱肺癰）

　　病人男性，1956年出生，北京木樨園服裝批發商。病人從小就有支氣管擴張的毛病，動不動就發燒，咳嗽帶血。1990年5月10日上午，這個大款帶著幾個保鏢，坐著三排座的高級轎車找我來啦。

　　大款說：「醫生，我慕名找你來嘞。」
　　我說：「很好，什麼病？」
　　大款說：「醫生，我是支氣管擴張嘞。」
　　我說：「很好，要口服藥引子加味開胃湯：生山楂100克，廣木香50克，沙參50克，瓜蔞50克。每天一劑，水煎頻飲。同時要吃肉皮凍。出現飢餓感，再使用納氣散。」

　　大款說：「醫生，非常感謝嘞。」於是帶著保鏢出去了。
　　隔著門診室的窗戶，可以看見大款坐在三排座的高級轎車裡，和保鏢們交談著。
　　過了一會兒，兩個保鏢找我來了：「醫生，不好意思，老闆叫我們給您送點兒菸錢嘞。」
　　我說：「很好，把這點兒錢給你們老闆買肉皮凍。」
　　保鏢說：「醫生，這是老闆的意思嘞。」
　　我說：「很好，我心領了，拿回去。」
　　保鏢說：「醫生……。」

　　我說：「很好，有什麼事，你就直接說，別兜圈子！」
　　保鏢說：「醫生，我們老闆說，他的病到哪兒去看，都是上萬元。怎麼到您這兒，不給點兒貴藥嘞？」
　　我說：「噢，要點兒貴藥。很好，叫你們老闆來。」
　　於是大款在保鏢的簇擁下，又來了。
　　我說：「哎，你是做什麼生意的？」

大款說：「醫生，我是做皮貨生意嘞。」

我說：「很好，幾十塊錢的牛皮，經過你的加工，變成幾百塊錢，再賣給顧客就是上千元錢。對吧？」

大款說：「醫生，你也懂生意嘞。」

我說：「很好，但是你不懂醫藥的生意。你認為昂貴的藥才是好藥，是不是？」

大款說：「醫生，一分錢一分貨嘞。」

我說：「錯了！皮貨的價格可以是材料費的幾十倍，因為皮貨不是人們必需品。而藥品的價格歷來是材料費的三倍，因為藥品是人們的必需品。但是我們的藥品管理費十分昂貴，因此，藥品的價格普遍上漲，也跟皮貨一樣，是材料費的幾十倍了。但是這不意味著昂貴的藥品，就是好藥。

比如，你經常使用的先鋒黴素，一支出廠價只有幾角錢，但是中間有各種管理費，到了你的手裡就變成幾元錢一支了。因此，你實際是交了昂貴的管理費，而使用了不值錢的藥品。目前中成藥也是如此，廠家要交幾百萬元的批號費，要交增值稅，要交一級批發稅，要交二級批發稅，要交三級批發稅，要交零售稅，要交監督投料費，要交年檢費，要交廣告費。因此，五角錢一克的中成藥，到了你手裡就變成五十元，也就是說，增加了一百倍。」

大款說：「哎呀，醫生，藥品跟皮貨一樣，都是發橫財嘞？」

我說：「是啊，許多藥品批發商，跟你一樣都是發橫財。」

大款說：「哎呀，醫生，我做個藥品批發商好嘞。」

我說：「唉，這可不行。藥品批發商都是官商。」

大款說：「哎呀，醫生，看來我是個土財主嘞。」

我說：「是的，你糊里糊塗，看病花了很多冤枉錢。」

於是大款心滿意足地坐著三排座的高級轎車，和保鏢們一起走了。過了一年多，他的支氣管擴張好了。不過他經常找我諮詢健康問題。起先是坐著三排座的高級轎車，帶著保鏢；後來改坐兩排座的普通轎車，帶著保鏢；再後來是自己開著汽車，不帶保鏢。因為大款的生意越做越大，而腦子也就越來越精明。

　　中國改革開放以來，在高消費的宣傳鼓動下，有些人產生了一種錯覺，認為昂貴的東西必然是好東西。其實許多昂貴的價格都是人為製造的。

劉氏箴言

西醫治喘沒有招，下工學派唱高調；
奈何郎中愛睡覺，只緣外行是領導。

導讀與註釋

本章重點提示及張老師的經驗分享　　張克咸老師

一、痰喘病的病因＝主觀原因＋客觀原因＋誘發條件

痰喘病 (慢性支氣管炎) 屬於「痰熱壅肺」癥候群。

主觀原因：胃氣下降、營養不良

客觀原因：肺熱、痰液黏稠

誘發條件：煙霧刺激

二、治療方法：痊癒＝三分治＋七分養

七分養：喝加入沙參、瓜蔞的加味開胃湯、吃肉皮凍

三分治：納氣散

三、療效統計：

　　依據劉弘章老師的統計資料：三十年來，治療慢性氣管炎及其併發症一萬餘例，喘息性慢性支氣管炎2587例，肺氣腫1635例，慢性肺心病1562例，慢性呼吸衰竭症253例，均在半年之內，消除呼吸困難症狀，脫離了缺氧的危險狀態。

四、劉太醫觀點，重點摘錄：

◈ 死於慢性氣管炎的病，人是由於呼吸性支氣管和肺泡管、肺泡囊及其附有的肺泡，發生了纖維組織的增生，不能回收粘膜分泌物。

◈ 西醫使用止咳、化痰藥物，不能解決肺組織纖維化這個根本問題。

◈ 納氣散不是為了止咳、化痰，而是激活休眠的肺泡去工作。

◈ 藥品是人類必須品！開藥必須要有醫德。

◈ 不是越貴的藥越有效。

五、張老師的經驗分享及總結：

　　現代醫學對氣管性疾病，又是無能為力的。依據病理解剖發現：死於慢性支氣管炎的病人，由於呼吸性細支氣管、肺泡管、肺泡囊，及其附有的肺泡，發生了纖維組織的增生，已經無法回收粘膜分泌物，致使痰液積聚堵塞，影響了通氣功能。

　　而這種病理改變，是無法復原的。**西醫使用止咳、化痰的藥物，想治療「肺組織纖維化」、改善失去功能的肺組織，事實證明：西醫想解決這個根本問題，是不可能的任務。** 剩下的最終方法，就只能採取「肺移植」的辦法。

　　而動物試驗說明，**正常肺臟只有1/3的肺泡在工作，而2/3的肺泡是處於休眠狀態。** 納氣散不是止咳、化痰藥物，而是「**激活休眠的肺泡**」去工作，如此一來，病人的呼吸功能就得到了恢復。 所以說，納氣散是明朝以來，治療老痰、頑喘比較有效的處方。

　　雖然纖維化的肺組織無法改變，但是，劉太醫的實驗結果證明：正確的治療方法，是能「激活」其餘原本約三分之二處於「休眠狀態」的肺組織細胞，使肺功能「恢復正常」。

　　我在緣起中提到：指導昆山徐女士自療她兒子氣胸時，就是使用劉弘章老師本章所寫的沙參、瓜蔞加味開胃湯，短短三天就完全痊癒了。

　　注意：飲食結構要以「高蛋白」，和「高維生素」為主。 瘦肉和蔬菜應該大量食用，否則就容易營養不良。 但是，不要吃高澱粉和脂肪，禁忌辛辣發物。不過，一但得了上述疾病，劉弘章老師還是建議：**要有「終身治療」的決心。**只要方法正確了，治療效果是顯而易見的。

疔瘡癤腫闌尾炎，拉泡稀屎就好轉

　　話說1464年初，正統皇帝復辟後，叫天順皇帝的朱祁鎮駕崩了，年僅37歲。於是太子朱見深當了皇帝，年號成化。成化皇帝朱見深愛戀宮女萬貞兒，並且立為貴妃。這個萬貞兒是山東省諸城縣人，4歲入宮當宮女，比朱見深大19歲，是抱著朱見深長大的。據說她長的並不漂亮，而且說話的聲音就像一個男子。

　　那麼成化皇帝朱見深為什麼愛戀她呢？成化皇帝朱見深患有口吃，他對母親—孝肅太后，就是那個患乳岩的周淑雲，說：「她她、給給我按摩，我我、就就、想睡覺。」然而誰也不知道，她用的是什麼按摩手法。兩個人如膠似漆，形影不離；皇帝上朝，也讓她坐在旁邊。

　　而且誰也不能說萬貴妃一個不字，甚至堂堂正正的皇后，因為打了萬貴妃，就一下子被皇帝廢黜了。一個身為皇帝的男子，終身愛戀一個比自己大19歲，好像是自己母親的女人；而且她受委屈了，他要替她出氣；而且她病了，他要替她著急；而且她死了，他也不想活命。這是十分罕見的忘年戀。

　　1466年，萬貴妃生了一個兒子，但是不久就夭折了。萬貴妃很鬱悶，後背突然生長了一個疔瘡，紅腫熱疼。起先太醫院使用清熱解毒的黃連解毒湯，萬貴妃喝了幾副，就不想吃飯了；後來，又加用補氣開胃的藥物，萬貴妃又突然高熱昏睡。看著萬貴妃憔悴的樣子，成化皇帝朱見深心急火燎，大罵太醫院都是廢物。這時，司禮太監懷恩提醒皇帝找安亭侯劉純。皇帝猛然醒悟，立刻派人騎馬以八百里加急的速度，從北京去南京

找劉純。

特使到了南京，向劉純報告了萬貴妃的病情。劉純立即派了兩名年輕力壯的醫官，帶著新研製的平瘡散，隨同特使以八百里加急的速度，騎馬奔馳回北京。此時萬貴妃已經高熱昏睡七天；成化皇帝朱見深守在床邊，不吃不睡，也無精打采了；幾個太醫跪在院子裡，等候發落。兩名年輕的醫官手到病除，三天之後，居然把萬貴妃的病治好了。

可是萬貴妃醒了以後卻說，她不是高熱昏睡；而是天上的王母娘娘把她叫去，教授她採陰補陽之術，用來伺候皇帝，使皇帝和她越性交越年輕。成化皇帝朱見深驚奇地問什麼叫採陰補陽之術？於是，萬貴妃就告訴皇帝如何如何，採取新方法性交。

結果呢？成化皇帝朱見深更加愛戀萬貴妃，甚至後悔聽了懷恩的話，派人去找劉純。因為，萬貴妃聽完了王母娘娘的講課，自然會醒來。於是，罰跪在院子裡的幾個太醫，又回到太醫院供職去了；兩名累得半死的年輕醫官，也回南京去了。

但是，只有成化皇帝朱見深才相信萬貴妃的鬼話。誰也不信病人高熱昏睡，是被天上的王母娘娘叫去聽課。誰也不相信！包括被罰跪的幾個太醫，包括兩名疲憊不堪的年輕醫官，包括伺候萬貴妃的太監、宮女。可是誰也不敢戳穿萬貴妃的謊言。那麼萬貴妃的病，是怎樣被治好的呢？

瘡癤是古老的疾病。治療瘡癤的方法很多，但是容易化膿破潰，破潰之後容易產生瘢痕。因此，中醫歷來有以消為貴，以潰為畏之說。但是讓瘡癤內消是困難的。一隊醫官一直在研究瘡癤內消的有效方法。製造瘡癤模型是容易的。這隊醫官挑選200個男女犯人進行如下處理：

第一步：強迫口服石灰水，造成胃腸道的損傷，降低消化能力。

第二步：吃米飯和蔬菜，造成營養不良。

第三步：每天吃辣椒，並且用大蒜塗擦額頭。

結果怎樣呢？這些犯人在一個月之內，在額頭陸續出現了瘡癧。

醫官們請劉純驗看，劉純認爲瘡癧已經製造成功了，可以進行下一步的試驗治療。怎樣試驗治療呢？醫官們讓全部犯人每天都喝開胃湯：生山楂四兩，廣木香二兩；同時喝魚湯。但是把這些犯人分爲20組，每組10人，分別給予如下處理：

第1組：喝補腎藥枸杞湯。

第2組：喝止喘藥麻黃湯。

第3組：喝溫胃藥小茴香湯。

第4組：喝補氣藥人參湯。

第5組：喝清熱藥金銀花湯。

第6組：喝行氣藥枳實湯。

第7組：喝安神藥磁石湯。

第8組：喝滋陰藥沙參湯。

第9組：喝酸澀藥烏梅湯。

第10組：喝涼血藥地榆湯。

第11組：喝補血藥當歸湯。

第12組：喝利尿藥豬苓湯。

第13組：喝解表藥荊芥湯。

第14組：喝發表去濕藥羌活湯。

第15組：喝化痰藥川貝母湯。

第16組：喝軟堅化痰藥牡蠣湯。

第17組：喝瀉下藥草決明湯。

第18組：喝活血藥川芎湯。

第19組：喝消食藥山楂湯。

第20組：吃驅蟲藥使君子。

以上20組犯人，用藥10天之後，喝清熱藥金銀花的第5組，喝解表藥荊芥的第13組，喝瀉下藥草決明的第17組，瘡癤的紅腫熱疼現象消失得較快。而喝補腎藥枸杞的第1組，瘡癤的紅腫熱疼現象加劇了。至於喝化痰藥川貝母的第15組，瘡癤全部破潰了。

這些試驗說明：瘡癤屬於胃腸實熱癥候群，治療這個癥候群應當使用清熱瀉下的大黃牡丹湯。大黃牡丹湯出自漢朝名醫張機，字仲景的著作《金匱要略》，是治療胃腸實熱引起瘡癤的名方。該方由瀉熱的大黃、涼血的丹皮、軟堅散結的芒硝、破血通便的桃仁、清熱排膿的多瓜仁等五味藥材組成。但是大黃牡丹湯的清熱瀉下作用很弱，因此雖然治療有效，可是不能迅速改善紅腫熱疼的症狀，也不能避免瘡癤的破潰現象。

在大黃牡丹湯的基礎上，劉純和醫官們反覆加減處方，研究出一種新的藥物，叫作平瘡散。主要成分是：燒乾蟾、黃連、五倍子、蘆薈、元胡及其保密成分。

◆ 總而言之，劉純認為瘡癤的病因＝主觀原因＋客觀原因＋誘發條件。其中，主觀原因＝胃氣下降＋營養不良；客觀原因＝內熱＋便秘；誘發條件＝辛辣發物。痊癒＝三分治＋七分養。其中，七分養＝加入杭白菊、草決明的開胃湯＋魚湯；三分治＝平瘡散。

那麼現代醫學怎樣解釋瘡癤─急性化膿性炎症呢？

西醫認為急性化膿性炎症，是由於細菌感染造成的，因此使用抗生素

治療。如果找不到病原菌，就沒有辦法了，而這種情況是經常發生的，往往造成病情的急劇惡化。

另外，使用抗生素的結果是產生膿包，必須切開引流。體表膿包好辦，內臟膿包就相當麻煩了。因此，西醫治療的危險性很大，而且費用很高。中醫沒有這麼複雜。它認爲急性化膿性炎症，是由於人體的代謝紊亂，身體內部急劇產生大量的熱能而造成的。因此採取清熱發汗、通便、利尿的辦法。一方面迅速降溫，另一方面迅速排泄代謝毒素。

臨床實踐證明，這種辦法是十分迅捷的。平瘡散就是明朝以來，治療急性化膿性炎症比較有效的處方。能夠迅速退熱、消腫，不產生膿包，也不必切開。過去一段時間，高科技的宣傳，使人們忘掉了簡單易行的辦法，反而認爲中醫是土辦法；只有找西醫，找大醫院，才是講究衛生，才有安全保證。

然而，小病大治，花了很多錢，才考慮是得不償失。不過，近年來，世界各地採取中醫療法的人越來越多。比如：過去，西醫認爲急性闌尾炎，必須切除。從20世紀80年代開始，才發現闌尾是腸道的重要淋巴器官，不能隨便切除。但是，如何既能消炎，又不必切除闌尾，西醫感到很爲難。因此，西醫也在學習中醫的辦法。

以後幾百年的臨床使用，發現劉純這個方法能夠治療人體任何部位的急性化膿性炎症。

◆ 請注意！要用加味開胃湯：生山楂100克，廣木香50克，杭白菊50克，草決明50克。每天一劑，水煎頻飲。同時要喝鯉魚湯。同時要吃平瘡散。禁忌辛辣發物。症狀好轉以後，立即停藥。

如果病人出現了高熱昏迷、劇疼、局部紅腫等症狀，那麼就要停止喝魚湯和果汁，而改喝玉米麵粥，甚至絕食三天。但是一定要堅持喝加味開胃湯。因為斷絕熱量的供應，甚至斷絕營養的供應，對於迅速解除病人的急性症狀是必要的。

療效統計：從1967~1997年，治療急性化膿性炎症大約五萬多例，輕者如：急性牙周炎、急性扁桃腺炎、急性闌尾炎等，均能在三天內痊癒；重者如：急性膽囊炎、急性胰腺炎、急性蜂窩織炎等，亦能在七天內痊癒；均未使用抗生素、鎮靜劑、止痛藥等，沒有產生膿包，也沒有切開引流換藥。

（一）扁桃腺炎反覆發作（中醫古稱乳蛾）

病人女性，1976年出生，北京女一中學生。1991年發生急性扁桃腺炎之後，肌注抗生素好轉。從此幾乎兩、三個月，扁桃腺就要發一次炎，屆時必須肌注抗生素，才能消炎。她爸爸想讓孩子摘掉扁桃腺。因為有些西醫說，細菌長期隱藏在扁桃腺中，可以使扁桃腺成為人體的病灶，從而引起許多全身的嚴重併發症，比如：風濕熱、腎炎、心肌炎等。但是也有些西醫說，扁桃腺是淋巴器官，切除了扁桃腺會影響人的免疫能力。那麼哪種說法有道理呢？

1993年8月11日上午，她爸爸領著孩子找我來啦。

我問：「慢性扁桃腺炎？」

她爸爸說：「是的，大夫，總也不治好，想把它摘掉。」

我說：「很好，那就摘掉。」

她爸爸說：「可是，大夫，有人說，摘掉不好。」

我說：「很好，那就不摘掉。」

她爸爸說：「大夫，您說到底摘掉不摘掉？」

我說：「很好，這跟我有關係嗎？」

她爸爸說：「大夫，請您拿個主意。」

我說：「很好，如果她是我的閨女，我就不讓她摘掉扁桃腺。」

她爸爸說：「大夫，這是爲什麼？」

我說：「很好，因爲她的扁桃腺不會發炎。」

她爸爸說：「大夫，扁桃腺能夠不發炎嗎？」

我說：「是的，小孩子不要吃辛辣發物，要經常喝菊花、草決明水，是不會發生炎症的。」

她爸爸說：「可是，大夫，已經發生了扁桃腺炎怎麼辦呢？」

我說：「是啊，已經發生了，怎麼辦呢？這就要在發炎的時候，吃平瘡散。然後養成喝菊花、草決明水的習慣，就能避免反覆。」

她爸爸說：「大夫，爲什麼西醫內部，會出現兩種不同的意見呢？」

我說：「是啊，因爲大量的臨床資料證明，摘掉病人的扁桃腺，並不能避免風濕熱、腎炎、心肌炎的發生。可是有些醫生要賺錢，因此，動員你摘掉孩子的扁桃腺。道理就是這麼簡單。」

於是家長領著孩子走了，按照我的方法調理孩子，扁桃腺再也沒有發炎，而且兩年之後，扁桃腺上的條索狀的瘢痕也逐漸消失了。

不要動不動就摘掉扁桃腺，因爲扁桃腺是個重要的淋巴器官。我們往往把關鍵地方叫作咽喉部位，因爲咽喉確實是防禦微生物入侵的衛兵。咽部的扁桃腺、腺樣體、舌扁桃體、咽鼓管扁桃體、咽側索、咽後壁淋巴濾泡等，組成了淋巴防禦系統—咽內環。咽內環具有抵抗微生物入侵的作用，而主要器官就是扁桃腺。

由於人體有代償能力，因此摘掉了扁桃腺，那麼其他的腺樣體、舌扁桃體、咽鼓管扁桃體、咽側索、咽後壁淋巴濾泡等就要增生，就要發生慢

性咽炎。有了慢性咽炎，就要出現咽部的異常感覺，好像咽部堵了棉花、堵了樹葉、堵了頭髮、堵了果皮、堵了黏痰、堵了一個小球。而且人體每天要吃進大量的細菌，人的糞便就含有20%的細菌；如果細菌失去了扁桃腺的防禦，那麼糞便中的細菌含量，可能就大於20%；而且腸道的淋巴結就要活躍，就要動不動發炎。你說隨便摘掉扁桃腺，合算不合算？

（二）闌尾炎反覆發作（中醫古稱腸癰）

　　病人女性，1965年出生，北京舞蹈學院芭蕾舞教員。自從1994年發生急性闌尾炎，肌注抗生素好轉，以後幾乎半年多右下腹就要疼一次，屆時必須肌注抗生素，才能緩解。醫生動員她做手術切除，但是她擔心術後發胖，而不能下定決心。1996年8月11日上午，她找我來啦。

　　病人說：「大夫，您說切除闌尾炎好嗎？」
　　我說：「很好，切一個少一個，你跳舞更輕鬆了。」
　　病人說：「但是，大夫，切除闌尾炎以後，人要發胖的，就不能跳舞啦！」
　　我說：「很好，有個外國舞蹈團培養肥豬跳舞！胖人為什麼不能跳舞？」
　　病人說：「可是，大夫，您說長了一個沒用的闌尾，給人添了多大的麻煩。」
　　我說：「是的，你臉上長了兩條沒用的眉毛，你頭上長了兩隻沒用的耳朵，你手上長了兩隻沒用的小手指頭，你腳上長了兩隻沒用的小腳趾頭，都切除算了。」

　　病人說：「哎，大夫，不能切啊，都切除了，人就不美觀了。」
　　我說：「什麼，難道只是一個美觀問題嗎？」
　　病人說：「大夫，我真不知道這些東西除了美觀之外，還有什麼用處。」
　　我說：「很好，有些老頭子，頭髮掉禿了，可是眉毛突然長得又密又長，這叫壽眉，這意味著長壽嗎？不，這是嚴重疾病的信號。」
　　病人說：「哎呀，大夫，我爸爸50多歲就長了壽眉，應當查什麼？」

我說：「很好，中醫說壽眉、暖膚、緊皮是癌的先兆。壽眉就是老年人的眉毛突然長得又密又長，暖膚就是皮膚一年四季都發熱，而體溫不高，緊皮就是皮膚很緊而沒有彈性。你要讓他喝加味開胃湯、喝牛筋湯，同時每年做一次全身檢查。」

病人說：「大夫，您說耳朵有什麼用處？」

我說：「很好，耳朵有收集聲波的作用。」

病人說：「大夫，您說小手指頭有什麼用處？」

我說：「很好，人們總是使用大拇指和食指，因此認為中指、無名指、小手指的用處不大。但是你拿東西、爬繩、倒立，就會發現五個手指，都有用處。」

病人說：「大夫，您說小腳趾頭有什麼用處？」

我說：「唉，你怎麼什麼都不知道！看你這雙臭腳，為什麼走路總是大八字？就是因為你跳芭蕾舞跳的，大腳趾發達而小腳趾蛻化了。過去，老婆婆裹腳是三寸金蓮，現在，你是九寸金蓮。都是小腳趾蛻化了。因此小腳趾不發達的人，走路是大八字。大八字走路，造成大腿關節的紊亂，就會長期腰疼。」

病人說：「哎呀，大夫，我就長期腰疼，能不用大八字走路嗎？」

我說：「很好，你能改變你的臭腳形狀嗎？」

病人說：「不行啦，大夫，我的腳已經定型了。」

我說：「很好，費了半天唾沫，你明白我的意思嗎？」

病人說：「大夫，您說闌尾不能隨便切嗎？」

我說：「是的，起先，西醫認為闌尾是個蛻化器官，因此切了就切了。前蘇聯曾經報導過，一個探險隊醫生自己發生了闌尾炎，於是就自己照著鏡子，給自己做了手術，切除了闌尾。可是後來，許多西醫研究，闌尾為什麼總愛發炎呢，原來它是一個淋巴器官。」

病人說：「噢，大夫，我明白啦，淋巴器官是不能隨便切除的。」

我說：「是的，淋巴器官是吞噬細胞的家，你把它的家抄啦，它怎麼替你當保安。」

病人說：「可是，大夫，闌尾容易發炎，如果發炎怎麼辦？」

我說：「很好，在發炎的時候，要吃平瘡散。然後養成喝菊花、草決明沏水的習慣，就能避免反覆發作的麻煩。」

是的，不要動不動切除一些器官，因爲人體沒有廢物器官。於是這個病人照辦，闌尾再也沒有發炎。可是她的大八字腳，卻是不能改變了。但是她爸爸終於在1998年檢查發現是肝癌，腫塊直徑只有2x2厘米，也沒有切除，只是在喝加味開胃湯、喝牛筋湯的基礎上，又吃了控岩散。

（三）急性膽囊炎（中醫古稱膽熱）

病人女性，1941年出生，中國廣播電影電視部職員。1992年8月12日晚飯，因爲吃了油膩的東坡肘子，而臨睡感到右上腹隱疼；三天后的15日上午，突感右下腹陣發絞疼，向背部放射。立刻去北京一家醫院檢查。體溫39.6攝氏度，脈搏120次/分，呼吸30次/分，血壓150/90毫米汞柱。面色潮紅，鞏膜黃染；兩肺呼吸音正常，心律齊；腹軟，由上腹壓疼，伴肌緊張，墨菲氏症陽性，可觸及4x2厘米腫物，質中等，表面光滑。肝脾未觸及。血檢：白細胞總數14000/立方毫米，中性85%，淋巴11%；其餘檢查正常。診斷：急性膽囊炎。

醫生開始從8月15日上午，讓病人在門診觀察室，每六小時肌肉注射一次靑黴素，每次40萬單位；每日肌肉注射兩次鏈黴素，每次0.5克；同時靜脈點滴5%林格爾氏液500毫升，5%葡萄糖500毫升，氯黴素1克。每日口服膽酸鈉兩次，每次兩片。絞疼時肌肉注射阿托品0.5毫克。

然而三天之後，病人依然右上腹陣發絞疼，血檢白細胞總數是16000

立方毫米。於是她和西醫不辭而別，就找我來了。我讓她停止西醫的治療，口服加味開胃湯：生山楂100克，廣木香50克，杭白菊50克，草決明50克。每天一劑，水煎頻飲。同時要喝魚湯。同時要吃平瘡散。禁忌辛辣發物。症狀好轉以後，立即停藥。

三天之後，她又找我來了：「大夫，還是中醫快啊！」

我說：「很好，你好了麼？」

病人說：「大夫，全好了，就是拉肚子。」

我說：「很好，治療急性膽囊炎必須拉肚子。」

病人說：「大夫，爲什麼必須拉肚子？」

我說：「很好，治療急性化膿性炎症都必須拉肚子，因爲這些疾病都是屬於胃腸實熱癥候群。」

病人說：「大夫，胃腸實熱是什麼意思？」

我說：「很好，這就是說，你身體內部有多餘的熱量，而且有習慣性便秘。」

病人說：「大夫，熱量怎麼會多餘呢？」

我說：「很好，因爲一個人每天的消耗不同，其所需熱量也不同。補充的熱量太多了，就要出問題。就像給汽車輪胎打氣一樣，不打氣，汽車跑不動，打氣太多了，汽車也跑不動，因爲輪胎爆裂了。」

病人說：「大夫，我的熱量怎麼會多了呢？」

我說：「很好，你經常吃饅頭、米飯嗎？」

病人說：「大夫，這是主食啊。」

我說：「很好，你還愛吃東坡肘子？」

病人說：「大夫，東坡肘子是名菜。」

我說：「錯了，東坡肘子、東坡肉、紅燒肉都是高脂肪的垃圾食品。蘇軾，字子瞻，號東坡居士，是個北宋大詩人，但是有人說他還是個美食

家，這就錯了。因為當時許多江南人不吃肥豬肉，他身為杭州太守，為了促銷肥豬肉而靈機一動，研究出東坡肘子、東坡肉。但是當時主持變法的首相王安石，深恨蘇軾反對變法，就藉此向皇帝謊報，說江南人痛恨蘇軾，恨不得把他吃掉。於是東坡肘子、東坡肉，反而給蘇軾惹了麻煩。」

病人說：「大夫，我吃了高脂肪，為什麼會發生急性膽囊炎呢？」

我說：「很好，你食入高脂肪以後，膽囊要分泌膽汁；但是你的膽囊可能有結石，因此收縮的時候，膽壁被摩擦損傷了；而你又有多餘的熱量，於是膽囊壁充血發炎了。」

病人說：「大夫，您為什麼要讓我拉肚子呢？」

我說：「很好，話又扯回來了，怎樣讓多餘的熱量，迅速消耗呢？這就是迅速拉肚子。俗話說，好漢抗不住三泡稀。也就是說，一個急性化膿性炎症病人，拉了三次稀屎，就能迅速緩解紅腫熱疼。」

病人說：「啊，大夫，治療急性化膿性炎症的關鍵，就是拉三泡稀屎，迅速消耗熱量。那麼西醫給我靜脈輸葡萄糖，補充熱量是錯誤的。」

我說：「是的，肌注熱藥阿托品也是錯誤的。」

病人說：「嘿，大夫，照您這麼一說，什麼急性牙周炎，什麼急性中耳炎，什麼急性扁桃腺炎，什麼急性闌尾炎，什麼急性膽囊炎，什麼急性胰腺炎，治療都要拉肚子。」

我說：「是的，你很聰明。」

病人說：「大夫，您說怎樣不發生急性化膿性炎症呢？」

我說：「很好，要養成喝菊花、草決明水的習慣；不要多吃饅頭、米飯這些高澱粉食物，不要多吃高脂肪食物，不要多吃辛辣發物；尤其是晚飯要喝稀飯。」

病人說：「大夫，晚飯吃少了，要肚子餓。」

我說：「很好，夜裡就要餓肚子，餓一會兒就不餓了，人體就開始自

己吃自己了，這就叫氣化。」

病人說：「大夫，我的膽囊可能有問題，能氣化正常嗎？」

我說：「是的，金無足赤，人無完人，誰都有點兒小毛病，應當自己把一些小毛病氣化掉。」

動不動就用消炎藥，這是中國人的特點。因此我國的抗生素銷量極大，而價格也十分昂貴。其實，一些炎症不必使用抗生素，使用加味開胃湯拉泡稀屎就可以了。

（四）急性胰腺炎（中醫古稱脾心病）

病人女性，1942年出生，美國駐華大使館職員。1994年9月5日中午，病人吃了牛排之後，上腹部開始絞疼，逐漸加重，向左後背放射；伴有噁心。既往有淺表性胃炎病史。於是病人被迅速送到北京一家醫院。醫生檢查：體溫37.4攝氏度，脈搏86次/分，呼吸20次/分，血壓110/80毫米汞柱。心肺檢查無異常。中上腹部明顯壓疼，有肌緊張及反跳疼，並有輕度膨脹，腸蠕動音減弱，肝脾未觸及。肝濁音界正常。上腹壓疼，伴肌緊張，墨菲氏症陽性，可觸及4x2厘米腫物，質中等，表面光滑。肝脾未觸及。化驗：白細胞總數13500/立方毫米，中性86%，淋巴11%；血清澱粉酶128單位，尿澱粉酶1024單位。X線平片檢查可見腸管麻痺。B超檢查可見胰腺增大，光點增多。診斷：急性胰腺炎。

醫生建議病人禁食，並且接受胃腸減壓；建議病人每日肌肉注射兩次鏈黴素，同時靜脈點滴5%林格爾氏液、5%葡萄糖、氯黴素。絞疼時肌肉注射杜冷丁。

病人非常感謝西醫的診斷，但是拒絕西醫的治療方案，因爲病人有選擇醫療方法的權利。於是病人帶著翻譯官，當天找我來了。

我說：「是的，醫院的診斷，是不會錯的，不過不必禁食。翻譯官先生，請你轉告她，要口服加味開胃湯：生山楂100克，廣木香50克，杭白菊50克，草決明50克。每天一劑，水煎頻飲。同時要喝魚湯。同時要吃平瘡散。禁忌辛辣發物。症狀好轉以後，立即停藥。請注意：這種療法可能拉肚子，如果每天腹瀉超過三次，那麼就不要使用草決明。」

病人說：「熬開（O.K），醫生，我非常讚賞您的治療方案。」於是病人帶著翻譯官走了。

大約過了一個星期，病人又帶著翻譯官來了。

病人說：「海螺（Hello），醫生，您好！」

我說：「很好，湊合活著吧。」

病人說：「三叩（Thank you），您的治療方法使我很快痊癒了。」

我說：「很好，不必感謝。」

病人說：「騷人（Sorry），醫生，我能否向您提出一個問題？」

我說：「很好，歡迎。」

病人說：「騷人（Sorry），醫生，您為什麼讓我喝魚湯？」

我說：「很好，這是為了增加閣下的營養。」

病人說：「哦嗯，醫生，您為什麼增加我的營養？」

我說：「很好，這是為了盡快修復閣下的胰腺損傷。」

病人說：「哦嗯，醫生，為什麼歐式治療讓我禁食。」

我說：「很好，歐式治療把閣下當成機器，而自然醫學認為閣下具有偉大的人格。」

病人說：「熬開（O.K），醫生，自然醫學的治療是具有人性的。」

我說：「是的，自然醫學是給人治病的。」

病人說：「三叩（Thank you），醫生，您是偉大的自然醫學先生。」

是的，美國人待人太熱情，動不動就說對不起、謝謝。而且你託他辦點兒事，他會想辦法完成。但是你不能騙他。而許多中國醫生不能如實介紹藥物的性能，片面地誇大療效而隱瞞了副作用，其目的是爲了推銷，這是美國人十分討厭的。

（五）女孩子性早熟（中醫古稱經早）

1986年5月，一個7歲的女孩子來月經了。

我說：「奇怪嗎？不奇怪！因爲秘魯一個叫麗娜的女孩子，3歲來月經，5歲半已經當男嬰兒的母親了。」

愁眉苦臉的父母也苦笑了：「大夫，兒童醫院說她是性早熟。」

我說：「很好，這孩子喜歡什麼呢？」

家長說：「大夫，這孩子最喜歡看電影裡的親吻。」

我說：「很好，7歲來月經爲什麼不好？」

家長說：「大夫，7歲來月經是不正常的！」

我說：「很好，不正常在哪裡呢？」

家長說：「大夫，來月經太早啦！」

我說：「錯了，危害不在於月經太早，而在於骨骺提前癒合，身高受影響。」

家長說：「大夫，性早熟是現代生活水平提高引起的嗎？」

我說：「很好，這是胡說八道。古代就有性早熟的問題，東周列國志裡，齊國宰相晏嬰7歲留鬍子，40多歲身高不滿三尺，而智力超群。」

家長說：「大夫，這是病嗎？」

我說：「很好，這叫眞性性早熟，不能認爲是病態；但是如果是假性性早熟，就應當給予治療。」

家長說：「大夫，眞性性早熟很多嗎？」

我說：「是的，不少。在熱帶地區比較常見，印度的女孩子12歲當母

親是常見的。」

家長說：「大夫，性早熟跟飲食有關係嗎？」

我說：「是的，有一定的關係。吃羊肉的民族容易出現性早熟。」

家長說：「大夫，性早熟跟吃藥有關係嗎？」

我說：「是的，濫用壯陽藥物的孩子容易出現性早熟。比如：蟲草、鹿茸、人參、黃耆等。」

家長說：「大夫，性早熟跟食物污染有關係嗎？」

我說：「當然，往魚塘里扔點雌激素、在雞飼料裡放點雌激素，給甲魚注射點雌激素，雖然缺德，但是這是小問題，因爲雌激素通過新陳代謝已經被破壞了。可是在保健品裡公然加入複合維生素，加入維生素E，加入生長素，加入人參，加入黃耆，加入蟲草，加入胎盤、蜂王漿等刺激性慾的東西，卻是缺德到家了。」

家長說：「大夫，您說性早熟是吃出來的？」

我說：「是的，愛吃保健品又愛看親吻，這是刺激性早熟的重要原因。」

家長說：「大夫，能糾正這種性早熟嗎？」

我說：「是的，一個正常的小孩子，爲了防止性早熟，要從小養成喝菊花、草決明水的習慣。更重要的是，要趕緊培養孩子的高尚興趣。不要引導孩子吃保健品，穿好的衣服，去玩各種遊戲，尤其是不要看搞對象的電影。」

於是家長領著孩子走了，按照我的方法調理，據說這個女孩子不來月經了。直至2000年，這個女孩子14歲，月經才又出現了。

許多獨生子家長都是望子成龍，這是無可非議的。但是恰恰是家長寵愛獨生子，使獨生子不能健康成長。許多家長除了給獨生子吃保健品，又給獨生子買了很多娃娃玩具，比如，英俊的男孩玩偶、美麗的女孩玩偶、

初生的嬰兒玩偶，這是什麼意思呢？是想讓獨生子盡快結婚嗎？你說獨生子不是性早熟，又是什麼？想讓孩子是大個子嗎？那麼你給孩子喝肉湯，同時讓孩子喝菊花、草決明沏水。

有人說，現在都是獨生子，要倍加愛護。錯了，我就是獨生子，但是父母對於我是嚴格的。吃的是與家長一樣，從來不給我買零食吃；穿的是家長的舊衣服改做的，以至於同學笑我：「劉弘章，破褲襠。」當時我用的紙筆都是劣等的，父母從來不過問我考了幾分，開家長會也不去，只是要求我鍛煉身體，和品德優良。

我上中學的時候得了許多優良獎章、金質獎章，高高興興地拿回家，但是父母沒有表揚我。家務活倒是不少幹，上街買醬油，打掃院子，倒垃圾，生煤火爐子都是我的差事。我兒子又是獨生子，我對待他也是嚴格的。我沒有望子成龍的思想，因為我只是一條蟲子，不能生出鳳子龍孫。我只要求他鍛煉身體和品德優良，能夠繼承祖業就行了。

劉氏箴言

辛辣發物塞腸道，內外炎症皆製造；
有錢莫給醫院交，拉泡稀屎平安了。

導讀與註釋

本章重點提示及張老師的經驗分享　　張克咸老師

一、瘡癤的病因＝主觀原因＋客觀原因＋誘發條件

瘡癤（急性化膿性炎症）屬於「胃腸實熱」癥候群。

主觀原因：胃氣下降、營養不良

客觀原因：內熱、便秘

誘發條件：辛辣食物

二、治療方法：痊癒＝三分治＋七分養

七分養：喝加入杭白菊、草決明的開胃湯、喝魚湯

三分治：平瘡散

三、療效統計：

　　依據劉弘章老師的統計資料：從1967至1997年間，治療急性化膿性炎症大概五萬多例，輕者如急性牙周炎、急性扁桃腺炎、急性闌尾炎均能在三天內痊癒；重者如急性膽囊炎、急性胰腺炎、急性蜂巢組織炎亦能在七天內痊癒。

四、劉太醫觀點，重點摘錄：

◆ 西醫認為急性化膿性炎症是細菌感染，通常都是使用抗生素治療。

◆ 西醫治療的危險性極大，費用又高。

◆ 太醫認為，此病是由於人體的代謝紊亂，急遽產生大量的熱能所引發。只要清熱發汗、通便利尿。一方面迅速降溫，另一方面迅速排洩代謝毒素。

◆ 歷經幾百年證明，劉純的方法能夠治療人體任何部位的急性化膿性炎症。

五、張老師的經驗分享及總結：

西醫認為急性化膿性炎症，是由於「細菌感染」造成的，因此使用抗生素治療。但是，如果找不到「病原菌」，就沒辦法了，而這種情況是經常發生的。因此，往往造成病情的急劇惡化。

此外，使用抗生素的結果是：「產生膿包」，必須「**切開引流**」。 體表的膿包好辦，內臟的膿包就麻煩了。 因此，西醫治療的危險性很大，而且費用很高。

中醫沒有這麼複雜。 它認為急性化膿性炎症，是由於人體的代謝紊亂，身體內部急劇產生大量的熱能而造成的。 因此，採取「**清熱、發汗、通便、利尿**」的辦法。 一方面迅速「**降溫**」，另一方面迅速排出「**代謝毒素**」。

臨床實踐證明，這種辦法是十分迅捷的。 平瘡散就是明朝以來，治療急性化膿性炎症比較有效的處方。 能夠迅速退熱消腫，不產生膿包，也不必切開。

過去這一、二百年來，高科技的大肆宣傳，使人們忘掉了「簡單易行」的辦法，反而認為中醫是土辦法。以為只有找西醫，找大醫院，才是講究科學，才有安全保證。

然而，小病大治，人總是要花了很多錢以後，才真正明白：何謂「**得不償失**」。 不過，近年來世界各地採取中醫療法的人越來越多。 比如：過去，西醫認為急性闌尾炎，必須切除。 從20世紀80年代開始，才發現闌尾是腸道的重要淋巴器官，不能隨便切除。 但是，如何既能消炎，又不必切除闌尾，西醫感到很為難。 因此，西醫開始也在學習中醫的辦法。

十年前，我有一個在無錫出差的同事，晚上搭我的便車到上海，突然覺得肚子痛。一大早痛到不行，我急忙送她到華山醫院掛急診，原本以為她是婦科疾病，而華山醫院沒有婦科。我只能再轉送她到嬰婦醫院，檢查結果不是婦科的問題，而是「**急性闌尾炎**」。

我這一聽反而放心了。我馬上載她到我公司，用我發明的枕頭對折後，墊在她的下胸椎與上腰椎交接處，讓她躺著休息十分鐘（脊椎神經醫學原理）。然後，我就去買本書所說的杭白菊、草決明的加味開胃湯讓她喝。

到了中午左右，她已經感覺不太疼痛。就這樣過沒有幾天就痊癒了。回到北京後，去醫院做檢查，完全康復。

以上所講的多種疾病，在劉太醫的中醫療法，是非常簡單又快速的。根本不需要讓西醫去折騰、又花費錢。**請注意：人體的任何器官都是有其用處的！決不可以聽信西醫隨便切除。如果任意被切除了，將來對健康的傷害非常大。**

第 十 八 章

動脈硬化冠心病,勸你多吃肉皮凍

　　話說成化皇帝朱見深,患有嚴重的口吃,是個不能說一句完整話的統治者。例如,大臣請示,農村發生了水災,是否可以開倉放糧。如果讓這個口吃的皇帝,問清楚水災發生在哪裡,受災人口有多少,需要多少糧食,那麼這是非常困難的。

　　因此,身邊必須有一個能夠理解他的意圖,替他表達意圖的人。於是成化皇帝朱見深的生母周太后,就是那個找劉純治療乳腺癌的周淑雲,派了心腹太監懷恩擔任司禮監大太監。

　　司禮監是宮廷十二監之首,掌管皇帝印章、內外奏章、文書,是皇帝的貼身秘書,隨時可以傳達皇帝的聖旨,包括假傳聖旨,處罰任何一個臣民,因此司禮監大太監的權力很大。

　　成化皇帝朱見深的身邊有了懷恩,那麼皇帝與大臣的對話,就由懷恩代替了。成化皇帝朱見深在旁邊聽著,最後只說「是是」,或者「不不」,不僅乾脆利落,顯得皇帝辦事果斷,而且處理事情的速度也快了。

　　懷恩是一個正直的太監,從小就入宮伺候周淑雲。因此,懷恩是孝肅太后周淑雲的心腹之人,也是成化皇帝朱見深禮讓三分的人。由於懷恩的地位和忠誠,使得太監們十分敬畏。但是,手大捂不過天來,懷恩不能把所有的事情都包攬下來。

　　成化皇帝朱見深寵信萬貴妃的親信太監汪直,並且讓汪直統領西廠。

但是汪直以錦衣衛千戶韋英爲心腹，屢興大獄。懷恩發覺之後，立即報告成化皇帝朱見深。皇帝馬上讓懷恩大罵汪直，並且讓汪直去餵馬。可是汪直走關係，又官復原職，氣焰更加囂張。懷恩又報告皇帝，把汪直降爲車夫。

成化皇帝朱見深也寵信從小伺候自己的太監梁芳、韋興。這兩個人爲了取得鎮守大城市的監軍職位，竟然把宮廷內藏的珠寶偷出來，獻給萬貴妃。因爲梁芳、韋興知道，皇帝的陰莖要噴射精液的時候，其嘴巴也容易噴射胡言亂語。因此，太監梁芳、韋興就當了大官。懷恩非常生氣，但是沒有辦法。

也正是因爲懷恩不能把所有的事情都包攬下來，因此懷恩經常受到孝肅太后周淑雲的嚴厲斥責。於是懷恩就患了眩暈病，現代稱之高血壓病。最初只是失眠，後來就發展到一著急，就昏迷、跌倒。找太醫院看了，吃了牛黃清心丸，症狀好一些。

可是，1470年的冬天，他早晨睡覺醒來，突然發生了口眼歪斜。太醫院給他扎針吃藥，依然不見好轉。孝肅太后周淑雲知道之後，立即派人去南京找劉純。劉純派了兩個醫官來，手到病除。那麼劉純用了什麼辦法，去治療懷恩的疾病呢？

眩暈病是古老的疾病。治療眩暈病的方法很多，但是都不能防止胸痹和偏癱的發生。一隊醫官一直在研究眩暈病的有效方法。製造眩暈病模型是容易的。這隊醫官挑選200個男女犯人進行如下處理：

第一步：強迫口服石灰水，造成胃腸道的損傷，降低消化能力。
第二步：吃米飯和蔬菜，造成營養不良。
第三步：每天吃豬肥膘一斤，快速生痰製造眩暈。

結果怎樣呢？這些犯人在一年之內，都出現了眩暈症狀。醫官們請劉純驗看，劉純認爲眩暈病已經製造成功了，可以進行下一步的試驗治療。

　　怎樣試驗治療呢？醫官們讓全部犯人每天都喝開胃湯：生山楂四兩，廣木香二兩。但是，把這些犯人分爲20組，每組10人，分別給予如下處理：
第1組：喝補腎藥枸杞湯。
第2組：喝止喘藥麻黃湯。
第3組：喝溫胃藥小茴香湯。
第4組：喝補氣藥人參湯。
第5組：喝清熱藥金銀花湯。
第6組：喝行氣藥枳實湯。
第7組：喝安神藥磁石湯。
第8組：喝滋陰藥沙參湯。
第9組：喝酸澀藥烏梅湯。
第10組：喝涼血藥地榆湯。
第11組：喝補血藥當歸湯。
第12組：喝利尿藥豬苓湯。
第13組：喝解表藥荊芥湯。
第14組：喝發表去濕藥羌活湯。
第15組：喝化痰藥川貝母湯。
第16組：喝軟堅化痰藥牡蠣湯。
第17組：喝瀉下藥草決明湯。
第18組：喝活血藥川芎湯。
第19組：喝消食藥山楂湯。
第20組：吃驅蟲藥使君子。

　　以上20組犯人，用藥一個月之後，喝安神藥磁石的第7組，喝滋陰藥沙參的第8組，喝活血藥川芎的第18組，眩暈症狀消失得較快。而喝補氣

藥人參的第4組，眩暈症狀加劇了。

這就說明眩暈病屬於陰虛陽亢癥候群，治療這個癥候群應當使用滋陰潛陽的天麻丸。天麻丸出自金朝名醫張元素，字潔古的著作《醫學啟源》，是治療陰虛陽亢引起眩暈病的名方。該方由潛陽安神的天麻，滋陰涼血的生地、元參，補血活血的當歸、牛膝，強筋壯骨的杜仲、萆薢、附子、羌活等九味藥材組成；全部藥材研磨成細粉，加入煉蜜為丸。但是天麻丸滋陰潛陽的作用很弱，因此雖然治療眩暈病有效，可是不能防止偏癱的出現。

在天麻丸的基礎上，劉純和醫官們反覆加減處方，研究出一種新的藥物，叫作通玄散。主要成分是：天麻、山萸肉、凌霄花、西紅花、黃精，及其保密成分。然而在使用中發現通玄散的作用還是較弱，加用肉皮凍之後，效果較好。

◆ 總而言之，劉純認為眩暈病的病因=主觀原因+客觀原因+誘發條件。其中，主觀原因=胃氣下降+營養不良；客觀原因=陰虛陽亢；誘發條件=吃肥肉。痊癒=三分治+七分養。其中，七分養─加入沙參、川芎的開胃湯+肉皮凍；三分治=通玄散。

那麼現代醫學怎樣解釋眩暈病─高血壓病呢？

西醫認為，各種原因引起小動脈緊張度增強，致使微血管的管壁增厚，造成外周血管阻力增大，而使血壓持續升高。因此，採取降壓的辦法。但是降壓之後，由於血流緩慢，供血不足，往往造成腦血栓和心肌梗塞。很多病人，老老實實地吃西藥，最後仍然發展到偏癱、老年癡呆、心臟移植等地步，道理就在於此。

中醫認為，原發性高血壓是陰虛造成的。用分子生物學的話來說，是由於人體組織的分子，慢性脫去結合水，首當其害的是由於血液濃縮，而造成了循環阻力加大，甚至於血栓形成。其次是各個器官的功能逐漸減退。因此，中醫採取滋陰活血的方法，是比較根本的治療方法。

　　以後幾百年的臨床使用，發現劉純這個方法能夠治療原發性高血壓及其併發症。

◆ 請注意！首先口服加味開胃湯：生山楂100克。廣木香50克。沙參50克，川芎50克。每天一劑，水煎頻飲。同時吃肉皮凍。一個月之後，如果病情不再發展了，那麼輕症病人不必用藥；重症病人可以加用通玄散。

　　禁忌辛辣發物。不要飲茶，避免傷津。原發性高血壓及其併發症，是終身疾病，必須終身治療。飲食要以高蛋白、高維生素為主，吃粗糧，不吃澱粉和脂肪。每天要鍛煉身體，每次要出點汗。不出點汗，是無效健身。

　　療效統計：從1967~1997年，治療原發性高血壓，及其併發症83657例，其中單純性高血壓25564例，腦血栓16495例，冠心病38962例，震顫麻痺23例，長期口服通玄散；均沒有使用西藥，也沒有每年定期去輸液，更沒有發生此類疾病的急症，而能控制病情的進展；並且保障自然壽命。但是，已經發生偏癱的病人，只能不再發病，而不能糾正偏癱狀態。

（一）原發性高血壓病（中醫古稱眩暈）
　　病人男性，1936年出生，北京八一電影製片廠職員。病人於1987年開始經常頭暈，耳鳴，甚至昏倒，被北京一家醫院診斷是原發性高血壓病，從此一直老老實實吃西藥降壓片。但是動脈硬化的部位卻是逐年增多；看看眼底，醫生說，眼底視網膜小動脈已經輕度硬化了；摸摸腦袋，醫生說，

動脈又輕度硬化了；夜尿次數多了，醫生說腎動脈輕度硬化了；有時候迎風憋氣，醫生說，心臟動脈輕度硬化了……。血壓呢？不知爲什麼忽高忽低；有時候挺好，是140/90毫米汞柱；有時候就不行，能到210/140毫米汞柱。這是爲什麼呢？病人在2000年4月5日上午，找我來了。

病人說：「大夫，我是原發性高血壓，13年啦。」

我說：「很好，吃什麼藥啦？」

病人說：「大夫，我一直吃複方降壓片。」

我說：「很好，爲什麼吃複方降壓片？」

病人說：「大夫，我的血壓高啊。」

我說：「很好，你們家有地溝嗎？」

病人說：「大夫，我們家有。」

我說：「很好，前些日子，我家的地溝被堵了，我就用水使勁衝，大概費了一噸水也沒有沖開。」

病人說：「大夫，不用這麼費勁兒，找一個疏通下水道的工人，把堵的地方通開就行了。」

我說：「很好，可是我不知道這個方法。於是，每次往地溝裡倒髒水，都是一點一點地倒，生怕髒水冒出來。」

病人說：「大夫，這哪行啊，這不是活受罪嗎？嗨，我給您找一個工人通一下，挺簡單的。地溝在哪兒？我看看。」

我說：「很好，地溝就在你身上。」

病人說：「哎，大夫，你們家的地溝怎麼在我身上？」

我說：「是的，你的血管不通暢了，你不去疏通，而是降低血壓，讓血液一點一點地通過。這哪行啊，這不是活受罪嗎？」

病人說：「噢，大夫，您是打比方。血壓高就是血管不通暢。」

我說：「是的，人的血管不通暢了，心肌就要加大收縮力，去驅動血

液通過，因此測量血壓就升高了。但是，你不去疏通血管，而是不讓心肌使勁收縮，那麼測量血壓是不高了，可是血流極其緩慢，就要發生各種各樣的血栓。甚至心肌的冠狀動脈也得不到足夠的血液，這就造成了心臟的房顫、室顫、心衰。因此，人的收縮血壓，應當保持在年齡加100以下。」

病人說：「哎呀，大夫，吃降壓藥很危險。」

我說：「是的，原發性高血壓病人，吃降壓藥的結局是血管栓塞。」

病人說：「大夫，那麼降壓藥有什麼用處？」

我說：「很好，降壓藥主要用於嗜鉻細胞瘤，用於腎病高血壓，用於風濕病高血壓。」

病人說：「大夫，不吃降壓藥能夠降低血壓嗎？」

我說：「是的，要降低血黏度。因為血液稀釋了，血流就通暢了，心肌就不必使勁收縮，因此血壓就不高了。你要1：1服藥引子加味開胃湯：生山楂100克，廣木香50克，沙參50克，川芎50克。每天一劑，水煎頻飲。同時吃肉皮凍。出現飢餓感，再用通玄散。」

病人愉快地走了，回家稀釋血液去了。一下子停用降壓藥，血壓有時還是升高，半年之後，血壓總是保持在130/90毫米汞柱以下，也不頭暈、耳鳴啦。動脈硬化的部位呢？看看眼底，醫生說，眼底視網膜小動脈彈性正常了；摸摸腦袋，醫生說，動脈彈性正常了；夜尿次數不多了，醫生說腎動脈可能彈性正常了；迎風不憋氣了，醫生說，心臟動脈可能彈性正常了。人嘴兩張皮，怎麼說怎麼有理。

那麼怎樣知道自己有沒有動脈硬化呢？很簡單，拿鏡子看看自己的耳垂，如果耳垂出現了皺紋，那麼你就有動脈硬化了。誰說的？劉純在《形神兆病》裡說：「耳肉泛皺，中風之兆，亦胸痹之候。」也就是說，耳垂出現了皺紋，就要出現腦血栓，也會出現冠狀動脈硬化性心臟病。

其實不要把血壓降得很低。人們只知道高血壓是危險的，卻不知道低血壓的危害。人的正常血壓應當保持在年齡+100之下，不要強求所謂的正常值130/90毫米汞柱。尤其是老年人，其血管已經老化，如果強求所謂的正常值，就會發生心律紊亂，甚至心肌缺血。

（二）腦血栓（中醫古稱偏枯）

病人男性，1931年出生，北京市農林科學院職工。1986年出現原發性高血壓，長期吃降壓藥；1992年出現腦血栓，長期吃降壓藥和擴張血管藥。但是半身癱瘓狀態不能改善。聽說劉弘章能夠治療怪病，1994年5月11日，家屬扶著他找我來了。

　　我問：「腦血栓？」
　　病人說：「是啊，大夫。」
　　我問：「很好，找我幹什麼？」
　　病人說：「大夫，聽說您手到病除，想讓您治治。」
　　我問：「很好，想讓我妙手回春嗎？」
　　病人說：「是啊，大夫，半身不遂多難受啊。」

　　我問：「很好，你是不是喝酒了，頭腦糊塗嗎？」
　　病人說：「哎，大夫，我頭腦很清醒。」
　　我問：「很好，你知道腦血栓是怎麼回事嗎？」
　　病人說：「大夫，腦血栓就是腦血管裡出現了血栓。」
　　我問：「很好，血栓能夠溶化嗎？」
　　病人說：「大夫，吃活血藥就能夠溶化。」

　　我問：「很好，你吃了兩年活血藥，血栓為什麼沒有溶化？」
　　病人說：「大夫，可是有人就把血栓溶化了。」
　　我說：「是的，有些病人所謂的腦血栓，其實是腦血管痙攣，吃了一

點鎮靜活血藥之後，半身癱瘓狀態就恢復了正常。於是有些醫生就誇口，說自己能夠起死回生。但是大多數病人在血液稀釋之後，雖然半身癱瘓狀態有所減輕，但是不能完全恢復常態。」

病人說：「大夫，您說一些廣告是騙人的。」

我說：「是的，一些所謂的成功病例，只是病托而已。」

病人問：「大夫，您說腦血栓爲什麼這麼難治？」

我說：「是的，因爲人的神經細胞不能再生。人的大腦中動脈形成血栓，就會造成大腦半球外側損傷；人的大腦前動脈形成血栓，就會造成大腦額葉、顳葉損傷；人的頸內動脈形成血栓，就會造成大腦一個半球損傷；人的椎基底動脈形成血栓，就會造成腦幹損傷。即便腦血管出現了側支循環，但是缺血的神經細胞已經變性，這是無法復原的。」

病人說：「大夫，腦血栓真可怕啊。」

我說：「是的，腦血栓可以把一個高級知識分子變成傻子，腦血栓可以把一個著名運動員變成癱子。」

病人問：「大夫，能不能不發生腦血栓？」

我說：「是的，一旦發現自己血壓高了，就要口服藥引子加味開胃湯：生山楂100克，廣木香50克，沙參50克，川芎50克。每天一劑，水煎頻飲。同時吃肉皮凍。出現飢餓感，再用通玄散。」

病人說：「等等，大夫，您讓我吃肉皮凍，那麼血液不就更黏稠了嗎？」

我說：「是啊，照你的意思，讓你喝點涼水就行啦？」

病人說：「不，不，大夫，肉皮凍很黏啊。」

我說：「是啊，肉皮凍的黏度與血漿類似，能夠稀釋血漿。而植物滋陰藥的黏度很低，不能稀釋血漿。」

病人問：「大夫，您說我這個病，按照這個方法治，有好處嗎？」

我說：「是啊，不是有好處，而是必須採取這個方法，才能避免發生

第二次腦血栓。」這個病人照此辦理，兩個月之後，半身癱瘓狀態有了一點兒改善。

（三）冠心病（中醫古稱胸痺）

　　病人男性，1939年出生，北京金融學院教員。病人於1989年發生了心肌梗塞，在北京一家醫院治療；出院以後，經常發生胸部隱疼，涉及左臂及手指，咽部憋悶有壓縮感，夜間睡眠不好。有意換一個心臟，又怕出問題。於是1990年5月16日，他找我來了。

　　病人問：「大夫，您說換一個心臟好不好？」
　　我說：「很好，現在有些人的老婆都要換新的，別說心臟啦。不過，要換就換一個別人沒有用過的心臟，別換一個二手貨。」
　　病人問：「可是，大夫，您說哪有沒用過的心臟？」
　　我說：「很好，以舊換舊，你還要掏幾十萬塊錢，不上算。」
　　病人問：「大夫，您說換一個心臟能活多少年？」
　　我說：「很好，短的18天，長的11年；有30%的人活到30個月出現了癌症。希望你破記錄，活個100歲。」

　　病人問：「這個，大夫，您說換心臟不好？」
　　我說：「是的，高血壓動脈硬化是全身疾病，只換個心臟不行；要換就都換，把整個內臟都換了，才能解決問題。」
　　病人說：「那，大夫，這是不可能的。」
　　我說：「是的，西醫還沒有這麼高的技術。」
　　病人說：「可是，大夫，心肌梗塞是不好治的。」
　　我說：「是的，西醫不會治，才想出這個缺德招。」
　　病人說：「啊，大夫，中醫能治？可是我吃了不少中藥，也不行啊。」
　　我說：「是的，治病不能完全靠藥物。」

病人說：「大夫，您治病不是靠藥物。」

我說：「是的，我是靠養，而且教你怎麼養。」

病人問：「大夫，您說心肌梗塞怎麼養？」

我說：「很好，關鍵問題是把胃氣養起來。你要自己買加味開胃湯：生山楂100克，廣木香50克，沙參50克，川芎50克。每天一劑，水煎頻飲。只有升提胃氣才能不死，只有氣化，才能吸收壞死組織。其次是吃肉皮凍，這是稀釋血液的重要手段。」

病人問：「大夫，光靠養可能不行吧？」

我說：「是的，還要吃點兒通玄散，這是避免血栓形成的重要方法。」

病人問：「大夫，您說治療心肌梗塞就這麼簡單嗎？」

我說：「是的，比換個心臟簡單多了。」

於是病人回家升提胃氣，吃肉皮凍和通玄散去了。沒換什麼心臟，活得也挺好。

（四）震顫麻痺（中醫古稱振掉）

病人男性，1936年出生，中央樂團職員。從1995年開始，先感覺左手指顫動，後來右手指也顫動，兩手伸直，手指顫動而雙臂不顫動；緊接著下肢也微弱顫動，漂浮無力，如踩踩棉花：最後頭也顫動。這種顫動往往在情緒激動的時候加重，睡眠後完全消失。另外，還有頭昏眼花，心悸失眠，不思飲食，身體日漸消瘦的症狀。在北京許多家醫院，均診斷是震顫麻痺。給予安坦、安定等西藥無效。1996年5月8日上午，他找我來了。

病人問：「大夫，您治過震顫麻痺嗎？」

我說：「很好，震顫麻痺就是人們常說的受慢急、搖頭風，有什麼新鮮的。」

病人問：「大夫，震顫麻痺是老病嗎？」

我說：「是的，古書《內經》就有『諸風掉眩，皆屬於肝』的說法。掉就

是震顫的意思，因此中醫的振掉病，就是現代的震顫麻痺。到了清朝，著名醫學家張璐，字路玉，號石頑處士的著作《張氏醫通》更是詳細敍述了這個病的特點：有頭動而手不動者，由木盛則生風生火上沖於頭，故頭爲震顫。若散於四肢，則手足動，而頭不動也。故治同肝風。也就是說，震顫麻痺的治療方法與高血壓是類似的。」

病人問：「大夫，西醫怎麼說沒治？」

我說：「很好，西醫主要用於預防、診斷、搶救、手術，不擅長治療慢性病。西醫不給你治，你還能多活幾年；如果西醫胡治，那麼你就活不到今天。」

病人問：「大夫，您說怎麼治療震顫麻痺？」

我說：「很好，你要自己買加味開胃湯：生山楂100克，廣木香50克，沙參50克，川芎50克。每天一劑，水煎頻飲。同時吃肉皮凍。還要吃點兒通玄散。」

病人說：「大夫，我就試一試。」

我說：「很好，不是試，這是獨木橋。」

於是病人哆哩哆嗦地走了。

1997年7月9日上午，他又來了。

病人說：「大夫，您好！」

我說：「很好，你還哆嗦嗎？」

病人說：「大夫，好多啦。您說中醫的好東西怎麼不推廣一下。」

我說：「很好，誰去推廣？」

病人說：「也是，大夫，喝開胃湯不用花多少錢，吃肉皮凍不用花多少錢，吃通玄散不用花多少錢。醫院賺不來錢，醫生、護士都得餓死了。」

我說：「很好，你明白就行啦。但是有些人不明白，他們認爲有些藥物不管用，是因爲這些藥物不是貴重藥。」

眩暈要喝肉皮湯，稀釋血液就安康；
切莫降壓又利尿，栓塞何處也遭殃。

導讀與註釋

本章重點提示及張老師的經驗分享　　張克咸 老師

一、眩暈病的病因＝主觀原因＋客觀原因＋誘發條件

眩暈病 (高血壓) 屬於「陰虛陽亢」癥候群。

主觀原因：胃氣下降；營養不良

客觀原因：陰虛；陽亢

誘發條件：吃肥肉 (現在還有喝酒、吃太多米飯、麵食)

二、治療方法：痊癒＝三分治＋七分養

七分養：喝加入沙參、川芎的開胃湯、吃肉皮凍
三分治：通玄散

三、療效統計：

　　依據劉弘章老師的統計資料：三十年內，治療高血壓83657例，包括腦血栓、冠心病、震顫麻痺病例，均沒有使用西藥，也沒有輸液，而能控制病情，保障自然生命。

四、劉太醫觀點，重點摘錄：

◆ 原發性高血壓是終身性疾病。

◆ 禁忌發物、不要飲茶。

◆ 飲食以高蛋白、高維生素為主，吃粗糧，不要吃澱粉和脂肪。

◆ 每天都要鍛煉身體。

◆ 不出點汗是無效健身。

◆ 耳垂出現皺紋，就代表有動脈硬化。

◆ 震顫麻痺的治療方法與高血壓類似。

◈ 眩暈要喝肉皮湯。

◈ 切莫降壓又利尿。

五、張老師的經驗分享及總結：

高血壓是現代非常普遍的疾病。西醫治不了，還用藥物去害人。西醫認為，各種不同原因引起：小動脈緊張度增強，致使微血管的管壁增厚，造成外周血管阻力增大，而使得血壓持續升高。因此，採取「降壓」的辦法。

但是**降壓之後，由於「血流緩慢」，「供血不足」，最終往往造成「腦血栓」（腦溢血）、和「心肌梗塞」（猝死）。很多病人，老老實實地吃西藥，最後仍然發展到偏癱（癱瘓）、老年癡呆、心臟移植等地步，原因就在於此。**

中醫認為，原發性高血壓是「陰虛」造成的。用分子生物學的話來說，是由於人體組織的分子，慢性脫去「結合水」，首當其害的是由於「血液的濃縮（脫水）」，而造成了「循環阻力」加大，甚至於「血栓」的形成。其次，則是各個器官的功能逐漸減退。因此，中醫採取「滋陰活血」的方法，是比較「根本的治療方法」。

劉弘章老師說，人的血管一但不通暢(阻塞)了，心肌就必須要加大壓力，去驅動血液通過，因此，測量的血壓值就升高了。然而，我們不想辦法去疏通血管，而是不讓心肌使勁地收縮。雖然，測量的血壓值，暫時是不高了。可是，由於血的流速極其緩慢，未來就可能要發生各式各樣的血栓了。甚至心肌的冠狀動脈也得不到足夠的血液，這就造成了心臟的房顫、室顫、與心臟衰竭。

我有一次在無錫演講，主題是：如何治療高血壓。進場的時候，我發現台下有一對七、八十歲的老夫婦。我跟他們點頭、打招呼，他們卻低著

頭不搭理我。

沒想到等我演講完之後，他們上台來與我握手。原來他倆都是醫生，自己得了高血壓已經超過七、八年了。今天聽我演講的原理，與治療的方法後，非常高興，覺得受益良多。他們還告訴我說：他們到了今天，才搞明白如何醫治高血壓。

現代的西醫從來不會承認自己的無能。這是非常可怕的事情。劉弘章老師說，任何一個醫生都能有權拒絕治療病人。因為，不會就是不會！硬說會，只會害了病人。

高血壓主要是吃出來的疾病。不管您是否有高血壓，飲食習慣必須改變。一定要注意：禁忌食用辛辣食物、澱粉、與脂肪類食物，不要喝茶。而且要有「終身治療」的準備。此外，大家請留意：劉純提過，耳垂出現皺紋，就代表有了動脈硬化。

我在前面癌症的章節裡有提到，我大哥在40年前得過骨癌，沒有依照西醫的方法治療，靠自己的方法，半年之後得到完全的康復。但是他之後又開始抽煙，飲食錯誤，在2015年左右中風了，右半邊癱瘓，住在上海瑞金醫院。第三天通知我後，我去了醫院，幫他疏通經絡。結果幫他處理八次之後，他幾乎完全康復，恢復正常。當場在病房的樓層，無需旁人或輔具的扶助下，獨自一人走了兩圈，連醫院的醫護人員都感到不可思議。雖然我大嫂是西醫的醫生，但是她不懂得養生，所以後來我大哥又得了糖尿病。由此可知，**很多的疾病都來自於不懂得養生。**

劉太醫稱癌症為「血熱妄行」，而高血壓、腦中風是「血管栓塞」。同樣是血液循環問題，一個是「過速」，一個是「流不動」。兩種類型的疾病不共存。這是非常科學的認證。

第十九章
太醫養生有十條，時間安排要記牢

話說1471年，94歲的建文皇帝朱允炆死了，葬在北京西山，就是現在頤和園後邊的紅山口。朱允炆1377年出生，是明朝開國皇帝朱元璋的孫子。因為父親早就死了，所以祖父朱元璋死了以後，他就當了皇帝，年號建文；可是只當了四年皇帝，就被四叔燕王朱棣推翻，於是他就化裝成和尚跑了。朱棣進了皇宮，活不見人，死不見屍，就發出通緝令，然而依然找不著朱允炆。

其實，朱允炆就在國內東躲西藏。他身邊有九個舊大臣自願跟隨，其中三個人做保護，六個人負責運送衣食。他們沒有固定的住所，沒有錦衣美食，沒有馬匹車轎，更沒有妻妾；有的只是朝廷的通緝令，官府的盤查，盜賊的欺凌。一個皇帝，突然失去了一切，只是為了生存，而隱姓埋名，而忍氣吞聲，而吃飯睡眠。

這是一個特殊心態的人，一個心胸開闊的人，一個不圖名利的人。他們往來於雲南、湖北、四川、廣東、貴州、浙江之間，遊遍了大好河山。1441年，朱允炆在廣西思恩府的時候，一個真和尚偷了他的詩稿，去官府自首，自稱是建文皇帝朱允炆。

正統皇帝朱祁鎮大吃一驚，讓人把這些和尚都押送來北京，其中包括假和尚朱允炆。經過宮中老太監吳亮一識別，64歲的朱允炆，才暴露了真實身份。從此，朱允炆住進了紫禁城的西宮，依然保持佛教的生活習慣，又過了30年，他死了。

　　朱允炆享年94歲，使得時年108歲的劉純，不得不思索這樣一個問題：在大明朝的皇帝裡，只有建文皇帝朱允炆享年94歲。除去29歲的景泰皇帝是被毒死之外，開國的洪武皇帝朱元璋，享年只有71歲；奪取侄子朱允炆皇位的永樂皇帝朱棣，享年只有64歲；洪熙皇帝朱高熾，享年只有48歲；宣德皇帝朱瞻基，享年只有38歲；正統皇帝朱祁鎮，享年只有37歲。為什麼皇帝的壽命一代比一代短促呢？

　　防病是古今中外醫學的關鍵問題。

　　如果防病工作做好了，那麼治病就容易了。如果一百元錢用於防病，那麼治病就會節省一萬元。如果人人健康了，那麼家庭就穩定了。長壽是每個人的願望。一個人能夠生存三萬多天，但是絕大多數人不能生存三萬多天。有人自殺了，這是極少數；有人被他殺了，這也不是多數；絕大多數人是病死了。

　　可是皇帝有最好的醫療條件，為什麼會病死呢？難道皇帝不想長命百歲嗎？不！當一個老百姓只是希望掙錢多一些，住房大一些，穿衣服漂亮一些，沒有很高的慾望。但是當皇帝的慾望是極高的，他們什麼都要爭第一，而且希望生存一萬歲，甚至萬萬歲。然而事與願違，這些皇帝只生活幾十年就死了。那麼是什麼原因使得皇帝早死呢？劉純想起醫官們的試驗，不禁啞然失笑。

　　治療方法再好，還是不得病最好。一個人能夠一輩子不得病而長命百歲，無疾而終嗎？

　　研究長壽的這隊醫官認為，胃氣不足和陰精虧虛是短命的原因。因此，從1409年開始，就製造胃陰不足的疾病模型。他們把200個男犯人分為兩批，每批10組，分別進行下述試驗：

第一批犯人：每天喝石灰水造成胃氣下降，吃米飯蔬菜造成營養不良。

第1組：每天喝一斤茶葉。

第2組：每天喝一斤茶葉，再加一斤糖。

第3組：每天喝一斤茶葉，再加一斤糖，一斤蒸餾酒。

第4組：每天喝一斤茶葉，再加一斤糖，一斤蒸餾酒，飯菜之中加辣椒。

第5組：每天喝一斤茶葉，再加一斤糖，一斤蒸餾酒，飯菜之中加辣椒；中午不許睡眠。

第6組：每天喝一斤茶葉，再加一斤糖，一斤蒸餾酒，飯菜之中加辣椒；中午不許睡眠；臨睡覺吃半斤豬肥膘。

第7組：每天喝一斤茶葉，再加一斤糖，一斤蒸餾酒，飯菜之中加辣椒；中午不許睡眠；臨睡覺吃半斤豬肥膘；白天盤腿而坐。

第8組：每天喝一斤茶葉，再加一斤糖，一斤蒸餾酒，飯菜之中加辣椒；中午不許睡眠；臨睡覺吃半斤豬肥膘；白天盤腿而坐，晚上吃煉丹。

第9組：每天喝一斤茶葉，再加一斤糖，一斤蒸餾酒，飯菜之中加辣椒；中午不許睡眠；臨睡覺吃半斤豬肥膘；白天盤腿而坐，晚上吃煉丹。每天夜裡給一個女犯人去性交。

第10組：每天喝一斤茶葉，再加一斤糖，一斤蒸餾酒，飯菜之中加辣椒；中午不許睡眠；臨睡覺吃半斤豬肥膘；白天盤腿而坐，晚上吃煉丹；每天夜裡給一個女犯人去性交，第二天則讓番子羞辱犯人。

第二批犯人：每天喝開胃湯升提胃氣，同時喝牛肉湯增加營養。

第1組：每天喝一斤茶葉。

第2組：每天喝一斤茶葉，再加一斤糖。

第3組：每天喝一斤茶葉，再加一斤糖，一斤蒸餾酒。

第4組：每天喝一斤茶葉，再加一斤糖，一斤蒸餾酒，飯菜之中加辣椒。

第5組：每天喝一斤茶葉，再加一斤糖，一斤蒸餾酒，飯菜之中加辣椒；中午不許睡眠。

第6組：每天喝一斤茶葉，再加一斤糖，一斤蒸餾酒，飯菜之中加辣椒；

中午不許睡眠；臨睡覺吃半斤豬肥膘。

第7組：每天喝一斤茶葉，再加一斤糖，一斤蒸餾酒，飯菜之中加辣椒；中午不許睡眠；臨睡覺吃半斤豬肥膘；白天盤腿而坐。

第8組：每天喝一斤茶葉，再加一斤糖，一斤蒸餾酒，飯菜之中加辣椒；中午不許睡眠；臨睡覺吃半斤豬肥膘；白天盤腿而坐，晚上吃煉丹。

第9組：每天喝一斤茶葉，再加一斤糖，一斤蒸餾酒，飯菜之中加辣椒；中午不許睡眠；臨睡覺吃半斤豬肥膘；白天盤腿而坐，晚上吃煉丹；每天夜裡給一個女犯人去性交。

第10組：每天喝一斤茶葉，再加一斤糖，一斤蒸餾酒，飯菜之中加辣椒；中午不許睡眠；臨睡覺吃半斤豬肥膘；白天盤腿而坐，晚上吃煉丹；每天夜裡給一個女犯人去性交，第二天則讓番子羞辱犯人。

　　這些試驗說明，一個人在胃氣下降、營養不良的狀態下，如果每天喝茶水利尿，吃糖補充大量熱量，喝酒傷害內臟，吃辣椒造成血熱，不睡午覺休息一下，晚餐吃不易消化的食物，不去鍛煉身體，並且吃有毒的藥物，經常性交，經常氣惱，那麼這個人就會迅速變得十分憔悴蒼老。而胃氣很好，營養很好的人，如果生活方式也是如此，那麼儘管短期內，不會出現不適的感覺，但是經過一段時間之後，也會逐漸變得十分憔悴蒼老。

　　那麼，什麼樣的生活方式是正確的呢？有的醫官提出，如果不喝茶，不喝酒，不吃辣椒，不吃有毒的藥物，不頻繁性交，就可以了。但是有的醫官反駁說：「大乘教的和尚尼姑基本如此，為什麼不能長命百歲呢？」是啊，為什麼有的大乘教和尚得了反胃呢？也就是現代醫學的胃癌。為什麼有的大乘教尼姑得了乳岩呢？也就是現代醫學的乳腺癌。

　　但是，大乘教的和尚尼姑得病，畢竟比俗家少。這說明大乘教和尚尼姑的生活方式有可取之處。這隊醫官的討論，引起了其他醫官的興趣。大家說這個試驗是長期的，也是安全的，不必使用犯人，還是自己來試試

吧！於是配合試驗的200名犯人，包括配合試驗的一些女犯人，都被減刑流放遼東。

18隊醫官300多人，開始拿自己做試驗了，比一比誰能夠活到一百歲，而且至死也要頭腦清楚、四肢靈活。因此從1410年開始，47歲的劉純和醫官們戒掉喝茶、飲酒、吃辣椒的習慣，開始試行新的生活方式，其目的就是為了防止瘟疫，防止消渴病，防止眩暈病，防止癌瘤。

犯人和醫官的試驗，涉及幾個問題，需要說明一下：
①蒸餾酒。
古代的醫用高濃度酒精，是用生石灰加入低濃度白酒中，吸水而增高濃度，叫有灰酒，是不能喝的，只是用於醫療。也就是說，糧食釀酒，在明朝以前都是低濃度白酒。因此，明朝以前的醉酒現象，都是喝果酒造成的。到了明朝才出現蒸餾的高濃度白酒，才給人喝。

②煉丹。
道教是中國的宗教。道教的始祖是戰國時期的李耳，被後世稱作老子。其核心思想是陰陽學說，認為天、地、人演變的內在原因，是陰陽平衡。內部派系甚多。其中，金丹派在秦朝興起，後來以東漢末年的左慈、晉朝的葛洪最出名。他們認為在大自然中，有生命的生物體不是永恆的，而沒有生命的山石才是永不消逝的。而人吃了山石中的精華，就可以像山石那樣長生不老。

這個精華就是通過長時間的燒煉，而得到的金屬物質。這些金屬物質由於山石的種類不同，而含有不同成分，但是主要部分都是錫、鉛、汞等有毒物質。明朝成化年間，是中國歷史上人們吃煉丹最普遍的時期。由於服食煉丹得道成仙，是許多人追求的幻影，也使許多人失去了生命。因此到了明朝末年，金丹派就基本滅亡了。

③大乘教。

佛教產生於公元前5~6世紀。創始人喬達摩悉達多，生於迦毘羅衛國，是淨飯王的太子。他29歲離家出走。他坐在菩提樹下思索人生的真理，經過七天七夜，終於覺悟人生的哲理，然後傳教45年。80歲的時候誤食毒物而圓寂。佛教徒尊稱他是釋迦牟尼，意思是釋迦族的聖人。公元1世紀左右，從早期的佛教中分化出一個新派別，叫大乘佛教。

這樣就出現了兩個體系：舊佛教—小乘佛教，新佛教—大乘佛教。小乘教認為佛祖不是神，教徒修行的目的是求得自我解脫。劉家歷來信奉小乘佛教。大乘教認為佛祖是神，教徒修行的目的在於成佛，因此必須苦行。佛教是吃肉的；只是到了公元502年，中國南朝梁武帝蕭衍不准和尚、尼姑吃肉。但是佛經又規定，和尚、尼姑病了之後，想吃什麼吃什麼。

④卯時。

古人計時是把日影投射到日晷上，再把日劃分成12個區間。依此是子、丑、寅、卯、辰、巳、午、未、申、酉、戌、亥。子時相當於23點至1點，丑時相當於1點至3點，寅時相當於3點至5點，依次類推，那麼卯時相當於5點至7點，午時相當於11點至13點……

⑤粗糧。

古人用石磨碾碎糧食。有些含纖維素少的糧食能夠碾成細粉，叫作細糧，比如，小麥、糯米、稻米。有些含纖維素很多的糧食只能碾成粗粉，叫作粗糧，比如，玉米、高粱、蕎麥、黃豆、小米。當然現在用電機碾碎糧食，什麼品種都可以碾成細粉。但是現代人還是習慣按照古人的叫法，區分粗、細糧。

⑥水果汁。

把水果壓榨取汁喝，是古人的習慣。那時候是用槓桿作用壓榨取汁。

現在是用電動壓榨機。古代的士大夫階層把肉作爲主食，貧苦百姓把糧食作爲主食；但是都很少吃蔬菜，而是吃水果。不知從什麼時候開始，中國人大量吃蔬菜了，而且把蔬菜煮得很熟爛，是吃維生素啊，還是纖維素啊，不得而知。

⑦負重鍛煉身體。

古人以一個人的力氣大小，評價體質的強弱。因此盛行舉石墩子、背沙袋跑步，揮舞沉重的兵器。不像現代人，徒手跑步就是鍛煉，扭秧歌就叫健身，做體操就是運動。

⑧七分飽。

什麼叫七分飽？有些人認爲每頓飯不要吃飽了，就叫七分飽。錯了！早、晚喝肉湯，吃個半飽；午飯先喝肉湯後吃飯，吃個半飽，那麼這種吃飯的方法就叫七分飽。豐盛的午飯，歷來是十分重要的。但是由於各種原因，許多人的午飯很簡單，變成了午點。反而把晚餐弄得十分豐盛。這是許多人胃氣不好的重要原因；也是這些人容易得病，而不能長壽的原因。因此，西歐有句俗話，叫作：「晚飯送給敵人吃！」

⑨燙腳。

燙腳不是洗腳。是臨睡前，弄一盆開水，先用熱氣熏腳，然後再把腳慢慢地放在水裡，直至水涼了結束。這是預防猝死的重要方法。猝死是心臟突然停止跳動而發生的死亡。這是老年人在入睡之後，經常發生的猝不及防的危象。

古人已經發現了預防猝死的簡單辦法，這就是臨睡前燙腳。中醫搶救心肌梗塞的病人，有一條重要的措施，也是讓病人燙腳。燙腳的意義可能是刺激足部穴位。但是全身洗熱水澡，以及熱水洗頭，或者熱水燙手，並不能預防猝死。其確切的道理還是不清楚。

⑩春捂秋凍。

在四季分明的地區，冬天和夏天的氣溫比較穩定，唯獨春秋的氣溫變化很大。有些人增減衣服，不適應春秋氣溫的變化，因此，極易忽冷忽熱，而發生感冒。中醫強調春天無論氣溫多麼高，人不能脫冬裝，因爲過幾天可能出現春寒，這叫春捂；一直到立夏，才能減衣服。中醫還強調秋天無論氣溫多麼低，人不能多穿衣服，因爲過幾天可能出現酷暑，這叫秋凍；一直到立冬，才能多穿衣服。

經驗證明，春捂秋凍確實能夠避免春秋季節的感冒流行。可是許多愛美的年輕人，聞到春天的氣息，就趕緊脫掉冬裝，換上春裝；看到秋風掃落葉，就怕著涼而多穿衣服，結果不是著涼發燒就是口眼生瘡。自己不去琢磨養生之道，反而說自己身體是太虛弱了，應當補一補。於是一步錯百步歪，越補越麻煩。

但是堅持良好的生活習慣，並不能有效地防止瘟疫、消渴病、眩暈病、癌瘤等疾病的發生。有的醫官還是經常拉肚子、感冒；有的醫官還是得了消渴病、眩暈病；甚至有的醫官還是得了噎膈、反胃、腎岩等癌瘤。因此有些醫官中途退出了自我試驗。

這是因爲空氣中有瘴氣，也就是現代說的病毒、支原體、螺旋體、細菌、眞菌；水和食物中存在著毒藥，也就是現代說的污染。而且誰也不知道自己身上是否有胎病，也就是現代說的遺傳性疾病的基因。那麼只憑良好的生活習慣，是不能完全預防疾病的。如此一來，如何避免空氣中的瘴氣傷害，排泄飲食中的毒藥，控制胎病的發作，這就成爲預防疾病的關鍵問題！

1422年，經過13年的反覆試用，劉純和醫官們認爲只增強胃陰是不行的，還要排泄毒素，這是長生不老的兩個關鍵問題。

滋養胃陰較好的藥物是地黃丸。地黃丸出自宋朝名醫錢乙，字仲陽的著作《小兒藥證直訣》，是治療肝腎陰虛引起虛火上炎的名方。該方由熟地滋腎陰，以澤瀉去腎濁；由山萸肉酸溫益肝，以丹皮瀉肝火；由山藥補脾，以茯苓滲脾濕等六味藥材組成。全部藥材研磨成細粉，加入煉蜜為丸。但是，地黃丸的滋補胃的作用很弱，而且不能解決體內毒素排泄問題。

在地黃丸的基礎上，劉純和醫官們反覆加減處方，研究出一種新的藥物，叫作養正散。這個養正散能夠升提胃氣，能夠促使毒素從大便、小便、汗水、痰液排出；當然還有防癌的鯊魚膽的成分，因為癌症是討厭的。主要成分是：鹿茸、靈芝、紅參、龍涎香、鯊魚膽及其保密成分。

但是養正散的滋陰作用很弱，還要吃肉皮凍。而分別喝牛筋湯，或者牛肉湯，或者鯉魚湯，吃肉皮凍，是十分麻煩的。於是劉純和醫官們試著用一斤鯉魚，半斤牛肉餡，一個豬蹄（或者一個羊蹄），生山楂50克，小紅棗10個等，這五樣東西加兩升水，用小火熬一夜喝湯。大家喝了一年多，感覺都很好。於是醫官們請老侯爺給這個湯賜名。於是劉純稱其為保元湯。這種湯熬出來是琥珀色，是酸甜的。

◆ 總而言之，劉純認為短命的病因＝主觀原因＋客觀原因＋誘發條件。其中，主觀原因＝胃氣下降＋營養不良；客觀原因＝陰精虧虛；誘發條件＝生活習慣失檢。養生之道＝三分治＋七分養。其中，七分養＝加入沙參、草決明的開胃湯＋保元湯；三分治＝養正散。

1422年，劉純69歲了。古人過生日是過九不過十，不像現代人是年年過生日。小孩子過生日快樂的，因為一年一年長大了。可是老年人過生日有什麼快樂呢？過一年少一年了！過69歲生日要說70歲。男性老人活到70歲，要給自己起個晚號，有官階的號稱老人；沒有官階的要號稱處士、散士、居士，不能亂叫。

劉純的純字，是父親劉泉給起的；字景厚，是五歲唸書的時候，也是江南名醫劉泉給起的；現在要自己起個晚號了，起個什麼晚號呢？什麼是自己最喜歡的事呢？養正散是自己最得意的方子，就叫養正老人吧。

當時劉純把養生之道的折子，寫給了永樂皇帝朱棣。可是皇帝正在服食煉丹，希望得道成仙，根本沒有理睬他。轉眼已經是1471年了，聽說建文皇帝朱允炆94歲死了，據說是無疾而終。這是明朝年齡最大的一個皇帝。

為什麼朱允炆能夠活到94歲呢？劉純暗自分析他長壽的原因：
①首先是心地開闊。

1402年，四叔朱棣奪取了他的皇位，但是大部分地區還是他的天下；而他沒有組織反攻，卻化裝成和尚跑了。為什麼不反攻呢？他說：「朕和四叔是一家人，誰當皇上都一樣。」因此，他不是被趕下台，而是遜國，也就是說，他是讓出了皇位。

②家庭觀念很淡薄。

妻子、妃子、大兒子都死了，小兒子被囚禁了，他從來不思念。1441年，64歲的朱允炆住進了紫禁城的西宮。他知道小兒子朱文圭還囚禁在安徽鳳陽，但是他不想看望。1463年，天順皇帝朱祁鎮，解除了朱文圭的囚禁，並且允許朱允炆看望兒子，可是被朱允炆拒絕了。

③知足常樂。

22歲當了建文皇帝，他很高興；25歲沒有死於南京，他很高興；從25歲到64歲，躲過了一次又一次的追殺，他很高興；64歲住進了紫禁城的西宮，他很高興；在西宮居住30年，他很高興。

④從25歲逃離南京，到94歲死於北京，在長達69年的時間裡，他沒有亂

吃藥，尤其是沒有吃煉丹。

⑤從25歲逃離南京，到94歲死於北京，在長達69年的時間裡，他沒有性交。

⑥他從小喜歡吃肉，做了假和尚還是吃肉。

⑦飲食很簡單，沒有茶、沒有酒、沒有山珍海味。

⑧沒有專人伺候他，一切生活起居都要自己動手。

⑨他徒步走遍了中國的很多地方，身體得到了鍛煉。後來，在西宮居住了30年，也是天天不閒著，沒事就打掃庭院。

⑩他一生喜歡寫詩，而且都是讚美大自然的詩。

因此，樸素的生活習慣，簡單的飲食結構，是一些老人長壽的先決條件。在國家中，許多百姓比官員長壽，因此，一些官員羨慕百姓壽星。在皇宮中，許多太監、宮女比皇帝長壽，因此一些皇帝羨慕奴僕壽星。在家庭中，許多僕人比主人長壽，因此一些主人羨慕僕人壽星。但是，官員、皇帝、主人，最能夠當壽星的，那麼為什麼短命呢？

劉純暗自分析這些短命皇帝的生活方式。

包括29歲被毒死的景泰皇帝在內，其他的五個皇帝：71歲死去的洪武皇帝朱元璋，64歲死去的永樂皇帝朱棣，48歲死去的洪熙皇帝朱高熾，38歲死去的宣德皇帝朱瞻基，37歲死去的天順皇帝朱祁鎮，他們的生活方式有幾個共同之處：

①早晨起床就喝茶，同時吃一粒煉丹。

②然後被太監抬著去上朝。

③中午被太監抬著下朝回來，就是吃飯，飯後吃一粒煉丹。

④吃完飯就召見大臣談話。

⑤談完話又吃飯，飯後吃一粒煉丹。

⑥天黑了，就開始了夜生活。先是讓太監給洗澡，然後就是性交。性交是每天必需的任務。如果一天不性交，那麼太后，或者司禮大太監，就要責怪敬事房太監失職。敬事房的太監就要被罰跪，或者被打板子。

　　夠啦，不必再細想了，有這兩條就足夠短命啦！哪兩條？第一是吃煉丹，第二是性交過頻。吃煉丹是慢性中毒，這是要命的，顯然是不好的。那麼性交過頻為什麼不好呢？古人說，一滴精，十滴血。也就是說，性交一次排出很多精液，相當於丟失許多血液。一個皇帝頻繁射精，豈不把血液丟失乾淨了嗎？一個皇帝應付許多女子的車輪戰術，誰也受不了。

　　而且女子在性交過程中，是不是出現性高潮，還是疑問！秦淮河上，發生了許多嫖客打妓女的事情，只要不出人命，官府是不管的。嫖客在性交過程中，如果感覺妓女的嘴唇是冰冷的，那麼性交之後，伸手就打妓女兩個耳光；因為妓女沒有出現性高潮，只是虛情假意。妓女告到官府，官府也要責怪妓女服務質量不高；因為嫖客出錢了，妓女應當熱情服務。

　　因此，皇帝的愛戀，可能只是一廂情願。不是嗎，皇帝天天性交，可是后妃裡有幾個懷孕？反過來，倒是一些妃子和太監亂搞，弄得每個皇帝

都要殺幾個妃子。因此，一個男人要想長命，不要找許多老婆。因此，一個人有病了，不要埋怨爹娘減壽，不要埋怨妻子妨人，是你自己害了自己。因此，一個人不能認爲自己不招災、不惹禍，就能長命百歲。因此長命百歲不是天上掉餡餅，長命百歲是一門學問，要學習掌握它。

那麼現代醫學怎樣解釋長生不老呢？

關於衰老的原因有許多種說法，例如，自體中毒，內分泌紊亂，細胞膜改變，自身免疫，生物鐘，基因突變，核酸交聯，結合水丟失等等，至今還在爭論不休。但是目前比較明確的有10個因素：

（1）世界各國的研究人員調查百歲老人一生不得癌症等慢性病的原因。發現儘管種族、地理分佈、文化素質、生活條件、飲食習慣、勞動方式、家族病史等不同。卻都有一個共同點：一生保持旺盛的飢餓感。但是西醫採取每週一天不吃飯的方法，是不能保持飢餓感的。而劉純根據「有胃氣則生，無胃氣則死」的原理，使用養正散保持旺盛的消化功能，是符合現代理論的。

（2）衰老的最基本的特徵是皮膚皺紋。皮膚皺紋是皮膚細胞的分子生物學脫水，是體內水分的減少，是皮膚的木乃伊。因此，不能忽視皮膚皺紋。這是身體發出的警告：你開始衰老了。怎麼辦？吃角蛋白補充，也就是吃肉皮凍。但是此時胃腸的吸收功能減退了，排泄功能也減退了，因此，要同時吃養正散，皮膚皺紋就會慢慢消失。

西醫要求去做美容，去把皺紋切除，這是治標不治本的餿主意。遺憾的是，許多人卻趨之若鶩。還有些人不去吃廉價的肉皮凍，而是出高價去買化妝品擦皮膚，也是糊塗透頂。

中醫認爲陰精耗損是衰老的原因，因此反對消耗陰精的一切日常行爲：茶利尿，因此，反對喝茶。煙傷肺陰，因此，反對吸煙。酒傷肝陰，因此反對喝酒。辛辣傷胃陰，因此，反對吃辛辣。縱慾傷腎陰，因此，反對縱慾。大怒傷肝陰，因此，反對大怒。

但是，西醫採取降低體溫，減慢新陳代謝過程，去保留人體分子水的方法是無效的。而劉純使用保元湯，保持人體的水分，是符合現代理論的。

（3）現代醫學認爲：人的衰老過程是自體中毒造成的。人在新陳代謝過程中產生了大量毒素，這些毒素阻礙了新陳代謝的正常進行。因此新陳代謝逐漸微弱了。但是人體不靠外界的幫助，很難自我調節。而劉純的養正散能夠促進大便、尿液、汗液、痰液的排泄，這就緩慢地排泄了代謝毒素。但是西醫採取利尿辦法，是傷陰的。而劉純使用養正散排泄毒素，是符合現代理論的。

便秘是健康的大敵。如果一個人一天不撒尿，那麼這個人就急了，因爲害怕自體中毒。但是，如果一個人一天不拉屎，那麼這個人就無所謂，頂多說一句：「嗨，我又便秘了。」然而便秘對於人體是有害的，其危害性並不亞於尿毒症，只是其進程十分隱蔽，而結局是慘重的。

要想知道便秘，就必須知道消化道的結構。人的食道是光滑的，可是從胃開始就有了皺襞，到了結腸就增加了結腸袋。當然這一切都是爲了讓食物或者殘渣緩慢通過。結腸包括升結腸、橫結腸、降結腸、乙狀結腸，全長約130厘米，約有40多個結腸袋，使得結腸有串珠一樣的外觀。人的結腸袋是最容易藏污納垢的地方，正常排便的時候，很難觸動結腸袋深處的糞便。

一個人不得不知，便秘的十大危害：

①機械性的傷害。

在一個人的乙狀結腸、直腸內，無論是堵塞了棉花，還是銀子，或者是糞便，那麼這個人就會出現食慾不振的症狀。原理不明。那麼誰把棉花塞進肛門裡？醫生做完內痔、腸息肉手術以後，就把棉花塞進病人的肛門裡，於是病人就不想吃東西。

那麼誰把銀子塞進肛門裡？這是古代國家銀庫的庫丁偷盜銀子的絕妙方法。那時官員檢查庫丁的肛門裡是否塞進銀子，就是讓他們吃飯；誰吃不下飯，誰就是嫌疑犯。那麼誰把糞便塞進肛門裡？糞便不是從肛門塞進，而是從小腸而來，到了升結腸還是流體，到了橫結腸就變成半固體，到了降結腸就變成固體。

②化學產物的傷害。

糞便在結腸內腐敗發酵，產生許多有害的化學產物：低級脂肪酸、乳酸、丁酸、二氧化碳、屍胺、甲烷、組織胺、色胺、氨氣、吲哚、酚類、糞臭素、硫酸脂、硫化氫⋯，沒有一個是好東西。因此，人們見了糞便就躲著走。

外國警察驅散公眾的遊行示威，就是使用硫化氫作爲催淚彈；不使用糞便，那就是很客氣了。然而糞便就在自己的結腸裡，這是躲不開的。正是因爲糞便產生毒素，而且結腸能夠吸收毒素，因此，長期便秘的人，就會出現疲乏、煩躁的症狀。

幸虧肝臟有解毒的功能，不然人就會被毒死。然而肝臟解毒的功能是有限的。長此以往，肝臟也中毒了，其表現就是單純的谷丙轉氨酶增高。再發展下去就是莫名其妙的肝硬化，再發展下去就是肝昏迷，這就是肝昏迷病人必須清腸的理由。然而這一切都是尿憋的。

③細菌毒素的傷害。

　　人的糞便裡有20%是細菌。這些細菌，都是人吃進去的少量細菌繁殖而成。因此一個人，就是一個巨大的帶菌者。因此，儘管一個人每天洗臉、洗屁股，但是結腸裡的細菌是無法洗淨的。這些細菌毒素，是造成一個人發生無名腫毒的重要原因。例如：急性闌尾炎、急性膽囊炎、急性胰腺炎、急性扁桃腺炎、瘡癤膿腫等。因此治療急性化膿性炎症，必須清腸。

④佔位性的傷害。

　　從小就便秘的人，容易發生巨結腸症。什麼是巨結腸？ 1981年，甘肅有一個少婦，儘管骨瘦如柴，但是腹大如孕。甘肅省人民醫院診斷是巨結腸，應當手術切除。但是病人希望吃中藥，於是找我治療。我表示無能為力。病人只好回省醫院接受手術。我很好奇，就去看手術過程。切開腹腔，我十分驚愕：「這是人的結腸嗎？」這純粹是一串兒小西瓜。就是這些小西瓜壓迫內臟，使得病人出現腎盂積液，而排尿困難，出現子宮、卵巢移位而多次流產，出現下腔靜脈壓迫綜合症，而下肢水腫。而且術後打開結腸，只見術前已經灌過腸子的結腸袋裡，依然粘貼著堅硬的糞塊。這些堅硬的糞塊，竟然有7.2公斤！你說它不壓迫內臟，壓迫誰？

⑤局部刺激性傷害。

　　長期滯留在結腸袋裡的糞塊，因為含有刺激性食品、藥品，而刺激腸壁發生局部傷害。這是許多結腸癌的發病原因。有的人發生了乙狀結腸癌，切除乙狀結腸之後，竟然發現乙狀結腸袋壁上的癌塊，與糞塊緊緊地粘貼在一起。這塊糞便存在多少年了，誰也說不清楚。因此，長期滯留在結腸袋裡的糞塊，能夠刺激結腸癌的生長，已經成為腫瘤專家的共識。

⑥長期便秘的高血壓病人，因為用力排便，造成腹壓驟然升高，而突發腦出血和心肌梗塞，已經是大家公認的事情了。

⑦懷孕和哺乳期婦女便秘，容易造成嬰兒的大腦傷害。

1986年，國際兒童精神病及有關各科學會曾經多次發表文章，認為懷孕和哺乳期婦女便秘，不僅容易造成嬰兒的感染性疾病，也容易造成嬰兒的低智商。這可能不是什麼新聞，因為嬰兒吃奶容易上火鬧病，這是人所共知的。但是造成嬰兒低智商，是不是真的如此呢？我想可能如此。因為自體中毒的母親，其胎兒與嬰兒也不會倖免於難。

⑧摩擦性傷害。

堅硬的糞塊通過肛門，會摩擦肛門周邊而造成肛裂和肛瘻，這個問題已經是人所共知。

⑨便秘能夠造成人格的改變。

這個問題奇怪嗎？不奇怪。從小就便秘的人，其鼻子呼出的氣味，以及口腔的氣味是有糞臭味的。因此，別的小孩子不願意接近他。長此下去，他的性格變得很孤僻。孤僻將影響他的一生前程。許多家長不理解孩子為什麼如此孤僻，為什麼如此愛睡覺，為什麼如此學習吃力。其實就是一個小小的便秘。

⑩腰神經的傷害。

長期便秘的人，會出現腰腿疼的症狀。這是因為降結腸和乙狀結腸的解剖位置，正好與腰神經交叉。當降結腸和乙狀結腸的結腸袋肥大，而且充滿堅硬的糞塊時，就會壓迫腰神經而出現頑固性右側腰腿疼；又由於人體的力線的自我糾正，而最終造成雙側腰腿疼。因此，讓這些腰腿疼的病人去吃止疼藥，不如讓他們自己去清腸。

那麼便秘是怎樣形成的呢？有三個原因：
①便秘的人飲水太少。

一個人缺水，結腸要吸收糞便中的水分，因此把糞便脫水變成石頭一

樣的硬塊。

②便秘的人運動量太小。

懶惰的人，結腸也不運動，因此糞便在結腸裡也呆滯不動。

③便秘的人吃麵粉太多。

有人說，哎，劉弘章，你前半截兒說的是人話，現在怎麼胡說麵粉能夠讓人便秘呢？請息怒。我給你出一道算術題，你就明白了。

一個糧食加工廠，要把100斤小麥磨成60斤麵粉，也就是說要除去40%的麥麩，那麼應當出多少麵粉？你肯定回答是60斤。錯了！正確答案是80斤。哎，那多餘的20斤是怎麼跑出來的？告訴你，那多餘的20斤是滑石粉磨麥子，為什麼要加滑石粉？這是因為使用粉碎機磨糧食要生熱，而生熱就要把糧食黏合在機子上。為了防止糧食沾黏機子，就使用滑石粉作為分散劑。這是糧食加工業的國際慣例，但是一般控制在2%~3%的範圍。

然而有些糧食加工廠，那是敢想敢幹的，把這個範圍增加到10倍，有人還嫌保守。這就是一些麵粉不能發酵烤麵包，不能發酵蒸饅頭，不能發酵蒸包子的原因。因為滑石粉是礦物，而礦物是不能發酵的。也就是說，我們的生活水平提高了，可是卻吃上了觀音土。當然進口的麵粉，含有微量滑石粉是可以充分發酵的。當然大米裡也有滑石粉，洗乾淨就可以了。

滑石粉是無嗅、無味的，是潔白細膩的，然而長期口服是有害的。因為滑石粉是止瀉劑。一般口服15克滑石粉就能止瀉。那麼再請你算一算，如果你每天吃不法廠家的500克麵粉，那麼你吃了多少克止瀉劑—滑石粉？你不是便秘又是什麼？

過去日本人有一個惡習，那就是蒸米飯的時候加入滑石粉，據說蒸出來的米飯是一粒一粒的。然而日本人的習慣性便秘，嚴重影響了日本人的健康。20世紀50年代，日本醫生發現了滑石粉的危害，就號召公眾改變這個惡習。因此，我說便秘的人吃麵粉太多，是不是有點兒歪理。

　　（4）現代醫學認爲：低蛋白血症，是促使人類衰老的重要因素。因爲人體每天有幾兆億細胞更新，如果不能提供足夠的蛋白質，那麼許多器官不能補充新的細胞，其功能就會受到影響。但是西醫使用蛋白同化激素，加速蛋白合成，並不能改善低蛋白血症，反而造成了激素不平衡。而劉純使用養正散和保元湯，卻能改善低蛋白血症，這是符合現代理論的。

　　（5）現代醫學認爲：人體脂肪太多，影響了器官的正常功能，是促使人類衰老的重要因素。但是西醫使用藥物減脂療法，並不能降低體重，反而造成了藥物中毒。而劉純提倡吃粗糧的辦法，卻能改善肥胖狀態，這是符合現代理論的。

　　（6）現代醫學認爲：人體非特異性免疫力下降。致使吞噬細胞不能消滅體內臟器的微小運動損傷；而臟器的微小損傷，又造成器官功能的減退，這是人類衰老的重要因素。但是西醫使用免疫增強劑，提高T細胞功能的辦法，並不能提高人體非特異性免疫力，反而造成了藥物中毒。而劉純的養正散能夠提高人體的氣化功能，這是符合現代理論的。

　　（7）現代醫學認爲：缺乏體育鍛煉的人，其心肺功能不好，這是人類衰老的重要因素。因此西醫強調使用運動療法，增強心肺功能。而劉純的養生之道也強調負重訓練，這是符合現代理論的。

　　（8）現代醫學認爲：缺乏睡眠的人，其生物鐘紊亂，這是人類衰老的重要因素。但是西醫使用普魯卡因，製造多眠狀態，是非常奇怪的。事實上，

一些東歐醫生使用複方普魯卡因合劑，並沒有製造出一個百歲老人，只是增加了醫院的收入。而劉純的養生之道強調淡泊名利，遠離煩惱，這是符合現代理論的。

（9）現代醫學認爲：縱慾傷身，這是人類衰老的重要因素。但是西醫認爲性慾的降低，是衰老的表現，要保持一定的性慾。這是非常奇怪的。事實上，一些西歐醫生增強性慾的藥物，並沒有製造出一個百歲老人，只是增加了醫院的收入。而劉純的養生之道，強調每月性交一次，保留陰液，這是符合現代理論的。

（10）現代醫學認爲：酗酒是人類衰老的重要因素。但是有些醫生提倡每天喝一點兒紅葡萄酒有益健康，這是非常奇怪的。事實上，酒精製造了肝臟的損害。而劉純的養生之道強調戒酒，這是符合現代理論的。

一個人偶然來到世間，無論地位高低，才能大小，金錢多少，只能生存三萬多天，但是只有極少數人如此。其他大多數人，除了少部分是死於急性病，或者人爲傷害，以及自然災害以外，大部分是早逝於三種慢性病，這就是癌症、動脈硬化、糖尿病。

如何預防這三種慢性病呢？西醫強調早發現、早治療。實際上，這是治療方法，而不是預防。早期發現癌症，眞的能夠提高生存率嗎？不能！因爲一旦被診斷出癌症，有些人就開始胡折騰，恨不得立刻把這個定時炸彈排除，而往往是自己把它引爆了。

早期發現動脈硬化，眞的能夠提高生存率嗎？不能！因爲一旦被診斷出動脈硬化，有些人就開始胡亂吃藥，恨不得立刻軟化動脈，而往往是自己把血栓形成。早期發現糖尿病，眞的能夠提高生存率嗎？不能！因爲一旦被診斷出糖尿病，有些人就開始胡亂降糖，恨不得立刻除去血糖，而往

往是自己把血糖變成血脂。

中醫就強調：「上醫治未病，下醫治已病。」高明的醫生，是叫人不病。只有不高明的醫生，才只知道看病。中醫的却病延年，叫養生之道，是一門學問。並不是西醫所說的，要定期檢查身體，有病早發現，有病早治療。這不叫防病，這叫等病。中醫的養生方法很多，不外是從人的三大本能入手：攝食、自衛、繁殖等；有的還加上修心養性。

但是，應當推崇劉純的養生之道。

劉純在《短命條辨》裡說：「經曰：正氣存內，邪不可干。夫正氣衰者有三，過飽，氣惱，不勞。故爾，養生者以十條克之。」應當承認，劉純的養生之道是獨特的。他不像其他養生家那樣，只是給你一個大的原則，讓你無所適從；而是給你一個生活日程表，讓你很容易操作。

◆ 第一條：早晨起床第一件事就是喝涼開水。這就是劉純說的：「晨起胃氣最弱，故爾飲涼水以激胃氣。此乃養生第一。」也就是說，人剛睡醒的時候胃氣最弱，還不能吃東西，只能喝涼開水去刺激胃腸道，使得下丘腦產生飢餓感。這是免費的開胃湯，為什麼不喝？

然後再去撒尿、洗臉、鍛煉身體、吃早飯。剛開始喝涼開水的時候，不要一次喝得很多，要從幾百毫升開始，慢慢增加水量。早晨鍛煉身體不要過分用力，否則一天沒力氣。早飯必須吃，但是不要吃得太多。我每天喝一碗肉湯，泡一個窩頭就行了。

現代醫學發現，人類的新陳代謝率在凌晨四時左右是最低的。心跳次數很少，呼吸次數很少，消化液分泌也很少。因此早晨起床，確實不能吃難於消化的食物。但是人類早晨必須吃東西，否則不能補充上午的能量，

而且容易發生膽結石。

那麼怎樣才能快速讓胃腸道工作呢？喝水！因爲水是最容易被胃腸道吸收的。爲什麼要喝涼開水呢？要刺激胃腸道蠕動，使得下丘腦產生飢餓感。臨床證明，許多胃病患者，都是因爲早晨起床就吃食物而造成的。

有人說，你讓小孩子喝涼開水，小孩子豈不拉稀？你讓有胃病的人喝涼開水，胃病人豈不胃疼？你讓來月經的婦人喝涼開水，婦人豈不腹疼？是的，可能如此。因此要慢慢來，要逐漸培養這個習慣。

但是有許多人早晨一睜眼就吃早餐，甚至在床上吃飯，這是享福嗎？不是。也有些人早晨一睜眼就喝茶、喝飲料，甚至喝酒。這是享福嗎？不是。還有些人早晨一睜眼就撒尿、洗臉、鍛煉身體。這是享福嗎？不是。這都是違反了人生規律。

◆ 第二條：午飯了，你要首先喝豬蹄熬的保元湯，然後吃粗糧，以及小菜。這就是劉純說的：「午時喝保元湯勿食肉，進補而避肉毒，又進粗食小菜以裹腸毒，謂之七分飽。此乃養生第二。」肉湯可以分別是牛蹄筋湯、豬蹄湯、羊蹄湯、肉皮湯、鯽魚湯、牛肉湯、排骨湯、雞湯。粗糧可以分別是玉米、小米、蕎麥、大麥、豆類、紅薯、芋頭等。小菜可以分別是土豆、柿子椒、蘿蔔、茄子、冬瓜等。

請注意，劉純在這裡提出三個概念：避肉毒、裹腸毒、七分飽。

什麼叫避肉毒？劉純說：「肉湯不害人。而肉塊入腹，變生肉毒，極害人矣。」也就是說，肉湯直接被人吸收，幾乎沒有糞便，不會傷害人。但是吃進塊狀的肉類，在結腸內形成糞便，就會很傷害人。這是真的嗎？

現代醫學發現，人吃進塊狀的肉類，最多只能吸收30%，而其餘的70%在結腸內形成了糞便。這種肉類的糞便經過發酵，就會產生許多有害的化學產物，例如：低級脂肪酸、乳酸、丁酸、二氧化碳、屍胺、甲烷、組織胺、色胺、氨氣、吲哚、酚類、糞臭素、硫酸脂、硫化氫。這些毒素就會使人發生自體中毒。自體中毒的近期表現就是疲乏煩躁、食不甘味、便秘上火、小病不斷，甚至全身骨骼疼痛；而遠期表現就是快速衰老而短命。要知道，警察驅散人群，用的就是糞便的硫化氫；農民製造可燃氣體甲烷，就是使用糞便；廁所的怪味，來自糞便的氨氣。你看，這些有害的氣體就在你的肚子裡。因此，儘管你塗脂抹粉，儘管你西服革履，儘管你儀表堂堂，但是你一肚子臭氣。你不得病得什麼？

　　因此，吃牛排、豬排、燉雞、炒肉片、烤鴨子、紅燒魚塊、雞蛋等，對於人體是有害的。因為口福之後，就是一肚子惡臭的糞便。知道，肉類的糞便是極其惡臭的。這些惡臭的毒素被人吸收之後，對於人體的損害是不可估量的。它是人類許多莫名其妙的疾病的不可知的病因。因此，不吃塊狀的肉類，不製造惡臭的糞便，可以避免許多疾病。

　　有人說，既然成年人吃肉塊、魚塊、牛奶、雞蛋就會形成有毒的臭大糞，那麼嬰兒吃母奶也會形成有毒的臭大糞，但是嬰兒吃母奶沒有中毒啊？錯了。嬰兒必須吃母奶，因為母奶含有嬰兒必需的免疫物質。但是嬰兒吃母奶之後是拉稀的，而且每天要拉四、五次，這就是嬰兒的自我保護的本能。

　　倘若嬰兒吃母奶之後不拉稀，那麼你的麻煩就大了。因為嬰兒不是拒絕吃奶，就是腸套疊，甚至高熱不退而昏迷。那麼讓成年人吃肉塊、魚塊、牛奶、雞蛋之後，也去拉稀行不行？當然可以。不過，這不是吃飽撐的嗎？有些人說，喝肉湯與吃肉塊一樣，都會增加膽固醇。錯了！喝肉湯的時候已經去掉浮油，因此不含膽固醇。而吃肉塊的時候確實很難去掉脂肪，因

此極易吃進膽固醇。

但是人類必須補充動物蛋白質，因為小孩子生長身體需要它，而且人類的每天細胞代謝丟失了許多動物蛋白質，需要它去補充，因此，只補充植物蛋白質是不行的。但是肉湯極易被人體直接吸收而不會形成糞便，也就不會使人發生自體中毒。

但是人類必須有糞便，那麼什麼樣的糞便對於人的害處少一些呢？素食！素食不僅不會形成惡臭的糞便，而且還有一個治療作用，這就是裏腸毒！什麼叫裏腸毒呢？現代醫學發現，人在不吃不喝的狀態下，消化道的消化腺照樣分泌消化液，諸如：胃要分泌胃液，十二指腸要分泌十二指腸液，胰腺要分泌胰液，肝臟要分泌膽汁等。

這些消化液一方面對於人體是有利的，能夠幫助食物消化；另一方面對於人體是有害的，因為這些消化液如果不和食物發生反應，而被人體再吸收，那麼就會產生毒性。

比如：食道癌病人出現了食道梗阻，如果醫生使用靜脈高營養，那麼儘管營養液配製得十分科學，但是病人卻因為消化液再吸收而越來越虛弱。又如：腸梗阻的病人，如果醫生不能及時解除腸梗阻，那麼病人就會消化液中毒死掉。

再如：發生膽道梗阻的病人，如果醫生不能及時消除黃疸，那麼病人就會因為膽紅素中毒而死掉。為什麼？因為病人把消化液再吸收了，而產生了自體中毒。有人說，你讓我經常餓著肚子，豈不讓我把消化液再吸收了？不會！因為你每天不是空腹。

動物試驗也發現這個問題。如果給一條空腹的狗，製造胃瘻收集兩升

胃液，然後把兩升胃液又灌給這條狗。那麼這條狗就會中毒而半死不活。這就是人類必須通過消化道吃飯的道理。那麼人類吃什麼樣的飯，能夠充分利用消化液呢？纖維素！因為纖維素能夠充分吸附消化液。那麼哪些食物含有大量纖維素呢？粗食小菜！

劉完素的重大歷史貢獻，就是反對吃細糧和脂肪，這在當時是獨特的見解。時至今日，雖然人類已經承認脂肪是有害的，但是現在絕大多數人依然認為細糧是人類不可缺少的食物。

應當指出，細糧和脂肪為人類提供了高熱量，然而人類不需要高熱量。因為高熱量給人類帶來許多疾病，並且使人類的許多疾病難於治療。

有熱性病的人，有高血脂的人、有糖尿病的人應當吃粗糧，尤其是癌症、肝炎、精神病等屬於熱性病的人，一定要吃粗糧。這是因為細糧，諸如：大米、糯米、白麵等含有大量的澱粉，能夠補充熱量。如果這些病人補充太多的熱量，那麼就會出現發熱、疼痛、煩躁等症狀。當然，更不能吃醣類。

許多素食主義者反對吃動物蛋白質，認為動物蛋白質含有大量細菌、病毒、寄生蟲，如果大量食用，就會生病。但是，如果動物蛋白質充分加熱熬湯，就會避免這些問題。其實，動物蛋白質對於人體傷害不是吃不吃的問題，而是吃進之後的糞便問題。因此，如果不讓動物蛋白質形成有毒的糞便，那麼就避免了傷害。

相反，素食主義者吃進大量的澱粉、植物油、蔥、薑、蒜、辣椒等熱性東西，對於人體照樣是有害的。中國人是世界上消耗澱粉、植物油、蔥、薑、蒜、辣椒等，熱性東西最多的人群，因此，也是世界上發病率最高的人群。也就是說，素食主義者提倡的清淡食物，其實不然，恰恰是高熱量食物。

許多家長最苦惱小孩子半夜不睡覺、白天哭鬧、經常發燒。為什麼？就是因為家長給小孩子吃了太多的細糧。小孩子補充了太多的熱量，當然要發洩。拿誰出氣，當然拿家長出氣。讓你半夜也不睡覺，白天跟著著急，到醫院去掛急診。這一切不可思議的現象，都是因為糊塗父母製造。這就叫因果報應。

小孩子長大了，不能坐下看書，心裡好像長了草，貪玩又胡鬧，老師一趟一趟請家長。怎麼回事？都是你給小孩子吃了很多細糧、脂肪、糖果、巧克力，讓他攝入過多熱量，問題都是熱量太多鬧的。你總鬧嗓子疼，經常感冒，不是大瘡子，就是滿臉痤瘡。怎麼搞的？你裝什麼糊塗，都是你自己吃了太多的饅頭、米飯、麵包。你得了一點兒小病，怎麼看也不好，心裡十分苦惱。難道人間沒有仙丹妙藥？其實，你整天吃有害的東西，誰也救不了你。

什麼是有害的東西？細糧、脂肪、糖果、巧克力。你上有老下有小。老的一身病，小的整天鬧，你也不舒服，全家不安寧，這是怎麼啦？一切都是你讓全家胡吃海塞，於是口福之後，全家都在胡折騰。你想讓全家平安無事嗎？告訴你一個秘方，這就是吃粗糧。

有一個監獄的警察，在我們家吃飯的時候找我看病。他非常奇怪地說：「熬肉湯、泡窩頭、喝果汁、吃小菜，這和犯人伙食差不多！」

我說：「犯人能吃這種飯？這種飯十分清淡有營養，是很講究的。你懂嗎？」

他說：「我可咽不了。」

我說：「因此你病了！」

這個警察使用12個字，總結了我們家吃飯的內容。這種看似低檔的飯菜，實際上很講究。肉湯補充了動物蛋白，窩頭補充了纖維素，果汁補充

了維生素，小菜調劑了口味。而且窩頭是按照一份黃豆粉加四份玉米粉做的，黃豆粉含有植物蛋白。

這種飲食的營養是全面的，動物蛋白、植物蛋白、纖維素、維生素都包括了。肉湯分別是牛蹄筋湯、肉皮湯、鯽魚湯、牛肉湯。而且肉湯、果汁極易被吸收。玉米粉補充的纖維素，能夠促使大便通暢，據說還補充了微量元素。為了調節口味，還做了一些小菜。

玉米粉還有一個鮮為人知的作用，這就是我父親說的玉米刮油。什麼叫玉米刮油呢？用現代語言來說，就是減肥，就是長期吃玉米粉不長肥膘，而且胖子長期吃玉米粉就要變瘦。這是什麼道理呢？給狗做試驗發現，狗吃窩頭之後，大便裡含有許多脂肪，而這些脂肪不是來自餵養的食物。那麼這些脂肪是從哪裡來的呢？其中的道理還是說不清楚。然而狗長期吃窩頭之後，它真的變瘦了。這就叫玉米刮油。因此我父親說：「玉米刮油，幸福長壽。」

玉米也叫御米，是帝王經常吃的食物。現在有的大飯店、大超市賣的宮廷小窩頭，是很昂貴的。過去，天津人愛吃熬魚貼餑餑，這是一種美味的減肥飯菜，可惜現在吃的人不多了。不過，如果使用單純玉米粉蒸窩頭，那麼蒸出來的窩頭是很硬的。可以在玉米粉裡摻入黃豆粉，或者花生粉，以及蠶豆粉，如此出來的窩頭才是又清香、又鬆軟。可惜很多人不愛吃窩頭，甚至有些南方人不知窩頭為何物。太遺憾了。

玉米粉分為兩種，一種是黃色的，另一種是白色的，其中，黃色的玉米粉品質較好。購買黃色玉米粉的時候要注意兩個問題：第一要用手指捻捻玉米粉是否加了黃色染料，如果手指被染成黃色，那麼這是假的玉米粉。第二要用舌頭嚐一嚐玉米粉，是否很苦，如果舌頭感覺很苦，那麼這是發黴的玉米粒磨成的粉末。

我國的農民原來是吃玉米的，因此他們很少發生疾病；但是自從1962年開始，我國的農民改吃大米、小麥以後，他們的各種疾病發生率猛增。據說，日本每年從中國進口大量的玉米，美國每年從墨西哥進口大量的玉米。這些國家的人很聰明，知道吃粗糧有益健康。而中國卻要從美國、加拿大進口大量的小麥，這不能不說中國人的飲食方法出了問題。這套飲食方法是我們家祖傳的，幾百年來都是如此吃飯。

因此，劉家不吃高澱粉和高脂肪。為了調節口味，要吃一些小菜。什麼叫小菜？小菜基本是素菜！例如：土豆炒柿子椒、魚湯炒蘿蔔絲、肉湯燉土豆、肉湯燒茄子等。不錯，紅燒肉、東坡肘子、魚香肉絲、米粉肉、白切雞、烤鴨子、涮羊肉、熬魚等，的確十分香，也十分誘人。但是這些東西，吃進肚子裡，就會變成惡臭的糞便。

但是怎樣做素菜，也是一門學問。有些人在素菜裡放進許多植物油、蔥、薑、蒜、辣椒，這是素菜嗎？不是！照樣害人。因為如此的素菜，同樣會造成血熱。因此做素菜要保持原汁原味，用肉湯調味。

有人說，照你這麼一說，我們人類不能享受口福啦。是的，我們人類為什麼要強調口福？為什麼其他動物不強調口福？而且我們人類強調口福的結果是什麼呢？是疾病！我們人類的疾病遠遠多於其他動物，其原因就在於我們人類太精明，而不聰明。

大自然有許多東西，然而，許多東西是不能隨便吃的，例如：植物油、蔥、薑、蒜、辣椒。但是我們人類要自作聰明，要吃它們，甚至在很好的蔬菜裡加入它們，這就是畫蛇添足了。我去過很多國家，吃過很多異國飯菜，幾乎都是強調原汁、原味。唯獨中國的飯菜加入極多的佐料。

為什麼我們中國人特別強調佐料呢？這也是我們中國人特別愛生病的

原因。因此，我們不要吃各種各樣的零食，尤其是油炸的、熏烤的、香甜的食物，因為我們的肚子不是垃圾桶。我從小就這樣吃飯，因此，我不認為隨便吃東西是好事。尤其是現在食品衛生的狀況令人擔憂，人們更不能隨便吃東西。

許多人驚呼：「現在的食品讓人不敢吃了。」那麼我告訴你，不亂吃就是了。其實，我的這種飲食方法，既保護了胃氣，又增強了營養，還減少了毒素的攝入和吸收。但是，有些人認為我如此吃飯是偏食，是不懂得科學。那麼，你說我的飲食結構是不是很科學？

不過，我不反對別人亂吃東西，誰愛吃誰吃，因為吃出病來，就要去醫院受罪。因此，我看見許多人喝酒，看見許多人吃冰淇淋，看見許多人吃羊肉串，我就說：「很好，醫生不會失業。」

那麼什麼叫七分飽呢？你先喝肉湯再吃飯，這個飯就吃不了很多。因此，儘管你吃得很飽，而實際上你沒有吃很多的飯。這就叫七分飽。有人說，你讓我先喝肉湯，就會沖淡消化液，那麼我的消化能力就會變弱了。

不會的！小孩子長到半歲，先吃母奶，後吃飯，他的消化能力變弱了嗎？廣東人、香港人、澳門人，先喝雞湯，後吃飯，他們的消化能力變弱了嗎？再說，現在許多中外人士都如此吃飯，他們沒有說消化能力變弱了。

你看，我們中國人吃飯總是吃幾個大碟子，幾個大饅頭，幾碗大米飯，真可怕。如此吃飯，真的很舒服嗎？不舒服！不僅撐得難受，而且撐出病來。因為吃進大量的固體食物，你最多只能消化吸收30%、而其餘的70%變成了糞便；而且肉塊形成的糞便是有毒的。嗚呼，我們中國人要想健康，就一定要遵守吃飯的規矩—先喝肉湯後吃飯，做到七分飽。

　　無論我們現代人如何宣揚封建皇帝的荒誕，但是從明朝以來，皇帝的膳食很簡單，我們在書中、在電影裡看不到皇帝啃燒雞、吃肘子、嚼肥肉的情節。因為太醫不允許御膳房製作這些垃圾食品。相反，如果我們宣揚土匪的殘暴，那麼我們可以在書中，在電影裡出現土匪啃燒雞、吃肘子、嚼肥肉的情節。那麼你是願意當一個貴族，還是願意當一個土匪呢？

　　總之，你看，古人的養生之道，在吃的方面是否研究得很仔細，這是一種特殊的飲食方法。這種吃飯方法看似很低檔，實際上很講究，也很費錢、費時間。你看，肉湯補充了動物蛋白，窩頭補充了纖維素，小菜調劑了口味。

　　在這裡，我們不得不佩服劉純的主張。你看，他讓你吃肉，又說吃肉塊容易中毒，而讓你喝肉湯。你看，他怕你喝肉湯沒有糞便，沒有糞便也會中毒，又讓你吃粗糧、小菜去排大便。因此，這種飲食方法造成了劉氏家族的健康無病，也受到了世界上千百萬人的推崇。

◆ 第三條：午飯之後要散步半小時，然後午睡。這就是劉純說的：「飯後小憩，以養精神。此乃養生第三。」午睡是非常重要的，因為午飯是一天之內最重要的補充營養的時機。而午睡的時候，就減少了其他部位的血液供應，使得胃腸道得到充足的血液供應，去充分吸收食物。但是午睡時間不要太長，有一個小時就可以了。

◆ 第四條：午睡之後要喝果汁，這是補充維生素的時候。這就是劉純說的：「小憩之後喝果汁、以滋血脈，此乃養生第四。」不要圖省事買果汁喝，要自己動手壓榨水果。最安全、好喝的水果汁，是梨和蘋果等量壓榨而成，為什麼要喝果汁呢？要補充大量的維生素！那麼吃水果豈不是更好嗎？是的，如果你每天能夠吃3~5斤水果，那麼當然可以。

◆第五條：下午要做健身。這就是劉純說的：「申時，動而汗出，喊叫爲樂。此乃養生第五。」每天下午大約16點的時候，是人體新陳代謝率最高的時候，此時鍛煉身體不容易受傷。有些人認爲活動身體，就叫鍛煉身體。錯了！不管你採取什麼方式鍛煉身體，必須全身出汗，必須大聲喊叫，只有這樣才能強身健體。

我每天下午要在跑步機上慢跑熱身鍛煉；然後使用弧形腹肌板鍛煉腹腰，使用平臥推舉器鍛煉上肢，使用垂直上機鍛煉下肢等負重鍛煉；最後使用沙袋打拳進行專科鍛煉，而且不停地喊叫。你看，這是三步鍛煉：熱身、負重、專科；這是缺一不可的鍛煉方法，已經習慣成自然了。因爲一個人：「老在腿上，死在嘴上。」

因此，老年人的腿腳鍛煉最重要，而腿腳的鍛煉要以足弓爲主。鍛煉足弓的方法是蹦跳，其中做跳繩運動最安全，當然每個人都有自己獨特的健身方法，只要堅持都很好。有人說，每天忙極了，哪有時間做健身。告訴你，抽出半個小時就行了。現在有人願意練氣功、練武術、練健美都很好，但是千萬別當啞巴，只有這樣才能讓清氣上升，濁氣下降。

◆第六條：不要吃晚飯。這就是劉純說的：「過午不食，去肥氣而養胃氣。此乃養生第六。」人不能一天到晚吃得很飽，這樣容易生病。因此中醫和佛家都有「過午不食」的教誨。過午就是過了3點。也正因爲如此，我們中國人的傳統是不吃晚飯的。

事實證明，不吃晚飯不會影響人的健康，反而因爲誘發強烈的飢餓感而不容易生病。當然喝一碗保元湯，或者喝一碗粥，或者吃點兒水果也可以。現代人總愛鬧病，可能就是因爲吃了很飽的晚飯撐的。

　　什麼叫去肥氣？俗話說：「馬不吃夜草不肥。」同樣的道理，人不吃晚飯，也不會肥胖。目前大多數人群太肥胖，據說，在美國大約有60％的人群是胖子，然而美國人的飯量並不大。這是爲什麼呢？這是因爲美國人愛吃晚飯和夜宵。爲什麼吃晚飯和夜宵會肥胖呢？因爲人在夜裡睡覺不消耗熱量，因此，吃進去大量的熱量就會轉化爲脂肪。

　　這些脂肪存積在腎囊裡，那麼肚子就豐滿了，然後肚子就越來越大了。當然這些脂肪也分佈在身體各個部位，諸如：皮下、血液、心肌、肝臟等，這造成了人體功能的減退。那麼什麼叫養胃氣呢？人不吃晚飯就會餓，其效果與喝開胃湯同功。

　　因此，不吃晚飯不吃虧，因爲等於你喝了免費的開胃湯。誰如此好心眼，讓你喝免費的開胃湯？這就是大自然看見你不吃晚飯，而賞賜給你的。你不感到快樂嗎？緊接著，你餓一會兒就不餓了，你開始自己吃自己了。大肥膘慢慢地消失了，你慢慢地苗條了。別人很驚奇，問你吃了什麼減肥藥？你說，天機不可洩露。

　　有人說，你劉弘章胡說八道。因爲你不幹體力活，不知道吃晚飯的重要。錯了，因爲我從16歲在清華大學附中，住校念高中，直至在北京醫學院校念大學，每天鍛鍊身體跑一萬米，你說累不累？當然累！而且正是長身體的時候，但是我不吃晚飯，老師和同學都奇怪。現在有些人下班回家，扯開肚皮大吃特吃晚飯。美其名曰：「補充營養。」其實不然，這叫找病。因爲不保持飢餓感，不得病得什麼？

　　一個人不可吃得太多。七分飽的概念，不僅是每頓飯七分飽，而且整天都是七分飽。然而我們吃得太多，我們總是擔心自己餓著，總是擔心孩子餓著，總是擔心老人餓著，總是擔心病人餓著；我們總是問人家吃飽了沒有。然而我們好心辦壞事，因爲我們把自己和別人撐出病來，而且渾然

不知。

　　我們不知道從什麼時候吃起了晚飯和夜宵。怪哉！要知道，不吃晚飯，不會把人餓死。但是晚飯吃得多，會把人撐死。這是最基本的養生常識。尤其是小孩子，如果晚飯吃得很飽，那麼極易發熱。卽便是年輕人，如果晚飯吃得很飽，那麼極易做噩夢，而損害大腦。況且老年人，如果晚飯吃得很飽，那麼極易發生猝死。

　　吃晚飯和夜宵的壞習慣，造成了中國食品的緊張。一邊是農民大量地生產糧食，牧民大量地生產牲畜，果農大量地生產水果，漁民大量地捕撈魚蝦；一邊是汽車、火車不停地運輸；而另一邊呢，是13億個無底洞。然而，這一切生產運輸，都可以減半。因爲人類不必吃晚飯。

　　因此如果不遵守這一條規律，那麼就談不上養生之道。

◆第七條：睡覺之前要燙腳。這就是劉純說的：「臨睡燙腳，溫經絡以升清氣，清氣升而不死。此乃養生第七。」一個人，尤其是老年人，容易在睡夢中猝死。其原因有血粘度增高、心律紊亂、呼吸暫停等各種推測，但是往往防不勝防。但是，中醫強調睡前燙腳，刺激足部的穴位，利用經絡的作用是可以預防的。燙腳的水應當是滾開的，先用開水熏腳，然後用熱水泡腳，水變溫之後再把腳擦乾。

◆第八條：養生之道與宗教信仰。怪哉！養生之道與宗教有什麼關係？且聽劉純怎麼說。他說：「信佛而通達，通達而知足，知足而不惱，不惱而常樂，常樂而不病，故佛乃上醫，此乃養生第八。」原來宗教信仰能夠使人快樂；宗教領袖是人類高明的醫生。

　　這是眞的嗎？這是眞的！我們隨便翻開任何一種宗教的教義，都是人

生的百科全書。其內容涉及自然、人類、青年、老人、生命、愛情、仁慈、行善、自制、憤怒、憎恨、罪惡、道德、幸福、快樂、心靈、真理、工作、命運、苦難、統治、法律、懺悔、思考、服從、引導、奉獻、信仰、報答、拯救、死亡、祈禱、責任、義務、友誼、財富、理想、心靈、真理、休息、驕傲、謙虛、嫉妒、沉默、名譽、幫助、寬厚、誠信、勇敢、教育、學問、才能、智慧、愚蠢、家庭、婚姻、正義、戰爭、和平等各個方面的知識。

而這些知識，不是老師能夠告訴我們的，也不是隨便一本書能夠告訴我們的。你只有讀了宗教的教義，才感覺人生原來如此，你才能成為一個精神貴族。因此，你醒來睜開眼，就會慶幸自己還活著。因此該吃飯了，你會慶幸自己能夠吃上飯，但是要慢慢吃。因此，該睡覺了，你會慶幸自己平安度過一天。

這種發自內心的快樂，與看滑稽戲不同，與聽相聲不同，與聽笑話不同。因為這些節目只是讓你一時快樂，過一會兒該煩惱還是煩惱。因此，宗教不是精神鴉片，而是人的一種精神支柱。沒有信仰的人極易發生精神抑鬱症，也極易被疾病嚇倒。

例如，許多教義都說：
（1）我不知道我現在做的哪些事是對的，哪些事是錯的，只有我死的時候才知道這些是非。所以我現在所能做的，就是盡力做好每一件事，然後等待著死。

（2）我不去想是否能夠成功。既然選擇了遠方，便只顧風雨兼程；我不去想身後會不會襲來的寒風、冷雨，既然目標是地平線，留給世界的只能是背影。

（3）我要記住應該記住的，忘記應該忘記的；我要改變能夠改變的，接

受不能改變的。

（4）也許有些人很可惡，有些人很卑鄙。而當我們設身為他著想的時候，應當知道他比我們還可憐。所以請原諒你見過的人，好人或者壞人。

（5）時間能夠沖刷一切。以時間來沖刷感情，時間越長，衝突越淡，彷彿不斷稀釋的茶水。

（6）如果敵人讓你生氣，那說明你還沒有戰勝他的把握；如果朋友讓你生氣，那說明你仍然重視他的友情。

（7）有些事情，我們無法控制它們，因此，我們只能控制自己。

（8）死亡教會人的一切，如同考試之後，公佈的結果，雖然恍然大悟，但為時已晚！

（9）男人在結婚之前，覺得適合自己的女人很少；而結婚之後就覺得適合自己的女人很多。

（10）每個人都有潛在的能量，只是很容易被習慣掩蓋，被時間迷離，被惰性消磨。

（11）人生短短一百年，不要給自己留下了什麼遺憾，想笑就笑，想哭就哭，該愛的時候就去愛，不要壓抑自己。

（12）當幻想和現實矛盾時，你總是很痛苦的，要麼你被痛苦擊倒，要麼你把痛苦踩在腳下。

（13）眞正的愛情不講究熱鬧、不講究排場、不講究繁華、更不講究錢財。

（14）我們確實活得艱難，一方面要承受各種外部的壓力，更要面對自己內心的困惑。在苦苦掙扎中，如果有人向你投以理解的目光，你會感到一種生命的暖意，或許僅有短暫的一瞥，就足以使你感奮不已。

（15）後悔是一種耗費精神的情緒。後悔是比損失更大的損失，是比錯誤更大的錯誤。所以我們不要後悔。

（16）日出東海落西山，愁也一天，喜也一天。因此遇事不要鑽牛角尖，那麼人也舒坦，心也舒坦。

（17）生命是平等的，沒有什麼東西比生命寶貴。

（18）凡是靠力氣吃飯的人都是嬰兒，因爲他們的頭腦簡單。

（19）這個世界每天都在變化，今天是富人，明天不一定是富人；今天是窮人，明天不一定是窮人。

（20）暴富的財產必將減少；而點滴積存的金錢必然增加。

因此，你要想長命百歲，就必須克服氣惱的壞毛病而快樂。

◆ 第九條：性功能正常的人，每個月性交一次就可以了。這就是劉純說的：「獨睡而養精氣，精氣足而長壽。房事每月一次足矣。此乃養生第九。」

動物的性交是有季節性的，但是人的性交是隨意的。由於每次性交都消耗了巨大的體能，因此，造成了人類的疾病增多。娶個老婆要漂亮的，

當個小媽伺候著。錯了！老婆應當是能幹的，是個參謀長，而不是洩慾器，至於外表是次要的；而且夫妻生活要節制，要按照精滿自溢的原則，憋不住再來，不可強行射精。一般應當一個月性交一次就可以了。

夫妻之間一定要同床睡覺嗎？不必！古人的床都是單人床。如果不信，請到故宮看一看，就會發現，無論是皇帝還是后妃，他們睡的床都是單人的。就是到古家具商店去買床，你也買不到古雙人床。有人說，我能買到古大床！錯了，那叫起居床，是古人起床之後吃早點用的床，中間放一個小炕桌；也是招待親朋用的，類似於現代的沙發。

那麼古人怎樣性交呢？男的到女的屋裡去！性交之後，男的再回到自己的屋裡。皇帝就不必如此了，是被點名的后妃，被太監抬來，性交之後又被抬走。即便是百姓家也是如此分床睡。當然太窮的人家，一間屋子半間炕，全家只能睡在一起了。

分床睡有什麼好處呢？講衛生！因為人睡著之後，容易不自覺地放屁、磨牙、打呼嚕，甚至是大聲說夢話，大聲傻笑，有的人還有夢遊行為。因此無論是氣味，還是聲音，都影響對方的健康。如此一來，白天的我愛你，就變成了黑夜的我害你。

然而，許多妻子不理解丈夫的分床睡。怎麼辦呢？你要跟她講道理，指出互相擁抱而睡是不可能的，因為睡著了就會分開，而且互相影響睡不好。

再說，新婚不如遠別，一個月性交一次才有新鮮感。性交應當選擇女方月經後的一周之內，這是避孕的安全期。

◆第十條：每個月要清腸一次。這就是劉純說的：「人欲長生，腸欲常清。

逢月而清腸，瀉污濁而去毒。此乃養生第十。」

結腸是人的垃圾桶。每個人每天都揣著一個垃圾桶去學習、工作，甚至性交也揣著它。一個人每天排泄糞便，並不能乾淨徹底地清除糞便。這是因為結腸的袋狀結構，就像一串糖葫蘆一樣，雖然能夠阻止糞便的自由排泄，但是也造成了糞便與腸壁的沾黏，而如此就造成了自體中毒，和靜脈血液回流不暢的現象。

因此，一個人每月應當選擇一天清腸。屆時可以喝20%的20~50克甘露醇溶液，也可以用開水沖5~20克番瀉葉喝。結腸裡有髒東西，這是中西醫共同的認識。認為定期瀉肚子，是清除腸道裡髒東西的重要手段。清腸之日，不要外出。每次腹瀉之後，要清洗肛門。

清腸之後的一兩天，可能大便要減少。這不是便秘，而是結腸裡沒有糞便。怎麼辦？每天吃點兒生芝麻糊。過去用擀麵杖，現在用粉碎機把生芝麻打糊。每天吃50克即可，可以放在肉湯裡，也可以放在粥裡。

結腸裡的糞便是骯髒的。我做手術的時候，儘管戴著口罩，儘管手術室充滿了消毒水的味道，但是切開病人的結腸，依然是臭氣熏天。這種氣味，只有在每個月水瀉的時候才能聞到。但是，如果病人已經喝了甘露醇，清潔了胃腸道，那麼手術切開病人的腸子，就可能沒有熏人的味道。

可見每個月拉一天肚子，清除結腸道裡的髒東西，防止自體中毒，是非常必要的。更重要的是，人的結腸袋裡的糞塊，很難在正常排便的時候被清除掉，時間長了就會凝集成糞石。這可能是每月清理結腸的真正道理。有人說，這是吃飽撐的，沒事拉肚子玩。

然而清腸之後，你就會體驗到一身輕鬆的美好滋味。糞便是有害的，

必須及時地完全地排出。但是，我們不能及時地完全地排出，因此每個月清腸一天是必要的。那麼一個人能不能減少糞便呢？回答是：能！如果每天多喝肉湯，多喝果汁就能減少糞便的形成。

上述就是從明朝以來，中國流行的太醫養生十條。它製造了特殊化的人群。

順口溜記下來就是：
◆ 涼水、肉湯、吃粗糧，小睡、果汁、健身房；過午不食、去燙腳，念經、夫妻、要清腸。

有人說，每個人有每個人的生活習慣，不能強求一致。是的，我們應當強調個性。但是無論你怎樣強調個性，都跑不出這十條。如果你偏離了這個十條範圍，那麼你就會有麻煩。因此，這個養生方法只是十個條框，而不能規定具體劑量。

有人說，這種生活方式是否很昂貴？是的，你每天的生活費用必須達到一美元以上，才能如此養生。

有人說，這種生活方式是否很單調？錯了，很輕鬆快樂。當然你願意去國外旅遊最好。

世界上的人群大約分四種：
①攝入塊狀動物蛋白質。
　　這種人群由於缺乏維生素而短命。例如：愛斯基摩人的平均壽命只有37歲。

②攝入澱粉、植物油、纖維素。

這種人群由於缺乏動物蛋白質而虛弱。例如：和尚、尼姑、素食者往往被蛋白質營養不良而奪去生命。

③攝入塊狀動物蛋白質、澱粉、動植物脂肪。

這種人群是最常見的人群，他們攝入的熱量太多而容易發生各種疾病。例如：國內外大多數人。

④攝入液狀動物蛋白質、維生素和纖維素。

這種人群營養平衡而不容易發生各種疾病。例如：極少數的養生人群。

上述就是四種人群。你認為哪一種人群比較好呢？當然你只能選擇第四種人群。而這種人群只能採取太醫養生的方法製造：也只有太醫養生的方法，才能製造抗病能力頑強的人群。除此之外，你別無選擇。這就是太醫養生被稱作綠色保健方法，而風靡世界的理由。

實際上，採取太醫養生方法一個月之後的人群都說，自己的面色、體力、心態好了；血液檢查血色素高了，白蛋白高了，血液黏稠度正常了；只是每天晚上餓得難受。怎麼辦？吃水果。目前全世界大約有千百萬人採取劉氏養生方法，他們確實是不病的人群；在流行性感冒猖獗的時期，他們不病；他們的血液不粘稠；他們與癌症無緣。我們劉氏家族的人，每年不參加體檢。

這個養生十條不僅是無病之人的防病方法，也是一個病人應當遵守的七分養；當然病人要喝各自的加味開胃湯，而且要喝各自的獨特的肉湯。

人類的許多疾病都是吃出來的，都是氣出來的，都是閒出來的。而養生十條強調了：不能亂吃，不能生氣，不能閒散。它要求避免有害物質的侵入，同時，又強調體內有害毒素的排出。它強調了三分寒、七分飽。請

注意，三分寒不僅僅是強調不要穿得太暖，強調要春捂秋凍的意思，還有一個吃粗糧，避免攝入高熱量的意思。七分飽不僅僅是讓人們少吃的意思，而是讓你先喝肉湯，後吃飯的意思。

因爲你先喝肉湯，自然不能再吃很多的飯。據說祖先死前還給人看病，然後無疾而終。現在我的一家，以及海內外族人還是如此生活。因此一個人，尤其是傳統中醫，要想長命百歲，必須講究養生之道，這就是傳統中醫比較長壽的道理。

也正是因爲我們中國人如此貪吃，其現實是不樂觀的。目前在中國大約有1億多公衆的肝臟發生損害，大約有4000多萬公衆得了糖尿病，大約有450萬公衆得了肺結核，每年大約有300多萬公衆發生癌變，愛滋病人已經超過84萬；每年病死人口860萬，人均壽命也在縮短。

當然這些統計數字是不準確的，因爲實際情況還要糟糕。我要特別提出，許多老幹部沒有死於戰爭時代的槍林彈雨，最後卻死於和平時期的濫用藥物，這最令人痛心疾首。其原因就是我們許多人太貪吃。

推廣使用太醫養生方法，會造成三大副作用。
①如果使用養生之道之後，人類的壽命普遍延長，那麼家庭和國家的負擔會不會過重？
是的，老齡社會似乎是一個可怕的社會。人們普遍認爲，如果一個國家不能工作的老人太多，那麼年輕人的負擔就會過重。但是誰也沒有想過，如果一個國家能夠工作的老人較多，那麼年輕人的負擔就會減輕。因此老齡社會不是一個可怕的社會，關鍵在於老年人的健康狀況。實際上，如果老年人早死，那麼年輕人將要付出經濟和精神的沉重代價。倒不如讓老年人健康地活著，反而能夠幫助年輕人辦點事。

②如果使用養生之道之後，人類不吃許多食物，那麼市場會不會蕭條？

是的，大米、小麥、糯米的需求量就要減少；但是肉類、蔬菜、水果、粗糧的需求量就要增加。不過，飯館的生意要受影響，因爲吃晚飯的人會減少。

③如果大家都學習使用養生之道，那麼醫生失業怎麼辦？

是的，這是最受影響的行業。現在全世界都在討論醫療改革問題。但是承包制、醫藥分家、股份制，只是形式上的改變，而不能使醫療行業走出質次價高的困境。醫療改革應當是治療方法的改變。這就是西醫應當從事防疫、診斷、搶救、手術等四項工作，而佔人類疾病70%的慢性病，應當由中醫治療；而中醫應當強調生飢、食療、愼用藥。

只有這樣才能保障公衆的健康，才能合理地使用醫療保險，才能避免人財兩空的社會問題。當然強調生飢、食療、愼用藥是不會盈利的。然而醫療是公益事業，不能以盈利爲目的。這可能是醫療改革的最終出路。當然，如果大家都學習使用養生之道，那麼一個家庭，一個公司，一個國家，就會減少大量的病人，這是一件好事；但是醫生就可能因爲失去大量的病人而減少收入。

然而醫生不會失業，因爲許多醫院可以改爲養生中心，因此有遠見的醫生應當轉向搞養生。現在許多人壽保險公司，已經認識到客戶養生的重要。因此養生中心與人壽保險公司合作，可能是21世紀的人類健康新思路。許多國家的醫療保險機構，也開始限制醫生濫用藥物。

而且醫生根本不會失業，因此，不必擔心醫生失業問題。實際上，你是否養生與我無關，因爲我不收你一分錢。那麼我爲什麼宣傳太醫養生呢？因爲明清時期，許多貴族、士大夫使用太醫養生；民國時期的許多人也十分讚賞太醫養生；但是「中國文化大革命」的時候，我父親因爲宣傳養

生之道和三分治、七分養而受到了嚴厲批判。現在中國改革開放了，我要再次提出來。

　　現代社會的空氣、水源、食物已經被污染，幾乎每個人都處於慢性中毒之中，因此現在每個人都應當清腸。當然，清腸只能緩解輕微的慢性中毒。清腸的方法如下：

①清腸當日不要吃普食，只能喝肉湯和果汁；而且要早早起床。

②可以用500毫升開水，沏5~20克番瀉葉，然後把壺裡的藥水晾溫了一次喝下。然後再把壺裡的番瀉葉用500毫升開水沏一次，等壺裡的藥水晾溫了再一次喝下。

③經過大約四個小時，開始第一次腹瀉堅硬的糞塊。

④然後又一次稀便。

⑤最後是黃水便，這個腹瀉黃水是清腸的目的。只有達到這個目的才能真正的清理結腸、膽囊、胰腺、肝臟。

⑥每次腹瀉之後，要洗肛門，同時喝涼開水。

⑦生平第一次清腸的人，會排出零散的十分堅硬的糞石、胰腺結石、膽結石。

⑧堅持每月清腸的人，不會排出糞石，但是會排出十分黏膩的糞便。

⑨清腸的過程應當注意，只要腹疼就要趕緊去衛生間，不要等待便急再去，以免拉褲子。

⑩請注意，有些人在清腸之後的一周之內，會出現不拉大便的情況。

歐洲、美國、俄國等國家的清腸診所，稱之為繼發性便秘，並且稱之為清腸的副作用。其實這不是便秘，而是結腸排空了，在幾天之內還不能形成糞便。但是，幾天之後形成了糞便，又因為糞便待在結腸太久而燥結。

怎麼辦呢？早在幾百年之前，劉純就要求在清腸之後的一周之內，每天使用中藥元明粉拌蘿蔔絲吃，以促使極少的糞便也能及時排出。或者每天吃生芝麻糊50克，所謂生芝麻糊就是用粉碎機，把生芝麻粉碎為糊狀。不可喝香油，也不要用熟芝麻。

如果我們仔細觀察周圍的人，就會發現有一些經常便秘的人，有一些口臭的人，有一些大腹便便的人，這些人的結腸有很多垃圾。他們每天帶著大量的垃圾走路、工作、遊樂，這是十分勞累的。然而，他們不知道清理結腸。

他們只知道吃進東西，而不知道這些東西的一部分要變成垃圾，而這些垃圾由於不能及時和徹底清除，已經變成了骯髒的糞石。他們只知道洗臉、洗手、洗澡，而不知道去除體內的骯髒糞石，這是非常無知的。

一個人應當從小學習養生之道。可是很多人不知道養生，因此生活到一定年齡，就要出現交病。一個人未發現嚴重疾病，但是處於亞健康狀態。比如：疲乏煩躁，食不甘味，便秘上火，小病不斷等，這就是胃氣不足。這種狀態，中醫叫交病，很多人的健康狀況就要出問題了，這就是俗話說的一個坎。

劉純在《形神兆病》裡說：「未病已病之交，謂之交病，皆胃氣不足而生。其險有二。一者飲食不化，營血虧虛。一者百病將至，渾然不知。」就是說，人不知道餓，是最危險的，一方面吃東西不吸收，人就慢慢衰弱

了；另一方面，要大病臨頭了，自己卻不知道。因此飢餓感，就是自己最可靠的偵察兵。據此，自己可以把疾病消滅萌芽之中。

亞健康除了自我感覺不好之外，也有客觀指徵。因此醫生不能隨意診斷某人亞健康。劉純在《形神兆病》裡還說：「男子腎囊綿軟無紋，婦人子戶乾澀如紙，皆非良兆。胃氣不足也，交病也。」也就是說，如果男人的陰囊很鬆弛，沒有皺紋；女人的陰唇很乾燥，沒有彈性，那麼這個人就要鬧病了。

在生活中，你會發現一些老婆婆經常摸小孩子的陰囊、陰唇。如果發現小孩子的陰囊鬆弛了、陰唇乾燥了，那麼老婆婆就著急了，就說這孩子要鬧病了。而年輕的家長往往不相信。但是，過了一段時間，孩子真的病了。這是因為飢餓感下降的同時，小孩子的陰囊鬆弛了，陰唇乾燥了；而小孩子不會說話，因此，老婆婆憑藉多年的經驗，根據陰囊鬆弛、陰唇乾燥，就能預報。

成年人也是如此，如果自己飢餓感下降了，那麼陰囊就鬆弛了，陰唇就乾燥了，就要生病了。人真的生病了也是如此，也要出現陰囊鬆弛、陰唇乾燥。人快死了也是如此，也要出現陰囊鬆弛、陰唇乾燥。但是如果人出現了強烈的飢餓感，那麼陰囊就會緊縮、陰唇就會有彈性。為什麼陰囊、陰唇會出現這種奇怪的現象，我不知道。

至於西醫的影像和化驗，那是已經得了病，才採取的診斷辦法，而不是防病的方法。胃氣不足怎麼辦？如果還是使用開胃湯增強胃氣就不行了，應當使用養正散去升清降濁。因為任何人吃飯，都要產生毒素，不排泄毒素，就要自體中毒。因此，劉純在正賦詩裡說：「性命全憑胃氣生，尚需清濁上下通。試看養正結交人，大小都是百歲翁。」

近幾年來，很多人把癌症等慢性病的日益增多，歸罪於環境污染。可能不完全正確。據我所知，國內外少部分人，吃的是綠色食品，喝的是純淨水，醫療保健十分完善，依然得了癌症等慢性病死了。就是因為傳染病預防以後，慢性病無人預防。

而中醫早在幾百年前，使用養正散的預防方法，又被西醫嗤之以鼻。幹什麼都得有技術，沒有技術就幹不好。一個人生下來，不是糊里糊塗就能活著，活著也得有技術。許多人好不容易掙點錢，都給醫院送去了，到頭來，還是個短命鬼。就是因為不懂得養生之道，也就是過去批判過的活命哲學。

那麼什麼樣的人，可以長命百歲呢？一個人只要有胃氣，其活力是驚人的！

比如，一個強壯的人，心臟被歹徒刺了一刀，居然帶著心臟裡的匕首，奔跑了10多公里才倒下。

又如，一個能吃能喝的股骨骨折病人，聽到地震預報，居然不用拐杖，不用別人攙扶，自己連跑帶顛，迅速撤離危險地帶。

再如，一個結實的老婆婆，面對吃人的老虎，居然用棍棒把它打跑。

這不是什麼特異功能，而是因為人體有巨大的潛能。平時人體的組織細胞，只有三分之一在工作，而三分之二在休息。只要保障新陳代謝的正常進行，人體在危急時刻，就能夠發揮代償能力而自動調節、平衡。但是，如果不能吃、不能喝，那麼生命之火就微弱了，就不可能發揮潛能。

因此，一個人無論得了什麼病，必須保護胃氣，有了胃氣才能與死亡抗爭。許多癌病人，正是靠著開胃湯脫離了險境。有些人一直探索長壽的秘密，或者認為是基因問題；或者認為是環境問題；或者認為是飲食問題；總之，撲朔迷離而不得其解。

其實，許多長壽的老人，並不是沒有任何疾病，恰恰是帶病生存。其長期生存的秘密，僅僅在於保護了胃氣。因此，胃氣是帶病長壽的公開秘密；也是產生驚人活力的重要原因；更是防止猝死的唯一辦法。許多人認為有病是可怕的，其可怕之處就在於要死亡。其實疾病≠短命。

比如，動物龜鱉患有先天性心臟病，其心臟的房室間隔缺損。對於人來說，有先天性心臟病，這是大病；然而龜鱉的自然壽命能夠達到幾百年，有千年的王八萬年龜的美稱。

又如，馬和駱駝沒有膽囊。對於人來說，沒有膽囊，這是大病；可是馬和駱駝能夠奔跑負重，有千里馬和沙漠之舟的美稱。

再如，騾子沒有生殖能力。對於人來說，沒有生殖能力，就意味著沒有陽剛之氣，這是大病；然而被騾子踢一下，誰也吃不消。

人也是如此。有些老年人，頭髮掉了，牙齒掉了，眼睛花了，耳朵聾了，腦子遲鈍了。你說這不是病嗎？然而，照樣活到100多歲。即便癌症也是如此。

我奶奶的父親，是清朝光緒年間的御史，因為反對西太后的官制改革，1905年被革職回家。1906年，他得了失榮，也就是現代疾病—淋巴肉瘤，或者淋巴癌轉移，一直使用開胃湯、牛蹄筋湯、控岩散，而且，每天喝雞湯熬小米粥。56年之後的1962年死了，享年103歲。許多老年人得了癌症等慢性病，也是照樣活到100歲。

歐美國家要求屍體必須做解剖，更是發現許多百歲老人的身體存在著微小的癌塊；存在著先天性肺囊腫，先天性肝囊腫，先天性腎囊腫；存在著微小的膽結石、腎結石、膀胱結石；存在著動脈硬化、冠心病，以及其他一些令人吃驚的慢性病。醫生認為這是不可思議的，然而，這是現實存在的。因此疾病和壽命沒有必然的聯繫。

有人相信西醫的儀器診斷是準確的。其實並非如此。雖然在大多數情況下，西醫的檢測是準確的，但是並不能保證100%準確。西醫的儀器診斷方法，可能說一個人是沒有病的，然而卻發生了猝死！

比如，B超報告肝囊腫，其實是正常的肝門靜脈。B超報告胎兒是男性，其實是女胎的大陰唇。B超報告巨塊型肝癌，其實是融合的結節型肝癌。因此，西醫的檢測能力是有限的。

又如，CT只能發現超過一厘米的腫塊。B超只能測定大量積液的存在。心電圖只能表達即刻的心肌生物電流。因此，在檢測單上，按照國際慣例都寫著這麼一句話：「檢測資料，僅供臨床醫生參考。」如果醫生完全相信檢測單，那麼CT報告沒有腫塊，B超報告沒有積液，心電圖報告正常，就會告訴病人平安無事；而實際上，病人是有事的，其體內可能存在微小的腫塊，可能有微量的積液，甚至突然猝死。

再如，猝死是沒有預兆的突然死亡，是不能事先診斷的。其可能原因有：冠狀動脈血栓形成、急性出血性胰腺炎、腦蛛網膜下腔出血、突發性腦溢血、心臟驟停、急性聲帶水腫，以及可疑的夢魘等。

因此，不要相信別人說三道四，要相信自己的胃氣。

以後幾百年的臨床使用，發現劉純的養生之道適用於未發現嚴重疾病，但是，處於亞健康狀態的人群。比如，疲乏煩躁、食不甘味、便秘上火、小病不斷等超負荷工作的人群。這就包括許多西醫病名，諸如：慢性淺表性胃炎、慢性萎縮性胃炎、膽石症、慢性膽囊炎、單純轉氨酶增高性肝損傷、青春期或者更年期綜合徵、習慣性便秘……。

◆ 請注意！首先口服加味開胃湯：生山楂100克，廣木香50克，沙參50克，草決明20克。每天一劑，水煎頻飲。同時喝保元湯：一斤鯉魚，半

斤牛肉餡，一個豬蹄（或者一個羊蹄），生山楂50克，小紅棗10個等，這五樣東西，兩升水，用小火熬一夜，喝湯。一個月之後。如果病情不再發展了，那麼輕症病人不必用藥，重症病人可以加用養正散。

用藥一個月左右，會出現較強的飢餓感、皮膚容易出汗、尿多、大便排泄通暢等現象。一定要注意，不能餓了就吃。飲食結構要以高蛋白，和高維生素為主。瘦肉和蔬菜應該大量食用，否則就會營養不良。但是，不要吃高澱粉和脂肪，可以吃一些粗糧。本藥阻止脂肪的吸收。進食高脂肪，會發生腹瀉。房事、大怒、過度勞作之後，口服劑量應該加倍，以補充陰精耗損。不要飲酒，不要喝茶。

臨床觀察：從1967~1997年，國內外大約5000多人長期口服養正散。其中，年齡最小11歲，最大53歲，至今尚未發現癌症，和其他嚴重疾病。但是能否長命百歲，尚需長期觀察。

（一）無疾而終
張祥齋，字雲亭，就是清朝最後一個太監總管小德張，生於1876年，卒於1957年，享年81歲。這是劉家一個特別的朋友。1956年春節，父親領著我回天津老家，初三這一天，我們要去給小德張拜年。當時我才10歲，已經知道太監是割掉小雞巴的男人。但是，為什麼要割掉小雞巴呢？以後怎麼撒尿呢？撒尿時候疼不疼呢？我很想問清楚。

但是父親千囑咐萬囑咐，不許我這個愛提問的傢伙在小德張面前胡說八道。見了小德張，我愣住了，這個人白得透明，原來太監是很美的，原來美男子才能當太監…。父親大喝一聲：「蠢東西，快給張太爺磕頭！」我趕緊跪下磕了三個頭，照例收了壓歲錢。父親和小德張說什麼，我沒有注意聽，只是奇怪這個人為什麼這麼白，而且臉色是白裡透著粉紅。

　　我忍不住問：「張太爺！您天天擦雪花膏嗎？」小德張怔了一下。父親趕緊說：「犬子不懂規矩…」小德張說話了：「猴崽子說什麼？什麼雪花膏？」我說：「張太爺！您這麼白，一天要擦多少雪花膏？」小德張笑了，剛喝了一口白開水，也噴了出來。他一邊笑，一邊用手指著我，對父親說：「公台，公台，你這個猴崽子真憨兒，他說咱家整天擦雪花膏。雪花膏是人用的嗎？」

　　我不願意了：「怎麼不是人用的？我媽就擦雪花膏，今天我還擦了呢！」小德張不笑了，轉過頭來問父親：「怎麼，你不給家裡的喝保元湯啊？這可是你們劉家的好東西啊！」父親臉紅了：「唉，總挨批判，心裡不痛快，還喝什麼保元湯啊！」我趕緊問：「張太爺！什麼叫保元湯？」不知道為什麼，小德張臉上露出得意的樣子：「猴崽子，你爹心裡不痛快，不願意說。咱家跟你嘮嘮…。」

　　原來，清朝的御膳房歸太醫院指導配膳。在乾隆年的時候，太醫院太醫劉良玉進獻了一個健身用的肉湯，叫保元湯。劉良玉，字建存，號寬中老人，是劉純的第14代後裔。每份保元湯的配料是一條一斤多的活鯽魚、半斤瘦牛肉、一個大豬蹄、一兩生山楂、十個小紅棗，一共五樣東西。

　　先把活鯽魚洗淨去鱗、去內臟，把半斤瘦牛肉洗淨去肥剁餡，把大豬蹄洗淨去毛，把生山楂和小棗去核。然後把五樣東西加兩升水，用小火熬一天，去掉渣子，留取清湯，再冰鎮一夜。第二天早晨去掉湯上浮油，再加熱，然後分盛三個金絲小碗，早、中、晚各呈上去一碗。皇帝、皇后、嬪妃、貴人、格格等，是一人一份。這種肉湯叫作保元湯，湯色是淡黃色的。長期喝保元湯，可以使皮膚的顏色變得像玉石一樣潔淨。

　　什麼道理呢？鯽魚、牛肉補充了蛋白質。豬蹄的皮膚補充了角蛋白，這個角蛋白能夠保持細胞的分子結合水，從而使皮膚不發生皺紋，沒有

皺紋的臉，自然是潔淨的臉。豬蹄的肌腱補充了硬蛋白，這個硬蛋白能夠防止癌症的發生。生山楂和小棗呢？是酸甜的，既補氣、消食，又有矯味作用。

因此，宮裡的人都愛喝，這就成了御膳房的定規。小德張眞名叫張祥齋，字雲亭，西太后賜名恆泰，宮裡人稱小德張，是天津靜海縣人。1876年出生，12歲自願淨身，15歲進宮當差，16歲被送到宮內南府學戲，22歲被提升當西太后的后宮回事，25歲爲三品頂戴，掌管御膳房。

然而保元湯卻給他惹了麻煩。有一年夏天的早晨，西太后喝了保元湯之後，突然腹疼、腹瀉。當時太監總管是李蓮英。李蓮英立即把小德張叫來，問小德張怎麼做的保元湯，甚至懷疑御膳房有人下毒，並且立即把小德張捆起來，交給敬事房。這可把小德張嚇壞了，只要查出一點兒問題，這就是殺頭的罪。李蓮英殺死個太監，就像踩死個螞蟻一樣。

可是西太后拉稀了，得找太醫啊，於是太醫劉璇璣來了。劉璇璣，字易之，號直沽老人，是劉純的第20代後裔。劉璇璣嚐了嚐保元湯，說味道純正。肉湯沒有問題，可能是太后偶感中寒。西太后想了想，可能是昨天晚上喝了點冰鎮梨汁，造成了中寒，於是吃了劉璇璣進獻的備急散，很快就好了。小德張呢，也沒事了。

於是小德張十分感謝劉璇璣的正直，因爲劉璇璣沒有順著李蓮英的話說。當時，劉璇璣只要順著李蓮英的話，說保元湯有一丁點兒問題，那麼李蓮英就要殺人了。從此，小德張和劉璇璣交了朋友，也一直和劉家保持密切的關係。後來，1909年，小德張升任了清宮太監總管，就處處照顧劉家，並且把劉璇璣的兒子劉連仲，推薦給袁世凱當了少將侍從醫官長。劉連仲，字智樣，是劉純的21代後裔。

1911年，清朝皇帝退位了。1913年，小德張離開了皇宮，於是劉連仲替他在天津買了房子。他在天津也開了幾家店鋪，買了許多田地，娶了四個老婆。他寓居在天津，一直吃劉家送給的養正散，也天天喝保元湯。

聽到這裡，我突然插話：「張太爺，喝保元湯能把人變白嗎？」「猴崽子，咱家還沒說完吶。」小德張喝了一口白開水，問我：「咱家說到哪了？咦，把人變白？保元湯只能把皮膚撐起來，沒有皺紋，沒有老年斑，變得很嫩。變白要喝果汁！」我又插話說：「我最愛喝橘子汽水，怎麼白不了？」「猴崽子！橘子汽水是人喝的嗎？」小德張生氣了。

父親趕緊拉著我，站起來告辭。出了小德張的家門，父親罵我：「你嘴貧不貧，哪來這麼多廢話？」我還問：「人家都說，割掉小雞巴就沒有力氣啦。可是張太爺怎麼說話走路很有勁啊？」父親勃然大怒：「閉嘴，你聽誰胡說八道？什麼割掉雞巴就沒有力氣，讓騾子踢你一腳試試。」我說：「還有許多話沒問呢！」父親惡狠狠地說：「明年再說！」

然而，到了第二年（1957年）的春節，父親沒有帶我去給小德張拜年。後來聽說他自殺了。為什麼自殺呢？因為他的店鋪被公私合營了，他覺得活著窩火，就不吃不喝死了，享年81歲。小德張說話的聲音就像是一個男孩子，這聲音是很好聽的，不像電影裡的太監，說話的聲音是難聽的啞嗓子。

1956年，我見到的小德張是個80歲的老人，印象裡是個很白淨的美男子。小孩子不會看年齡，可是他的外貌真的是年輕。太監是非常辛苦的，要每天24小時隨時聽候差遣；太監是不能有病的，有病就耽誤了主子的使喚，因此，生病之後就要被革職；太監是苦惱的，沒有親生子女，也沒有天倫之樂。

然而一個太監遵循養生道，卻能夠活到81歲。可見生存條件與壽命沒有必然的關聯。許多殘疾人，許多貧窮人，許多生存條件艱難的人，能夠長命百歲，就是因為生活方式很樸素，飲食結構很簡單。

　　可是有些現代人，生存條件比太監好上幾百倍，卻不能長期生存。

　　我認識一個小伙子，他死了。他的一生是短暫的，然而留給後人的教訓是深刻的。就從他出生的第一天開始說吧。

　　剛一出生，就給他吃牛奶。同時給他吃化學藥品維生素、鈣片、化學果汁等。這樣他從小就中毒了。

　　上幼兒園了，他最愛吃麵包、蛋糕、冰棍、雪糕。這樣他就缺乏蛋白質了。

　　上小學了，他就出現多動症，就是大腦輕微失調。這是因為腦子中毒了。於是請家教老師補課，可是記不住事，老師也為難。上中學也吃力，考大學也是託人情，走了後門。勉強大學畢業了，他找了一份好工作，因為他爸爸有權勢。可是他總是有病，於是到醫院找大夫開好藥，每天吃許多化學藥物。他又中毒了。

　　雖然他不愛鍛煉身體，腦子也不好，但是他很英俊，又能胡說八道，於是找了一個姑娘結了婚。買了一套房子，使用大量的化學物質裝修。屋裡布置得很豪華，但是氣味很怪。一年四季門窗緊閉使用空調，這叫現代化生活。小倆口住在裡面，幾乎每天都做愛，於是都中了毒。

　　小倆口都不愛做飯，到街上買著吃，什麼摻著化學藥品的食品和飲料都吃，過著白領的幸福生活，可是身體慢慢中毒了。由於總是有病，腦子又不好使，他得不到提升，心裡不高興，就養成喝酒的毛病，於是肝臟就損壞了。

　　因為小倆口的身體都有毒，於是生了一個白胖的兒子體內有癌基因，剛剛五歲就得了急性白血病，自費花了三十幾萬元還是死了。他們家的存款就不多了。兒子剛死幾天，他的肝區疼痛，到醫院一檢查是巨型肝癌，腫塊直徑4x5厘米。

　　他嚇壞了，趕緊給大夫送禮，請大夫想辦法。經過最有名的醫生會診，決定由一個留學博士主刀切除。他又給博士送禮，請博士刀下留人。術後半年，他發生了肺轉移。博士不管了，交給內科。化療控制不了，又交給放射科；於是放療後，出現了放射性肺炎，於是又自費吃各種各樣的昂貴的高科技抗癌中藥。

　　他親媽媽早就死了。他親爸爸是糖尿病，長期吃降糖西藥。聽說兒子要死了，他爸爸一著急，得了急性心肌梗塞就死了。後媽媽自己有孩子，而且還要找一個丈夫，於是人家不給他治病的錢了。他雖然有醫療保險，但是自費部分要自己掏腰包。於是他出院回家等死了。

　　他終於死了。花了多少錢？ 23萬元，自費8萬元。終於家破人亡，人財兩空了。可是他想不到，他最疼愛的老婆改嫁了，就在兩人做愛的房子裡。她也得了癌症，是乳腺癌；但是她不找西醫了，用的是三分治、七分養。人家活得很好。男方帶來一個孩子，她這個後媽很合格。不過，在閒暇的時候，她暗地裡掉眼淚，因為她想念第一個丈夫，也想念他們的兒子，想念一家三口的快樂日子。

　　但是，她也埋怨第一個丈夫，因為兒子得了癌症，人家勸說不要治，再生一個孩子就行了，可是第一個丈夫像瘋了一樣，抱著孩子到處治，結果人財兩空。後來第一個丈夫得了癌症，她勸說不要找西醫，因為大家都知道，西醫能治好幾個？可是第一個丈夫說人家都這麼治，而且大夫是留學博士。後來快死了，才想起吃中藥，可是，又不相信老中醫，說那是老

掉牙的東西，要吃就吃高科技。她跟著第一個丈夫擔驚受怕半輩子。

現在這個後媽好當嗎？這個後老伴真的疼愛她嗎？她在這個新家裡很愉快嗎？她心裡的苦處，只能跟心裡的丈夫說。一切都怨第一個丈夫家裡人糊塗！如果生活方式樸素一些，如果飲食結構簡單一些，可能不會這麼多人得病。那麼現在還是一個完整的家，大家還有錢花………

我這是編故事逗你玩嗎？不！這是一個中國人30歲的一生。你想家破人亡嗎？你想人財兩空嗎？你想老婆改嫁嗎？請君照此辦理！有些人知道，個人的健康對於自己和家庭以及公司是重要的。但是，有些人不知道，個人的健康對於國家也是重要的。

比如，清朝的乾隆皇帝，生於1711年，卒於1799年，享年88歲。他早年曾經休養生息、施政寬和、國庫充實。但是他在晚年之後，就好大喜功、鋪張浪費，國家財力日漸虧空。他死了以後，他兒子嘉慶皇帝查賬，發現國庫已經是空蕩蕩了。

原因是多方面的，其中一條，就是從乾隆五十三年起，即1788年的77歲開始，乾隆就出現了說話顛三倒四的毛病，手也是不停地哆嗦，這是動脈硬化性大腦癡呆症。然而誰也不敢說他有病。就是這個大腦癡呆症病人，一會兒封台灣總兵柴大紀為公爵，過一會兒又把公爵柴大紀砍頭。你說讓一個大腦癡呆症病人管理國家，那國家能好嗎？

又如，莫理斯·甘默林是法國著名的戰略專家，1935年就成為法國軍隊的領導人。但是，在第二次世界大戰的1940年5月10日，德國法西斯大舉入侵法國的時候，甘默林卻不聽別人勸阻，錯誤地把法國軍隊送進了虎口，導致法軍大敗，把英國首相丘吉爾氣得莫名其妙。為什麼甘默林犯了一個幼稚的錯誤呢？

　　戰後分析他的住院病歷才發現，甘默林從1930年就感染了梅毒，從1937年就出現了梅毒導致的麻痺性癡呆！也就是說，一個麻痺性癡呆病人，指揮全國的軍隊去打仗。這是一個多麼可笑而又可悲的事情。當然這個甘默林，於1958年死於麻痺性癡呆。

（二）亞健康（中醫古稱交病）

　　病人男性，1944年出生，清華大學教授。從1992年開始，感覺疲乏、煩躁，而且食不甘味，便秘上火，小病不斷等，經常去校醫院看病。但是，每年例行體格檢查，卻沒有發現疾病。血壓不高，血糖不高，血脂不高，血液不黏稠；胸透未見異常，腹部B超未見異常。可是就是覺得自己活得很累。

　　醫生說他是亞健康，讓他吃點兒保健品。他吃了一陣子，感覺作用不大。後來，看見大家早晨都練習氣功，自己也跟著練。練了一段時間，也覺得進展不大。怎樣才能使自己的身體強壯起來呢？1995年，他上網查詢這個問題，恰巧看到我的網站，看到我介紹的養生之道。於是約個時間，在1995年12月5日上午找我聊天來了。

（1）教授問：「大夫。您說亞健康是現代病嗎？」

　　我說：「錯了，亞健康是個古老話題。劉純在《形神兆病》裡說：未病已病之交，謂之交病。皆胃氣不足而生。其險有二，一者飲食不化，營血虧虛。一者百病將至，渾然不知。也就是說，人不知道餓，是最危險的，一方面吃東西不吸收，人就慢慢衰弱了；另一方面，要大病臨頭了，自己卻不知道。

　　一個人慢慢衰弱的表現就是疲乏、煩躁，食不甘味，便秘上火，小病不斷等，這就是胃氣不足。這種狀態，中醫叫交病，俗話說：這是一個坎，很多人的健康狀況就要出問題了。可是很多人不知道這個問題，生活到一

定年齡，就要出現交病。如果還是我行我素，就要自討苦吃了。因此飢餓感，就是自己最可靠的偵察兵。據此，自己可以把疾病消滅萌芽之中。

亞健康的危害，暫時只是一個勞動效率問題。因為腦子不好，可能功課吃力，可能工作吃力；因為體力不好，可能幹活吃力，可能走路吃力。因此，有些小孩子考不上理想學校，有些知識分子不出成績，有些職工失業，可能與亞健康不無關係。但是亞健康經過一段時間，又會出現各種各樣的疾病，這是最令人惱火的事情。

可見西醫說的亞健康，就是中醫說的交病，並不是現代病。但是西醫不知道原因，而中醫知道是胃氣問題。西醫認為只是一種主觀感覺，而中醫知道有客觀指徵。有些西醫不會治療亞健康，讓你吃保健藥；有些中醫不會治療交病，讓你練氣功。都是無的放矢。正確的方法是學習使用養生之道。」

（2）教授問：「大夫。您說氣功作用不大嗎？」

我說：「是的，氣功是道教內丹派的修行功課，而不是鍛煉身體的方法。道士練氣功，不能避免疾病；那麼俗家練氣功，就能治病嗎？道教內丹派練習氣功，是希望把自己變成神仙，而不是強身健體。但是，許多外行大肆宣稱氣功的玄妙。

然而新中國成立之後，尤其是20世紀80年代，不知為什麼，氣功突然十分盛行。許多病人一邊練著氣功，一邊咽了氣。這就叫現代迷信。你想，一些道士練了一輩子氣功，照樣得了癌症等慢性病，你怎麼可能練幾年氣功就成仙了呢？也就是說，一個大學畢業生，研究幾十年學問都未必出成果，一個文盲怎麼幾年功夫就變成了專家呢？

然而俗家要練氣功。那麼俗家應當知道，你已經破了身子，因此不是

金童玉女；你要掙錢養家，因此，不可能跳出紅塵。這樣，你不可能練到道士那樣爐火純青的境界。如此一來，俗家應當怎麼練呢？其實，只要掌握調息、調身、調神這三調就可以了；也不必追求大周天、小周天，開天門等幻覺。

第一是調息，就是要使呼吸緩慢而均勻，比如：一吸一呼，兩吸一呼。
第二是調身，就是閉目保持一定姿勢不要動，比如：平臥、打坐。
第三是調神，就是注意身體的一定的位置，比如：丹田、病灶、痛點。

這就是最簡單、安全、有效的軟氣功，其原理是讓大腦休息。因為大腦是24小時不休息的，即便睡眠也是做夢。通過自己全神貫注地注意呼吸、注意體位、注意身體某部位，而讓大腦休息了。這就排除了一切雜念，消除了塞裡應激反應，造成的精神和軀體的緊張，使全身心處於輕鬆的人靜狀態。有些人安靜了，有些人處於朦朧狀態，有些人會入睡，這都是有效的。每天的午睡和夜寐前，做兩次即可。」

（3）教授問：「大夫，您說道家的陰陽五行，到底是不是中醫的基本思想？」

我說：「不是。首先談陰陽問題。這是一個思想方法問題。頭腦簡單的人，用一分為一看待事物，他們經常說的口頭語是完全、絕對、都是、大家都這麼做⋯⋯。然而，如此看待事物是片面的。道家看待事物強調的是一分為二。佛家用一分為三看待事物，認為一個人的品德有善的一面，也有惡的一面，還有無善惡的一面。而中醫看待事物是一分為四。也就是說，人類看待事物有四種方法：一分為一，一分為二，一分為三，一分為四。

但是，四者大不相同。

小孩子使用一分為一的觀點看待問題。他們認為男、女都是人。

道家使用一分為二的觀點看待問題。他們只能認識到人類有男、女的

區別。

佛家使用一分爲三的觀點看待問題。他們認識到人類有男、女的區別，以及沒有性別的人。

中醫用一分爲四的觀點看待問題。他們認識到人類有男、女的區別，以及沒有性別的人，還有兩性人。這是比較全面的思想方法。

劉純在《誤治餘論》裡說：陰陽之分不盡意矣。人非男女之別，萬物具備四性也。人者，有男有女，有天室，亦有兩性人。也就是說，使用一分爲四的觀點就可以發現，人的性別分爲四種：

男性人，具備男性生殖器。

女性人，具備女性生殖器。

無性人，沒有生殖器。

兩性人，具有男女兩種生殖器。

一分爲四的思想方法，有什麼實用價值呢？

也就是說，矛盾問題應當考慮四個方面：第一，是矛。第二，是盾。第三，既是矛又是盾。第四，既不是矛，又不是盾。尤其是搞科研的高級知識分子，要掌握這種廣闊的思路，不然的話，可能不容易出成果。例如物質問題，是否應當考慮有物質，也有反物質，既是物質、又是反物質，既不是物質、又不是反物質。我說的對不對，請你多包涵。

比如，關於朋友和敵人的劃分。如果按照一分爲二的觀點，那麼不是敵人，就是朋友。這種觀點是十分錯誤的。因爲沒有永恆的敵人，也沒有永恆的朋友。夫妻兩個都要磕磕碰碰的，別說是朋友了。按照一分爲二的觀點，劃分敵人太多了，就要打擊一大片；劃分朋友太多了，就難免看走了眼，也容易吃虧上當。

　　但是，按照中醫的一分爲四的觀點，那麼敵人是很少的。朋友也是很少的。可是，既是敵人、又是朋友，這是比較多的。利害相同的時候就是朋友，吃點兒虧就是敵人。但是，不是敵人、也不是朋友，這是最多的。什麼意思？人家根本不知道你是誰，所以既不把你當作敵人，也不和你交朋友。

　　如果這樣劃分朋友和敵人，自己就不會看走了眼，也不會吃虧上當，更不會因爲絕交朋友而氣惱，也不會因爲增添敵人而恐懼。因爲是敵人、又是朋友的情況，本來就是比較多的；一會兒是敵人，一會兒又是朋友，是十分正常的。那麼哪種思想方法比較全面呢？當然是一分爲四。

　　其次，再談一談五行問題。五行就是五運六氣。這個問題是中醫經典書籍《素問》提出來的，原意是自然界氣候的變化，對於人類的健康有一定的影響。可是兩千多年來，許多醫生在道家的誘導之下，鑽了牛角尖，把這個問題搞得很複雜。

　　什麼每天當中，因爲子午時辰的不同，病人的症狀是不同的，那麼用藥也要不同；什麼每年當中，因爲月份運氣的不同，病人的症狀是不同的，那麼用藥也要不同；什麼一輩子當中，因爲流年利益的不同，病人的症狀是不同的，那麼用藥也要不同。搞得神秘色彩很濃。

　　劉純認爲，發燒的病人往往在下午16時，體溫最高；而凌晨4時的體溫最低。人在氣候劇烈變化的立春、夏至、立秋、冬至等四個節氣要特別注意。立春、夏至的時候容易發生熱性病；而危重病人容易在立秋、冬至的前後死亡。年輕人的胃氣容易升提，而老年人升提胃氣很慢。尤其冬至是可怕的日子，許多人說：「冬至收老頭。因此冬至前後，老年人一定要注意自己的胃氣。」

（4）教授問：「大夫，您說爲什麼現在氣功十分流行呢？」

我說：「是的，有三種人出於不同的隱衷去做氣功。

第一種人是知識分子，尤其是高級知識分子。因爲他們敏銳地發現，騙人的醫療方法太多了，可是，自己又不懂醫學。怎麼辦呢？只好練一練氣功。這是沒有辦法的辦法，也是明哲保身的辦法，但是不失爲明智之舉。

第二種人是工人、農民，尤其是一些低收入的人。他們越來越不能承受昂貴的醫療費用，而自己又不知道如何保健，因此，他們非常害怕有病。但是，因爲文化素質很低，又成爲受欺騙的目標。大師說，如果他摸一下瞎子，那麼瞎子就會復明，於是聽衆一片掌聲。大師說，如果他摸一下瘸子，那麼瘸子就會站直，於是聽衆一片掌聲。大師說，如果他摸一下矮子，那麼矮子就會長高，於是聽衆一片掌聲……

一些低收入的人十分節省，然而要花20元錢，買門票聽大師胡說八道，卻毫不吝惜。一些低收入的人十分節省，然而要花50元錢，買一包帶著大師功法的茶葉，卻毫不吝惜。一些低收入的人十分節省，然而，要花100元錢，買一本大師的書籍，卻毫不吝惜。

第三種人是投機取巧的人。他們看到了知識分子的苦惱，也看到了一些低收入工人、農民的恐懼，於是，就抓住這個發財的機會，胡編亂造了一些自己都記不住的理論，去大肆宣傳氣功的玄妙。請注意，這些人沒有一個是道士，而且，沒有一個大師是免費教授氣功。明眼人一看，應當知道這是商業行爲。因此，大師是用糕點盒子賣破磚頭的人，是很狡詐的人。他利用人們的心理，反其道而行之，想出一個缺德招。但是，他振臂一呼，居然有幾千萬人跟著他跑，這說明很多人是愚蠢的。」

（5）教授問：「大夫，您說到底什麼才是強身健體的好辦法？」

我說：「是的，劉純的養生之道，歷來是明朝、清朝、民國時期儒士

的保健方法。新中國成立之後，因爲前蘇聯專家的干預，養生之道被批判是活命哲學。中國的高級知識分子很少，這是中國的寶貝。然而，高級知識分子的健康狀態令人擔憂，大多數高級知識分子所承擔的課題十分繁重。

但是，他們的胃氣很不好，營養是不良的，肌肉是鬆軟的，是處於亞健康狀態。因此，養生之道才是強身、健體的好辦法。據說，我國有60%的高級知識分子處於亞健康狀態。因此，升提他們的胃氣，給予他們食療，是有關部門保護高級知識分子的可操作措施。」

（6）教授問：「大夫，您說什麼是生活方式要樸素，飲食結構要簡單？」

我說：「是的，高級知識分子要保持清高的生活姿態，要與衆不同；不要流於俗氣，不要充滿銅臭氣，不要怕人笑話。拿我們家來說吧，要一切從簡。居室裝修很簡單，家具也很簡單，一年四季不關窗戶。無論誰出門都是盡量步行。不穿化纖衣服，不用化纖棉被。不使用手機，不使用微波爐，盡量少看電視。炊具不用不銹鋼；而是用鐵的、玻璃的、鋁的。不買葉類蔬菜，不買怪模怪樣蔬菜，不買溫室蔬菜；水果削皮之後，壓榨喝汁。

買排骨、買牛肉、買牛蹄筋、買肉皮，盡量煮湯喝；不吃海產品。吃玉米麵、蕎麥麵；多吃豆類。不吃大米、白麵，不喝酒，不喝茶，不喝各種各樣的飲料，一年四季喝涼開水；不吃小食品。做飯不用佐料，而是用肉湯調味。但是，至今有人嘲笑我們家，不吃米麵是不吃人飯；熬魚湯、肉湯，是糟蹋好東西；喝水果汁是極大的浪費。不過，這樣過日子很省錢，也不鬧病。這是劉家的傳統，只是對於市場繁榮沒有貢獻。」

（7）教授問：「大夫，國外接受三分治、七分養的人多嗎？」

我說：「是的，從1947年，美國駐華大使司徒雷登先生在《華盛頓郵報》

宣傳劉家以後，許多美國的高級知識分子十分讚賞這種保護自己，消滅敵人的辦法。在他們的呼籲下，美國衛生界的同行開始注意這個方法。在美國同行的呼籲下，20世紀80年代，聯合國開始呼籲研究使用中醫。」

（8）教授問：「大夫。目前國內接受三分治、七分養的人多嗎？」

我說：「不多。新中國成立之後，由於一切學習前蘇聯，因此，養生之道不再時興。20世紀50年代，許多人學習養生之道，被斥責喪失了革命鬥志，被斥責生活方式腐化，被斥責是活命哲學。那時候報紙、電台、板報就是宣傳打倒活命哲學。歲數大的老人可能還記得這些事。

1994年，我在太醫網宣傳之後，首先反應的是北京高校的一些知識分子，尤其是一些老教授，他們似乎聽說過這種保健方法，於是詢問與當年被批判的活命哲學，與美國的生飢療法，與台灣的生飢飲食療法有什麼關係？我告訴他們，民國時期的三分治、七分養，在新中國成立初期叫活命哲學，在美國叫生飢療法，在我國台灣叫生飢飲食療法。於是就對上了。目前，北京高校的一些知識分子，十分熱心使用這種保健方法。

在中國推廣三分治、七分養，有四個困難：
第一、是生活水平不允許。我國大約有50%的人，每天生活費不足一美元，你說怎麼讓他天天喝肉湯，喝果汁？

第二、是我國的藥材質量成問題。
現在中國的自然環境嚴重破壞，自然生長的地道藥材已經不多了。許多所謂的自然藥物，都是人工種植的。而且濫用化肥農藥，藥商又給藥材噴水，把腐敗的藥材用硫磺燻過，再賣給顧客。

第三、是有些醫院片面追求經濟效益，是不希望沒有病人的，因此，不搞預防為主，反對養生之道。

　　醫院是公益事業，不能追求經濟效益，這是國際慣例。但是，有些醫院不僅追求經濟效益，而且一些防治方法也違背了國際慣例。醫院不管急性傳染病的預防，也不管癌症等慢性病的普查，而且，有些治療方法，造成了病人的嚴重的醫源性疾病。

第四、是文化素質不同。

　　有些人文化素質很低，因此，不會用腦，只會用耳朵指導自己的行動。例如，病人使用放療、化療以後，腫塊消失了。可是誰也不想一想，腫塊沒有被吸收，那麼腫塊到哪裡去了。難道物質不滅的定律，不適用於癌症？不是！因爲腫塊與好組織都壞死了，因此，只是CT看不見了，並不是眞的沒有了。因此，病人高興個幾個月就死了。

　　許多人讀了我的網站，半信半疑。認爲如此難治的疾病，使用如此簡單的三分治、七分養，眞的能夠治好嗎？我說不行！你還是找西醫吧。因爲許多人沒有獨立思考能力，你怎樣解釋也是不聽，何必浪費彼此的時間。

　　食物、自然藥物、化學藥物，三者都有藥理性能，然而，三者對於人體的作用卻截然不同。比如，食物—羊肉、自然藥物—枸杞子，兩者都有提高性慾的功能。但是，羊肉的作用溫柔，可以大量吃。而枸杞子的作用強烈，如果身體內部有隱蔽的感染病灶，那麼吃了枸杞，就會激惹病灶而出現紅、腫、熱、疼的急性炎症。因此，中醫說：離家千里不食枸杞。

　　又如，食物—咖啡、化學藥物—咖啡因，兩者都有興奮精神的功能。但是咖啡的作用溫柔，可以大量吃。咖啡因的作用強烈，如果大腦內部有隱蔽的癲癇病灶，那麼吃了咖啡因，就會激惹病灶而出現昏迷抽搐。而且，咖啡因還有產生幻覺的毒性，因此，被世界衛生組織列爲毒品。

再如，食物—茶葉、自然藥物—澤瀉、化學藥物—雙氫克尿塞，三者都有利尿的功能。但是茶葉的作用溫柔，可以大量吃。而澤瀉是緩釋型藥物，即便停止使用，其利尿作用也要持續72小時。雙氫克尿塞是速效型藥物，進入人體以後，迅速影響新陳代謝的某個環節，破壞了代謝的平衡，反而造成了肝、腎的中毒。

　　因此，能用茶葉的，不用澤瀉；能用澤瀉的，不用雙氫克塞。還有，一些食物的藥理性能，是不能利用藥物代替的。西紅柿含有大量的維生素C，是無毒的，是可以大量使用的，是安全的。而化學藥物維生素C，是有毒的，是不能大量使用的，是危險的。謝天謝地，按照國際慣例，沒有把西紅柿列為自然藥物。如果宣布西紅柿是藥物，那麼西紅柿的價格就是天價。

　　另外，有些食物的藥理性能，是任何藥物不具備的。

　　喝涼開水能夠安眠，牛蹄筋控制癌的發展，肉皮凍降低血黏度。這些食物的藥理性能，能夠用什麼藥物代替呢？沒有！謝天謝地，按照國際慣例，沒有把水、牛蹄筋、肉皮凍列為自然藥物。如果宣布水、牛蹄筋、肉皮凍是藥物，那麼這些東西的價格就是天價。

　　此外，在強調利用食物的藥理性能時，應當提醒公眾注意，有些所謂的保健食品是有害的。吹噓黃豆粉是高蛋白是不對的，因為黃豆粉不容易消化吸收，反而讓人腹脹難受，癌病人會誤以為發生了腹腔轉移，不如喝豆漿。吹噓營養全面的高維生素食品是不對的，因為維生素E促進癌的轉移，不如吃水果。吹噓嬰兒必備的營養食品是不對的，因為這些食品，含有大量的澱粉和醣類，不如吃人奶。當然，這些有害的食品，都通過了國家批准，然而不過是一些垃圾。因此，還是要吃天然的食物。

　　許多小傷、小病，通過食療是可以痊癒的。比如，感冒。買菊花50克

熬水喝，同時在粥或者麵湯裡加入胡椒粉，就會不發燒，也不鼻塞了。

又如，腹瀉。用茶葉20克，生薑兩片，共同熬水。肚子不疼了，也不拉稀了。

再如，睡眠不好，每天早晨空腹喝一升涼開水；還有，嗓子疼，買金銀花50克，草決明50克，沙參50克煮水喝，看你嗓子疼不疼。

另外，腳癬很癢。用熱水洗乾淨，在患處擦點白醋，看你癢不癢。

此外，貧血以及白細胞減少。買生豬肝或者羊肝，自己煮熟了，用粉碎機攪成糊狀，拌在飯裡吃。

如果，習慣性便秘。每天用草決明沏水喝。或者，老年人和小孩子消化不好。燉肉的時候，加入鮮山楂和白糖。

以及，缺維生素。用榨汁機做西紅柿汁、蘋果汁、梨汁、橘子汁。倘若缺鈣。用雞蛋皮和鮮山楂同煮，喝湯。比吃各種各樣的鈣片好多了。

關於喝水的問題，有人不以為然，誰不會喝水呢？可是有人確實不會喝水！首先是每天應當喝多少水？一個成年人每天至少要喝1.5升水，才能滿足新陳代謝的最低需求量。低於這個水量，就要生病！其次是應當喝什麼水？要喝涼開水！不要喝茶水、化學飲料、礦泉水。

另外，應當在什麼時候喝水？要在早晨喝涼開水！一方面沖洗胃腸道，另一方面刺激胃腸道蠕動，再一個是把新陳代謝的毒素，通過尿液排出。有些人睡眠不好，實際上是輕微的自體中毒，因此，每天早晨空腹喝一升涼開水，就能糾正。有些人經常出差，到了一個新地方就要水土不服，拉肚子，養成每天早晨空腹喝一升涼開水的習慣，就可以避免。有些人飯量很小，多吃一點就難受，養成每天早晨空腹喝一升涼開水的習慣，就可以飯量大增。

這就叫生活很講究。至於不舒服就吃藥那才是傻瓜。我父親經常給一

些民主人士、知識分子、唱戲的、演電影的看病。1984年，有一個老先生到北京開會來，找父親看病。什麼病呢？就是心煩，聽見老婆說話煩，看見小孫子也煩。兩年來，反覆檢查，也沒有病，吃了很多中、西藥也不管用。父親笑了，說他不會保養。

老先生不服氣，說他很注意保養。父親說：「你看你的牙上都是茶鹼，這叫會保養？這是茶毒所傷！」茶有毒？是的，菸、酒、糖、茶、辣椒都不是好東西。煙傷肺，酒傷肝，糖傷脾，茶傷陰，辣椒使血熱。這位老先生嗜茶如命，卻不知茶水利尿傷陰。心陰不足，豈能不心煩。不要再喝茶了，每天改用沙參熬水喝，同時口含麥冬生津。果然老先生不煩了。

有些習以為常的事情，應當明辨是非。例如，中醫強調飯後漱口，而西醫強調早晚刷牙。現在人們都遵守西醫的要求。其實西醫強調早晚刷牙是不對的。應當是飯後刷牙，因為飯後的牙齒最髒。

許多疾病都是古老的，那時候沒有西藥，怎麼辦呢？例如：20世紀初期，世界上沒有降血壓、降血糖的西藥，可是一些顯要人物有這種病，那麼侍從醫官就讓他們喝人奶或者牛奶，多吃瘦肉和蔬菜水果，少吃澱粉和肥肉，不許喝茶、喝酒。如此的食療，保障了這些顯要人物的生存質量和自然壽命。可是後來，西醫有了降血壓、降血糖的西藥，有些顯要人物反而倒了霉，不是鋸胳膊，就是鋸腿，要不就是死了。

我當過保健醫，一些首長沒有死在戰場，而是死於和平時期的西藥中毒。有些首長很固執，不讓他吃西藥，他說這是國家批准的，是聽你的，還是聽國家的。例如，我說西藥維生素C是有毒的，要多吃西紅柿。他偏不聽，每天要吃100片，結果死於尿毒症。這樣的例子很多。

有些小傷、小病，還可以通過體療得到痊癒。比如，腿疼。每天做仰

臥起坐，慢慢就會不疼。

又如，腦力勞動很累。工作一段時間，做一個倒立。

再如，心情鬱悶。拿一篇文章，使足了嗓門，大聲喊叫閱讀。

還有，腿腳不靈活。後退走路，後退蹦跳。另外，內臟下垂。每天做一次爬行。

此外，心情緊張，感情不能自我控制。光腳跑步。

如果，自己做錯了事，十分後悔。自己對著鏡子罵自己。

或者，小孩子功課不好。家長要引導做負重鍛煉身體。

以及，防止腦血栓。起床時，要保持一陣兒半臥姿勢。

倘若，防止夜間猝死。臨睡用熱水燙腳，但是，不要燙澡。

慢性前列腺炎。每天做一次熱水坐浴。

特別要強調的是硬蛋白，它和維生素，和微量元素一樣，都是人體必需的原料，但是自己不能製造，只能從外界攝取。而自然界的硬蛋白是稀少的，如果不是有意識地尋覓，就會出現缺乏硬蛋白的疾病。因此，有些疾病，如果不去補充硬蛋白，就會永遠好不了。

然而，許多人不知道這個問題。比如，運動員經常發生韌帶損傷，甚至影響了個人前程。如果經常喝牛蹄筋的湯，就可以避免。

又如，一個人經常發生感冒，十分苦惱。如果經常喝牛蹄筋的湯，就可以預防。因為鼻粘膜變得堅韌，不容易被侵犯。

再如，慢性口腔潰瘍，吃很多藥物無效。如果經常喝牛蹄筋的湯，就可以不治自癒。

還有，胃和十二指腸潰瘍，久治不癒。如果經常喝牛蹄筋的湯，再用一點承利散，就可以痊癒。另外，肝炎、肝硬化，久治不癒。如果經常喝牛蹄筋的湯，再用一點變疰散，就可以阻止病變的進展。此外，慢性子宮

頸炎、盆腔炎，久治不癒。如果經常喝牛蹄筋的湯，再用一點變疰散，就可以治癒。

如果，慢性結腸炎，十分討厭。如果經常喝牛蹄筋的湯，再用一點兒承利散，就可以治癒。

或者，手術以後，切口久不癒合。如果喝牛蹄筋的湯，就可以迅速癒合。

以及，大面積燒傷，皮膚生長速度太慢。如果喝牛蹄筋的湯，就可以迅速生皮。

倘若，痔瘡經久不癒，如果喝牛蹄筋的湯，就可以慢慢痊癒。

至於有什麼副作用，還沒有聽說。只是胃氣不好的人，喝了不容易吸收，要拉肚子。因此胃氣不好，一定要配合開胃湯使用。

還有一種食物也是十分重要，這就是豬肉皮，或者牛肉皮。肉皮的角蛋白有很強的擴張血容量的藥理作用。也就是中醫說的滋陰作用。

比如，糖尿病人，吃肉皮凍，就可以制止口渴、尿多。又如，血黏稠度高的病人，吃肉皮凍，就可以稀釋血液。

再如，炎熱的夏天，吃肉皮凍，就可以防止中暑。

還有，聲音嘶啞的人，吃肉皮凍，就可以改變音質。

另外，癲狂病人，吃肉皮凍，就可以安靜一些。

此外，盜汗的人，吃肉皮凍，就可以減少出汗。

如果，慢性氣管炎的病人，吃肉皮凍，就可以促進痰的稀釋。

或者，小兒遺尿，吃肉皮凍，就可以減少夜尿次數。

以及，陽痿的人，吃肉皮凍，就可以增加勃起的力量。

倘若，愛美的女子，吃肉皮凍，就可以使面細膩。

為什麼肉皮有這麼多功能呢？因為肉皮含角蛋白，能夠保留水分，是滋陰藥。那麼用阿膠行不行？不行！因為儘管阿膠也是肉皮，是驢皮，但是，加入了許多藥材，反而縮小了阿膠的適用症，這叫畫蛇添足。可是驢皮不加藥材，怎麼賣大錢呢？但是感冒、發熱、水腫的病人，不能吃肉皮。

中醫十分重視冷療與熱療問題。劉純在《誤治餘論》裡說：「冷者止熱疼，熱者去血凝。然則混淆者眾矣。」冷敷材料有多種，其中最實用的是一種小食品，叫塑料棒冰，就是像大香腸那種棒冰。使用的時候要用布包起來，放在患處。

其適用範圍如下：

1）癌症的局部疼痛。

2）急性炎症的局部疼痛。

3）跌打損傷初期的局部疼痛。

4）腦水腫的頭部降溫，延緩腦水腫的形成。

5）發熱小兒的頭部降溫，防止驚風。

6）搶救休克病人的頭部降溫，防止腦水腫。

7）手術後切口的局部止痛。

8）痔瘡、肛裂的局部止痛。

9）毒蟲叮咬的局部止痛。

10）冷敷肚臍部能夠拉稀，治療便秘。

但是，有幾個問題要注意：口服冷水，用於上消化道出血是無效的。肛門灌注冷水，用於全身降溫極其危險的。皮膚燙傷，用冷水浸泡是要發泡的，應當塗抹植物油。內臟冰凍療法，要造成臟器壞死。熱敷材料有多種，其中最實用的是灌入熱水的橡膠袋。使用的時候要用布包起來，放在患處。

其適用範圍如下：

1）局部熱敷，幫助跌打損傷恢復期的功能鍛煉。

2）上腹部熱敷，治療胃腸痙攣疼痛。

3）小腹部熱敷，治療月經的小腹疼。

4）老年人在寒冷季節睡眠的時候，足蹬熱水袋防止猝死。

5）肛門熱敷，治療小兒脫肛。

6）臍部熱敷止瀉。

7）靜脈輸液的時候，輸液管熱敷，防止輸液的冷刺激反應。

8）局部熱敷，促進外傷創面不癒合。

9）局部熱敷，緩解頸腰椎綜合徵。

10）局部熱敷，緩解三叉神經疼。

但是有幾個問題要注意：凍傷不能熱敷，要用他人體溫解凍。癌症及急性炎症，不能熱敷，包括不能睡熱炕，不能睡電熱褥子。可見，食療、體療是十分重要的，還有很多方法，不能一一介紹。

可是，為什麼人們有病，完全依賴藥物呢？甚至是有害的化學藥物呢？因為，醫生要賣藥掙錢！而有些病人迷信藥品的宣傳廣告。當初劉純讓癌病人喝牛蹄筋湯，不是為了掙錢而胡說八道；讓糖尿病人吃肉皮凍，不是為了掙錢而胡說八道。因為，劉純不是賣牛蹄筋的，也不是賣肉皮的，而且，任何時代的病人吃牛蹄筋、肉皮，也不會給他的子孫交一分錢。

1974年，我在《紐約時報》宣傳三分治、七分養之後，紐約、東京、香港等地的很多公眾開始大量吃牛蹄筋和肉皮。

1984年，我在《北京電視台》宣傳三分治、七分養之後，很多北京人也吃牛蹄筋和肉皮，因此北京的牛蹄筋和肉皮供不應求。

1994年，我在網站宣傳以後，許多地方的牛蹄筋和肉皮，價格不斷上漲。目前，國內、外喝牛蹄筋湯的人越來越多了，眞正的癌病人反而很難吃上，都是瞎起鬨，弄得我也不好買了。我也常年吃，因爲，我也不想得癌症。」

（9）教授問：「大夫。您說老年人學習養生之道是不是有點晚了？」

我說：「是的，養生之道應當從小做起。但是，錯過了機會，怎麼辦呢？破罐子破摔，也不是辦法。因此，還是要盡量彌補。通過認眞學習養生操作，是能迅速糾正亞健康狀態的。」

（10）教授問：「大夫。您說老年人應當注意哪些問題？」

我說：「是的，人到七十歲，一定要吃肉湯做的半流食。要喝保元湯，才能去掉臉上的皺紋。又次是腿部鍛煉，人老在腿上，死在嘴上。要每天做腿的負重鍛煉。或者每天堅持跳繩。腿部肌肉發達了，走路很輕鬆，看上去就很年輕。再次，是自娛其樂，要找一些自己喜歡的事情去做，不要追逐名利。」

這個教授很滿意地走了。是的，知識分子是一個國家的文明象徵。沒有知識的國家是原始部落；沒有知識的家庭，是貧窮落後；沒有知識的人是糊塗蟲。但是，許多知識分子是醫盲，這是非常可惜的。過去科舉考試，要考一些基本醫學知識，主要是爲了養老事親。

現在，知識分子要學習三分治、七分養，主要是爲了告別醫盲，要保護自己，消滅敵人。因此，沒病的時候要保健，萬一有病了，不要胡折騰。一些年輕的知識分子得了癌症，十分悲觀，問我還能活幾年，還能不能從事繁忙的科學研究。我說：「怕死就別活著。」

人活著就要奮鬥不息。我27歲的時候，因爲巡迴醫療摔傷，切除了

右側半個腎臟，還落下脊髓蛛網膜沾黏的後遺症。許多西醫說我這輩子完了。可是我至今活得挺好。許多老同學見了我，說你這個老傢伙越活越壯實了。這就是三分治、七分養的功勞。

知識分子退休了，這只是國家體制的規定，而不是你能力的終止。你正好有閒功夫，去思考一些比較深刻的問題，有什麼不好？因此，知識分子要活到老，學到老，幹到老，永不歇心。因此，不能以年齡去評估一個人的價值。

（三）慢性萎縮性胃炎（中醫古稱進食疼）

病人男性，1942年出生，北京鼓風機廠職員。1966年大學畢業，被分配到北京通州區梨園鄉，接受貧下中農再教育。逐漸感覺飯後胃疼。曾經就診於通州區一家醫院，給予維生素U、胃舒平等西藥。1968年被分配到北京鼓風機廠，依然飯後胃疼，在廠醫務室要些酵母片、胃蛋白酶、稀鹽酸等西藥。

1983年，出現胃脹隱疼，噯氣燒心，食慾不振。在北京一家醫院胃鏡檢查：食管賁門下端3點處，可見片狀糜爛；胃底穹窿部有點片狀出血；胃體粘膜潮紅；胃竇部有粘膜下血管顯露，粘膜粗糙而紅白相間；幽門形狀變形。幽門部取活組織檢查。報告是：慢性萎縮性胃炎併發腸上皮化生。給予樂得胃等西藥。

1992年，改在一家中醫院吃中藥，依然感覺飯後胃部隱疼。這時，他的女婿正在研究開發活性鈣，就向他介紹活性鈣的奇特功能，並且，鼓動岳父、岳母試用。自己的女婿說話能夠不信嗎？於是他—萎縮性胃炎，吃活性鈣，他老伴—糖尿病，吃活性鈣。剛開始沒有什麼異常，可是半年之後，他老伴突然猝死了。他問醫生，他老伴為什麼猝死？醫生說可能是高鈣血症，引起的心臟停搏。他害怕了，不敢吃活性鈣了。

1996年9月4日，他找我治療。我讓他先做一個胃鏡。他去這家中醫院作胃鏡，報告是：慢性萎縮性胃炎。然後喝藥引子加味開胃湯：生山楂100克，廣木香50克，沙參50克，草決明20克。每天一劑，水煎頻飲。同時喝保元湯：一條活鯉魚、半斤瘦牛肉、一個大豬蹄、一兩生山楂、十個小紅棗，一共五樣東西。

先把活鯉魚洗淨去鱗、去內臟，把半斤瘦牛肉洗淨去肥，把大豬蹄洗淨去毛，把生山楂和小棗去核。然後把五樣東西加兩升水，用小火熬一夜。出現飢餓感之後再用養正散。

剛吃了幾天養正散，他就打電話說：「可了不得了，放屁臭極了。自己過去很少放屁，怎麼吃了你的藥淨放臭屁？」

我說：「放屁臭有什麼不好？這叫下氣通，是你消化功能增強了，食物被完全分解了，產生了大量的廢氣。過去你吃飯是穿腸而過，根本沒有分解，哪來的廢氣。」

過了三個多月，他又打電話說：「可了不得了，體重增加了10斤。」

我說：「你不要吃澱粉、脂肪就胖不起來。」

過了半年多，他又打電話說：「可了不得了，自己的臉又白又嫩，不像個老年人，是不是反常？」

我說：「你別一驚一乍好不好。把你變成人，你一驚一乍；把你變成鬼，你沒意見。這是什麼人？你現在吃飯怎麼樣？」

他說：「吃飯好極了，吃完飯，胃不疼了。」

我說：「你再作一個胃鏡。」

於是他又去這家中醫院作胃鏡，報告是：食管賁門下端3點處，可見黏膜花斑狀；胃竇部未見黏膜下血管；幽門變形恢復正常。如此一個30年的胃病，就在半年內治癒了。以後怎麼辦？堅持三分治、七分養。

淺表性胃炎、萎縮性胃炎，是非常多見的小病，然而很多病人不能得到根治。這個病人不去尋找有效的治療方法，卻自作聰明吃活性鈣，沒有出事，是佔了便宜。還有許多人自作聰明，胡亂吃藥，結果把命丟了，這是常見的事。

過去，一些皇帝、皇后、妃子、王公大臣等，也放著太醫不用，卻相信所謂的世外高人胡說，亂用補藥、煉丹等，中毒死了。

明清兩朝，太醫給皇室看病的病歷，是以邸報的方式，發布給各個府台衙門的醫官。主要目的是讓廣大醫官挑毛病。

因此，在宮廷鬥爭中，利用太醫殺人，是不可能的。太醫一旦治死人，那是殺頭的罪。因此，每當皇室死人，都有太醫被殺。如果治法有誤，下面的醫官就要向太醫院上折子彈劾，弄不好太醫就被罷官、治罪。當然，治好了有賞。然而，皇帝卻真的一個一個病死了。比如：

①有的皇帝使用離奇古怪的治病方法，是出人意料的。

劉純的第5代後裔—劉瑺，享年90歲，是明朝嘉靖太醫院吏目，記載了嘉靖皇帝朱厚熜幹的一件荒誕事。朱厚熜腰疼，就聽信方士段朝用的話，把乾棗強行塞入未婚女子的陰道裡，百日之後，乾棗膨脹再取出，供朱厚熜食用。據說這叫先天丹鉛，可以吸精補髓，長生不老。

當時北京城裡的未婚女子，都要在官吏的監督下，生產這種東西，連宮女也不例外。而且產品讓太醫院驗收，產品不合格，就犯了欺君之罪。處女膜的撕裂和陰道異物的長期刺激，造成了陰道膿腫，使未婚女子痛苦不堪。

因此，1542年10月21日的夜裡，楊金英等16名宮女，趁朱厚熜熟睡，要把他用繩子勒死。但是，這些宮女不會殺人，朱厚熜只被勒得昏迷，又有一個叫張金蓮的宮女突然叛變，報告了皇后，朱厚熜才被太醫搶救過

來。在太醫的勸說下，先天丹鉛才不生產。然而朱厚熜並沒有長壽，享年只有59歲。

②用鉛、汞煉丹，供皇帝吃，說是長生不老，也是很多皇帝的死因。

　　明朝泰昌皇帝朱常洛，生於1582年；1620年8月1日當皇帝，一個月以後，即同年9月1日病死。這是吃煉丹急性中毒的案例。朱常洛本來有8個妻子，當了皇帝馬上又要8個妻子，由於宣淫而身體虛弱。

　　太醫開了開胃滋陰的藥，皇帝的母妃斥責太緩而不用，竟然讓寵信太監崔文升給予瀉藥，使皇帝從14日開始每天腹瀉，每天三、四十次。30日下午，怕死的皇帝，又不顧太醫的反對，堅持要吃鴻臚寺丞李可灼進獻的丹藥紅丸，第二天凌晨6點左右就死了，享年只有38歲。

　　然而，泰昌皇帝的死，和太醫沒有一點關係。為什麼我知道這事呢？因為劉純的第7代後裔—劉橋，享年92歲，當時是太醫院惠民藥局的副使，十分詳細地記錄在案。

③亂吃補藥，也是很多皇帝的死因。

　　我爺爺的爺爺，劉純的第20代後裔—劉璇璣，享年88歲，是清朝同治、光緒皇帝的太醫。可是，同治皇帝病死了，慈禧太后為什麼沒有殺一個太醫呢？因為同治皇帝是慈禧太后治死的！當時同治皇帝得了天花，不是人們傳說的梅毒，也不是太醫不會治天花，更不是同治皇帝天花初癒受驚嚇，太醫搶救無效而死。

　　而是慈禧太后不讓太醫治，愣說天花和麻疹一樣，發表、出疹子就好了，就親自給同治皇帝餵補藥。結果補壞了，再找太醫，誰也不敢插手。只有同治皇帝的妻子埋怨慈禧太后，還挨了一頓打。同治皇帝就這樣，病了不到一個月，一命嗚呼，享年只有19歲。究竟是母親不懂醫，還是有意

害死兒子，誰也不知道，反正和太醫沒有一點關係。

但是，也不是所有的皇帝都是糊塗蛋。中國從公元前221年，秦始皇帝嬴政統一全國開始，到公元1911年，清朝宣統皇帝溥儀退位為止，2132年來，大約在167個皇帝當中，只有一個清朝乾隆皇帝弘歷，活到89歲。這是因為他相信太醫的話，十分講究養生之道。

野史流傳，乾隆皇帝愛吃各種補藥；乾隆皇帝大吃大喝；乾隆皇帝愛喝各種名酒；乾隆皇帝亂搞女人；乾隆皇帝起居無常等，可能並非如此。因為，劉純的14代後裔—劉良玉，享年91歲，是乾隆的太醫。就拿房事來說，根據劉良玉的記載，乾隆皇帝雖然有41個妻子，但是他從來不和妻子同床；自己規定每月性交一次，事畢請妻子離開。

你看，封建社會的許多皇帝，他們的醫療條件是最好的，然而，自以為是，胡折騰死了。現今，有些中國人的醫療條件並不好，但是也自以為是，讓西醫折騰得半死，他沒有異議；讓他使用三分治、七分養，他卻十分奇怪：「你把誰治活了，讓我看一看！」及至其看了病例，又說：「他的情況跟我不一樣。」那麼怎麼辦呢？他的死活，跟我沒有關係，只好等待死亡。

因此，我經常琢磨這些事，為什麼有些人要自以為是呢？要麼越是聽不懂的方法越好，要麼越是沒有人用的偏方越好，要麼越是昂貴的藥物越好，而偏偏不正視現有的好東西呢？可能跟文化程度有關，歐美公眾容易接受三分治、七分養，因為他們崇尚保護自己，消滅敵人的原則。

而我們有些人是浮躁、盲從的，聽見報刊電視的廣告說：「氣功能夠治癌症」，於是就一窩蜂去做氣功；聽見報刊電視的廣告說：「吃素食能夠降低血脂」，於是就一窩蜂去吃素食；聽見報刊電視的廣告說：「用減肥的

肥皂能夠減肥」，於是，就一窩蜂去買這種肥皂。其實都是虛假廣告。我們不能阻止虛假廣告，因爲和國際接軌之後，不能限制各種廣告。因此，我們要改用腦子思考問題，而不能用耳朵、眼睛、感情去判斷是非。

（四）膽結石（中醫古稱膽黃）

病人男性，1943年出生，北京人民大會堂管理處職員。1997年6月，在北京一家醫院做了膽結石手術。半年以後開始高熱，每次發熱持續3~20天不等；緩解10~30天也不等。發熱往往在飽食後發生，伴有寒顫，全身酸疼。又到這家醫院住院檢查：皮膚鞏膜無黃疸；心肺未見異常；腹軟，肝脾剛觸及，質軟無壓疼。

X線胸片顯示：左下肺有盤狀不張；X線片未見結石陰影。血檢：發熱時白細胞最高11000/立方毫米，血沉52毫米/第一小時；谷丙轉氨酶、麝絮、麝濁、黃疸指數均正常。住院8週內，幾乎每7~8天發熱一次，不必使用抗生素，持續2~4天自動退熱。診斷：無名熱。

怎麼治？去找中醫。於是病人到一家中醫院吃清熱的中藥，吃了半年多中藥，依然每7~8天發熱一次，不必吃藥，持續2~4天自動退熱。真是邪了門啦，這病真怪！怪病找怪醫。於是1998年9月7日病人找我來了。

我說：「噢，你得了怪病？」

病人說：「是啊，大夫，我每7~8天發燒一次，不用吃藥，2~4天以後就自己退燒啦。您說怪不怪！」

我說：「很好，怎麼引起來的？」

病人說：「大夫，就是做了膽結石手術以後。」

我說：「噢，我明白了，可是怎麼讓你也明白呢？我給你講一個古代的故事。你要一邊聽，一邊琢磨。有一個士兵被敵人射中一箭，外科醫官

把箭桿剪掉了，箭頭還留在肉裡，讓士兵找內科醫官取箭頭。你明白我說的意思嗎？」

病人說：「大夫，您是說，膽結石的根兒沒有去掉！」

我說：「對了。膽結石是怎麼形成的？是膽汁的成分發生改變而形成的。膽汁從哪裡來？是從肝臟的肝管裡流出來的。誰製造的膽汁？是肝細胞。如此一來，問題就清楚了。膽結石是肝細胞造成的！而不是在膽囊裡濃縮形成的。因此，認為膽結石是膽汁在膽囊裡濃縮形成的，是個誤區。」

病人說：「哦，大夫，這可是我第一次聽說！那麼您說為什麼要形成膽結石呢？」

我說：「許多藥物都會影響肝細胞的代謝，比如，雌激素，可以使肝細胞分泌的膽固醇增加，使膽汁酸分泌減少，這樣一來膽汁的成分發生了改變，而容易生成膽固醇結石。因此，女性的膽結石比較多。又如，高血脂的病人經常吃安妥明、安妥明丙二醇酯、心脈寧，同樣可以使肝細胞分泌的膽固醇增加，使膽汁酸分泌減少，這樣一來膽汁的成分發生了改變，而容易生成膽固醇結石。

再如，擴張血管的藥物菸酸，也可以使肝細胞分泌的膽固醇增加，使膽汁酸分泌減少，這樣一來膽汁的成分發生了改變，而容易生成膽固醇結石。當然，除了藥物之外，凡是影響肝細胞代謝的因素，都會形成不正常的膽汁，而生成膽結石。因此，不吃早點，不讓膽汁排放到腸管裡，而讓膽汁總待在膽囊裡，是非常不明智的。」

病人說：「大夫，您說為什麼切除膽囊就容易發燒呢？」

我說：「很好，馬和駱駝不得膽結石病，因為馬和駱駝沒有膽囊，但是控制膽汁排放的歐狄氏括約肌薄弱，因此，馬和駱駝總是不停地排放膽汁。而人不行，人的歐狄氏括約肌很發達，它要在腸蠕動強烈的時候，才

讓膽汁排泄。

你有個膽囊，膽汁有儲存的地方；沒有膽囊了，膽汁只能憋在肝臟裡，作爲異物，刺激肝細胞。這叫無菌性炎症，是炎症就要發熱，而且是低熱。要等待腸蠕動強烈的時候，膽汁才排出來。你說肝細胞舒服嗎？不舒服就要鬧事，這就是你經常發燒的原因。發燒是輕的，時間長了就會出現膽汁性肝硬化。」

病人說：「哎，大夫，您不是胡謅吧？」

我說：「很好，誰跟你侃大山。我經常去人民大會堂開會，總是坐在台底下；給你看病，你能夠讓我坐在主席台上？」

病人說：「唉，不能，不能！大夫，您能把燒退了，我就信服了。」

我說：「很好，你信不信，跟我有什麼關係？」

病人說：「不，不，大夫，您的理論實在是太奇怪了。您說怎麼治吧，我聽您的。」

我說：「很好，你喝藥引子加味開胃湯：生山楂100克，廣木香50克，沙參50克，草決明20克。每天一劑，水煎頻飲。同時喝保元湯：一條活鯉魚、半斤瘦牛肉、一個大豬蹄、一兩生山楂、十個小紅棗，一共五樣東西。先把活鯉魚洗淨去鱗、去內臟，把半斤瘦牛肉洗淨去肥，把大豬蹄洗淨去毛，把生山楂和小棗去核。然後把五樣東西加兩升水，用小火熬一夜。出現飢餓感之後，再用養正散。」

病人說：「大夫，您不清熱，就能退燒？」

我說：「很好，你哪來的熱。我要叫你餓，叫你的腸蠕動強烈，叫你的歐狄氏括約肌鬆弛，叫你肝臟裡的膽汁總是排泄，肝細胞不受刺激了，爲什麼發燒？」

過了半年多，1999年4月22日上午，病人又來了。

病人說：「大夫，我眞的不發燒了，這個膽結石手術眞沒有必要做。」

我說：「嗨，很多人認爲膽結石做了手術，就完事大吉了，其實根本問題沒有解決。目前，膽結石發病率，是每十年增加兩倍。美國每年切除膽囊的人有100多萬，然而誘發膽汁性肝硬化的人也是越來越多。」

病人說：「大夫，使用您這個方法能夠把膽結石去掉嗎？」

我說：「是的，當然！」

病人說：「大夫，我聽衛生部的老人說過，劉家是中國有名的中醫，叫瘤科世醫？」

我說：「是的，瘤科世醫是我家。這不能胡說八道。因爲清朝太醫院接管了明朝太醫院，是有很多檔案的。民國衛生部接管了清朝太醫院，是有很多檔案的。新中國接管了民國衛生部，是有很多檔案的。你說你是祖傳中醫，檔案上沒有，怎麼解釋？因此，美國人只承認劉家是中醫腫瘤專家。因爲，劉家有一整套治療癌症的辦法。」

病人說：「大夫，您說中醫與西醫的根本區別在哪裡？」

我說：「首先，有三個誤區要澄清：

①有人說，中醫的特點是辨癥施治，但是，西醫也不是胡亂治病，沒聽說西醫讓感冒病人，吃化療藥物。因此，辨癥施治，不是中醫與西醫的根本區別。

②有人說，中醫的特點是使用自然藥物，但是西醫也使用自然藥物。因此，使用自然藥物，不是中醫與西醫的根本區別。

③有人說，中醫的特點是治病去根兒，但是有許多病，中醫和西醫都不能根治。因此，治病去根兒，不是中醫與西醫的根本區別。

　　然後，才能明確中醫與西醫有兩個根本的區別：

①中醫使用養生之道去主動防病，而西醫是通過體檢去被動防病。這是中醫與西醫的第一個根本區別。

②中醫治療疾病是強調養生，而西醫治療疾病，是單純治療。這是中醫與西醫的第二個根本區別。

　　那麼兩者能否統一，變成一種醫學呢？不能！防疫、診斷、手術、搶救必須依靠西醫，而治療慢性病，必須依靠中醫。

　　這是因為醫學至今不能製造人類，因此，不能真正認識人類。這種現象，也見於其他學科：比如，由於人類至今不能製造地球，因此，不能真正認識地球。因此，地震學，只是憑藉長期積累的經驗，預報地震。

　　又如，由於人類至今不能製造天氣，因此，不能真正認識天氣。因此，氣象學，只是憑藉長期積累的經驗，預報天氣。再如，由於人類至今不能製造星辰，因此，不能真正認識星辰。因此，宇宙學，只是憑藉長期積累的經驗，預報流星。

　　因此，這些科學屬於實用科學，講究經驗之談。相反的道理，凡是人類能夠製造的東西，那麼人類就能夠真正認識它。比如，人類製造了汽車，那麼人類就能夠真正認識它，能夠修理它，能夠改進。

　　又如，人類製造了房屋，那麼人類就能夠真正認識它，能夠修理，能夠改進。

　　再如，人類製造了武器，那麼人類就能夠真正認識它，能夠修理它，能夠改進。

　　因此，這些科學屬於教條科學，講究圖紙、公式。

正因為中、西醫都是瞎子摸象，各有各的認識，各有各的用途，因此兩者不能偏廢。

試想，如果西醫被中醫同化了，而不發展防疫、診斷、手術、搶救了，那麼發生大規模疫情，或者發生大規模外傷，以及發生大規模中毒事件怎麼辦？而且診斷，必須依靠西醫。因此，西醫必須保持西醫的本色。

同樣的道理，如果中醫、西醫同化了，而不再強調三分治、七分養了，與西醫一樣，也是被動預防疾病，也是治療疾病是強調一個「治」字，那麼公眾的發病率就會增高，疾病的死亡率也會增高。因此，中醫必須保持中醫的本色。

因此，醫學就是一種搞不清楚的學問，許多人體現象是不可思議的。比如，一個舉重運動員，能夠舉起幾百公斤就是大力士。但是，一個人的心臟，一天做的功，就能夠把三噸的物體舉高10尺。你說心臟哪來的這麼大的勁兒？

又如，我們燒開一壺水，需要花費很多煤氣錢、電錢、煤錢。但是一個人24小時產生的熱量，就能夠燒開20公斤的涼水。你說人體哪來的這麼大的火力？

再如，一台電腦的信息貯存量，不超過每立方厘米10的5次方個比特。但是一個人的大腦皮層信息量，可以達到每立方厘米10的12次方個比特。你說人腦哪來的這麼大的聰明？但是，搞不清楚也得搞，因為人有病了。不過在搞的過程中，不要傷害人體，這就是醫生應當注意的投鼠忌器問題。」

病人說：「大夫，過去人們很少病；現在怎麼動不動就鬧病，而且都是要死的病？」

我說：「是的，關於這個問題，可以分為四個方面回答：

①環境因素。空氣、水源、食物的污染，大家已經知道，不必贅述了。也就是說，現代的公眾是呼吸毒氣、喝毒水、吃毒食。你說公眾不得病得什麼？

②治療因素。公眾得病了，別吃毒藥啦，可是醫生讓病人吃毒藥。你說吃毒藥不死，吃什麼死？

③宣傳因素。公眾怕死，於是一些醫生趁機宣傳一些莫名其妙的保健品。

④醫源性疾病。」

病人說：「大夫，三分治、七分養是你們劉家說的話，可是很多人都知道這句話，說明你們家的影響力很大。為什麼一個家族說的話，能夠有這麼大的影響力呢？」

我說：「是的，一個家族說的話，能夠讓很多人知道，這說明我們家族的影響力很大。多少年來，國、內外許多人經常買開胃湯，因此，國內外許多藥舖的老藥工，一看見生山楂100克，廣木香50克的處方，就知道這叫開胃湯。多少年來，國、內外許多人經常買牛蹄筋熬湯喝，因此，國、內外的牛蹄筋價格不斷上漲。

我想有三個原因：
①歷史原因。

首先調和脾胃與食療，然後再去治病，這是中醫的一貫思想。但是，在升提胃氣與食療的時候，如何控制疾病的發展，這是中醫最糊塗的問題，也是病人最擔心的問題。

劉純在1475年，提出了三分治、七分養的概念，實際是解決了在升

提胃氣，與食療的時候，如何能夠有效地控制疾病的發展。解決了這個歷史難題，就使得升提胃氣，與食療的方法規範化。因此，三分治、七分養的概念，得到了中醫的承認，也成爲病人的口頭語。

②療效原因。

由於三分治、七分養的方法，順應了病人生存的規律，因此，出現了意外的療效，所以受到病人的歡迎。例如，有胃氣則生，無胃氣則死。這是病人最容易理解的話，也是立竿見影的療效。這種針對性的七分養方法，最使病人受益。

因此，病人很高興，高興了就要告訴親朋好友。這就叫一傳十，十傳百。

③醫德原因。

七分養是最重要的方法。但是劉家歷來把這種方法，無償告訴病人，這是最令病人愉快的事情。

劉家從來不隱瞞開胃湯的處方，也不把開胃湯做成口服液去賣。而且，歷來不收病人的診金。目前我的網站每天點擊率大約5000多次，電子郵件每天大約100多個，傳眞每天幾十個，電話每天大約300多個，每天大約有十幾個病人找我，都是免費的。如此方便病人，病人爲什麼不愉快呢？」

病人說：「大夫，人們常說有病要安心調養，這是不是三分治、七分養？」

我說：「不是。人們說有病不要著急，慢慢養著，這只是一句寬心話。誰有病不著急？不著急是傻子。因此，許多醫生也是急病人之所急，恨不得立即把病人治好。這種心情也是可以理解的。但是實際上，往往好心辦

壞事。

　　劉純出身中醫世家，是金元四大名醫劉完素的九世孫。他從小就繼承了以治爲主的醫療思想。但是在臨床實踐中，尤其在給皇族治病的過程中，他發現以治爲主的醫療思想，好像出了問題。但是，問題出在哪裡，他也不清楚。直至1409年開始，他奉旨以囚試醫才把問題搞明白，原來，首先升提胃氣別讓病人死了，同時，把病人養壯實了，再去治療，這才是正道。因此，在治療過程中，以治爲主的思想，變成了七分養爲主。

　　但是，過去沒有強大的宣傳機器。劉家的三分治、七分養，只是依靠病人去說，因此，以訛傳訛，出現了許多曲解。

　　有些人寬慰病人：有病要三分治、七分養，想吃什麼，您就吃什麼。你聽有些人把隨便吃東西，理解成七分養了。

　　又有些人寬慰病人：有病要三分治、七分養，別想不痛快的事，您要想開些。你聽有些人把好心情，理解成七分養了。

　　還有些人寬慰病人：有病要三分治、七分養，別在屋裡悶著，您想去哪就去哪。你聽有些人把遊山玩水，理解成七分養了。」

　　病人說：「大夫，人們常說，急病人碰見慢郎中。三分治、七分養的療效是不是很慢？」

　　我說：「是的，急性病必須找西醫，慢性病還是找中醫。人類許多生活現象是很慢的，是無法增速的。

　　比如，人懷孕要10個月，太慢了，能不能貓三、狗四呢？

　　又如，嬰兒生長太慢了，能不能像馬一樣，生下來就奔跑呢？

　　再如，小孩子學習知識太慢了，能不能像電腦那樣快呢？

　　這些問題要靠年輕人去研究嘗試。不過，我希望很多人使用快速的治療方法，一方面能夠迅速減少人口，另一方面，積累了失敗的經驗教訓。

因爲，現在醫學不許拿活人做試驗，但是活人的死亡經驗教訓很重要。

醫學不是萬能的，因此，醫學不能治療任何疾病。

如果醫學能夠起死回生，那麼人們就不會死亡；那麼人們就會變成千年的王八、萬年的龜；那麼地球上的人口眞是擠成一團了。許多疾病到了極晚期，三分治、七分養的療效是非常慢的。但是如何讓自己的壽命長一些，還是三分治、七分養的療效好一些。醫學本身是預防爲主，中醫更是強調養生之道。

因此，如果任何疾病都是早期發現，那麼治療速度自然就快了。不過，俗話說：不怕慢，就怕站。三分治、七分養雖然慢，但是不走彎路，不出現醫源性疾病，因此，實際上是比西醫要快。西醫的療效是很快，例如：使用放射治療肺癌，那麼腫塊很快消失了，但是半年以後，出現的肺纖維化，就會把病人憋氣、致死。而且，病人再去治療肺纖維化的費用，是極其昂貴的。」

病人說：「大夫，疾病是很複雜的。三分治、七分養是不是太簡單了？」

我說：「是的。電腦的結構是很複雜的，但是操作很簡單，掌握好鍵盤，和鼠標就行了，但是遇到難題要找技術員。汽車的結構是很複雜的，但是操作很簡單，掌握好方向盤，和腳踏板就行了，但是遇到難題要找技術員。

同樣的道理，三分治、七分養的道理是很複雜的，但是操作很簡單，掌握好升提胃氣、食療、吃藥就行了，但是，遇到難題要找我諮詢。劉純的《成化咸寧景厚家學》有20本書，眞正讀懂，沒有十年功夫是不行的。我使用通俗易懂的語言告訴大家，並不等於三分治、七分養太簡單。如果從臟腑經絡談起來，恐怕很多人畏難。」

病人說：「大夫，劉家治什麼病最拿手？」

我說：「在治病方面，是癌症最突出。在劉純寫的《成化咸寧景厚家學》全書20冊裡，關於癌症的內容就有7冊：包括：乳岩治例，怪屙治例，失榮治例，噎膈治例，反胃治例，繭唇治例，陰菌治例。

可見劉純主要研究了癌症。因此，如果說劉家是瘤科世醫是準確的。不客氣地說，癌症到劉家為止。你說治不了，到劉家就能治了。劉家說不能治了，你跑到哪裡也治不了。

遺憾的是，劉純沒有治療皮膚病方面的絕招。因此，我碰見牛皮癬、魚鱗病、白癲風就糊塗了。可見我不是萬能醫生。不過，醫生的最高境地，是讓人不病。劉純最得意的處方是養正散，因此他的晚號叫養正老人。這一套養生之道，目前在國外很流行。

這也是保佑劉家後代昌盛的法寶。因此，應當說這是劉家最拿手的。保健不是一件容易事。許多人提出一些怪招，恐怕不是正道。只能在國門之內做廣告，出了國門就不行了。這就叫狗出家門挨棒槌。」

病人說：「大夫，劉氏家族到您這兒，是多少代了？」

我說：「劉家的太祖，是金元四大家之一的劉完素，我是第33代世孫。但是劉家的習慣是從高祖劉純往下排。按照劉純的家譜排下來。我是我爺爺指定的第24代。我兒子劉渤是我父親指定是第25代。」

病人說：「大夫，許多人不知道您的網站，您為什麼不寫一本書？讓更多的人了解劉氏養生和三分治、七分養，自己能夠按照書本去給自己治病。」

我說：「是的，現在自然療法已經風靡世界。而且介紹自然療法的書很多，可是，大多數書籍歪曲了中醫的宗旨，用西醫的觀點宣傳食療養生，好像欺負中醫後繼無人。

因此，我要把劉家的觀點公佈於眾。因爲，關於養生之道和三分治、七分養的傳說太多了，我必須站出來，把劉氏養生和三分治、七分養的來龍去脈講清楚。這本書只是把16種疾病的三分治、七分養，初步地告訴公眾。以後還要出版一系列關於這方面的書，詳詳細細講一講更深刻的道理。

這本書把劉純的試驗過程告訴公眾，那麼細心的公眾就能根據試驗過程，找到三分治的思路，就能自己琢磨，尋找市場代用的中成藥，那麼三分治、七分養就能普及了。

比如，你感冒了，雖然使用了七分養，但是如果不願意吃和風散，那麼你就可以吃麻杏石甘丸，因爲，和風散就是脫胎於麻杏石甘丸。

又如，你得了腎炎，雖然使用了七分養，但是，如果不願意吃奉水散，那麼你就可以吃濟生腎氣丸，因爲，奉水散就是脫胎於濟生腎氣丸。

再如，你得了闌尾炎，雖然使用了七分養，但是如果不願意吃平瘡散，那麼你就可以喝50克甘露醇，因爲，平瘡散就是脫胎於瀉藥。以此類推，那麼你自己使用三分治、七分養，就是很容易了。

民國時代，包括民國以前的時代，中醫治病不是以藥物爲主，而是強調升提胃氣與食療問題，但是，方法不規範。因此，我爺爺在1931年，給北平國醫學院寫了這本《漫談三分治七分養》講義，就是宣傳劉純的規範化的升提胃氣與食療。然而社會的動盪，使得宣傳工作中止了。我要繼承爺爺的遺志，把這件工作完成下去。我完不成，還有兒子；兒子完不成，還有孫子。

本書的主要讀者應當是中老年人，因爲他們有了一定的生活閱歷，能夠接受劉氏養生和三分治、七分養的觀點，認爲我說的是大實話。可能年輕人不容易接受這些觀點，會嗤之以鼻，認爲我是胡說八道。不過，年輕

人多出國看一看，就會知道有些人的觀念十分落後。因此，現在我正在用功寫書，要把這些誤區告訴大家。」

這個病人認為膽結石是膽囊裡的膽汁濃縮而成的、不溶於水的東西。可是正常的膽汁溶於水，我們在殺雞宰魚的時候，已經看到這個現象。而膽結石不溶於水。那麼不溶於水的膽結石從哪裡來的呢？他沒有刨根問底。其實，膽結石是肝臟排出來的廢物，沉澱在膽囊而成。

（五）小兒無名熱（中醫古稱小兒假熱）

1996年，一個新加坡婦人領著孩子找我看病。這個小男孩5歲了，什麼病呢？只是愛吃蛋糕，經常發熱，也經常找醫生打消炎針，因此十分消瘦，不愛走路，總愛讓保姆抱著。婦人很著急，不知道怎麼辦才好。

我笑了：「你不會餵養小孩子。」

婦人說：「哎喲，醫生，我請了許多營養醫生，還是不能讓他強壯。」

我說：「嗨，沒有這麼費事。你給他喝養生的開胃湯，同時喝保元湯，喝果汁，吃窩頭，吃素菜就可以了。」

婦人說：「哎喲，醫生，我不會做啊。這麼辦，我住在賓館裡，您給做，我讓保姆來取，好不好？」

我說：「可以讓保姆來學。」

於是我每天在家裡，教保姆熬養生的開胃湯、熬保元湯、榨果汁、蒸窩頭、炒素菜，讓保姆帶回賓館給孩子吃。

一個月過去了，這個孩子居然沒有發熱，只是像餓狼一樣，特別愛吃蒸窩頭，不愛吃蛋糕了，也愛自己跑跑跳跳了。體重由原來的19公斤提高到23公斤。婦人又來了：「哎喲，醫生，你們中醫真神了。我沒有花很多錢，就把孩子的病治好了。讓我怎麼感謝您？讓他做您的乾兒子吧。」

我說：「不敢當。」這個新加坡婦人很可笑。她坐著飛機，抱著孩子，帶著保姆，住著賓館，讓我給她的孩子養生。可憐天下父母心。這是何苦呢？其實，完全可以看網站自己操作，何必花這麼多錢跑到中國找我。

聽說，這個婦人回到新加坡，不僅每天給孩子熬保元湯、榨果汁、蒸窩頭、炒素菜；她們夫妻兩個也每天喝保元湯和果汁，吃窩頭、吃素菜。而且那個保姆也不當保姆了，她開了一個自然醫生的診所，成為當地的兒童營養醫生。據說，她的生意很興隆。

家長要重視小孩子的假發燒問題。

小孩子發燒，是家長最不願意聽到的字眼；如果小孩子發燒了，那麼家長就會心驚肉跳。其實，小兒發燒本來是常有的事，是孩子機體對致熱原的一種保護性生理反應，也是他們戰勝疾病的有效方法。只不過小孩子有時發燒是假象。這種情況，中醫叫變蒸。

變蒸就是食火，是指小孩子如果吃了高熱量的食物，或者在高溫的環境中，以及運動、哭鬧、精神高度緊張之後，那麼就會出現體溫波動。這就是中醫說的變蒸現象。甚至有些中醫認為，小孩子不經過九九八十一變蒸，就不會長大成人。

假發燒的現象，是僅有短暫的體溫波動，而沒有其他異常表現。最常見的是，小孩子明天要考試，今天晚上就發燒。這是因為焦慮導致自律神經功能紊亂，而出現的體溫升高；一旦考試過後，體溫就會自動降至正常。

假發燒的特點是手腳冰涼。這是因為小孩子，特別是嬰幼兒的四肢血量少於內臟，由於供血不足，四肢本來就較成年人容易發涼。再加上小兒神經系統的發育尚未完善，負責管理血管舒張、收縮的自律神經易發生紊亂，結果，假發燒導致四肢末端的小血管處於痙攣性收縮狀態而發涼。

假發燒的原因是：家長給小孩子吃了很多醣類、澱粉，和脂肪。最常見的是，小孩子喝了許多高糖飲料之後，家長就等著小孩子假發燒嚇唬你吧。這個道理很簡單，孩子很小，吃了大量的熱量而不能消耗，又不能及時變成脂肪儲存起來，只能散發，而這種散發，就是小孩子的發燒。

這種假發燒與感染等疾病因素引起的發燒不同，感染性發燒的孩子，除了體溫升高之外，同時，手足是滾燙的。另外，還會出現面色蒼白、情緒不穩定、噁心嘔吐、腹瀉等其他異常表現。

不少家長不了解這種情況，一旦發現小兒四肢發涼，就誤以爲孩子受寒怕冷，馬上用厚衣棉被孩子緊緊包裹起來，結果，使得小兒的體熱得不到及時散發，體溫越升越高，甚至發生高熱驚厥或者中暑現象。

或者抱著小孩子，到醫院掛發燒急診，醫生給予各種檢查、輸液、打針吃藥的處理，於是小孩子體溫迅速正常，於是家長盛讚醫生高明。不過這錢花得冤枉。因爲小孩子有中毒之嫌。這就叫天下本無事，庸人自擾之。

因此，爲了防止小孩子的假發燒，家長要給小孩子使用養生之道。如果沒有使用養生之道，小孩子假發燒了，不要急於使用抗生素，而要減少熱量供應，同時使用瘡癤的加味開胃湯：生山楂50克，廣木香25克，杭白菊25克，草決明10克。每天一劑，水煎頻飲。

（六）小兒多動症（中醫古稱小兒陽盛）

1997年春節，一個大學同學領著小孫子找我。

同學說：「哎，老傢伙，我看你來了。」

我說：「謝謝！謝謝！請坐，請坐。」我指著那個小孩子問：「呦，這是誰啊？」

同學說：「這是我的孫伙計，11歲了。」

我說：「呵，你真行啊！真有福氣。」

同學說：「有什麼福氣？淨跟他著急啦。」

我說：「著什麼急啊？」

同學說：「這孩子討人嫌，太好動了。」

我說：「小孩子哪有不愛活動的。」

同學突然大聲叫：「哎，你幹嗎呢？」

我回頭一看，呵，真是討人嫌！這孩子把我的鮮花給掐下來了。這孩子怎麼如此放肆？

我說：「你得好好管一管這孩子，怎麼到哪兒也不認生呢。」

同學說：「哎，醫院說他是多動症，吃了不少藥也不管用。」

我說：「噢，我明白了。敢情你帶著他找我看病來了。」

同學說：「廢話，我不找你找誰去？」說著從兜裡掏出一大把病歷。

哎呀，這個病歷把孩子說的一無是處，什麼智商低啊，什麼注意力不集中啊，什麼思維能力差啊，總是個典型的多動症。

我把病歷扔給同學，說：「給了什麼藥？」

同學說：「從前年看的病，吃了兩年多的補腦藥了。」

我說：「怎麼樣？」

同學說：「你看，還是這德性。」

我說：「孫伙計過來。」

這孩子飛似的跑過來，撲在我跟前說：「爺爺，你有巧克力嗎？」

我說：「你愛吃巧克力？」

這孩子說：「我的嘴不能閒著，總得吃巧克力。」

我說：「你一天吃多少？」

這孩子說：「你給多少，我吃多少！」

我說：「你還愛吃什麼？」

這孩子說：「我還愛吃炸雞腿。」

我對同學說：「問題就在這裡！一切病根就在巧克力，和炸雞腿。」

同學說：「你別瞎說，吃巧克力，和炸雞腿，還能吃出病來？」

我說：「人們用煤生爐子。但是，如果你用汽油生爐子，那麼爐子就會爆炸。為什麼？因為熱量太多。同樣的道理，小孩子不需要太多的熱量，但是你給他吃高熱量的巧克力，那麼他就會坐立不安而折騰去散發熱量。」

同學沉默不語。

我又說：「吃炸雞腿就會有臭大糞。臭大糞是有毒的，臭大糞拉出來是臭的，沒拉出來還是臭的。你不敢聞它，躲著它，說明你不需要它。難道內臟就需要它嗎？熏也把內臟熏壞啦。尤其是小孩子，自己肚子裡的臭大糞，就會把自己熏壞了，不是變傻，就是熏出毛病來。」

同學大概過了一分鐘才說：「老傢伙說得有點兒道理。恐怕還得治一治吧？」

我說：「首先要讓孩子不吃巧克力、炸雞腿，然後把亂七八糟的藥都停了，去喝養生的開胃湯、喝保元湯、喝果汁、吃窩頭、吃素菜、吃養正散。」

同學想了想，說：「我照辦就是。哎，老傢伙，你上學的時候就不吃肉，這是真的嗎？」

我說：「誰說我不吃肉啦。我在學校不吃肉塊，回家喝肉湯。」

同學說：「你說你怪不怪！喝肉湯與吃肉塊有什麼區別？」

我說：「嘿，可不同啦。喝肉湯沒有臭大糞，吃肉塊就會有臭大糞。」

同學說：「噢，吃肉的方法有這麼多講究！」

我說：「當然了。」

這個同學領著小孫子走啦，據說真的照辦。毛病都是慣出來的，慣什麼，有什麼。不給孩子吃巧克力、炸雞腿，孩子鬧幾次就完了，因為，果汁比巧克力好吃，肉湯比炸雞腿好吃。據說一年之後，這個孩子的學習成績是班裡前三名。不過，再也沒去醫院複查孩子的智商，因為我的同學說，那東西不準。

小兒多動症，也叫小兒大腦功能輕微失調，世界上大約有10%的兒童會出現這種毛病。其原因很多，但是大多數患兒是家長餵養有問題。其發病特點，就是學習能力很差，然而，不是不聰明，只是學不進去，而手腳不閒。這種現象的原因，就是吃飽撐的。

過去，常見於官宦人家的紈絝子弟，現在，也見於望子成龍的家庭。治療這種疾病的最有效方法，就是養生之道。因此，不必跟他講大道理，因為你跟他講道理，他跟你胡攪蠻纏。你只能釜底抽薪，不給他提供熱量，那麼他自然沒有手腳不閒的能力。

（七）精神抑鬱症（中醫古稱思慮傷脾）

現在白領流行精神抑鬱症，據說很時髦。你瞧，這個漂亮的白領女人從廣東省珠海市，坐著飛機找我來了。什麼病呢？精神抑鬱症！聽了她的陳述，也真夠抑鬱的。她一把鼻涕、一把淚，說她從1990年到現在1997年的艱苦卓絕的奮鬥，真是偉大、光榮、正確。但是，現在的上級難為她、同事排擠她、下級輕視她。

甚至這次坐飛機的時候，空姐竟然給她倒了一杯咖啡，要知道她嚴重失眠，是不能喝咖啡的。但是空姐說她同意喝咖啡。豈有此理，她決不會同意喝咖啡。此事決不能算完，她要去法院控告航空公司，為什麼空姐不問一下，就給她倒了咖啡。要知道，外國的航班空姐，必須徵得旅客同意才能倒飲料。真是哪都沒有順心的事，怎麼誰都跟她為難？活著真累！

我聽著她慷慨激昂的陳述，不由自主地笑了：「你讀過佛經嗎？」

她怔了一下說：「佛經？」

我說：「我知道你很痛苦而不能自拔。但是能夠救你的，只有佛經。」

她雙眉緊皺，說：「什麼？佛經能夠治病？」

我說：「是的！」

她大惑不解地說：「你讓我燒香、拜佛？」

我說：「不是！我讓你讀佛經。因為，佛經是大百科全書，你只有讀了佛經，才能學到教科書沒有的東西。因為，老師只是教給你一些專業知識，因此，你除了專業知識之外，腦子裡一片空白。你不知道人生是怎麼回事，你不知道人與人的關係，你不知道自己在歷史長河中的地位。

因此，你認為自己是偉大、光榮、正確的，而別人都是無知的小螞蟻。」這次看病，我把她說了足足三個鐘頭。也怪了，她好像是在聽天書，瞪著大眼睛呆呆地聽著。我說完了。她笑了，說：「這趟沒白來。敢情我什麼都不懂，自己跟自己較勁兒。」

是的，我們不懂的事情很多，因此，我們不要鑽牛角尖兒。我們人類的特點是：個性。愛得死去活來的夫妻，有時候都意見不同，都要強調個人隱私不得侵犯。何況是同事呢？你看，一個人一個模樣，一個人一個指紋，一個人一個細胞基因，其身體的微細結構是不同的。

同樣的道理，每個人的心思也是不同的。你看，一個人一個主意，100個人100個主意，1000個人1000個主意。因此，中國13億人口，就有13億個主意，世界60億人口，就有60億個主意。因此，不可能全人類一心，更不能讓人類圍著一人轉。如果明白這個道理，那麼一切煩惱就沒有了。

因為，所謂的煩惱，就是大家不聽你的話，就是懷才不遇。那麼，我

們怎麼辦呢？我們只能順應這種特點，我們只能求大同，存小異。因此，有時候你的思想被別人接受，這是一種快樂。而有時候別人不理解你，這是很正常的，但是你不能強迫別人服從你，你只能一笑了之，而不能把自己氣出病來，更不能讓別人看笑話。

而且你袖手旁觀，等待別人的失敗，這也是一種樂趣。縱觀天下之事，大致如此。別說你啦，就是我們劉家也是如此。幾百年來，有些人使用劉家的方法，劉家快樂；有些人反對劉家的方法，劉家也快樂。因為，生者、死者都是悉聽尊便；而且人的命，天注定。這就是劉家奉行：但做好事，莫問前程的道理。

因此，我們人類要提倡寬容，要提倡仁慈，要提倡忍耐。夫妻之間，不要斤斤計較，同事之間，不要勾心鬥角，上下級之間，不要打小報告。不要當個女強人，就變成了女強盜。也沒有必要，換個配偶，換個公司，換個國家。

因為，就像下雨一樣，此地下雨，你挨淋，前邊下雨，你還是挨淋。你只能躲在屋簷下，或者打開雨傘，耐心等待大晴天。此時，你急躁氣惱是不行的，因為大自然不會聽你的話。人類社會也是這個德性，一切都不會由著你的性子。有人說，這種通達歷練的思想從何而來？告訴你，去讀宗教的教義。

這個白領女人真的去讀宗教的教義，不過不是佛經，而是讀聖經。而且，開始學習養生之道去保養自己。後來她開了一家公司，變成了一個樂呵呵的女強人。阿彌陀佛，她自我解脫了。

精神抑鬱症是一種常見的心理障礙。有些病人總是情緒低落、內心痛苦、垂頭喪氣、反應遲鈍、思維緩慢、活動減少，沒有興趣、沒有慾望。

也有一些病人，雖然內心深處十分壓抑、十分痛苦、十分憂愁、十分悲哀，但是卻面帶苦笑，這是爲了應付社交、應付工作、應付家庭。

精神抑鬱症患者容易選擇自殺。

現在許多醫生按照精神病，去治療精神抑鬱症患者，其效果並不好。因爲發生精神抑鬱症的原因，是俗話說的小心眼子，是思想不開朗；由於藥物不能根治小心眼子，因此，藥物是無效的。要想讓患者思想開朗，只有讓患者知道，自己的思想是不開朗的，而這個問題不是醫生能夠解決的。

（八）肥胖（中醫古稱肥人）

據說美國的大胖子占美國人口的60%以上。胖成什麼樣呢？我算領教了。1998年，一個美國大胖子找我看病。呵，那個樣子眞是威風。他身高186厘米，體重163公斤；不是勻稱發胖，而是腰圍137厘米。你想，他進我的家門，是保鏢把他拽進來的，後邊還有翻譯使勁推。連他自己都不好意思了，一個勁兒地道歉：「騷人（Sorry），騷人（Sorry）。」哎，你可別小瞧他，他是美國加州的大富翁；他是帶著秘書、醫生、翻譯、保鏢、僕人等一大隊隨從來的。

要說人家美國人的規矩就是大，大胖子坐下了，其他人都站著，只有那個保鏢的眼睛不停地搜索屋裡。首先，是醫生介紹病情，那個翻譯的嘴也不閒著。敢情這個大胖子現年只有48歲，但是病還眞不少：血脂高、心臟不好、陣發性呼吸困難、慢性氣管炎、膽結石、前列腺肥大、關節炎、還有我聽不懂的名詞。

我一邊聽著，一邊分析病情。分析來分析去，一切毛病還是肥胖。如果把肥胖解決了，那麼一切都好辦。於是，我問醫生爲什麼不減肥？醫生還沒說話，大胖子通過翻譯說話了，說他十幾年來一直在減肥，但是毫無療效。

怎麼減肥呢？醫生通過翻譯，說先吃了幾年的西藥，後來又扎針灸，再後來又吃了幾年的中藥。我笑了，說應當食療。大胖子又通過翻譯，說他正在食療，說他拒絕吃麵包，只吃牛排和蔬菜。

我說：「閣下的食療方法錯了。閣下要喝養正的開胃湯、喝保元湯、喝果汁、吃窩頭、吃素菜、吃養正散；還有一套養生之道。」

大胖子十分感興趣，與隨從嘀嘀咕咕說了大概五分鐘。翻譯說：「喝果汁、吃素菜、瀉肚子的方法都用過，但是一整套減肥方法沒用過。不知道您的方法有什麼奧秘？」

我說：「閣下穿西服要全套。如果閣下上身是西服，下身是游泳褲，那麼閣下的樣子很難看。」

大胖子笑了，說：「熬開（OK），熬開（OK）。」最後大胖子決定，他們白天找我學習養生，晚上住在賓館裡。為什麼學習養生之道能夠減肥呢？因為，養生之道是教你如何做人，而不是做豬的方法。

美國是有中藥的，因此，讓美國人熬養正的開胃湯不困難。美國是有豬蹄、鯉魚、牛肉的，但是熬成湯劑是新奇的，但是，他們很快就學會了熬保元湯。美國人是會做果汁的，因此，不必教他。問題在於蒸窩頭！美國人不會蒸窩頭，因此教學蒸窩頭費了許多課時。

不過，他們學習很認真。他們首先用攝像機，錄下我蒸窩頭的全過程，然後親自動手去做。雖然，他們的窩頭不好看，但是能夠蒸熟了就行啦。炒素菜也是一門學問，不能放佐料要用肉湯，也讓美國人感到新鮮。

中午吃飯了，起先是大胖子與我兩個人吃。但是大胖子總說：
「熬開（OK），熬開（OK）。並且，讓別人也吃，於是，大家就都坐下吃了，只有那個保鏢最後才吃，他的眼睛不停地搜索屋裡。

　　不過，不讓大胖子吃晚飯，這是很難受的。起先大胖子在賓館裡坐立不安，在屋裡走圈兒，後來就發脾氣。於是，醫生讓我去向他解釋。我去的時候，大胖子正躺在床上唉聲嘆氣；醫生正忙著給他測量體溫、脈搏、血壓。我淡淡地說：「只有豬隨便吃東西，而人是不吃晚飯的。」說完就走了。

　　後來，我聽翻譯說：「他聽了您這句話，再也不鬧了。」

　　大胖子學習養生半個多月，感覺很好之後就回國了。

　　大約過了一年多，一個高大、壯實的美國人來找我，見面就用中文說：「你好！你好！謝謝！謝謝！」這是誰這麼客氣？好像見過面！我一時想不起來了。

　　翻譯說：「劉先生，我們就是曾經來減肥的美國人。」

　　咦，大胖子！然而他不是大胖子啦，大肚子沒有啦，人也很精神啦。幹什麼來呢？他要在美國辦一個養生中心，讓大胖子在美國消失，於是讓我給他當顧問。

　　關於減肥的問題，有些人存在一些誤區。

　　現在流行一種歪風，叫作辟穀減肥，就是少吃飯，而是吃減肥藥，或者少吃飯，而去做健身運動。這是一種消耗體能的錯誤行為。

①長期以來，有些人按照身高厘米減去100等於體重公斤的標準，去衡量一個人是否胖瘦。然而，這不是醫學公式，只是英國一家健身俱樂部提出的減肥標準。其實，這條標準是錯誤的。

　　首先，是每個人的骨骼重量不相同；有些人的骨骼很重，即便是皮包骨頭，他們也是超重，你不能讓他們再減肥了。其次，是每個人的肌肉多少不相同；有些人的肌肉很多，即便是沒有脂肪，他們也是超重，你無法

讓他們再去減肥。這些人常見於運動員，以及體育愛好者。因此，幾乎沒有一個運動員，不是個超重的人。

也正因爲如此，運動員穿著運動服是優美的，而穿著普通服裝就會不優美。相反，如果一個人的骨骼很輕，肌肉很少，儘管肥得流油，但是，按照這個標準，他是一個標準的人；然而實際上，他可能是一個慢性病人。

因此，儘管他穿著普通服裝是優美的，但是他不一定是健康的人。遺憾的是，有些人學習某些電影明星、時裝模特的瘦身飲食。這種爲了職業而追求的苗條身材，確實把她們自己害了。在治療癌症時，我發現她們幾乎都是營養不良，因此癌症的轉移速度很快。

②肥胖的指徵，應當是測量皮下脂肪，如果肚皮下脂肪多於一厘米，那麼就是肥胖。

當然有啤酒肚的人，更應當認定是肥胖。啤酒肚是腎囊脂肪太多使然。腎囊脂肪是什麼？說句打嘴的話，就像是豬的板油。豬板油用大火去熔化都費時，人的板油吃減肥藥能化開嗎？我不相信。

③皮下脂肪極少的人，或者皮下脂肪極多的人，都不是很健康的人。如果發生疾病，那麼都是很難控制病程的進展。

④有些人以瘦爲美，而有些人以胖爲美。因此，不是所有的人，都是以瘦爲美。

中國漢朝的皇后趙飛燕很瘦，據說小風能夠把她刮走；而唐朝的貴妃楊玉環很胖，據說走路需要人攙扶。然而，她們都是美人。

⑤有些人使用減少飲食的辦法去減肥，這是十分錯誤的。如此減肥的結局，是營養不良。

⑥有些人吃一些促進體能消耗的化學藥物去減肥，這是十分危險的。如此減肥的結局，是肝、腎的損傷。

⑦有些人吃一些阻礙食物吸收的草藥，最常用的是富含鞣酸的荷葉去減肥，這是十分錯誤的。如此減肥的結局，是營養不良。

⑧有些人吃一些利尿劑去減肥，這是十分錯誤的。如此減肥的結局，是陰虛陽亢。

⑨有些人吃一些瀉下劑去減肥，這是十分錯誤的。如此減肥的結局，是中氣下陷。

⑩還有人吃興奮劑去減肥，弄得不能睡覺。這是何苦？

　　正確的減肥方法是什麼呢？告訴你，很容易：遵守養生之道。
　　總之，肥胖是飲食結構不正常造成的，是投入了大量的澱粉和脂肪。而且，違反了飯前喝肉湯的規矩，其實，只要飯前喝一碗肉湯，並且吃粗糧和蔬菜，然後喝果汁，同時負重鍛煉身體就能糾正。不必瞎吃什麼減肥藥。而且，辟穀減肥是一種慢性自殺行為。

　　我認識中國民主建國會的一個民主人士。他的獨生子和兒媳婦，都是北京外語學院的年輕教員。1991年，清華大學冒出了辟穀減肥的歪風，就是每天三頓飯不吃人飯，而是吃一個蘋果。這兩個年輕人照辦。看著兩個孩子一天天消瘦，老頭子哭笑不得：「這不又成了節糧度荒嗎？」於是把我叫去，讓我勸說他們改邪歸正。這兩個年輕人像瘦猴一樣，說話已經無精打采，但是，根本聽不進我的話；而且兩人用英語嘀嚕哆囉地交談，可能是嘲笑我的宣傳。兩個該死的傢伙，太氣人了。

於是我說：「不談了。二位得了癌症，可別後悔。」兩人卻用英語說：「三扣，（Thank you），三扣，（Thank you）。」這次我聽懂了，啊，倒楣孩子，還油嘴滑舌說謝謝。你說氣人不氣人。好小子，咱們騎驢看唱本，走著瞧。此話不幸被我言中。

1997年，這兩個年輕人幾乎同時發生了內痔，反覆出血。1998年，女的又得了右側乳腺癌，經過手術和化療，不到半年就死了。於是，這個臉色蒼白的獨生子找我來了，問我乳腺癌是否與辟穀減肥有關？我說：「噎死（Yes）。」他又問我從現在起，他改吃人飯行不行。我說：「噎死（Yes）。」倒楣孩子，別以為只有你會說英語單詞。

總之，一個人的出生完全是偶然，誰也不能選擇自己出生的時間、性別、膚色、國籍和家庭。然而，一個人的生存卻是完全出於自願，誰也不會強迫你生存。有人戲說嬰兒出生要啼哭，是因為預感求生的艱難。因此，追求健康生存，就必須不斷地學習前人的經驗，要避開身邊的誤區和陷阱。因為，你的生命，就在你的手中。

希望德高望重的人，希望才華橫溢的人，希望可親可愛的人，應當避開這些誤區，不要輕信任何人，包括我在內。因為你不知道，我是在誤導你，還是在幫助你。不過應當知道，你有病了，國家支付的醫藥費越來越少；醫生的救治能力越來越小；親朋好友再痛心疾首，也不會替你去死。

而且，在人類的海洋中，懸掛著許多魚鉤，魚鉤上面有各種各樣的香甜食餌，吃還是不吃？你要想一想。要牢記一句話：「糊塗人不會長命，生命就在你心中。」

然而，確實有些人，在沒有病的時候，不去主動預防疾病。認為自己生活得很好，認為糊里糊塗，就能長生不老。直至有病了，才感到醫生

是如此的不可靠，才感到醫盲是如此的受欺凌，才感到健康是如此的最重要。

有的懸崖勒馬，找到了全生的正道；有的孤苦伶仃，半死不活地生存；有的抱恨終生，永別了嬌妻愛子。然而，這人生一切不同的結局，僅僅在於日常的養生之道。當然，養生不是一個簡單的問題。

一個人如果正確地使用養生十條，那麼必須明白20個人類生活方式的誤區：

1）在兒女的每一個年齡段，你如何培養他們？

2）老年人需要補鈣嗎？

3）各種工作都會影響健康，那麼你如何避免？

4）你認為哪種居室最安全？

5）你應當怎樣喝水？

6）能夠隨便穿著打扮嗎？

7）你應當怎樣說話、走路、辦事，才能達到養生的目的？

8）求神拜佛是講迷信嗎？

9）如何克服各種不良嗜好？

10）各種習慣的優缺點？

11）你如何保持永恆的夫妻關係？

12）你每天上班，應當選擇什麼樣的健身方法？

13）你知道每種疾病的併發症，以及類似疾病嗎？

14）為什麼吃素食也能肥胖？

15）各種肉類、奶類、蛋類的特性？

16）各種水產品的特性？

17）蔬菜真的有許多營養嗎？

18）各種水果能夠隨便吃嗎？

19）各種熟食品是安全無害的嗎？

20）各種佐料和餐具的特性？

限於篇幅，我只能在第二部書《病是自家生》裡詳細地說明。

劉氏箴言

疾病愛找糊塗蟲，只緣此君不養生；
倘若人類自珍重，百歲老翁是年輕。

導讀與註釋

本章重點提示及張老師的經驗分享　　張克咸老師

一、短命的原因＝主觀原因＋客觀原因＋誘發條件

研究長壽的這隊醫官認為，「胃氣不足」和「陰精虧虛」是短命的原因。

主觀原因：胃氣下降、營養不良

客觀原因：陰精虧虛

誘發條件：生活習慣失檢

二、治療方法：痊癒＝三分治＋七分養

七分養：喝加入沙參、草決明的開胃湯、喝保元湯

三分治：養正散

三、劉太醫為何會進行養生、防病的實驗？

朱允炆享年94歲，使得時年108歲的劉純，不得不思索這樣一個問題：在大明朝的皇帝里，只有建文皇帝朱允炆享年94歲。為什麼其餘皇帝的壽命一代比一代短促呢？

「防病」一直是古今中外醫學的關鍵問題。治療的方法再好，還是「不得病」最好。 一個人能夠一輩子不得病，而長命百歲、無疾而終嗎？

如果防病工作做好了，那麼治病就更容易了。 如果一百元的錢用於防病，那麼治病就會節省一萬元。 如果人人健康了，那麼家庭就穩定了。長壽是每個人的願望。 一個人能夠生存三萬多天，但是絕大多數人無法生存三萬多天。 有些人自殺了，這是極少數；有人被他殺了，這也不是大多數；絕大多數人是**「病死」**了。

劉太醫與醫官經試驗說明，一個人在胃氣下降、營養不良的狀態下，如果每天喝茶水利尿，吃糖補充大量熱量，喝酒傷害內臟，吃辣椒造成血熱，不睡午覺休息一下，晚餐吃不易消化的食物，不鍛鍊身體，並且吃有毒的藥物，經常性交，經常生氣、煩惱，那麼這個人就會「迅速」變得十分憔悴「蒼老」。

而胃氣很好、營養很好的人，如果長期的生活方式也是如此，那麼儘管短期內，不會出現不適的感覺。但是，經過一段時間之後，也會逐漸變得十分憔悴蒼老。

劉太醫根據其祖傳數百年的養生經驗，歷經了13年的反覆試驗，劉純和醫官們得出結論：只「增強胃陰」是不行的，還要「排泄毒素」，這乃是長生不老的兩個重要關鍵問題。

可以確定的是：平時按照養生的方法生活，不僅能讓身體健康，不用去看醫生，而且可以省下大量的醫療費用。絕大多數人就是不懂養生，最終就都被疾病折磨而死，或者是被醫生治死。

四、現代醫學如何解釋及解決「衰老」的問題？

現代醫學關於「衰老」的原因有許多種說法，例如：自體中毒、內分泌紊亂、細胞膜改變、自身免疫、生理時鐘、基因突變、核酸交聯、結合水丟失……等，至今還在爭論不休。

但是，目前比較明確的有以下10個因素：

1) 世界各國的研究人員調查百歲老人，一生不得癌症等慢性疾病的原因後。發現儘管種族、地理分佈、文化素質、生活條件、飲食習慣、勞動方式、家族病史等不同。都有一個共同點：就是一生保持「旺盛的飢餓感」。

但是，西醫採取每週一天不吃飯 (輕斷食) 的方法，是無法保持飢餓感的。

2) **衰老的最基本的特徵，是皮膚長「皺紋」。這是身體發出來的警告：您開始衰老了。西醫要人去做「醫學美容」，去打玻尿酸、肉毒桿菌，這是掩蓋眞相且治標不治本的餿主意。**遺憾的是，還是有許多人趨之若鶩。 還有些人不去吃廉價的肉皮凍，而是出高價去買化妝、護膚保養品擦皮膚，也是花了許多冤枉錢。

3) **現代醫學認爲：人的衰老過程是「自體中毒」造成的。人在新陳代謝過程中，產生了大量毒素，這些毒素阻礙了新陳代謝的正常進行。因此，新陳代謝逐漸微弱了。** 但是，人體不靠外界的幫助，很難自我調節。西醫採取使用藥物利尿、通便的辦法，不僅是傷陰的，還會產生醫源性疾病 (副作用)。

4) **現代醫學認爲：低蛋白血症，是促使人類衰老的重要因素。**因爲，人體每天有幾兆億的細胞更新，如果不能提供足夠的蛋白質，那麼許多器官無法補充新的細胞，其功能就會受到影響。但是，**西醫使用「蛋白同化激素」（同化類固醇），加速蛋白質的合成，並無法改善低蛋白血症，反而造成了激素不平衡，還會產生醫源性疾病（副作用）。**

5) **現代醫學認爲：現今人體的脂肪太多，影響了器官的正常功能，是促使人類衰老的重要因素。**但是，**西醫使用「藥物減脂療法」，並不能降低體重，反而造成了「藥物中毒」。**

6) **現代醫學認爲：人體「非特異性免疫力」下降。致使吞噬細胞無法消滅體內臟器的微小運動損傷。而臟器的微小損傷，又造成了器官功能的減退，這是人類衰老的重要因素。**但是，西醫使用「免疫增強劑」，提高T細胞功能的辦法，並無法提高人體非特異性免疫力，反而造成了**「藥物中毒」。**

7) **現代醫學認爲：缺乏體育鍛煉的人，其心肺功能不佳，這是人類衰老的重要因素。** 因此，西醫強調使用運動療法，增強心肺功能。

8) **現代醫學認爲：缺乏睡眠的人，其生理時鐘紊亂，這是人類衰老的重要因素。** 但是，西醫使用普魯卡因，製造多眠狀態，是非常奇怪的。 事實上，醫生使用複方普魯卡因混合劑，並沒有製造出一個百歲老人，只是增加了醫院的收入。

9) **現代醫學認爲：縱慾傷身，這是人類衰老的重要因素。** 但是西醫認爲性慾的降低，是衰老的表現，要想辦法保持一定的性慾。 這是非常奇怪的。 事實證明，一些西醫研發出來增強性慾的藥物，並沒有製造出一個百歲老人，只是增加了醫院的收入。

10) **現代醫學認爲：「酗酒」是人類衰老的重要因素。** 但是，有些醫生卻提倡：每天喝一點兒紅葡萄酒有益健康，這是非常奇怪的。事實上，酒精造成了肝臟的損害。

五、請留意：長期困擾現代人的「便秘」問題

便秘是人體健康的大敵。如果一個人一天不撒尿，那麼這個人就著急了，因爲害怕泌尿道發炎，引發尿毒症，而自體中毒。但是，如果一個人一天不拉屎，那麼這個人卻無所謂，頂多說一句：「哎，我又便秘了。」

然而，**便秘對於人體是有害的，其危害性並不亞於尿毒症，只是其進程十分隱蔽，而結局卻是慘重的。** 要想了解便秘，就必須明白「消化道的結構」。人的食道是光滑的，可是從胃開始，就有了皺摺，到了結腸就增加了結腸袋。

這一切都是爲了讓食物，或者殘渣緩慢地通過。結腸包括升結腸、橫

結腸、及降結腸、乙狀結腸，全長約130厘米，約有40多個結腸袋，使得結腸有類似串珠一樣的外觀。人的「結腸袋」是最容易「藏污納垢」的地方，正常排便的時候，很難觸動、排出結腸袋深處的糞便。

六、人們不得不知：「便秘」對於人體的十大危害：

1) 機械性的傷害。

在一個人的乙狀結腸、直腸內，無論是堵塞了棉花、銀子，或者是糞便，那麼這個人就會出現「食慾不振」的症狀。原理不明。那麼是誰把棉花塞進肛門裡？醫生做完內痔、腸息肉手術以後，就把棉花塞進病人的肛門裡，於是病人就不想吃東西。

那麼是誰把銀子塞進肛門裡？這是古代國家銀庫的庫丁，偷盜銀子的絕妙方法。那時官員檢查庫丁的肛門裡是否塞進銀子，就是讓他們吃飯，誰吃不下飯，誰就是嫌疑犯。那麼是誰把糞便塞進肛門裡？糞便不是從肛門塞進去的，而是從小腸而來，到了升結腸還是流體，到了橫結腸就變成半固體，到了降結腸就變成固體。

2)「化學產物」的傷害。

糞便在結腸內「腐敗發酵」，產生許多「有害的化學產物」：低級脂肪酸、乳酸、丁酸、二氧化碳、屍胺、甲烷、組織胺、色胺、氨氣、吲哚、酚類、糞臭素、硫酸脂、硫化氫……，沒有一個是好東西。因此，人們見了糞便就躲著走。

然而，糞便就在自己的結腸裡，這是躲不開的。正是**因為糞便產生毒素，而且結腸能夠吸收毒素。因此，長期便秘的人，就會出現疲乏、煩躁的症狀。**

幸虧肝臟有解毒的功能，不然人就會被毒死。然而，肝臟解毒的功能是有限的。長此以往，肝臟也中毒了，其表現就是單純的「谷丙轉氨酶」增高。再發展下去就是莫名其妙的「肝硬化」，再發展下去就是「肝昏迷」，這就是為什麼肝昏迷的病人，必須清腸的理由。然而這一切都是屎憋的。

3) 細菌毒素的傷害。

人的糞便裡有20%是細菌。這些細菌，都是人吃進去的少量細菌繁殖而成。因此一個人，就是一個巨大的帶菌者。因此，儘管一個人每天洗臉、洗屁股，但是結腸裡的細菌，是無法洗淨的。這些細菌毒素，是造成一個人發生「無名腫毒」的重要原因。例如：急性闌尾炎、急性膽囊炎、急性胰腺炎、急性扁桃腺炎、瘡癤膿腫……等。因此，治療急性化膿性炎症，必須清腸。

4) 佔位性的傷害。

從小就便秘的人，容易發生「巨結腸症」。什麼是巨結腸？1981年，甘肅有一個少婦，儘管骨瘦如柴，但是腹大如孕。醫院診斷是巨結腸，應進行手術切除。手術過程切開腹腔後，醫生十分驚愕：結腸象是一串兒小西瓜。

就是這些小西瓜壓迫內臟，使得病人出現腎盂積液，而排尿困難，出現子宮、卵巢移位，而多次流產，出現下腔靜脈壓迫綜合癥，而下肢水腫。而且，術後打開結腸，只見術前已經灌過腸子的結腸袋裡，依然粘貼著堅硬的糞塊。這些堅硬的糞塊，竟然有7.2公斤！你說它不壓迫內臟，壓迫誰？

5) 局部刺激性傷害。

長期「滯留」在結腸袋裡的糞塊，因為含有刺激性食品、藥品，而「刺激腸壁」發生局部傷害。這是許多「結腸癌」的發病原因。有的人發生了乙

狀結腸癌，切除乙狀結腸之後，竟然發現乙狀結腸袋壁上的癌塊，與糞塊緊緊地粘貼在一起。 這塊糞便存在多少年了，誰也說不清楚。 因此，長期滯留在結腸袋裡的糞塊，能夠刺激結腸癌的生長，已經成為腫瘤專家的共識。

6) 長期便秘的高血壓病人，因為用力排便，造成腹壓驟然升高，而突發腦出血、和心肌梗塞，已經是大家公認的事情了。

7) 懷孕和哺乳期婦女便秘，容易造成嬰兒的大腦傷害。

1986年，國際兒童精神病及有關各科學會，曾經多次發表文章，認**為懷孕和哺乳期婦女便秘，不僅容易造成嬰兒的感染性疾病，也容易造成嬰兒的低智商。**這可能不是什麼新聞，因為嬰兒吃奶容易上火鬧病，這是人所共知的。但是造成嬰兒低智商，是不是真的如此呢？我想可能如此。因為自體中毒的母親，其胎兒與嬰兒也無法倖免於難。

8) 摩擦性傷害。

堅硬的糞塊通過肛門，會摩擦肛門周邊，而造成肛裂和肛瘻（痔瘡、瘻管），這個問題已經是人所共知。

9) 便秘能夠造成人格的改變。

這個問題奇怪嗎？不奇怪。從小就便秘的人，其鼻子呼出的氣味，以及口腔的氣味，是有糞臭味的。因此，別的小孩子不願意接近他。 長此下去，他的性格會變得很孤僻。 孤僻將影響他一生的前程。 許多家長不理解孩子為什麼如此孤僻，為什麼如此「愛睡覺」，為什麼學習如此地吃力。其實，就是一個小小的便秘所引起的。

10) 腰神經的傷害。

長期便秘的人，會出現「腰腿疼」的症狀。這是因為降結腸和乙狀結腸

的解剖位置，正好與腰神經交叉。當降結腸和乙狀結腸的結腸袋肥大，而且充滿了堅硬的糞塊時，就會壓迫到腰神經，而出現頑固性右側腰腿疼。又由於「人體力線」的自我糾正，而最終造成「雙側腰腿疼」。因此，讓這些腰腿疼的病人去吃止痛藥，不如讓他們自己去「清腸」。

七、便秘形成的主要原因：

1) 便秘的人「飲水」太少。一個人缺水時，結腸必須要吸收糞便中的水分，因此，會把糞便脫水，變成像石頭一樣的硬塊。

2) 便秘的人「運動量」太小。懶惰的人，結腸也不運動，因此，糞便在結腸裡，也呆滯不動。

3) 便秘的人「吃麵粉太多」。這是因為磨麥子的過程，需要添加滑石粉。滑石粉是無嗅、無味、潔白細膩的。然而，長期口服是有害的。由於滑石粉是止瀉劑。一般而言，口服15克滑石粉就能止瀉。如果你「每天」吃不法廠家製作的麵粉，那麼不知不覺就吃了過量的止瀉劑—滑石粉，你不便秘才奇怪！

八、我們要如何預防「癌症」、「動脈硬化」、「糖尿病」這三種慢性疾病呢？

西醫強調：早發現、早治療。實際上，這是講治療的方法，而不是講「預防」。 早期發現癌症，真的就能夠提高生存率嗎？答案是：不能！因為一旦被診斷出癌症，有些人就開始胡亂折騰，恨不得立刻把這個定時炸彈給排除，而結果卻往往是：自己把它給引爆了。

早期發現動脈硬化，真的能夠提高生存率嗎？一樣不能！因為，一旦被診斷出動脈硬化，有些人就開始胡亂吃藥，恨不得能立刻軟化動脈，而

結果卻往往是：自己把「血栓」給形成。

早期發現糖尿病，眞的能夠提高生存率嗎？一樣沒辦法！因爲，一旦被診斷出糖尿病，大多數人就開始想法子胡亂降糖，恨不得能立刻除去血糖，而結果就往往是：自己把「高血糖」變成了「高血脂」。

中醫的《黃帝內經》中就強調：「上醫治『未病』，下醫治『已病』。」「高明」的醫生，是叫人「不病」。只有不高明的醫生，才只知道看病。中醫的「却病延年」，叫做「養生之道」，是一門高深的學問。

西醫所說的：要「定期檢查」身體，有病早發現，有病早治療。 這不叫防病，這叫做「等病」。中醫的養生方法很多，不外是從人的三大本能入手：「攝食、自衛、繁殖」等，還有加上「修心養性」。

九、劉太醫的養生十條：

爲何應當推崇劉純的養生之道。**劉純在《短命條辨》裡說：「經曰：『正氣存內，邪不可干』。夫正氣衰者有三：過飽、氣惱、不勞。故爾，養生者以十條克之。」** 應當承認，劉純的養生之道是獨特的。它不像其他的養生專家那樣，只是給您一個大的原則，反而讓您無所適從。而是給您一個生活日程表，讓您很容易操作。

第一條：早晨起床第一件事就是喝涼開水。 (現在可以喝富氫水)
第二條：午飯首先喝豬蹄熬的「保元湯」，然後吃粗糧，以及小菜。
第三條：午飯之後要散步半小時，然後午睡、小憩。
第四條：午睡之後要喝果汁，補充維生素。
第五條：下午要做健身。
第六條：不要吃晚飯。

第七條：睡覺之前要燙腳。

第八條：要有宗教信仰。

第九條：控制性慾。

第十條：每個月要清腸一次。

◆ 詳情請參考原文章內容

　　「養生十條」不僅是無病之人的防病方法，也是一個病人應當遵守的七分養。當然病人需要喝適合自己的「加味開胃湯」，而且要喝適合自己的獨特的「肉湯」。

　　人類的許多疾病都是吃出來的、氣出來的、閒出來的。而養生十條強調了：不能亂吃、不能生氣、不能閒散。它要求避免有害物質的侵入，同時，又強調把體內有害毒素的排出。

　　它強調了「三分寒、七分飽」。 請注意：三分寒不僅僅是強調不要穿得太暖，強調要春捂秋凍，還有一個強調吃粗糧，避免攝入高熱量的意思。七分飽不僅僅是讓人們少吃的意思，而是讓你先喝肉湯、後吃飯的意思。因為你先喝了肉湯，自然無法再吃很多的飯。

　　因此，一個人要想長命百歲，必須講究養生之道，這就是傳統中醫比較長壽的道理。儘管醫療、科技持續進步，目前在台灣癌症、肺炎、肝硬化、糖尿病、高血壓、洗腎的人口，依舊逐年上升、居高不下。主要原因就是：我們許多人太貪吃、及濫用藥物。

十、胃氣的重要性

　　什麼樣的人，可以長命百歲呢？一個人只要有胃氣，其活力是很驚人的！因為人體有「巨大的潛能」。 平時人體的組織、細胞，只有三分之一

在工作，而其他的三分之二在休息（處於休眠狀態）。只要人體能保持「新陳代謝」的正常進行，人體在危急時刻，就能夠「發揮代償能力」而「自動調節、與達到平衡」。但是，如果不能吃、不能喝，那麼生命之火就微弱了，就無法發揮潛能。

因此，一個人無論得了什麼病，都必須先「保護胃氣」，因為有了胃氣才能與死亡抗爭。 許多癌病人，都是靠著開胃湯脫離了險境。許多人一直在探索「長壽的秘密」，有些人認為是基因、環境、或者是飲食的問題，然而，依舊是撲朔迷離，而不得其解。

其實，許多長壽的老人，並不是沒有任何疾病，而是「帶病生存」。其之所以能長期生存的秘密，僅僅在於「保護了胃氣」。 因此，胃氣是帶病長壽的公開秘密，也是產生驚人活力的重要原因，更是防止猝死的唯一辦法。 許多人認為有病是可怕的，其可怕之處就在於會死亡。 因此，「疾病並不等於短命」。

十一、劉太醫觀點，重點摘錄：

◈ 衰老的基本特徵是皮膚長皺紋。美容拉皮是「治標不治本」的餿主意。

◈ 便秘是健康的大敵！便秘有十大危害。

◈ 低蛋白血症是促使人類衰老的重要因素。

◈ 脂肪太多影響了器官正常功能。

◈ 免疫力下降會造成器官功能下降。

◈ 缺乏體育鍛煉，影響心肺功能。

◈ 缺乏睡眠的人，生物鐘紊亂。

◈ 縱慾傷身。

◈ 酗酒是人類衰老的重要因素。

十二、張老師的經驗分享及總結：

眞正的中醫與西醫之間根本的區別是中醫講養生，也就是預防疾病的發生。而西醫是通過各種檢查去發現疾病，被動的去治療。

如果懂得正確的養生，我們就不會得高血壓、腦中風；如果正確的養生，我們就不會得糖尿病；如果正確的養生，我們就不會被癌症催殘。

這又產生另外一個問題：如何「養生」？外面我們看到的養生專家幾乎都是在推銷產品。而劉弘章老師家傳的太醫養生，才稱得上是眞正的養生專家！劉太醫的家族，依循其傳承的方法，讓三十三代人之中出了四位百歲人瑞，九位九十歲以上、七位八十歲以上的高齡老人，甚至沒人罹患過高血壓及糖尿病等慢性病。

我自從學了劉太醫的養生之道，幾乎很少生病，也已經好久沒有看過醫生、吃過藥。就算這次被新冠病毒感染，我也是使用劉太醫的開胃湯，在三天內痊癒。

這次回台灣以後，很多西醫的朋友邀請我做他們認爲重要的檢查，而且他們的年齡大多與我相仿。檢查結果幾乎都讓他們非常驚訝：我的各項數據都優於他們。

我們千萬要記住：有病靠醫生是靠不住的！必須靠自己！靠正確的養生！例如：很多小病只要懂得一些簡單的方法就可以解決。

(一) 許多小傷、小病，透過「食療」卽可以痊癒：
1. 感冒，買菊花50克熬水喝，同時在粥或者湯裡加入胡椒粉。
2. 腹瀉，用茶葉20克、生薑兩片，共同熬水喝。

3. 睡眠不好，每日早晨空腹喝一升涼開水。

4. 嗓子疼，買金銀花50克，草決明50克，沙參50克熬水喝。

5. 腳癬，用熱水洗乾淨，搽白醋。

6. 貧血及白細胞減少，買生豬肝、或者羊肝，煮熟了打成糊狀拌在飯裡吃。

7. 習慣性便秘，每天喝決明子茶。

8. 老年人和小孩子消化不良，燉肉時加入鮮山楂、和白糖。

9. 缺維生素，用榨汁機做番茄汁、蘋果汁、梨汁、桔子汁等。

10. 缺鈣，用雞蛋皮、和鮮山楂同煮喝湯，比吃鈣片強。

◆ 注意：煙傷肺，酒傷肝，糖傷脾，茶傷陰，辣椒使血熱。

(二) 其他有些小傷、小病可通過「體療」得到痊癒。如：腿疼、腦力勞動過度、心情鬱悶、腿腳不靈活、內臟下垂、心情緊張、做錯事後悔、小孩子功課不好、防止腦血栓、防止夜間猝死、慢性前列腺炎（攝護腺炎）。

　　此外，**劉太醫在本章中特別強調了「硬蛋白」對人體的重要性。癌症就是由於缺乏硬蛋白而造成的！**這是非常值得學習及照著做！

　　熱敷、冷療是我們經常在做的事，但是什麼時候應該用熱敷？什麼時候應該用冰敷？您清楚嗎？看看劉老師是怎麼說的。

　　本章節講述的萎縮性胃炎、膽結石、小兒無名熱、小兒多動症、精神抑鬱症、及肥胖的治療案例都很精典。有以上問題的人，必須仔細研讀。

第二十章 【跋文】
成化皇帝信神話，試驗資料歸劉家

　　任何一個朝代，統治者的思想，就是社會的潮流。自從1466年，明朝成化年間的萬貴妃，後背生長了一個疔瘡，高熱昏睡七天，醒了以後說，她學會了王母娘娘的房中術，能夠使皇帝越來越年輕。於是，成化皇帝朱見深，就迷上了道教。明朝成化皇帝的思想，就是明朝成化年間的潮流。

　　於是，明朝成化年間的國家機器，就宣揚道教是神聖的，煉丹能夠防治疾病，煉丹能夠使人長生不老。至於吃了不管用，那是沒找到好道士。而醫學呢？那只是給凡夫俗子使用的土辦法。由於，誰也不承認自己是凡夫俗子，包括乞丐、妓女、囚犯，因此醫學受到了歧視。

　　成化皇帝朱見深，慕名聘請了幾千個真人雲集北京城，而且都給高官、高俸。那麼這些真人都有什麼本事呢？
　　比如，真人李孜省，能夠代替玉皇大帝，書寫指示。
　　又如，真人張元吉，能夠書寫催命符，千里之外殺人。
　　再如，真人鄧常恩，能夠煉出仙丹，使人長生不老。
　　還有，真人王臣，能夠把黃土加入仙藥，煉成黃金。

　　這是真的嗎？當然不是真的！可是為什麼把皇帝唬住了呢？這是因為，皇帝認為神仙是存在的，因此，神仙就要左右人間的萬物。那麼玉皇大帝發出指示，有什麼奇怪的？那麼神仙要殺一個人，有什麼奇怪的？那麼神仙能夠讓人長生不老，有什麼奇怪的？但是王臣沒有借助神仙的力量，把黃土變成黃金，皇帝就把他殺了。罪名是，他不是一個真正的真人。

也就是說，一個眞正的眞人，是能夠把黃土煉成黃金的。皇帝相信神仙，那麼大臣和百姓也相信神仙。於是，大臣到處尋訪眞人；家家供起了玉皇大帝、本命神、王母娘娘、痘瘡娘娘、血光娘娘……。人們有病，不去找醫生，而是找道士了。

1475年，劉純已經112歲了。從1409~1475年，在漫長的66年當中，儘管皇帝換了7個，但是，這種試驗沒有人敢阻止，因爲劉純手持先皇朱棣的聖旨。劉純能夠主持一個試驗長達66年，也是科技界罕見的。在中醫發展史上，明朝是最高峰的時期，恐怕與犯人試驗有一定關係。在世界醫學史上，也只有中醫能夠如此。這是因爲明朝是中國歷史上，特務組織最龐大、最殘暴、最無孔不入的時期，許多對於皇權不滿的人，許多起義軍的戰俘，都被投入錦衣衛的詔獄。

因此，劉純利用犯人做醫學試驗是有條件的。但是，劉純已經感到厭倦了。因爲，人們認爲道士是萬能的醫生，而眞正醫生的作用是微薄的。許多病人一邊接受治療，一邊求神禱告；病好之後，不認爲是醫生的作用，而是神仙的力量。

許多參加試驗工作的醫官，也拜道士爲師，學習一些歪門邪道，致使試驗無法正常進行。從成化元年開始，劉純報告試驗結果的折子，給皇帝發出之後，都是石沉大海，無人理睬。更可氣的是，94歲的兒子劉憬從太醫院回家之後，說太醫院來了一個眞人，對太醫們指手畫腳；71歲的孫子劉宇，從山西按察司來信說，衙門裡來了一個眞人，對於各種案件都是求籤判定。

亂了！亂了！劉純徹底失望了。熱心人周王朱橚吃煉丹而死了，好朋友道衍和尚姚廣孝老死了，孫女婿李賢，鬱鬱不歡而死了。完了！完了！劉純心灰意冷了。他決定告老還鄉了。當年，從太醫院體面下台到詔獄搞

試驗；現在，怎樣再一次體面下台回鄉呢？他考慮了幾天，就讓一個心腹家人附耳上來，告訴他如此、如此。

這一天，一個老道士大模大樣地來到南京欽命大明醫典編修使衙門，求見劉純。劉純帶領醫官們出來迎接。老道士說：「衙門裡剎氣太重，必是衝撞了太上老君。百日之內，必有血光之災！」劉純裝作害怕的樣子，趕忙跪下，說：「真人救我！」醫官們也害怕了，怔怔地看著這突如其來的老道士，心想：「我說拿犯人做試驗，不是好事吧！」老道士把寶劍舞了一下，嘆了口氣說：「回家去吧，讓貧道鎮住血光！」劉純千恩萬謝，醫官們也拜謝不已。劉純立即讓人給老道士準備做法事的東西。

怎麼辦？真人說了，讓咱們趕緊都回家！那就回吧！百日之後還回衙門嗎？不敢了！那麼南京詔獄裡的犯人怎麼辦？讓北京來人接管？不行！當初跟犯人說，做完試驗就減刑。如果北京親人接管之後，不做試驗、不減刑，那麼犯人家屬就會找醫官的麻煩。

怎麼辦呢？醫官們望著劉純。劉純早就想好了，說：「一律減刑，流放遼東！」於是劉純立即給皇帝寫折子，而且不等批覆，就把詔獄裡的5000多個犯人，都減刑流放遼東。誰押解呢？就派詔獄裡的錦衣衛番子。如此一來，編修使衙門、詔獄，都成了空宅。據說那個老道士做了幾天法事也走了。

大約過了一年多，司禮大太監懷恩，才看到劉純的折子，念給成化皇帝朱見深聽。昏昏欲睡的朱見深睜開了眼：「安安、亭亭、侯、回回、家啦？」懷恩答道：「皇上，他不幹啦，回家啦。」朱見深笑了：「朕朕、早早，說過，吃草根樹皮，治治、什麼病？」懷恩又問：「皇上，怎麼回他？」朱見深一揮手：「知知、道了。」

劉純回家了，回湖北咸寧老家了。

他閉門謝客，把龐雜的試驗資料，改寫成爲《成化咸寧景厚家學》。全書分爲20冊。並且把那個編修使大印，找了一個篆刻高手，改刻成景厚承嗣。他要把這套書一代一代傳下去。閒暇的功夫，就教重孫子劉謂讀《成化咸寧景厚家學》。於是國家掏錢，歷時66年，動用300多名醫官，使用幾千個犯人做試驗的成果，就輕易落到劉家手裡了。

人到了晚年，總是後悔一些事情，劉純最後悔的是參與了內戰。朱家內部鬧糾紛，干劉家甚麼事呢？朱家誰贏了都是當皇帝，老百姓跟著摻和什麼呢？自己是個醫生，弄來弄去還是醫生。自己能平安活著，已經是萬幸，後代千萬別摻和什麼內戰，要老老實實當個醫生，這套《成化咸寧景厚家學》的書，足夠後代使用了。

當然做個醫生是不會發大財的。可是，爲什麼要發大財呢？皇帝是發大財的人，可是皇帝一頓飯能夠吃一頭牛嗎？不能！皇帝一個人能住九千九百九十九間房子嗎？不能！皇帝一個人能夠對付三宮、六院、七十二妃嗎？不能！那麼發了大財有什麼好處呢？因此，銀子夠花就行了，長命百歲才是最重要的。

1487年秋天，成化皇帝朱見深駕崩的消息傳到了咸寧。皇帝享年只有40歲。爲什麼這麼年輕就死了呢？據說有三個原因，第一、是吃道士的煉丹，造成慢性中毒。第二、是幾乎每天晚間和萬貴妃性交，把身子掏空了。第三、是萬貴妃死了。萬貴妃怎麼死了呢？

1487年初，59歲的萬貴妃打一個宮女的時候，太生氣了，一口氣憋住就昏迷了。40歲的成化皇帝朱見深，以爲她又被王母娘娘叫去了，就不許別人搶救。結果大多天過了一個多月，屍體都臭了，朱見深才知道她是

眞的死了。於是，朱見深思念過度，睡不著，吃不下。沒有人陪伴皇帝了，因爲司禮大太監懷恩已經被皇帝撤職了。於是過了半年，朱見深也死了。

1488年，成化皇帝朱見深的兒子朱祐樘登基了，年號弘治。司禮大太監懷恩也復職了。劉純的52歲的重孫子劉謂，字文泰，被太醫院招到北京當太醫了。雖然弘治皇帝朱祐樘，把一些眞人都趕回家去了，但是，道家煉丹的風氣依然存在。劉謂想在曾祖父劉純的藥方裡加入一些煉丹，這樣就可以有「神仙」氣了。於是寫了一本書叫《本草品匯精要》，寄給曾祖父劉純改正。

劉純看了之後，大罵劉謂不肖，堅決反對煉丹。爲此，時年108歲的兒子劉憬，被父親劉純命令家人痛打40大板。因爲，是劉憬指定自己的孫子劉謂爲承襲人。不是父親指定兒子承襲，而是爺爺指定孫子承襲，這是太祖劉完素定下的規矩，就是爲了長期考察後代的能力。然而兒子劉憬，竟然選擇一個傾向煉丹的孫子劉謂當承襲人，三分治、七分養能夠代代相傳嗎？

老年人最怕生氣。從此，他的飢餓感下降了：儘管一直服用養正散，喝保元湯，而且又喝了加味開胃湯，還是不能升提胃氣。於是，劉純在1489年的農曆九月三日凌晨寅時死了，享年126歲。

當然，108歲的劉憬，也讓85歲的兒子劉宇，把53歲的孫子劉謂從太醫院叫回家奔喪，也痛打80大板。劉謂捂著爛屁股，哭著把《本草品匯精要》的草稿燒了。這就是許多老中醫知道有《本草品匯精要》的書名，然而，至今誰也看不到此書的原因。

太皇太后周淑雲派了司禮大太監懷恩弔唁；弘治皇帝朱祐樘派了專使弔唁；各大臣、地方官也送了許多輓聯。然而葬禮十分簡樸，也沒有哭聲。

按照劉純的遺囑，只用一口薄木棺材深葬，沒有墳頭，沒有立碑。只是在墳地上面，栽種了許多竹子。因為劉純信佛，佛說人生是苦難的。誰生下來都是哭哭啼啼的，就是因為預感到人生的苦難。人活著就要但做好事，莫問前程。人死了，就是一死百了，死了就是解脫了紅塵的煩惱。

人死了，還要做點兒貢獻，這就是回歸大自然，讓自己的骨肉去滋養植物。植物茂盛了，才有動物的繁榮，人類才不會絕種。老人家想得很周到。

劉純死了，然而他不知道，太醫把他當成了保護神。

疾病是可怕的，當個太醫是很難的，說不定什麼時候被皇帝處罰。明朝以前，很多太醫被殺，這在醫學史上是屢見不鮮的。

例如，唐朝的同昌公主，是懿宗皇帝與郭淑妃所生，身染重病之後，經過太醫韓宗紹，與康仲殷兩個人多方搶救無效，最後同昌公主死了。懿宗皇帝十分震怒，下旨將兩位太醫處死，並且，將其三族的300多人，交給京兆尹溫璋治罪。當時的宰相劉瞻、京兆尹溫璋要求皇帝從寬處理。

但是，皇帝不但不採納，反而罷免了劉瞻的宰相之職，降了溫璋之職，致使溫璋上吊自殺。最後，太醫韓宗紹，與康仲殷兩個人被殺，其家屬也被判刑。因此，太醫不搞預防為主，而是被動地去治病，甚至完全依靠藥物去治病，這是非常危險的。

然而，中醫的發展，到了明朝就達到了最高峰。這就是劉純提出的養生之道，和三分治、七分養學說。從此以後，太醫使用養生之道去主動預防疾病，而且，使用三分治、七分養去避免醫源性疾病。如此一來，皇宮裡的疾病大幅度減少。

這一套方法，使得許多貴族能夠健康生存，尤其是許多嬪妃能夠長命百歲，甚至許多太監、宮女、侍衛也能夠無疾而終。由於劉純的方法保護了太醫，因此明清兩朝的太醫院都擺著劉純的畫像，把劉純當成了太醫的保護神。

然而，太醫管不了皇帝，因為，皇帝是獨斷獨行的。但是太醫可以上折子告訴皇帝如何養生，而且如果皇帝駕崩了，那麼太醫可以據此向皇后分辯。因此，明、清兩朝的皇帝駕崩之後，沒有一個太醫被殺，多是個失職之罪，給予戴罪當差的處分。

後來到了民國時期，總統府的侍從醫官，也是按照劉純的養生之道去預防疾病，按照劉純的三分治、七分養，去避免醫源性疾病。然而，新中國成立之後，一切都變了。尤其是改革開放以後，由於盲目學習外國，因此把一些中國的好傳統都改變了。

人生是輪迴的，舊的劉純解脫了，新的劉純又出現了。

後代就是新劉純，新、舊劉純的區別就在於年齡的不同。為什麼新劉純要哭祭舊劉純呢？也就是說，劉純不必哭祭自己。不是嗎？

劉純的身材、相貌，是代代相傳的，劉純的豪爽性格，是代代相傳的，劉純的三分治、七分養，是代代相傳的。至於名利地位嘛，那是身外之物；至於住宅、衣服嗎，那是隨波逐流；至於皇帝是誰嘛，那是事不關己。劉家信佛，找劉家看病是不交掛號費的。

從此以後，爺爺指定孫子，就成為承襲的規矩。

爺爺承襲人，指定孫子中的一個人當承襲人，但是，這個孫子不一定

是兒子承襲人的後代。也就是說，承襲人的後代，不一定是承襲人。這條規定擴大了選擇承襲人的範圍。而且，爺爺與這個孫子在一起生活，也能在族人面前，提高這個孫子的地位，便於將來管理族人。這與一般的中醫父、子相傳不同。

誰拿著那套古書和古印，誰就是承襲人。承襲人要指揮劉氏家族。因為，劉氏家族認為承襲人就是劉純的化身。因此，儘管劉家的族人分佈在世界各地，儘管劉家的族人年齡大小不同，儘管劉家的族人社會地位不同，但是，他們認為承襲人就是祖宗。而承襲人也認為自己就是新劉純。新劉純一直使用舊劉純的三分治、七分養，去治療各種疾病，並且，不斷地研究增加新的病種。舊劉純是男子，因此，新劉純也必須是男子，這就是劉家的秘方，傳男不女的原因。

500多年來，新劉純已經更換了二十幾個，比較有出息的新劉純是：
第一代承襲人劉憬，是明朝正統太醫院院判。
第三代承襲人劉謂，是明朝弘治太醫。
第四代承襲人劉刊，是明朝嘉靖太醫。
第五代承襲人劉瑯，是明朝嘉靖太醫院吏目。
第六代承襲人劉鎰，是明朝隆慶太醫院生藥庫大使。
第七代承襲人劉檣，是明朝萬曆太醫院惠民藥局副使。
第八代承襲人劉沺，是明朝天啟太醫院院使。
第十四代承襲人劉良玉，是清朝乾隆太醫。
第十九代承襲人劉啟後，是清朝咸豐太醫。
第二十代承襲人劉璇璣，是清朝同治太醫。
第二十一代承襲人劉連仲，是中華民國總統府少將侍從醫官長。
第二十二代承襲人劉鳳池，是中華民國總統府侍從醫官。

嗚呼！我的祖先顯赫，而我已經敗落。太醫學派，與民間派之爭，我

一直搞不明白。爲什麼不在明朝，就消滅民間學派呢？現在，我好像明白一些了，可能是獨陽不生，孤陰不長的道理；有男、有女，有天、必有地。

倘若中醫只有太醫學派，那麼在太醫學派內部還要分爲兩派。很好，就讓民間學派，長期存在吧，也好讓我在世界醫學大會上有發言的話題。而且，我的心眼是否太小了？因爲，民間學派爲中國的產值與稅收，做出了巨大貢獻。

從明朝末年開始，人們已經不吃煉丹了；但是從清朝開始，人們又吃補藥了。而且，從新中國開始，人們又吃化學藥物了。爲什麼人們總是認爲，藥物是極其重要的呢？這是因爲，過去有過去的迷信，現代有現代的迷信。

明朝的人們，迷信煉丹，是得道成仙，迷惑了人們；清朝的人們，迷信補藥，是虛性興奮，迷惑了人們；新中國的人們，迷信化學藥物，是取快一時，迷惑了人們。未來的世界是什麼樣子呢？可能形式在不斷變化，但是換湯不換藥，內容依然是個健康問題。健康問題是人類的千古一題。

人們在日常生活中有許多誤區。

我們往往嘲笑古人是愚昧的，而不琢磨自己有些地方也是愚昧的。比如，人們關於衣、食、住、行的愚昧是很多的。

有些人認爲戴著緊身的乳罩，穿著緊身的衣服，裹著緊身的綁腿，顯得精神利索。錯了！全身血液循環不好，就要發生良性腫瘤。有些人認爲吃飯盡量吃堅硬的，少吃熟爛的，據說可以鍛煉牙齒。錯了！堅硬的食物不容易被吸收，恰恰是熟爛的食物容易被吸收。有些人認爲睡覺之前要噴些殺蚊劑，這樣可以防止蚊子叮咬。錯了！蚊子死了，人也中毒了，應當

用蚊帳。有些人認為出門坐空調車最好，錯了！空氣不流通，人容易缺氧；應當打開車窗。

又如，人們關於歷史知識的愚昧也是很多的。有些人認為，古代的中醫不會做手術。錯了！那麼戰場上，將士的大腿被打斷了，怎麼辦呢？醫官要給予截肢手術！那麼競技場上，武士的胳膊骨折了，怎麼辦呢？骨科醫生要給予整骨復位！那麼生活中，一個人的牙齒損壞了，怎麼辦呢？傷科醫生要給予拔牙！

再如，人們關於醫學知識的愚昧更是很多的。有些人認為手術切除病灶，是最乾淨、徹底的治療方法。卻不想一想身體的哪一個器官是廢物呢？闌尾是廢物嗎，不是！它是一個淋巴器官。淋巴器官是免疫吞噬細胞的集散地。而且，術後的組織沾黏，是十分麻煩的事情。甚至，如果有微小的癌塊，就會被激惹而生長轉移。

總之，現代人之所以迷信現代科學，是因為輕信了不切實際的宣傳，過分地相信現代科學是無敵的。而實際上，現代科學是相當落後的。因為，現代科學不能制止地震、颱風、火山爆發，甚至不能解決乾旱、多雨的自然災害。

為此，公眾應該走出很多誤區。
①癌症是古老的疾病，在沒有人類的時候，恐龍化石就有骨肉瘤的痕跡；而且也不是人類特有的疾病，狗容易得食道癌，貓容易得肺癌，雞容易得軟組織肉瘤，豬容易得腦瘤，牛容易得白血病等。

人類早就研究癌症，只不過中醫比較成熟而已。因此，認為癌症是現代病，古人一無所知，是個誤區。

癌症沒有毒，切下的腫塊給狗吃，狗吃得很香。癌症實質是毛細血管急劇增多症，和痔瘡差不多；只是包圍圈被破壞了，能夠轉移。

但是，很多病也有遷徙現象，比如扁桃腺發炎的頜下淋巴結腫大，肺結核的全身播散，紅斑性狼瘡的內臟損害等。因此，認爲癌症是不治之症，尤其是有了轉移，就讓病人等死，是個誤區。

②中醫的處方是拿人試出來的，能夠造病，也能夠去病。西醫在動物身上，只能造病，而不能去病。因此，認爲動物試驗，比人體試驗科學，是個誤區。

中醫擅長治療慢性病，西醫擅長診斷、防疫、手術、搶救。因此，什麼病都找中醫，或者都找西醫，是個誤區。古今以來，很多人不是眞正懂得中醫，卻憑著感覺給人治病。因此，在中醫發達的中國，有些人把癌症的發病率，和死亡率逐年升高，歸罪於中醫無能，是個誤區。

③癌病人沒有傳染性，倒是身體虛弱，怕得傳染病。因此，有傳染病的人，不要接近癌病人。當然，有些癌病人，會合併肺結核、乙型肝炎、愛滋病等傳染病，這和癌症是兩碼事。癌症也不遺傳。

所謂遺傳易感性，諸如幾代人得癌症、一家子得癌症等現象，不如說是：相同的不良生活方式，造成了癌窩子。因此，不敢接觸癌病人，或者認爲上一輩子有癌症，下一輩必定有癌症，是個誤區。

④癌病人是營養不良。不能使用摧殘人體的手術、放療、化療，尤其是不人道的放療、化療，再去傷害他。但是，也不能反過來，採取免疫療法。有些中醫也學習使用補藥治療癌症。治死的人太多了。因此，讓癌病人吃補藥，是個誤區。癌細胞在血液稀釋的條件下，生長和轉移的速度加快。

這就是癌病人不能吃飯了，而腫塊卻能迅速生長轉移的原因。可見治癌的關鍵問題是胃氣和營養。

因此，治療癌症要三分治、七分養，而不顧病人的胃氣和營養，是個誤區。癌症是慢性病，癌病人的生死，取決於營養狀況，最有營養的是肉湯。因此，不去想辦法增強病人的營養，卻把病人交給醫生，而家屬袖手旁觀，是個誤區。

⑤人的肚子不是垃圾桶，不能什麼都裝。在大自然中，能夠供人安全食用的食物並不多。得了癌症，更不能隨意吃東西。因此，讓癌病人想吃什麼就吃什麼，是個誤區。

⑥癌症不是心理疾病。因此，使用調節精神的氣功方法，去治療癌症，是個誤區。

⑦癌症是最複雜的疾病，有消化吸收功能減退問題，有營養不良問題，有癌基因問題，有癌前病變問題，有毛細血管急劇增多問題，還有合併症，和併發症問題。因此，認為是個醫生就能治療癌症，是個誤區。既然癌症是包圍圈被破壞，和毛細血管急劇增多，就應當從包圍圈，和血管入手治療。因此，西醫沒有辦法，就說中醫也不會治，是個誤區。

⑧任何藥物的使用，都有個人劑量，使用控岩散以後，出現治療反應，減少劑量是正常的。因此，不顧疼痛，不減少劑量，一味追求腫塊縮小速度，是個誤區。

⑨癌症沒有毒，以毒攻毒是不對的；癌症也不是吃飽撐的，用瀉下是不對的；癌症更不是良性組織增生，用活血軟堅是錯誤的。因此，認為只要使用任何中藥就能治癌，是個誤區。癌病人都有癌基因和癌前病變。因此，

認爲腫塊沒有了，癌症就是治好了，是個誤區。

⑩外國的物理、化學技術很發達，但是，治療慢性病的方法很落後。這就是世界衛生組織要求中醫補充西醫的道理。因此，認爲外國的什麼東西都好，是個誤區。

因此，認爲西藥比中藥好，是個誤區。西藥適用於急性病，病好卽止；中醫寓治於養，適用於慢性病，可以長期使用。因此，慢性病人使用西藥，是個誤區。中醫認爲一切食物，都有藥理作用，每天吃飯就是吃藥；旣然吃飯不能吃毒藥，那麼治療虛弱的病人，更不能用毒藥。

我們人類太迷信醫生了。

在動物世界中，只有人類設立了醫生職位。其初衷，是爲了保障病人的生存質量，和自然壽命。然而，事與願違，現在人類不僅醫源性疾病上升到全部疾病的30％以上，而且儘管醫療技術逐年發達，而疾病的死亡率卻是逐年升高。

這是因爲自從人類設立了醫生職位之後，有些人就放棄了自救能力，而聽任醫生的擺佈。當然診斷、防疫、手術、搶救是應當依靠醫生的。但是，人類預防疾病和治療慢性病，不應當放棄自救能力。

醫生原來只是病人的參謀，可是人類稍微不留神，醫生就變成了病人的太上皇，就剝奪了病人的自救能力。於是，病人就變成了醫生手裡的機器，可以隨意裝卸；病人就變成了醫生手裡的動物，可以隨意宰割；病人就變成了醫生手裡的植物，可以隨意投毒。

你看，高血壓的病人放棄了自救能力，聽任醫生的擺佈，而吃降壓藥，

最後導致心肌梗塞。你看，糖尿病的病人放棄了自救能力，聽任醫生的擺佈，而吃降糖藥，最後導致腦血栓。你看，癌症的病人放棄了自救能力，聽任醫生的擺佈，而使用手術、放療、化療，最後導致死亡。這些病人的死亡原因，就是因爲病人完全放棄了自救能力，醫生也完全剝奪了病人的自救能力。

人類爲什麼聽任醫生的擺佈呢？據說生命是寶貴的，因此，一定要請內行修理毛病。然而，有些醫生不是內行，只是紙上談兵。他們嚇唬病人，他們亂出主意，他們小病大治，不僅害了病人，也乘機賺了錢。醫生爲什麼剝奪病人的自救能力呢？據說醫學是神聖的，不是凡夫俗子能夠理解掌握的。但是，醫學不是神聖。因爲醫學不是神聖的宗教信仰；因爲醫學不是神聖的眞理名言；因爲醫學不是神聖的物理化學公式。醫學只是樸實無華的生活經驗。

況且醫學不是萬能。因爲醫學不能改變人類的生理解剖特徵；因爲醫學不能根治人類的遺傳性疾病；因爲醫學不能使人永生。醫學只是保障病人的生命。然而，醫學是爲公衆服務的公益事業，就像空氣、陽光、水源一樣，是人類共享的生活資源，這可能才是醫學的眞正道理。

其實，醫學純屬經驗之談。

醫學屬於實用科學。實用科學是根據美國現代哲學家詹姆斯、杜威的理論擬名的。這個理論否認眞理的客觀標準，認爲有效果，就是眞理。所謂實用科學就是沒有公式，只有原則，而且要靈活掌握。它不像物理、化學，必須按照公式操作，錯一點兒都不行，因此，可以客觀鑑定。有人說，醫療方法也使用公式。錯了，其實這是個原則。

比如，嬰兒餵養問題，西醫提出了餵養公式，其實這是個原則，如果

眞是嚴格執行，那麼結果就是嬰兒半死不活。又如，燒傷的輸液問題，西醫提出了輸液公式，其實這是個原則，如果眞是嚴格執行，那麼結果就是病人死亡。再如，糾正病人酸中毒問題，西醫提出了補鹼公式，其實這是個原則，如果眞是嚴格執行，那麼結果就是病人死亡。

實用科學原則的使用，是不容易鑑定的。比如，人必須吸氧，這就是原則。但是一個人每天應當吸多少氧，才算合格，這是無法鑑定的。又如，人必須喝水，這就是原則。但是，一個人每天應當喝多少水，才算合格，這是無法鑑定的。再如，人必須吃飯，這就是原則。但是，一個人每天應當吃多少飯，才算合格，這是無法鑑定的。

實用科學的原則，是不是正確，只能靠實踐檢驗。比如，檢驗士兵打敗敵人的原則，是不是正確，那麼戰爭結束自然明白。沒有一個人認爲打了敗仗的原則是正確的。又如，檢驗裁縫做衣服的原則，是不是正確，那麼給人穿上自然明白。沒有一個人認爲，做了不合體的衣服的原則是正確的。

再如，檢驗廚師做飯的原則，是不是正確，那麼人們吃了自然明白。沒有一個人認爲做了難吃的飯的原則是正確的。因此，依靠幾個人去做所謂的鑑定，是十分可笑的。鑑定必須依靠臨床，而且是長時期的臨床。

然而，有些病人要求嚴格按照原則給予治療，而不管這個原則是否正確。比如，明明看見朋友得了癌症，手術後發生了轉移，自己得了癌症也去手術。又如，明明看見朋友得了癌症，放療後發生了死亡，自己得了癌症，也去放療。再如，明明看見朋友得了癌症，化療後發生了死亡，自己得了癌症，也去化療。

病人始終是無辜的，因爲病人不懂醫學。然而，有些醫生正是利用病

人的醫盲，去欺詐病人。

有些醫生把一些很小的毛病，說得很可怕，把一些莫名其妙的藥物吹捧是救命的稻草，把一些毫無療效的治療方法，說成是高科技。但是，有賣當兒的，就有買當兒的。

然而，確實有些人執迷不悟，相信這些騙人的東西，而且，不見棺材不落淚的。那麼應當讓他們去碰壁，應當讓他們去花錢。不然市場怎麼繁榮？因此，他們的人財兩空是很有價值的。而且，地球上已經人滿爲患，誰都要長生，怎麼能夠減輕地球的壓力？然而，這些人的短命，不能說明疾病的可怕，也不能說明醫學的無能；只是試驗證明，他們選擇了一條錯誤的治療方法。

記住了，一個人一輩子，只有一條生命。這條生命對於人類來說，是微不足道的；對於地球來說，只是個小螞蟻；對於歷史來說，只是一眨眼。因此，不要認爲自己死了，地球就不轉了。但是，這條生命對於自己是極其珍貴的。

一個人不能瞎折騰，誰也不要認爲自己是鐵打的漢子。比如，一個強壯如牛的漢子，如果一天拉了十幾次稀屎，那麼他就會突然變得手無縛雞之力。這就叫好漢架不住三泡稀。

又如，一個水靈靈的大美人，如果生孩子的時候大出血，那麼她就會突然變得十分憔悴。這就叫天有不測風雲，人有旦夕禍福。再如，一個得了癌症的青年人，如果使用手術、放療、化療，那麼他就會突然變得半死不活。這就叫英雄只怕病來磨。因此一個人，平常就要掌握一些醫學知識，以免萬事皆從急中錯。

一個人活著，就必須遵守規矩。

一個家庭的生活習慣，造成家庭成員的共同疾病；一個民族的生活習慣，造成民族成員的共同疾病；一個國家的生活習慣，造成國家成員的共同疾病。然而，這不是遺傳疾病，也不是種族疾病，更不是國家疾病，而是沒有遵守人類的生活規矩。

社會的規矩就是法律。誰不遵守法律，誰就要受到法律的制裁。健康的規矩就是養生之道。誰違反了養生之道，誰就要發生麻煩。因此病人就是犯了錯誤的人。

但是，病人不是民事犯，不應當被罰以巨款；病人也不是刑事犯，不應當被剝奪自由；病人更不是死囚犯，不應當被宣布死亡。病人犯了錯誤，主要靠自己糾正，其次，才是別人的幫助，以後不要再犯錯誤。要知道，法律是有明文規定的，學習並且遵守法律，就可以避免犯罪。

同樣的道理，養生之道也有明文規定，那麼學習並且遵守養生之道，也就可以避免生病。保護自己，消滅敵人，是人類生存的法則。養生之道就是保護自己，消滅敵人。其中，保護自己就是自救能力，這是一個關鍵問題。

我們人類是有自救能力的。

動物是有自救能力的，比如，棕熊從冬眠中醒來之後，就去尋找有緩瀉作用的水果吃，把長期堵在腸道的糞便排泄出去，才感覺身體舒服，精神振奮。又如，野牛如果皮膚長了癬，就在泥漿里浸泡，然後，爬上岸把泥漿曬乾，如此反覆運作之後，它的癬就好了。

再如，青蛙如果被石頭砸傷了，內臟從口腔裡出來，它就待在原地不動，慢慢地把內臟吞回去，幾天以後又活蹦亂跳了。另外，一些動物，諸如：馬、牛、羊、豬、狗等的分娩，也是依靠自己的自救能力。

植物是沒有自救能力的，因爲植物沒有大腦。所以大腦死亡的人，被稱作植物人。有些國家允許醫生殺死植物人，還美其名曰：安樂死。但是，植物是有自衛能力的。比如，亞馬遜河流域有一種食人樹。1997年7月20日，一支美國科學考察隊，在那裡發現一棵柳樹樣的大樹，周圍有十幾具人的屍骨。一個女隊員走近大樹，突然被枝條緊緊捆住，幾乎把她勒死。原來這就是食人樹。

又如，含羞草是奇怪的，如果用手指去碰它的葉片，那麼它的葉片就會回攏。再如，稻穀成熟的時候，它的芒刺就變得十分鋒利，使得麻雀不敢吃它。然而，自衛能力是一種本能，並不是自救能力。因爲，自救能力是大腦支配的技能。

如果說，在動物界中，動物喪失了自救能力，就要被天敵吃掉，那麼在人類社會中，也是存在著類似的現象。誰是人類的天敵？比如，小孩子不去努力學習課本，而是消極等待優秀成績，這是愚蠢的思想。

又如，成年人不去刻苦學習本事，而是消極等待安居樂業，這是愚蠢的思想。再如，有些人不去認眞學習養生之道，而是消極等待長命百歲，這是愚蠢的思想。同樣的道理，病人不去升提胃氣與食療，而是消極等待仙丹妙藥，也是愚蠢的思想。

而且升提胃氣與食療，不需要低三下四地求人，不需要膽戰心驚地投資，不需要頭懸樑、針刺骨地鑽研，照書辦理就是。因此，任何消極等待的思想，都會吞噬我們自己。因此，我們人類的天敵，就是我們人

類自己。

應當指出，自救能力不是萬能的。因為，自救能力對於臨終病人是無能為力的。而且自救能力，對於急性病人是軟弱無力的。何況，自救能力對於醫源性疾病，也是力不從心的。什麼是醫源性疾病呢？比如，西醫使用冬眠靈，造成了精神病人的椎體外束綜合症，這是無法糾正的。

又如，西醫使用放療、化療，造成了癌病人嚴重的放療、化療損傷，這是無法糾正的。再如，西醫使用透析，造成了尿毒病人雙腎萎縮，這是無法糾正的。因此，自救能力不是萬能的。

但是，自救能力對於預防疾病，和治療慢性病是決定因素。有些人已經領悟：「幾千年以前，中醫就強調升提胃氣與食療；只是幾百年以前，劉純把升提胃氣與食療規範化。因此，養生之道和三分治、七分養，應當是中醫的精華。」這也是世界衛生組織要求中醫補充西醫的道理。因此，防疫、診斷、手術、搶救等四個方面要找西醫；而預防疾病，和治療慢性病要找中醫。

人類生活到15世紀，才懂得如何預防疾病，如何治療慢性病。可是，世界上執迷不悟的病人太多了。他們至今不知道自己犯了健康錯誤，他們至今不知道自己還有自救能力，他們至今不知道養生之道，和七分養的升提胃氣與食療，就是自救能力。

他們還在睡夢中，還在咬牙、放屁、說夢話。他們說醫生是白衣天使，說白衣天使能夠救活他，說救活他，能夠長命百歲。

醒來吧！夢中人。我是個醫生，但是我警告你：「小心點兒，別讓醫生殺了你！」要知道，你升提胃氣與食療，就是維護自己的自救能力。

因此，在這本書裡，我說來說去，就是希望你保護自己。只有保護自己，才能長命百歲。總之，由於中國封建社會的貴族對於生存質量，和自然壽命的苛求，迫使太醫以囚試醫，而創造了養生之道，以及三分治、七分養。

同樣的道理，由於現代人類社會的疾病日益增多，也迫使各國的醫學家去檢討食品、藥品的問題，以及防治疾病的方法，並且不斷地發表驚人的消息。

因此，我們每一個人都要關注自己的健康，而不要迷信宣傳廣告，也不要因病致貧。更不要糊里糊塗斷送性命。我們要重視歷史的經驗，而且太醫的防治經驗，並非劉家私有。我們劉氏父子寫這一套書的目的，僅僅是為了但做好事，莫問前程而已。

劉氏箴言

劉氏醫道真奇怪，奉勸病家自安排；
漫談人間生死態，許是忠言逆耳來。

本章重點提示及張老師的經驗分享　　張克咸老師

一、以囚試醫的結束

　　1475年，劉純已經112歲了。 從1409~1475年，在漫長的66年當中，儘管明朝的皇帝換了7個。 但是，這種試驗沒有人敢阻止，因爲，劉純手持先皇朱棣的聖旨。 劉純能夠主持一個試驗長達66年，也是科技界罕見的。 在中醫發展史上，明朝是最高峰的時期，恐怕與以犯人做試驗有一定的關係。 在世界醫學史上，也只有中醫能夠如此。

　　此章記述了「以囚試醫」的結束。 是成化皇帝因相信道教的「煉丹術」，放棄了太醫的以養生爲主的健康之道。 不但害自己早死，也讓劉純只能結束試醫實驗。 這是非常可惜的！否則可能還有更多的醫學經驗被發現，並遺留給後代。

二、太醫爲何把劉純當成了保護神？

　　疾病是可怕的，當個太醫是很難的，說不定什麼時候，就被皇帝處罰、甚至腦袋不保。 明朝以前，很多的太醫被殺，這在醫學史上是屢見不鮮的。 因此，太醫如果不以「預防疾病」爲主軸，而是被動地去「治病」，而完全「依靠藥物去治病」，這是非常危險的。

　　然而，中醫的發展，到了明朝達到了最高峰。 這就是因爲劉純「以囚試醫」後，提出的「**養生之道**」，和「**三分治、七分養**」學說。 從此以後，太醫依據劉純提出的養生之道去「**主動預防疾病**」。而且，使用三分治、七分養去「**避免醫源性疾病**」。 如此一來，皇宮裡的疾病開始大幅度地減少。

　　這一套方法，不僅使得許多皇家貴族，能夠健康地生存，尤其是許多

嬪妃能夠長命百歲，甚至連許多的太監、宮女、侍衛也能夠**「無疾而終」**。由於劉純提倡的方法，保護了太醫們的身家性命，因此，明、清兩朝的太醫院，都擺著劉純的畫像，把劉純遵奉為**「太醫的保護神」**。

三、從古至今人們在日常生活中的誤區

每隔一段時間，人們的觀念就會有所改變，就好比明朝的人們，迷信煉丹，想得道成仙；清朝的人們，迷信補藥；現今的社會，大家迷信西醫、化學藥物，是取快一時，誤以為西醫是科學。

未來的世界會是什麼樣子呢？可能在形式上不斷地變化，但是換湯不換藥，主要內容依然是**「健康問題」**。健康的問題是人類的千古一題。

我們往往嘲笑古人是愚昧的，而從來不曾琢磨自己有些地方也是愚昧的。人們在日常生活中有許多的誤區。比如，人們關於衣、食、住、行的愚昧是很多的。

有些人認為穿著緊身的胸衣、外衣，裹著緊身的長褲，顯得體態美麗、優雅。錯了！全身的血液循環不好時，就會容易發生良性腫瘤。有些人認為吃飯盡量吃堅硬的，少吃熟爛的，說是可以鍛煉牙齒。錯了！堅硬的食物不容易被吸收，恰恰是熟爛的食物，才容易被吸收。有些人認為睡覺之前要噴些殺蚊劑，這樣可以防止蚊子叮咬。錯了！把蚊子殺死了，人也中毒了，應當使用蚊帳。

又如，人們關於**「醫學知識」**的愚昧更多。有些人認為手術**「切除病灶」**，是最乾淨、徹底的治療方法。卻從不想一想身體有哪一個器官是「廢物」呢？闌尾是廢物嗎？不是！它是一個淋巴器官。淋巴器官是免疫吞噬細胞的集散地。而且，術後的組織沾黏，是十分麻煩的事情。甚至，如

果有微小的癌塊，就會被激惹而生長轉移。

總之，現代人之所以迷信現代科學，是因爲輕信了不切實際的宣傳，過分地相信現代科學是無敵的。但實際上，現代科學雖然能事先預測，卻仍然「無法制止」地震、颱風、火山爆發，甚至無法解決乾旱、多雨的自然災害。

四、建議大家應該走出的誤區

1) 癌症是古老的疾病，並不可怕。但是由於西醫的成功宣導—癌症是不治之症，存活率很低！讓許多的患者因爲恐懼、無助、失去理智，輕易地被打動、說服、乖乖聽從他們的擺布，接受那些傷害人體的治療建議方法。其實人類很早就開始研究癌症，只不過太醫比較成熟而已。**因此，認爲癌症是現代病，古人一無所知，是個誤區。**

癌症沒有毒，切下的腫塊給狗吃，狗吃得很香，狗也不會得癌症。**癌症實質上屬於「毛細血管急劇增多症」，和痔瘡差不多。只是因爲包圍圈被破壞了，能夠產生轉移。**

其實，很多病也有遷徙的現象,，比如：扁桃腺發炎的頜下淋巴結腫大，肺結核的全身播散，紅斑狼瘡的內臟損害等。因此，**認爲癌症是「不治之症」，尤其是有了轉移，就讓病人等死，更是個大誤區。**

2) 劉太醫的處方是拿「人體試驗」出來的，不僅能夠製造疾病，也能夠去除疾病。西醫在動物身上，只能造病，而無法去病。因此，認爲動物試驗，比人體試驗科學，是個誤區。

中醫擅長治療慢性病，西醫擅長診斷、防疫、手術、搶救。 因此，

什麼病都找中醫，或者都找西醫，是個誤區。

　　古今以來，很多人不懂得真正的中醫，卻把癌症的發病率，和死亡率的逐年升高，歸罪於「**中醫無能**」，更是個大誤區。

3) 癌病人沒有傳染性，反倒是其身體虛弱，怕被感染傳染病。 因此，有傳染病的人，千萬不要接近癌症病人。當然，有些癌病人，會合併肺結核、乙型肝炎、愛滋病等傳染病，這和癌症是兩碼事。癌症也不會遺傳。

　　所謂遺傳易感性，諸如幾代人得癌症、一家子得癌症等現象，不如說是：「相同的不良生活方式」，造成了癌窩子。因此，不敢接觸癌病人，或者認為上一輩子有癌症，下一輩必定會有癌症，是個大誤區。

4) 癌病人是營養不良。 絕對不能使用摧殘人體的「手術」、「放療」、及「化療」，再去傷害患者。 但是，也不能只採取「免疫療法」。

　　有些中醫也學習，使用補藥治療癌症， 治死的人太多了。因此，讓癌病人吃補藥，就是個誤區。癌細胞在血液稀釋的條件下，生長和轉移的速度加快。這就是癌病人不能吃飯了，而腫塊卻能迅速生長轉移的原因。可見**治癌的關鍵問題是「胃氣」和「營養」**。

　　因此，治療癌症必須要「**三分治、七分養**」，而不顧病人的胃氣和營養就予以治療，是個誤區。 癌症是慢性病，癌病人的生死，取決於營養狀況，最有營養的是「肉湯」。 因此，不去想辦法增強病人的營養，卻把病人交給醫生，而家屬袖手旁觀，更是個大誤區。

5) 人的肚子不是垃圾桶，不能什麼都裝。 在大自然中, 能夠供人安全食用的食物並不多。 得了癌症，更不能隨意吃東西 (必須忌口)。 因此，讓癌

病人想吃什麼就吃什麼，是個誤區。

6) 癌症是最複雜的疾病，有消化吸收功能減退、營養不良、癌基因、癌前病變、毛細血管急劇增多的問題，還有合併症、和併發症問題。因此，認爲是個醫生就能治療癌症，是個誤區。

既然癌症是包圍圈被破壞，和毛細血管急劇增多，就應當從「包圍圈」，和「血管」入手治療。 因此，西醫沒有辦法，就說中醫也不會治，更是個大誤區。

7) 任何藥物的使用，都有個人劑量，使用控岩散以後，出現治療反應，減少劑量是正常的。因此，不顧疼痛，不減少劑量，一味追求腫塊縮小速度，是個誤區。

8) 癌症沒有毒，以毒攻毒是不對的。癌症也不是吃飽撐的，用瀉下是不對的。癌症更不是良性組織增生，用活血軟堅是錯誤的。 因此，認爲只要使用任何中藥就能治癌，是個誤區。 癌病人都有癌基因和癌前病變。 因此，認爲腫塊沒有了，癌症就是治好了，是個誤區。

9) 外國的物理、化學技術很發達，但是，治療慢性病的方法很落後。 這就是世界衛生組織要求中醫補充西醫的道理。 因此，認爲外國的什麼東西都好，是個誤區。 因此，認爲西藥比中藥好，是個大誤區。

西藥適用於急性病，病好即止。中醫「寓治於養」，適用於慢性病，可以長期使用。 因此，慢性病人使用西藥，更是個大誤區。 中醫認爲一切食物，都有藥理作用，每天吃飯就是吃藥。既然吃飯不能吃毒藥，那麼治療虛弱的病人，更加不能使用毒藥。

五、病人與醫生的關係

我們人類太迷信醫生了。**人類設立了「醫生」的職位。 其初衷，是為了保障病人的「生存質量」、和「自然壽命」。** 然而，卻事與願違，現在人類不僅**「醫源性疾病」**上升到全部疾病的30％以上，而且儘管「醫療技術」逐年發達，而疾病的「死亡率」卻是逐年升高。

這是因**為自從人類設立了醫生職位之後，有些人就「放棄了自救能力」，而「聽任醫生的擺佈」。** 當然診斷、防疫、手術、搶救是應當依靠醫生的。但是，人類「預防疾病」和「治療慢性病」，不應當放棄自救能力。

醫生原來只是病人的「參謀」，可是人類稍微不留神，醫生就變成了病人的太上皇，，就剝奪了病人的自救能力。 於是，病人就變成了醫生手裡的**「機器」**，可以**「隨意裝卸」**。病人變成了醫生手裡的**「動物」**，可以**「隨意宰割」**。病人變成了醫生手裡的**「植物」**，可以**「隨意投毒」**。

我們可以看到，高血壓的病人，聽從醫生的建議，吃降壓藥，最後導致心肌梗塞。 糖尿病的病人，吃降糖藥，最後導致腦血栓。癌症的病人，使用手術、放療、化療，最後導致死亡。

人類為什麼如此聽從醫生的呢？因為，大家普遍地認為醫生代表的是「科學」與「專業」。因為生命是寶貴的，因此，一定要請內行的來修理毛病。然而，有些醫生不是內行，只是紙上談兵。他們專門嚇唬病人、亂出主意、小病大治，不僅害慘了病人，也趁機賺了錢。

六、什麼是醫學？

醫學既不是神聖的真理名言，醫學也不是神聖的物理、化學公式。醫學只是樸實無華的生活經驗。而且醫學不是萬能。 因為醫學無法改變

人類的生理解剖特徵、無法根治人類的遺傳性疾病、更無法使人永生。醫學只是「保障病人的生命」。 然而，醫學是為公眾服務的公益事業，就像「空氣、陽光、水」一樣，是人類共享的生活資源，這可能才是真正的醫學之道。

其實，**醫學純屬「經驗之談」**。

醫學屬於**「實用科學」**。實用科學是根據美國現代哲學家詹姆斯、杜威的理論擬名的。 這個理論否認真理的客觀標準，認為有效果，就是真理。 所謂實用科學就是**「沒有公式，只有原則」**，而且要靈活掌握。它不像物理、化學，必須按照公式操作，錯一點兒都不行。因此，**「可以客觀鑑定」**。

實用科學原則的應用，是**「不容易鑑定」**的。 比如，人必須吸氧，這就是原則。但是一個人每天應當吸多少氧，才算合格，這是無法鑑定的。實用科學的原則，是不是正確？**只能「靠實踐檢驗」**。比如，檢驗士兵打敗敵人的原則，是不是正確，那麼等戰爭結束後自然明白。因此，只依靠幾個人去做所謂的鑑定，是十分可笑的。 鑑定必須依靠臨床，而且是**「長時期的臨床」**。

由於大多數的病人不懂得醫學，有些醫生就利用病人的「醫盲」，去欺詐病人。比如，有些醫生把一些很小的毛病，說得很可怕；把一些莫名其妙的藥物，吹捧是救命的稻草；把一些毫無療效的治療方法，說成是高科技。

然而，確實有些人「執迷不悟」，仍然相信這些騙人的東西，而且，不見棺材不落淚的。這些人的短命，不能說明疾病的可怕，也不能說明醫學的無能，只是從經驗中證明，**病人「自己選擇」了一條「錯誤」的治療之路**。

結果就是：有無法統計的人，因爲誤信西醫而被治死？他們從來不願承擔任何責任！西醫如果是科學，那他們在各種治療時，爲何不斷地要求病人或者家屬簽字呢？**劉弘章老師在本章中，苦口婆心地以一個醫生的身分告知我們，千萬不要「迷信醫生」的專業！甚至警告我們：「小心點兒，別讓醫生殺了你！」**

七、如何自救、保護自己

記住了，一個人一輩子，只有一條生命。 這條生命對於人類來說，是微不足道的。對於地球來說，只是個小螞蟻。對於歷史來說，只是一眨眼。 因此，不要認爲自己死了，地球就不轉了。但是，**這條生命對於自己是極其珍貴的。**

一個人活著，就必須遵守規矩。一個家庭的生活習慣，造成家庭成員的共同疾病；一個民族的生活習慣，造成民族成員的共同疾病；一個國家的生活習慣，造成國家成員的共同疾病。因此，這並**不是**「遺傳疾病」、「種族疾病」，更不是「國家疾病」，而是**「沒有遵守」人類的生活規矩。**

健康的規矩就是「養生之道」。 誰違反了養生之道，誰就要發生大麻煩了。 因此，**病人就是「犯了錯誤的人」。** 病人犯了錯誤，主要「**靠自己糾正**」，其次，才是透過別人的幫助，以後不要再犯錯誤。

養生之道也是有規矩的，只要「學習」並且「遵守」養生之道，也就可以「避免生病」。 保護自己、消滅敵人，是人類生存的法則。 養生之道就是「**保護自己、消滅敵人**」。 其中，保護自己就是「自救能力」，這是一個**關鍵問題。**

我們人類是有自救能力的。動物也有自救能力，而植物是沒有自救能

力的。因爲植物沒有大腦，所以大腦死亡的人，被稱作「植物人」。但是，植物是有「自衛能力」的。然而，自衛能力是一種本能，並不是自救能力。因爲，自救能力是大腦支配的技能。

有些人不認眞地學習養生之道，而是消極地等待「長命百歲」。同樣的道理，病人不去想辦法升提胃氣與食療，而是消極地等待「仙丹妙藥」，這些都是**「不切實際的思想」**。

而且，升提胃氣與食療，不需要低三下四地求人，不需要膽戰心驚地投資，不需要頭懸樑、針刺骨地鑽研，按照本書辦理就可以了。 因此，任何「消極等待」的思想，都會吞噬我們自己。因此，**我們人類的天敵，就是我們「人類自己」**。

不過，自救能力並不是萬能的。因爲，自救能力對於臨終病人是無能爲力的。而且自救能力，對於急性病人是軟弱無力的。何況，自救能力對於醫源性疾病，也是力不從心的。

又如，西醫使用放療、化療，造成了癌病人嚴重的放療、化療損傷，這是無法糾正的。再如，西醫使用透析，造成了尿毒病人雙腎萎縮，這是無法糾正的。 因此，**「自救能力不是萬能的」**。

但是，**自救能力對於「預防疾病」，和「治療慢性病」是關鍵的決定性因素**。有些人已經領悟：幾千年以前，中醫就強調升提胃氣與食療。只是幾百年以前，劉純把升提胃氣與食療**「規範化」**。

因此，**「養生之道」**和**「三分治、七分養」**，應當是中醫的精華。這也是世界衛生組織要求中醫補充西醫的道理。 因此，防疫、診斷、手術、搶救等四個方面要找西醫；而預防疾病、和治療慢性病要找中醫。

人類生活到了15世紀，才懂得如何預防疾病、及治療慢性病。可是，世界上執迷不悟的病人太多了。他們至今不知道自己犯了健康錯誤，不知道自己還有自救能力，也不知道**「養生之道」**、和**「七分養的升提胃氣與食療」**，就是自救能力。

本書的重點，是希望每個人都能**「學會保護自己」**。只有懂保護自己，才能**「長命百歲、無疾而終」**。總而言之，由於中國封建社會的皇族對於生存質量，和自然壽命的苛求，迫使太醫**「以囚試醫」**，因而創造了**「養生之道，以及三分治、七分養」**。

八、張老師的經驗分享及總結：

健康的議題一直是人類所長期重視的，也因此造成許多的話題。不僅有中、西醫之爭，連中醫還有「太醫學派」與「民間學派」之爭。這是無法避免的循環。但是，**身體是每個人自己的，唯有自己最有權利，選擇自己的健康方式。**

本書中提及到的養生及治療慢性病的方法，是經過數百年的考驗，是**「最全面、最安全」**的治療方法。由於長久以來，西醫及中醫民間派的市場普遍性，執迷不悟的人太多，庸醫、或者沒有醫德的醫生也太多了，也因此造成了「醫源性疾病」佔全部疾病的30%以上。這是多麼可怕的一件事！不僅傷害了病人及其家屬，還讓醫療費用大幅提高，造成個人、家庭、社會、及政府的重大負擔。

我們需要**覺醒**，更需要**自救**！當面對現今這個**「醫療及養生」**資訊爆炸的時代，絕對不可以先聽他們講效果有多好？！反之，我們一定要加以判斷：這個醫生提供的治療方法、朋友建議的養生方式**「是否安全」**？是在**「激活」**我們的身體機能？還是在**「取代」**、甚至是在**「破壞」**你的身體

機能？

　　現在社會上，大家整天都在談論養生的話題：少鹽、少糖、少油養生；吃素食養生；吃什麼蛋養生；什麼時間用餐養生；過午不食養生；每天要吃一個蘋果養生……。簡直讓人頭昏眼花、無所適從。

　　但是，卻沒有人能夠「**全面性**」、「**系統性**」的把養生之道清楚。唯有這本「劉太醫談養生」把養生觀念、邏輯、方法、及步驟，講得透澈，而且淺顯易懂，容易執行。真心地希望您不要因為沒有看過，或者不知道太醫的養生之道，而耽誤了您的一生！

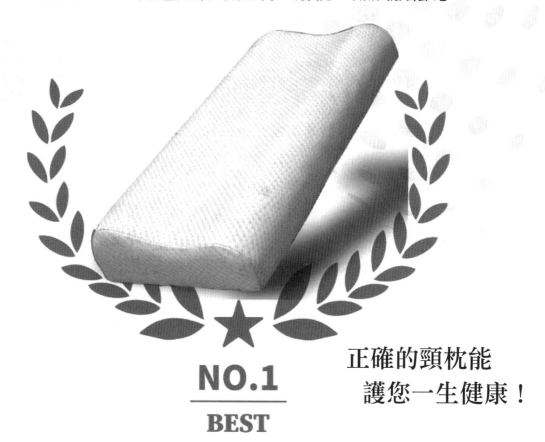

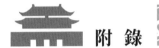

附錄一：劉家承襲譜

輩次	姓名	字	晚號	生年	卒年	享年	職務
太祖	劉完素	守眞	通玄處士	1110	1194	84	金朝醫學家
高祖	劉純	景厚	養正老人	1363	1489	126	明朝世襲安亭侯永樂太醫
承襲1	劉憬	東之	咏梅老人	1381	1496	115	明朝正統太醫院院判
承襲2	劉宇	志大	靜齋老人	1404	1495	91	明朝成化山西按察司副史
承襲3	劉謂	文泰	松泉老人	1436	1527	91	明朝弘治太醫
承襲4	劉刊	允和	聖泉老人	1463	1549	86	明朝嘉靖太醫
承襲5	劉瑯	雲生	恒庵老人	1489	1579	90	明朝嘉靖太醫院吏目
承襲6	劉鎰	繼予	默生老人	1513	1597	84	明朝隆慶太醫院生藥庫大使
承襲7	劉檣	念祖	茂林老人	1539	1631	92	明朝萬曆太醫院惠民藥局副史
承襲8	劉沾	廣明	可久老人	1562	1669	107	明朝天啓太醫院院使
承襲9	劉燁	若金	立方老人	1590	1681	91	明朝天啓刑部尙書坐堂行醫
承襲10	劉墒	文德	愼言處士	1619	1708	89	鄉紳、私人行醫

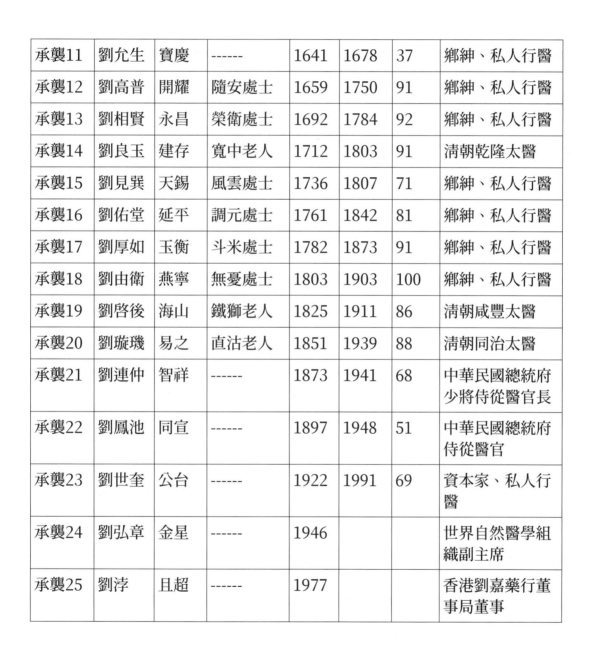

承襲11	劉允生	寶慶	------	1641	1678	37	鄉紳、私人行醫
承襲12	劉高普	開耀	隨安處士	1659	1750	91	鄉紳、私人行醫
承襲13	劉相賢	永昌	榮衛處士	1692	1784	92	鄉紳、私人行醫
承襲14	劉良玉	建存	寬中老人	1712	1803	91	清朝乾隆太醫
承襲15	劉見巽	天錫	風雲處士	1736	1807	71	鄉紳、私人行醫
承襲16	劉佑堂	延平	調元處士	1761	1842	81	鄉紳、私人行醫
承襲17	劉厚如	玉衡	斗米處士	1782	1873	91	鄉紳、私人行醫
承襲18	劉由衛	燕寧	無憂處士	1803	1903	100	鄉紳、私人行醫
承襲19	劉啓後	海山	鐵獅老人	1825	1911	86	清朝咸豐太醫
承襲20	劉璇璣	易之	直沽老人	1851	1939	88	清朝同治太醫
承襲21	劉連仲	智祥	------	1873	1941	68	中華民國總統府少將侍從醫官長
承襲22	劉鳳池	同宣	------	1897	1948	51	中華民國總統府侍從醫官
承襲23	劉世奎	公台	------	1922	1991	69	資本家、私人行醫
承襲24	劉弘章	金星	------	1946			世界自然醫學組織副主席
承襲25	劉浡	且超	------	1977			香港劉嘉藥行董事局董事

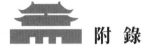

附錄二：三分治、七分養小結

癥候群	舉例	三分治	七分養	
腎氣不足	陽痿	扶勞散	山楂、木香、枸杞、川芎	羊肉
風熱襲肺	感冒	和風散	山楂、木香、麻黃、甘草	鯉魚
寒濕化熱	痢疾	備急散	山楂、木香、生薑、豬苓	鯉魚
中氣下陷	肌無力	蘇厥散	山楂、木香、黨參、川芎	鯉魚、牛肉
濕熱內蘊	肝炎	變痊散	山楂、木香、厚朴、豬苓	鯉魚、牛肉
胃陰不足	亞健康	養正散	山楂、木香、沙參、草決明	豬蹄、鯉魚、牛肉
熱入心室	精神病	指迷散	山楂、木香、沙參、磁石	肉皮
陰虛內熱	糖尿病	函消散	山楂、木香、沙參、菊花	肉皮
運化失常	潰瘍病	承利散	山楂、木香、黨參、豬苓	鯉魚、牛肉
血熱妄行	癌症	控岩散	山楂、木香、豬苓、菊花	牛蹄筋、骨膠原
脾不統血	再障	安沖散	山楂、木香、黨參、當歸	動物肝臟、血豆腐
脾虛夾熱	尿毒症	奉水散	山楂、木香、桂枝、白芍	鯉魚、牛肉
瘀熱互結	關節炎	化痞散	山楂、木香、防風、川芎	鯉魚、牛肉、骨膠原
痰熱壅肺	慢支	納氣散	山楂、木香、沙參、瓜蔞	肉皮
胃腸實熱	闌尾炎	平瘡散	山楂、木香、菊花、草決明	鯉魚
陰虛陽亢	冠心病	通玄散	山楂、木香、沙參、川芎	肉皮

◉ 注意：七分養一個月之後，必須控制病情發展，再使用專科藥物。

附錄三：三分治的市場替代藥物

疾病	香港劉家藥行的藥物	市場可以替代的藥物
陽痿	扶勞散	青娥丸
感冒	和風散	麻杏石甘丸
痢疾	備急散	左金丸
肌無力	蘇厥散	補中益氣丸
肝炎	變疰散	開胸順氣丸
亞健康	養正散	六味地黃丸
精神病	指迷散	補心丹
糖尿病	函消散	大補陰丸
潰瘍病	承利散	參苓白朮散
癌症	控岩散	鯊魚膽
再障	安沖散	歸脾丸
尿毒症	奉水散	濟生腎氣丸
關節炎	化痞散	活絡丹
慢支	納氣散	二陳湯
闌尾炎	平瘡散	大黃牡丹皮湯
冠心病	通玄散	天麻丸

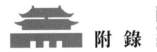
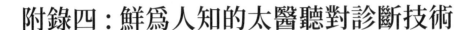
附錄四：鮮爲人知的太醫聽對診斷技術

由於病人涉及性別、年齡、地位等問題，因此，醫生有許多應當避諱的問題。比如：現代醫學要求醫生檢查小孩子，必須有家長在場。又如：現代醫學要求醫生檢查顯要人物，必須有律師在場。

同樣的道理，古代醫學也存在這個問題。太醫給皇帝、皇后、嬪妃看病不能把脈、看舌頭、摸肚子，甚至不能看皇帝、皇后、嬪妃一眼，更不能靠近皇帝、皇后、嬪妃。那麼太醫怎樣給皇帝、皇后、嬪妃看病呢？要靠聽對。什麼叫聽對呢？就是由太監、宮女述說皇帝、皇后、嬪妃的症狀。

太醫聽了之後，就要胸有成竹，提筆寫出治療方案。在這個過程中，太醫不能遲疑，猶豫不決就會被院使考績劣等。太醫更不能誤治，出了差錯就會被打板子、流放、殺頭。當然，治好了皇帝、皇后、嬪妃，就會有恩賜。

實際上，太醫和醫官不僅按照級別領取工資，而且還有恩賜，而恩賜的價值極其可觀。你說，太醫學派爲什麼還要鋌而走險賣假藥。當然，沒有人給民間醫生和走方郎中發放工資，更沒有人去給他們價值可觀的恩賜。他們只能賣藥爲生，這就是民間學派的苦衷。

現代臨床診斷方法的進步，已經逐漸淘汰了中醫原始的望、聞、問、切診斷方法，更淘汰了太醫的聽對技術。但是，現在我們重溫聽對的方法，

對於醫生初步判斷病人患病的可能範疇,避免無的放矢的胡亂檢查,從而迅速明確診斷;對於病人自己警覺一些疾病,能夠及時進行三分治、七分養,可能是必要的。

壁掛《醫韜家學臨症謀略指掌圖》,就是劉純寫給後代的聽對條陳。這是劉家承襲人必須背誦的東西。劉純把人體疾病分爲16個癥候群。每個癥候群之間的區別,用這個圖來表示。根據這張圖,太醫分析病人的主訴,就能迅速歸納到某個癥候群,於是就按照這個癥候群去治療。因此,太醫可能不知道現代病名,但是照樣把病治癒。

參考《藥治通法》16條主治的病種,我親手治過的現代病名如下:

第一條
不育治法:扶勞散。
聽對:全身無力,腰疼陽痿。
癥候群:腎氣不足。
主治:不育症、多內分泌腺功能減退症等。

第二條
咳嗽治法:和風散。
聽對:發熱流涕,咳嗽痰多。

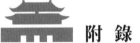

癥候群：風熱襲肺。

主治：感冒、急性支氣管炎、非典型肺炎、肺炎等。

第三條

霍亂治法：備急散。

聽對：發熱腹疼，裡急後重。

癥候群：寒濕化熱。

主治：霍亂、急性痢疾、急性胃腸炎等。

第四條

虛胖治法：蘇厥散。

聽對：全身無力，腰腿腫脹。

癥候群：中氣下陷。

主治：粘液性水腫、多睡症、重症肌無力等。

第五條

陽黃治法：變症散。

聽對：發熱腹脹，午後加重。

癥候群：濕熱內蘊。

主治：肝炎、肝硬化、瘧疾、疰夏、愛滋病、性病等。

第六條

壽親要術：養正散。

聽對：納呆便秘，疲乏煩躁。

癥候群：胃陰不足。

主治：亞健康狀態。

諸如：慢性淺表性胃炎、慢性萎縮性胃炎、膽石症、慢性膽囊炎、單純谷
丙轉氨酶增高性肝損傷、青春期或者更年期綜合症、習慣性便秘。

第七條

癲狂治法：指迷散。

聽對：夜寐不安，癲狂夢醒。

癥候群：熱入心室。

主治：癲癇、精神分裂症、戒毒等。

第八條

消渴治法：函消散。

聽對：多吃多喝，多尿便秘。

癥候群:陰虛內熱。

主治:糖尿病及其併發症等。

第九條

吞酸治法：承利散。

聽對：噯腐吞酸，腹瀉無時。

癥候群：運化失常。

主治:慢性結腸炎、 胃和十二指腸潰瘍等。

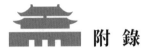

第十條

乳岩治法：控岩散。

聽對：硬結不疼，翻花流注。

癥候群：血熱妄行。

主治:痔瘡、肺結核、惡性實體瘤、境界瘤等。

第十一條

崩漏治法：安沖散。

聽對：全身無力，出血不時。

癥候群：脾不統血。

主治:再生障礙性貧血、功能性子宮出血。

第十二條

水腫治法：奉水散。

聽對：晨起白尿，腰腿腫脹。

癥候群：脾虛夾熱。

主治:慢性腎炎、尿毒症等。

第十三條

身痛治法：化痞散。

聽對：畏寒疼痛，晨僵歷節。

癥候群：痰熱互結。

主治：跌打損傷、良性腫瘤、紅斑性狼瘡、類風濕性關節炎等。

第十四條

痰喘治法：納氣散。

聽對：心煩憋氣，咳嗽痰多。

癥候群：痰熱壅肺。

主治:慢性支氣管炎、支氣管擴張等。

第十五條

瘡瘍治法：平瘡散。

聽對：發熱紅腫，便秘疼痛。

癥候群：胃腸實熱。

主治:瘡癤、急性闌尾炎、急性膽囊炎等。

第十六條

眩暈治法：通玄散。

聽對：心煩憋氣，暮亂語塹。

癥候群：陰虛陽亢。

主治:高血壓、冠心病、腦血栓、震顫麻痺等。

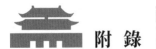

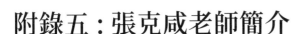

附錄五：張克咸老師簡介

　　研究世界各類醫學及各種自然療法超過二十年，包括脊椎矯正醫學（曾任台灣脊椎健康推廣協會的第一任理事長）；因緣際會之下接觸到日本礒谷式學院院長礒谷圭秀，從她的課程中學習到髖關節不正/歪斜對脊椎的影響，進而造成對於人體健康的危害，以及如何解決的方法。

　　為了設計出世界上對人體脊椎健康最有幫助的床墊，特地前往嘉義中正大學的睡眠實驗室，與蔡玲玲博士共同研究「睡眠醫學」一年半後，發明了「脊椎醫學床墊」，並取得專利。

　　透過符合人體脊椎曲線的床墊，解決了90％以上的腰椎病變。其中包括兩例：因車禍、及因從事裝修工程，不慎從二樓墜落，所引發的「壓縮性腰椎骨裂」患者，無需藉由動手術，即可重獲健康。更讓無數的使用者，真正地不僅睡出健康，也解決了長期以來這裡酸、那裡痛的困擾！

　　此外，因為發現每個人不同的身高、體重、駝背程度，會影響/決定一個人應該使用的枕頭高度；以及不同的脖子長度，與後腦勺型狀，會影響/決定適合自己的枕頭弧度，因而研發出針對每個人不同的「頸椎曲線」，可量身配置出高達八十幾種型號的「頸椎醫學枕」，並取得專利。二十年來，解決了數以萬計人的頸椎不適，及牙齒疼痛的困擾。

2003年，**張老師去了大陸後又開始研究中醫的經絡學**，因此發明了獨特的點穴手法，使得整復變得輕鬆、又有效，病人也不會感到疼痛難耐，所以張老師將此獨特的整復手法，取名為「無痛整復」。

　　2005年，張老師在無意中找到了「劉太醫全集」，從此開啟了張老師依循此書的邏輯與方法，再加上融合其過去所累積的各類醫學及自然療法，開始指導許多人，透過啟動其本身的「自我療癒」功能，近20年來逐步解決各種長期困擾慢性病患者問題的漫漫長路，成就包括：

◉ 自療感冒超過數萬例，絕大多數人都可以在三天之內痊癒。

◉ 自療僵直性脊椎／關節炎八例，均在十天內消除疼痛。

◉ 自療類風濕關節炎一例，一年半幾乎恢復正常值。

◉ 自療氣胸一例，三天痊癒。

◉ 自療高血壓上百例，只要願意聽從建議照做的，幾乎全部康復/恢復正常值。

◉ 自療糖尿病數十例，因為效果太明顯了，在2020年初，原本計劃藉由改變糖尿病患者的生活方式，大規模的啟動自療糖尿病患者，但是由於新冠疫情的爆發，張老師回到了台灣，未能繼續。

◉ 回台灣後，張老師運用劉太醫的加味開胃湯，自療被感染新冠肺炎的患者數十人，幾乎都在三天內痊癒，沒有任何後遺症。

◉ 自療過牛皮癬一例，一個月左右就不再掉皮屑。

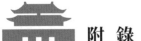 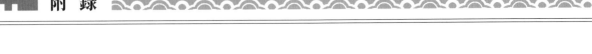

◉ 自療過女生經痛，在很短的時間內就能見效。所以張老師公司的女性同事都沒有這方面的困擾。

◉ 自療胃酸/胃食道逆流、胃痛數百例，不僅可即時緩解，並指導患者解決方法，讓胃痛徹底消除，不再復發。

◉ 自療萎縮性胃炎數例，均有良好效果。

◉ 自療髖關節/股骨頭壞死數十例，均在短時間內不再疼痛。

◉ 自療中風一例，原本臥床、半邊癱瘓、無力，經指導其自療處理八次以後，恢復雙手能使力、雙腳能站立、行走、從事生活中的基本活動。

◉ 自療癌症上百例，包括肺腺癌、骨癌、骨髓癌、血癌、大腸癌⋯⋯等，由於買不到劉太醫家傳的控岩散，變通使用量子科技系統的產品去加以輔助，其效果也越來越好。

◉ 自療盲腸炎十餘例，均在當下或三天內，疼痛消失，無需動手術切除盲腸。

◉ 張老師曾受邀在北京清華大學及長庚醫院共同舉辦的「世界脊髓治療研討會」中演講，演講的主題是「自療脊椎」。

　　二十年來，張老師指導自療過太多的醫生，包括多位名醫，包括北大醫院院長；上海疾控中心主任；上海藥檢局的處長；華東醫院院長；北京304醫院燒燙傷中心的院士、所長、協和醫院老總⋯⋯等等。

　　張老師於2020年因為新冠疫情，離開大陸回到台灣，希望把畢生所學的傳統整復、太醫學、及自療醫學成果及其經驗貢獻給台灣，讓「太醫學」的健康養生之道—不生病的活法，得以永續傳承，嘉惠更多有需要的人。

台灣舒活樂吉古金晶養生系統生活館

張克咸老師

地址：台北市和平東路二段96巷10弄3號1樓
市話：（02）2737-5407
手機：0908-568-758
　　　0936-732-980

吉古金晶官網

吉古金晶臉書粉專

吉古金晶 Line 官方網站

國家圖書館出版品預行編目（CIP）資料

太醫學：劉太醫談養生 不生病的活法／張克咸 編著
--　　　新北市
2024.6　　面；　　公分

1.中醫　2.養生　3.病例

413.21　　　　　　　　　　　　　　113001222

太醫學：
劉太醫談養生 不生病的活法

出版者●華文出版平台

編著者●張克咸

責任編輯●yoyo、dorae

美編●sarah、momo

聯絡方式●wang.hochien@gmail.com

聯絡地址●台北市和平東路二段96巷10弄3號1樓

出版日期●2024年6月初版

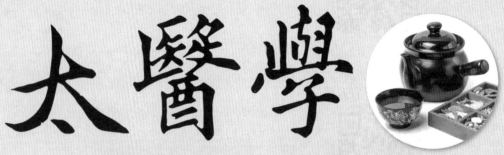

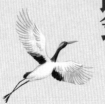